超药品说明书用药参考

（第2版）

Unlabeled Uses of Medication

主　编　张　波　郑志华　李大魁

主　审　张继春　汤　光

编委会　（按姓氏笔画排序）

王晓玲　王家伟　石小鹏　冯　欣

司徒冰　伍俊妍　任　斌　刘丽宏

李大魁　李国辉　肖　鲁　张　波

张艳华　张继春　林　阳　周颖玉

郑志华　施　阳　梅　丹

U0234823

人民卫生出版社

图书在版编目（CIP）数据

超药品说明书用药参考 / 张波，郑志华，李大魁主编. -- 2 版. -- 北京：人民卫生出版社，2019

ISBN 978-7-117-28262-8

Ⅰ.①超… Ⅱ.①张… ②郑… ③李… Ⅲ.①用药法 Ⅳ.①R97

中国版本图书馆 CIP 数据核字（2019）第 046494 号

人卫智网	www.ipmph.com	医学教育、学术、考试、健康，购书智慧智能综合服务平台
人卫官网	www.pmph.com	人卫官方资讯发布平台

超药品说明书用药参考
第 2 版

主　　编：张　波　郑志华　李大魁
出版发行：人民卫生出版社（中继线 010-59780011）
地　　址：北京市朝阳区潘家园南里 19 号
邮　　编：100021
E - mail：pmph @ pmph.com
购书热线：010-59787592　010-59787584　010-65264830
印　　刷：三河市潮河印业有限公司
经　　销：新华书店
开　　本：889×1194　1/32　印张：21.5
字　　数：644 千字
版　　次：2013 年 5 月第 1 版　2019 年 10 月第 2 版
　　　　　2024 年 12 月第 2 版第 2 次印刷(总第 4 次印刷)
标准书号：ISBN 978-7-117-28262-8
定　　价：66.00 元

打击盗版举报电话：010-59787491　E-mail：WQ @ pmph.com
（凡属印装质量问题请与本社市场营销中心联系退换）

编　者

（按姓氏笔画排序）

王　颖（广州医科大学附属第三医院）

王宜文（中山大学孙逸仙纪念医院）

王家伟（首都医科大学附属北京同仁医院）

王晓玲（首都医科大学附属北京儿童医院）

石小鹏（空军军医大学西京医院）

白　帆（北京协和医院）

冯　欣（首都医科大学附属北京妇产医院）

冯绍文（中山大学附属第一医院）

乔　逸（空军军医大学西京医院）

刘　宇（北京大学国际医院）

刘丽宏（首都医科大学附属北京朝阳医院）

刘容吉（北京协和医院）

孙　露（首都医科大学附属北京同仁医院）

杜博冉（首都医科大学附属北京妇产医院）

李　康（北京协和医院）

李大魁（北京协和医院）

李文瀚（北京协和医院）

李国辉（中国医学科学院肿瘤医院）

李春微（天津市人民医院）

李剑芳（中山大学孙逸仙纪念医院）

李洁娜（广州医科大学附属第三医院）

杨　阳（北京协和医院）

何秋毅（中山大学附属第一医院）

邹羽真（北京协和医院）

汪　涛（天津市中心妇产科医院）

张　波（北京协和医院）

张艳华（北京大学肿瘤医院）

张钰宣（北京协和医院）

编　者

张继春(北京协和医院)

张雅溶(广州医科大学附属第三医院)

林　阳(首都医科大学附属北京安贞医院)

林　茵(中山大学孙逸仙纪念医院)

周　婧(广东省人民医院)

郑志华(广东省药学会)

赵　彬(北京协和医院)

赵文霞(中山大学孙逸仙纪念医院)

赵蕾蕾(北京协和医院)

荆冬冬(广州医科大学附属第三医院)

郭晓龙(中国中医科学院西苑医院)

唐筱婉(北京协和医院)

梅　丹(北京协和医院)

窦　芳(空军军医大学西京医院)

前　言

　　"超说明书用药"又称为"药品说明书之外的用法"（unlabeled uses，off-label use，out-of-label usage or outside of labeling），是国内外临床用药中普遍存在的现象，"超说明书用药"管理是规范临床药品合理使用、保障患者治疗需要和用药安全的重要手段。

　　目前，国际上一些发达国家对"药品说明书之外的用法"制定了相应的规定和专家共识，而且许多国家在严格掌握药品的药效学、药动学以及适应证、禁忌证、循证医学等基础上同意"药品说明书之外的用法"。1964 年第 18 届世界医学协会联合大会通过了《赫尔辛基宣言》，称"当无现存有效的预防、诊断和治疗方法治疗患者时，若医师觉得有挽救生命，使其重新恢复健康或减轻痛苦的希望，那么在取得患者知情同意的情况下，医师应当不受限制地使用尚未证实的或是新的预防、诊断和治疗措施"。美国医院药师协会、美国医学会、美国健康保险协会等相关组织也都有类似的专家共识。认为"药品说明书之外的用法"是"代表患者最需要的治疗信息"，限制"药品说明书之外的用法"将"限制患者获得治疗的权利"，但"医师采取的治疗决定应当与患者的需要相一致"。1982 年，美国食品药品管理局对"药品说明书之外的用法"发表声明《美国食品、药品和化妆品法》没有限制医师如何使用药物，对上市后的药品，医师的治疗方案、适应人群可以不在药品说明书之内，在某些情况下，医学文献报道的'药品说明书之外的用法'是合理的"，并明确表示"不强迫医师必须完全遵守官方批准的药品说明书用法。若'药品说明书之外的用法'是根据合理的科学理论以及临床对照试验获得的，是为了患者的利益，没有欺骗行为，'药品说明书之外的用法'是合理的"。

　　毋庸置疑，"药品说明书之外的用法"会比说明书之内的用法存在更大的风险，因此，超说明书用药必须规范，在保证患者获得必要治疗的同时，让临床医生与药师的法律风险降到最低。

2004 年，《中华风湿病学杂志》刊登了"药品说明书之外的用法的若干问题及对策"，这是国内该领域发表的第一篇论文，引起了业内广泛关注。但"药品说明书之外的用法"专著业内罕见，临床急需相关专著服务于临床和医政管理。在此背景下，2013 年 5 月，在我国医院药学专家李大魁教授的带领下，在中国药学会科技开发中心的大力支持下，出版了我国首部有关"药品说明书之外的用法"的专著——《超药品说明书用药参考》。专著共包含了 13 个章节，收录了 78 种药物，共 128 例"说明书之外的用法"、相应循证医学证据和文献来源。该书的出版为"超说明书用药"评价提供了循证方法，在一定程度上也减少了医学界、药学界、法学界以及患者对"超说明书用药"的认识上的分歧。

近年来，国内一些学术团体也在此方面作了大量积极、有意义的探索，形成共识。例如广东省药学会、四川省药学会临床药学专业委员会、中国药学会药物临床评价研究专业委员会、中华医学会儿科学分会、中国药理学会治疗药物监测研究专业委员会等学术团体发表了有关"超说明书用药"的专家共识，推动了"超说明书用药"的循证评价和临床管理工作。

《超药品说明书用药参考》第 1 版已面世 6 年，随着临床实践的发展和临床证据的积累，有必要进行再版工作。在北京协和医院的带领下，中山大学附属第一医院、中山大学孙逸仙纪念医院、广州医科大学附属第三医院、广东省人民医院、空军军医大学西京医院、中国医学科学院肿瘤医院、北京大学肿瘤医院、首都医科大学附属北京儿童医院、首都医科大学附属北京安贞医院、首都医科大学附属北京朝阳医院、首都医科大学附属北京妇产医院、天津市中心妇产科医院、首都医科大学附属北京同仁医院和中国中医科学院西苑医院共 15 家医院的中青年药师，根据临床实际应用情况，按照第 1 版"临床常用"和"科学严谨"的收录原则，收集了目前临床常用且有循证证据支持的 175 种药物 461 例"说明书之外的用法"。与 2013 年第 1 版相比，本版新增了抗感染用药、生物制品及肠外肠内营养制剂、泌尿系统疾病用药三个章节；新增了 111 种药物 383 例"说明书之外的用法"及相应证据强度和文献来源,同时,删除了第 1 版中收录的 14 种药物 53 例"说明书之外的用法"。

　　尽管编校人员对本书内容进行了仔细核对,但难免会有不尽如意或错误之处,欢迎同道们批评指正。如果这本书能对国内同行有所助益,我们将不胜欣慰!

编者

2019 年 2 月

本书使用说明

本书收录了 461 例临床上常用的"说明书之外的用法"。根据"说明书之外的用法"涉及的系统疾病进行分类,本书分为引论,神经与精神疾病用药,呼吸系统疾病用药,消化系统疾病用药,内分泌代谢疾病用药,血液系统疾病用药,风湿免疫与骨科疾病用药,心血管系统疾病用药,妇产科疾病用药,皮肤科疾病用药,耳、鼻、咽喉、眼科疾病用药,抗肿瘤用药,儿科用药,抗感染用药,生物制品及肠外肠内营养制剂和泌尿系统疾病用药共 16 个章节。

由于同一药物可能会有多种不同的"说明书之外的用法",因此存在同一药物在不同章节出现的现象,另外,也可根据本书的索引查看同一种药物在不同系统疾病的多种"说明书之外的用法",以上敬请读者留意。

本书收录药品的原则是临床常用和科学严谨。临床常用是指本书收录的"说明书之外的用法"应在临床中使用较为广泛;科学严谨是指"说明书之外的用法"在国内指南、诊疗指南、国际学会指南和 Micromedex 中有收载,其有效性以及是否推荐使用通常都有临床试验等循证医学证据支持。临床罕见的或循证医学证据不足的"说明书之外的用法"未纳入本书中。本书的编写参考药品说明书、临床诊疗指南、Micromedex 和 *Drug Facts and Comparisons* 等国内和国外权威资料,从而保证了信息的准确、客观。

在结构上,每个药物项下包含已批准的适应证、说明书之外的用法、特别提示、依据等级和参考文献 5 部分内容。其中:

已批准的适应证:指我国国家药品监督管理局已批准的,在该药品说明书中明确列举的适应证。

说明书之外的用法:指本书中收录的"说明书之外的用法",包括适应证、给药途径、给药剂量、给药频率以及使用疗程等信息。

特别提示：指在使用该药品过程中，应特别注意的事项，包括严重的不良反应、药品使用过程中需要监测的参数以及美国 FDA 发布的黑框警告（black box warning）等重要信息。

依据等级：指该"说明书之外的用法"的循证医学证据情况，主要包括国内的临床诊疗指南和国际循证医学证据 2 部分内容。对"说明书之外的用法"在临床中使用的有效性等级、推荐等级和证据强度等 3 方面信息进行了详细的描述。有效性等级包括治疗有效、证据支持有效、有效性具有争议和治疗无效 4 个等级，有效性等级是依次减弱，具体含义见表 1。推荐等级包括推荐使用、大多数情况下推荐使用、在某些情况下推荐使用、不推荐使用和证据尚不明确 5 个等级，推荐等级是依次减弱，具体含义见表 2。证据强度包括 A 类、B 类、C 类和没有证据 4 类，证据强度是依次减弱，具体含义见表 3。

参考文献：指"说明书之外的用法"引用文献的出处，以便读者根据参考文献找到原文，特别建议读者在临床工作中，应仔细确认原文中"说明书之外的用法"的准确性，包括适应证、给药途径、给药剂量、给药频率以及使用疗程等，并根据患者的实际情况，综合考虑制订药物治疗方案。

表 1　有效性等级（Efficacy）

是否有效		含义
Class Ⅰ	治疗有效（Effective）	药物治疗方案对特定适应证的证据和/或专家意见表明治疗有效
Class Ⅱa	证据支持有效（Evidence Favors Efficacy）	药物治疗方案对特定适应证有效性的证据和/或专家意见存在分歧，但证据和/或专家意见倾向有效
Class Ⅱb	有效性具有争议（Evidence is Inconclusive）	药物治疗方案对特定适应证有效性的证据和/或专家意见存在分歧，证据和/或专家意见对其有效性存在争议
Class Ⅲ	治疗无效（Ineffective）	药物治疗方案对特定适应证的证据和/或专家意见表明治疗无效

表2　推荐等级(Strength of Recommendation)

	是否推荐	含义
Class Ⅰ	推荐使用 (Recommended)	药物治疗方案已被证实有效,推荐使用
Class Ⅱa	大多数情况下推荐使用 (Recommended, In Most)	药物治疗方案通常认为是有用的,在多数情况下推荐使用
Class Ⅱb	在某些情况下推荐使用 (Recommended, In Some)	药物治疗方案可能有效,在某些情况下推荐使用,但大多数情况下不推荐使用
Class Ⅲ	不推荐使用 (Not Recommended)	药物治疗方案没有效果,应避免使用
Class	证据尚不明确 (Indeterminate)	

表3　证据强度(Strength of Evidence)

分类	含义
Category A	证据基于以下证据:随机对照试验的荟萃分析;多个、设计良好、大规模的随机临床试验
Category B	证据基于以下证据:结论冲突的随机对照试验的荟萃分析;小规模或研究方法有显著缺陷的随机对照试验;非随机研究
Category C	证据基于以下证据:专家意见或共识,个案报道或系列案例
No evidence	没有证据

敬请注意

医药科学知识不是永恒不变的,其涵盖的信息也随之而有变化。作者和出版社尽可能地将新的和准确的资料收入本书,但由于各种原因难以做到完全无误。因此,我们郑重地建议读者在应用这些资料时,再参考其他来源的资料并进行确认,特别是对药物的适应证、禁忌证、用法和用量,需遵循有关法规和标准以及药品包装中的说明书。作者和出版社拒绝对因参照本书任何内容而直接或间接导致的事故与损失负责。

目　录

目　录

第1章

引　论

第一节　"药品说明书之外的用法" 的若干问题及对策

一、"药品说明书之外的用法"概况

近年来,医生在临床用药过程中常发现自己处于进退两难的处境,一方面患者病情需要使用某种药物,另一方面该药品说明书无该适应证,这就涉及"药品说明书之外的用法"的问题。

众所周知,药品都有治疗作用和不良反应,即使正确使用,也会出现不良反应,绝对安全的药品是不存在的。在美国,《食品、药品和化妆品法》(*Food, Drug, and Cosmetic Act*, FDCA)和"食品药品管理局"(Food and Drug Administration, FDA)的相关法规都要求制药公司为其药品的适应证提供安全性和有效性数据,这个过程大概需要10年。上市后药品若要更改说明书,制药公司也要为药品新的用法提供大量的安全性和有效性数据,FDA对这些数据进行严格审查,方可作出决定,这个过程也要花费大量时间和成本,许多制药公司都不愿意主动更改说明书,因此药品说明书不一定代表该药目前的治疗信息。另一方面,医生通过临床实践、专业讨论或文献报道获得了"药品说明书之外的用法",在FDA批准之前,"药品说明书之外的用法"在临床中已被广泛使用。

"药品说明书之外的用法"(unlabeled uses, off-label uses, out-of-label usage or outside of labeling)是指"药品使用的适应证、给药方法或剂量不在FDA批准的说明书之内的用法"。它的具体含义包括给药剂量、适应人群、适应证或给药途径等与药品说明书中的用法不同,"药品说明书之外的用法"通常已经过广泛研究,已有大量文献报道。

1

甲氨蝶呤(methotrexate,MTX)是一个很好的例子。最初FDA批准MTX仅用于某些恶性肿瘤的化疗,随后其适应证扩展到治疗银屑病,在此之前,甲氨蝶呤治疗银屑病作为"药品说明书之外的用法"共导致15例患者死亡及其他不良反应,尽管如此,甲氨蝶呤依然是目前治疗银屑病的重要药物。1988年第42版 *Physicians Desk Reference* 中MTX的适应证包括恶性肿瘤和银屑病,1991年第45版中MTX的适应证又扩展到治疗类风湿关节炎。

另一个例子是环孢素(ciclosporin,CsA)。现比较1997年第51版和2003年第57版 *Drug Facts and Comparisons* 中CsA药品说明书用法和药品说明书之外的用法,见表1-1。

表1-1　1997年第51版和2003年第57版
Drug Facts and Comparisons 中CsA用法比较

	药品说明书用法	药品说明书之外的用法
1997年,第51版	预防肾、肝、心的同种移植后的排斥反应	1. 预防胰腺、骨髓、心-肺联合移植后的排斥反应 2. 银屑病 3. 类风湿关节炎 4. 克罗恩病等
2003年,第57版	1. 预防肾、肝、心的同种移植后的排斥反应 2. 类风湿关节炎 3. 银屑病	1. 预防胰腺、骨髓、心-肺联合移植后的排斥反应 2. 克罗恩病等

从表1-1可见,2003年CsA的说明书用法增加了两种,即治疗类风湿关节炎和银屑病,而这两种用法恰恰是1997年"药品说明书之外的用法"。这个例子说明,随着临床经验的积累,临床试验的验证,药品说明书用法会不断更新,正是"药品说明书之外的用法"使药品的应用不断扩展。

二、国外对"药品说明书之外的用法"的相关政策

1982年4月,美国FDA对"药品说明书之外的用法"发表声明,原文如下:"《美国食品、药品和化妆品法》没有限制医师如何使用药物,对上市后的药品,医师的治疗方案、适应人群可以不在药品说明书之内,在某些情况下,医学文献报道

的'药品说明书之外的用法'是合理的。"FDA 明确表示"不强迫医师必须完全遵守官方批准的药品说明书用法"。药品说明书用法往往滞后于科学知识和文献,若"药品说明书之外的用法"是根据合理的科学理论、专家意见或临床对照试验获得的,是为了患者的利益,没有欺骗行为,"药品说明书之外的用法"是合理的。

1992 年,美国医院药师协会(American Society of Hospital Pharmacists, ASHP)对"药品说明书之外的用法"发表了声明,文中指出,很多情况下,药品"说明书之外的用法"代表患者最需要的治疗信息,如果认为药品"说明书之外的用法"是"试验性的用法(experimental uses)",这将限制患者获得治疗的权利。"医生采取的治疗决定应与患者需要一致"是 ASHP 的基本原则。其他组织如医疗卫生财务管理处(Health Care Financing Administration)、美国蓝十字和蓝盾协会(the Blue Cross and Blue Shield Association of America)、美国医疗保险协会(Health Insurance Association of America)等发表的声明与 ASHP 的声明基本一致。

在美国,有关"药品说明书之外的用法"的权威资料有三种:*American Medical Association:Drug Evaluations*、*US Pharmacopoeia:Drug Information* 和 *American Hospital Formulary Service:Drug Information*。*American Medical Association:Drug Evaluations* 每年更新一次,它覆盖了药品在目前医疗专家中的各种用法,包括"药品说明书之外的用法",其序言中写道"FDA 批准的适应证往往滞后于文献、医疗实践"。*US Pharmacopoeia:Drug Information* 也是每年更新一次,书中"已接受的用法(accepted uses)"项下包括"说明书用法(labeled uses)"和"说明书之外的用法"。美国药典委员会顾问小组根据目前的文献资料、临床实践中的用法及合理用药等知识将"药品说明书之外的用法"列为"已接受的用法"。"不可接受的用法(unaccepted uses)"项下包括"不合适的用法(inappropriate uses)""未被验证的用法(unproved uses)"及"过时的用法(obsolete uses)"等。

三、"药品说明书之外的用法"相关问题

"药品说明书之外的用法"会引发一系列问题,如药品安全性和有效性、医疗责任和伦理学以及药品报销等问题。首先是药品的安全性和有效性问题。药品上市前需要经过严格

的临床前试验和临床试验,只有当药品被充分数据证实安全和有效时,才会批准上市。上市后还要进行Ⅳ期临床试验和上市后药品观察,而大多数"药品说明书之外的用法"缺乏大量、科学的临床试验验证,因此其安全性和有效性是不确定的,仍需要进一步的验证。第二,医疗责任和伦理学问题。《赫尔辛基宣言》明确标明"若医生认为新的治疗方法能够治愈疾病、恢复健康或缓解痛苦,那么医生有权使用新的治疗方法"。"医生应对患者负责"也就是说医生的各种医疗决定都是为了患者的利益。尽管药品说明书是医生处方的主要依据,但是在某些情况下,药品说明书的信息并不能代表该药目前的治疗信息。FDA也意识到某些"说明书之外的用法"是恰当的,可能代表着当前的标准治疗方法。当患者获得的利益大于可能出现的危险或目前没有替代治疗方法时,医生可以使用"药品说明书之外的用法"。医生应告知患者治疗步骤、预后情况及可能出现的危险,必要时应让患者或其监护人签署知情同意书。医生有权使用"药品说明书之外的用法",但是医生要对此负责,制药公司或政府不会对"药品说明书之外的用法"产生的不良反应负责。第三,药品报销问题。保险公司通常对"已接受的标准治疗"和说明书用法给予报销,对"药品说明书之外的用法"各国的政策差别很大。某些保险公司遵循FDA相关政策,对"药品说明书之外的用法"不予报销,这样会导致患者家庭经济负担增加。而有的保险公司遵循"美国医疗保险指南",该指南推荐治疗应根据专家讨论、参考文献或官方权威资料,如 *American Medical Association：Drug Evaluation* 和 *US Pharmacopoeia：Drug Information*,具体问题具体分析。

　　总之,"药品说明书之外的用法"在当前的药物治疗中发挥了重要的作用,它的存在是合理的。医生在使用"药品说明书之外的用法"时应注意以下两个问题:首先是用药目的。当用药目的仅仅是为了患者的利益,而不是试验研究,这就属于"创新治疗"的范畴,与FDA相关法规在伦理上和法律上赋予医生的权力一致。其次是患者知情权。任何医疗决定都是建立在知情同意的基础上,是否签署知情同意书取决于"药品说明书之外的用法"的危险程度、偏离标准操作的程度、用药目的以及当地医疗政策或规定等。

（编写：张　波）

（校对：李大魁）

第二节 "药品说明书之外的用法" 的法律风险提示及对策建议

2010年7月1日,作为最重要的民事法律规范的《侵权责任法》已正式实施,其中"医疗损害责任"部分是迄今为止最高位阶的法律规范,对医疗行为有重大影响。根据《侵权责任法》第58条第2款规定,医疗行为如果"违反法律、行政法规、规章以及其他有关诊疗规范的规定",将被直接推定为医疗过错行为而导致严重后果。因此,有临床医生提出这样的担心:"药品说明书算不算诊疗规范,超说明书用药是不是会带来巨大医疗赔偿风险?"

药物治疗作为一种普遍应用的技术手段在解除患者病痛的医疗过程中起到至关重要的作用,而药品说明书作为记载药品相关技术信息并经国家药品监督管理部门批准的材料是指导临床正确使用药品的重要技术性资料。但是,在具体的临床工作中,超出药品说明书规定的适应证、剂量、给药途径使用药品的现象常有发生,对此类现象的认识在学术界颇有差异。此种状况在医疗领域法律意识愈发浓厚的背景下非常需要引起重视并探讨其解决方案。

一、"药品说明书之外的用法"现象在客观上现实存在

药品说明书是药品生产企业提供的载有与药品应用相关的重要信息的文书,是指导医生和患者临床合理用药的主要依据。由于药品说明书是基于药物研究成果所制作的,和医师需要掌握的临床医学与药学知识同源且一致,因此大部分情况下医师用药与药品说明书的规定相一致,实际上许多医师也把药品说明书作为他们了解药学知识的重要来源之一。但是,基于临床医学复杂性、进展性的特点,医师在用药时超越药品说明书规定的现象也相当常见,甚至在某些方面形成相对固定的"习惯用法"。我国也有类似调查数据。文献显示的所谓"老药新用"问题(即临床上应用了一段时间的药品在治疗实践中发现了新的作用、用途或用法的情况)、因无法进行儿童临床试验而在儿科患者中频繁使用"药品说明书之外的用法"问题,都是临床医师突破说明书用药的实例。有文献称

"药品说明书之外的用法"在成人中使用发生率达 7.5% ~ 40%，而在儿科患者的发生率高达 80%，当然这其中并不都是有明确依据或循证医学支持的合理应用，也有报道显示由于医生存在"剂量越大作用越大"的错误认识而超说明书用药。

二、"药品说明书之外的用法"存在巨大的法律风险

"药品说明书之外的用法"确实是一个必须引起医疗界高度重视的问题，这一问题的严重性来自于医疗界和法律界两个领域的认识差异。在医疗界，药品说明书之外用药的现象普遍存在并且被认为有其合理性，甚至大部分医生不关心药品说明书而认为用药的最终决定权在医生；但在法律界，药品说明书却被作为一项"法律规范"看待，更由于其简单明了，是能够被法官直接看懂的"诊疗规范"而作为衡量医生用药行为是否正确的依据。实际上，已经发生很多医生超说明书用法用药导致赔偿的案例。显然，医疗界和法律界的认识差异给医务人员带来了重大风险隐患，对这一问题的探讨更由于《侵权责任法》的实施和医疗赔偿标准的提升而变得刻不容缓。

造成这种尴尬局面的原因，在于医疗习惯和法律规则的固有冲突。世界上是先有医疗行为，才有医疗法律规范，医疗界很多规则是在实际医疗工作中自然形成的。但有时，可能会遇到医疗界的习惯规范和法律规范冲突的情况，更可怕的是，由于习惯规范本身就比较模糊，从而会造成医务人员无所适从的情形。在现实工作中，医疗界经常面临因规则不清晰而两面受指责的尴尬局面。一方面，一旦出现超说明书范围用药，医院可能不经鉴定直接承担责任；另一方面，若一切超说明书用药行为均被禁止，则某些患者因为无法用药造成重大损失甚至死亡，则医院同样难辞其咎。显然，针对超说明书用药的问题已经到了必须明确规则的时候了。

在实际临床工作中，"药品说明书之外用法"存在不同的情形，有的是医生仅凭经验擅自开展科研创新活动，但也有因说明书滞后、说明书本身与指南等不符的情况，因此一概按违法处理必然不妥，最终反而会伤害大部分患者的利益。当前，制订尽可能清晰明确的规则是最重要的，而这种技术性规则不可能指望由法律界制订。我国医疗界有"医

院协会""医生协会""医学会""药学会"等行业组织,近年来,上述行业组织在超说明书用药问题发挥了重要作用,发布了一系列共识和论著,例如广东省药学会2010年印发了《药品未注册用法专家共识》,四川省药学会临床药学专业委员会2013年发布了《四川省药学会超说明书用药专家共识》,中国医药教育协会感染疾病专业委员会/中华结核和呼吸杂志编辑委员会/中国药学会药物临床评价研究专业委员会2015年发布了《抗菌药物超说明书用法专家共识》,首都医科大学附属北京天坛医院/北京中医药大学循证医学中心2015年主编了《药品超说明书使用循证评价》,中国药理学会治疗药物监测研究专业委员会2015年发布了《超说明书用药专家共识》,中华医学会儿科学分会2016年发布了《中国儿科超说明书用药专家共识》等,推动了"药品说明书之外的用法"的循证评价和临床管理工作。推出共识和论著的目的是尽快在"说明书之外的用法"问题上形成行业共识,希望并以此共识规范医疗行为,进而说服法律界承认被规范的超说明书用药的法律地位,这是解决"药品说明书之外的用法"问题的最有效途径。

三、"药品说明书之外的用法"必要性和可行性的探讨

1. 对药品说明书法律地位的认识 毋庸置疑,药品说明书是非常重要的医学参考资料,对指导医师用药有非常重要的作用。但是,这并不等于药品说明书就具备了诊疗规范的地位。毕竟诊疗规范是行医的基本规范,必须由具备医学专业资质的人员建立,现实中往往由资深医师按照特定的步骤经过反复讨论论证才能形成。而药品说明书并非由医师制作,而是由医药厂家主导,以药学专业的视角来制作的,因此它与诊疗规范的基础不同,现实中往往也没有充分征求医师的意见。因此,美国FDA非常明确地指出药品说明书不能作为对医师处方权的限制,在国内,药品说明书受到厂家某种利益的影响而违反药典规定的情形也有出现。因此,药品说明书的法律地位绝非诊疗规范,只能视为一项重要的参考文献。

2. 临床实践中存在"药品说明书之外的用法"的合理理由 临床实践中之所以有超越说明书范畴用药的情形,是有其合理性的。首先,药品说明书常常滞后于医学的发展,某些

医学知识已经更新进步,药品说明书受制于其修改流程还没有改变。此时如果僵化地遵循说明书,反而使许多患者受害。其次,医学是实践的科学,临床情况千差万别,患者个体差异巨大,如果完全不给予医师合理处方的权力而把药品说明书作为一个枷锁套在医师头上,会大大限制医务人员的专业活动,进而伤害患者利益。最后,个别说明书的规定不是基于药典的规定而仅仅是药品厂家为规避自身责任而作出的不合理规定,这时候医务人员没有遵守的必要。

3. 临床实践中存在随意超说明书用药侵犯患者利益的情形　尽管前文中我们说明了超药品说明书用药的合理性,但也必须看到,临床上也确实有医师随意超越说明书用药给患者带来损害的案例。某些医师盲目自信,在没有科学依据的情况下擅自改变药品的剂量和给药方式,结果造成病患的损伤。还有医师学业不精,在缺乏理论基础的情况下仅仅基于某种"习惯"和"传统"就错误地应用药物,这些违反说明书用药的情形都是必须加以禁止的。

4. 超药品说明书用药有分类规制的可能性　针对上面提到的两种情形,我们可以看出。超药品说明书范围用药不能一概而论,而是要具体情况具体分析。这就是说,我们应当对说明书之外的用法作出精细的分类,进而分别加以规制,以下是对超药品说明书用药具体情形的一种分类方式的建议:

(1)相同化学名称药品的国外或国内药品说明书已经标注的用法。

(2)国外权威药学专著已经载明的"药品说明书之外的用法"。

(3)已有学会组织发布指南认可的"药品说明书之外的用法"。

(4)经多中心大样本临床试验证实的"药品说明书之外的用法"。

(5)其他科研试验证实或个案报道的"药品说明书之外的用法"。

(6)医生基于自己知识和经验的创新应用(无循证医学基础)。

(7)医学界原有的"习惯用法"。

(8)基于科学研究的目的而应用。

四、建立规范使用"药品说明书之外的用法"的制度

针对上文提出的规制说明书之外的用法的不同情形,我们建议由广大医师、药师、法律工作者联合起来,在充分酝酿讨论的基础上先在行业内形成一定的专家共识,进而将共识上升为行业共识或指南,在条件成熟时成为规范。以下是对超药品说明书用药形成专家共识的一个建议稿,供参考。

1. **基本原则**

(1)必须关注目前在临床医疗中存在说明书之外的用法的情形,其中部分情形有其必要性和合理依据支持,但也存在不谨慎应用导致患者利益受损的情况。因此对超说明书用药的行为应当予以规制。

(2)处方权作为医疗权之一,应由执业医师决定并为之负责。

(3)药品说明书是医师处方的重要依据但非唯一依据,药品说明书本身不作为诊疗规范,不成为限制医师处方权之理由,但药品说明书是重要的用药指导资料,任何超说明书用药行为必须提供依据证明其合理性。

2. **说明书之外的用法需满足下列条件**

(1)说明书之外的用法的目的必须是为患者的健康权益而非包括科学研究目的在内的任何其他目的。

(2)说明书之外的用法应事先取得患方的充分知情和同意。

(3)医师应为说明书之外的用法行为提供合理性依据,下列情形可以作为依据:①相同化学名称药品的国外或国内药品说明书已经标注的用法;②国外权威药学专著已经载明的"药品说明书之外的用法";③已有学会组织发布指南认可的"药品说明书之外的用法";④经多中心、大样本临床试验证实的"药品说明书之外的用法"。

(4)紧急情况下,为避免不应用药物给患者造成严重后果,说明书之外的用法的合理性依据可以扩展至下列情形:一般科研试验证实的"药品说明书之外的用法";个案报道有效的"药品说明书之外的用法"。

3. **下列情形不得作为"药品说明书之外的用法"的依据**

(1)未经科研试验证实的医生基于自己知识和经验的创

新应用。

(2)医疗界既有习惯用法但无依据支持。

(3)已经有其他药物在其说明书用法范围内可以替代该药时,不建议使用超药品说明书用法的药物,但患者因故不能应用可替代药物的情况除外。

(编写:刘 宇)

(校对:张 波)

第2章

神经与精神疾病用药

维拉帕米 Verapamil

【已批准的适应证】

用于心绞痛,包括变异型心绞痛、不稳定型心绞痛和慢性稳定型心绞痛,心律失常;与地高辛合用控制慢性心房颤动和/或心房扑动时的心室率,预防阵发性室上性心动过速的反复发作;原发性高血压。

【说明书之外的用法】

丛集性头痛。口服,每次200mg,每日2～3次。有些患者可能需要更大剂量,主要不良反应是便秘、乏力和低血压[1]。

【依据等级】

中华医学会《临床诊疗指南:疼痛学分册》将维拉帕米作为可能是预防丛集性头痛发作的最有效药物[1]。

美国FDA未批准维拉帕米用于预防成人及儿童丛集性头痛。Micromedex有效性、推荐等级和证据强度[2]:

有效性等级:Class Ⅱa,证据支持有效(成人、儿童)(Evidence Favors Efficacy)。

推荐等级:Class Ⅱb(成人、儿童),在某些情况下推荐使用(Recommended,In Some)。

证据强度:Category B(成人)、Category C(儿童)。

摘要:氧气和/或麦角碱常用于终止急性发作。维拉帕米是预防丛集性头痛的二线药物,尤其是对于30岁以上、经历了多个周期的丛集性头痛患者。对预防丛集性头痛,该药具有和泼尼松一样的疗效,对70%的慢性和发作性丛集性头痛患者有效。

成人:一项纳入了48例患者的开放性研究显示,维拉帕米可有效预防丛集性头痛。在发作性丛集性头痛(每日平均给药剂量354mg,剂量范围240～600mg)和慢性丛集性头痛患者(每日平均给药剂量572mg,剂量范围120~1 200mg)中均有显著的治疗效果[3]。

目前尚不清楚维拉帕米预防丛集性头痛的作用机制,该药与泼尼松的不同之处可能是影响中枢阿片肽的合成与释放。在每日120mg维拉帕米低剂量持续治疗中,未发现外周阿片肽和儿茶酚胺(甲基脑啡肽、肾上腺素、去甲肾上腺素、多巴胺)水平的改变,而在泼尼松对照组中,甲基脑啡肽和中枢性脑啡肽显著增加,而儿茶酚胺无变化[4]。

一项随机双盲对照试验($n=30$)显示,口服维拉帕米120mg,一日3次对丛集性头痛有短期预防作用。受试者在丛集性头痛发作4日后入组,最初5日为无预防治疗的清除期,随后再给予维拉帕米或安慰剂治疗2周。开始治疗的第二周,维拉帕米组的受试者每日头痛次数与安慰剂组相比,显著减少(0.6次 vs 1.65次,$P<0.001$),对控制急性发作药物的需求也显著减少(平均0.5 vs 1.2,$P<0.004$)。若将发生频率的减少幅度超过50%认为有显著疗效,则维拉帕米组有80%的有效率而安慰剂组为0。尽管维拉帕米具有降低心率和血压的作用,但降低幅度是在安全范围内。维拉帕米最常见的不良反应是便秘,发生率53%[5]。

儿童:两例患有慢性发作性偏头痛的青春期女性,对吲哚美辛单药或联合普萘洛尔或丙戊酸治疗仅部分有效,在使用维拉帕米每日4.3~5.5mg/kg治疗后,几乎能完全缓解慢性发作性偏头痛。使用维拉帕米治疗后,头痛从原来的每日发作8次,每次持续15分钟减少到每日1次,而且间隔期没有头痛症状[6]。

【参考文献】

[1] 中华医学会.临床诊疗指南:疼痛学分册.北京:人民卫生出版社,2007.

[2] Micromedex(173).Truven Health Analytics Inc.,2017 [2017-11-07].http://www.Micromedexsolutions.com.

[3] GABAI IJ, SPIERINGS EL. Prophylactic treatment of cluster headache with verapamil.Headache,1989,29(3):167-168.

[4] FIGUEROLA ML, LEVIN G, LESTON J, et al. Opioid and sympathetic nervous system activity in cluster headache under verapamil or prednisone treatment.Headache,1994,34(5):

257-260.

［5］LEONE M，D'AMICO D，FREDIANI F，et al.Verapamil in the prophylaxis of episodic cluster headache：a double-blind study versus placebo.Neurology，2000，54（6）：1382-1385.

［6］SHABBIR N，MCABEE G.Adolescent chronic paroxysmal hemicrania response to verapamil monotherapy.Headache，1994，34（4）：209-210.

巴氯芬 Baclofen

【已批准的适应证】

用于缓解由以下疾病引起的骨骼肌痉挛：多发性硬化、脊髓空洞症、脊髓肿瘤、横贯性脊髓炎、脊髓外伤和运动神经元病；脑血管病、脑性瘫痪、脑膜炎、颅脑外伤。

【说明书之外的用法】

三叉神经痛。既可在卡马西平或苯妥英钠无效时单药使用，也可与其联用，以增强治疗效果。口服给药，小剂量起始，逐步增量，初始剂量为一次 5mg，一日 3 次；3 日后改为一次 10mg，一日 3 次；以后可每 3 日增加一次剂量，每日总剂量增加 15mg，最大剂量为一日 40~80mg[1]。

【特别提示】

长期使用巴氯芬（超过 2~3 个月）的患者，应逐渐停药，因突然停药可引起焦虑、精神恍惚、幻觉、中枢性癫痫、运动障碍、心动过速、体温过高。另外，逐渐停药能避免瞬间回弹现象，包括增加癫痫频率或严重程度。除非因为严重的不良反应，否则应逐渐减量而停药，在 1~2 周内逐渐减量至停药。

【依据等级】

中华医学会《临床诊疗指南：疼痛学分册》将巴氯芬作为治疗三叉神经痛的可选药物[1]。

美国 FDA 未批准巴氯芬用于治疗成人三叉神经痛。Micromedex有效性、推荐等级和证据强度：

有效性等级：Class Ⅱa，证据支持有效（成人）（Evidence Favors Efficacy）。

推荐等级：Class Ⅱb（成人），在某些情况下推荐使用（Recommended，In Some）。

证据强度：Category B（成人）[2]。

摘要：巴氯芬对面部神经痛有效。一项小型的双盲试验证实了巴氯芬治疗三叉神经痛是有效的。巴氯芬的初始剂量为每次10mg，一日3次，每两天增加10mg，交叉试验，周期为1周。巴氯芬能减少10例患者中7例的疼痛发作次数[3]。另一项在50例患者中进行的开放试验表明，对于难治的或不能耐受卡马西平的三叉神经痛患者，单用巴氯芬或巴氯芬联合苯妥英钠或卡马西平能减少74%患者的疼痛发作。巴氯芬单用时的平均日剂量为50~60mg，而与苯妥英钠或卡马西平联用时日剂量为30~40mg，这说明巴氯芬与苯妥英钠或卡马西平联用有协同作用。

Fromm等对15例成人三叉神经痛患者进行了一项双盲、交叉研究，比较左旋巴氯芬和外消旋巴氯芬的疗效。左旋巴氯芬首次给药剂量为每次2mg，一日2次，最后增加到每日12mg；外消旋巴氯芬每次10mg，一日3次，最后增加到一日60mg，结果表明左旋巴氯芬减轻三叉神经痛患者的发作效果优于外消旋巴氯芬，且左旋巴氯芬比外消旋巴氯芬有更好的耐受性。这与之前的研究一致，推断左旋巴氯芬是消旋巴氯芬的有效成分，而右旋巴氯芬会拮抗左旋巴氯芬的部分作用[4]。

【参考文献】

[1] 中华医学会.临床诊疗指南:疼痛学分册.北京:人民卫生出版社,2007.

[2] Micromedex(173).Truven Health Analytics Inc.,2017 [2017-11-07].http://www.Micromedexsolutions.com.

[3] FROMM GH,TERRENCE CF,CHARRHA AS.Baclofen in the treatment of trigeminal neuralgia:Double-blind study and long-term follow-up.Ann Neurol,1984,15(3):240-244.

[4] FROMM GH,TERRENCE CF.Comparison of L-baclofen and racemic baclofen in trigeminal neuralgia.Neurology,1987,37 (11):1725-1728.

普萘洛尔 Propranolol

【已批准的适应证】

作为二级预防，降低心肌梗死死亡率；高血压（单独或与其他抗高血压药合用）；劳力性心绞痛；控制室上性快速心律失常、室性心律失常，特别是与儿茶酚胺有关或洋地黄引起心律失常，可用于洋地黄疗效不佳的心房扑动、心房颤动心室率的控制,也可用于顽固性期前收缩,改善患者的症状;减低肥厚型心肌病流出道压差,减轻心绞痛、心悸与昏厥等症状;配合 α 受体拮抗药用于嗜铬细胞瘤患者控制心动过速;用于控制甲状腺功能亢进症的心率过快,也可用于治疗甲状腺危象。

【说明书之外的用法】

1. 预防偏头痛 口服,常用剂量为一日 30~100mg。宜从小剂量开始,逐渐加大到最适治疗剂量。连续用药 3~6 个月为 1 个疗程,老年及肝肾功能减退者适当减量。

2. 特发性震颤 口服,一次 10~20mg,一日 3 次,每日最大量不超过 90mg。

3. 广泛性焦虑症 术前,晨服 10mg。

【特别提示】

常见的不良反应有心动过缓、血压下降、房室传导阻滞、哮喘、恶心、呕吐、头晕、乏力、失眠、抑郁等。停药时应缓慢减量,至少几周再停药,以避免发生停药综合征而出现反跳现象。

【依据等级】

1. 预防偏头痛 《中华人民共和国药典临床用药须知:化学药和生物制品卷》将偏头痛的预防性治疗作为盐酸普萘洛尔的适应证之一[1]。

中华医学会《临床诊疗指南:疼痛学分册》将盐酸普萘洛尔作为预防偏头痛的可选药物[2]。

美国 FDA 批准盐酸普萘洛尔(口服制剂)用于预防成人偏头痛。Micromedex有效性、推荐等级和证据强度:

有效性等级: Class Ⅰ,治疗有效(成人)(Effective)。

推荐等级: Class Ⅱa(成人),在大多数情况下推荐使用(Recommended, In Most)。

证据强度: Category B(成人)[3]。

美国 FDA 未批准盐酸普萘洛尔用于预防儿童偏头痛。Micromedex有效性、推荐等级和证据强度:

有效性等级: Class Ⅱb,有效性具有争议(儿童)(Evidence is Inconclusive)。

推荐等级: Class Ⅱb(儿童),在某些情况下推荐使用(Recommended, In Some)。

证据强度: Category B(儿童)[3]。

普萘洛尔可预防普通偏头痛。对于已发作的偏头痛,普萘洛尔疗效尚未确立。

成人:β受体拮抗药预防成人偏头痛比三环类抗抑郁药更有效,与钙通道阻滞剂的疗效相当[4-6]。有文献报道,盐酸普萘洛尔预防偏头痛的有效率为55%和93%[7],但也有研究(n=214)表明盐酸普萘洛尔的疗效与安慰剂组相当[8]。普萘洛尔联合托吡酯或纳多洛尔联合托吡酯用于对上述药物单一疗法无应答的人群(n=58),有效率约60%,但有17%的患者因无法耐受不良反应而中断治疗[9]。

典型的偏头痛患者服用β受体拮抗药可能引起脑卒中。尽管尚未证实两者之间的因果关系,但是建议有脑卒中先兆症状时,考虑选用其他药物进行替代治疗[10]。

儿童:在预防偏头痛发作方面,盐酸普萘洛尔的疗效优于丙戊酸钠。但是有其他研究结果与此并不一致[11-15]。

2. 特发性震颤 中华医学会《临床诊疗指南:神经病学分册》将盐酸普萘洛尔作为治疗特发性震颤的可选药物[16]。

美国 FDA 批准盐酸普萘洛尔(仅口服速释制剂)用于治疗成人特发性震颤。Micromedex 有效性、推荐等级和证据强度:

有效性等级:Class Ⅰ(成人),治疗有效(Effective)。

推荐等级:Class Ⅱa(成人),在大多数情况下推荐使用(Recommended,In Most)。

证据强度:Category B(成人)[3]。

口服盐酸普萘洛尔速释制剂可用于治疗家族性或遗传性的不伴有帕金森病的特发性震颤。

β受体拮抗药治疗原发性、家族性以及老年性的动作性震颤是有效的,但对原发性的声音和头部的震颤效果稍差。一些患者在用药后,特发性震颤能够完全消失,约40%~50%的患者的症状可得到缓解。在单次服药后2小时内即可观察到患者震颤振幅的减小,某些患者中这种抑制作用可持续8小时之久。盐酸普萘洛尔可能并不能抑制震颤的逐步进展,但经2~4年的持续治疗,临床症状可得到明显改善。盐酸普萘洛尔对震颤病史短的年轻患者治疗效果较好,但对震颤发作频繁的患者效果差[17-26]。

3. 广泛性焦虑症 中华医学会《临床诊疗指南:精神病学分册》将盐酸普萘洛尔作为治疗广泛性焦虑症的可选药物[27]。

美国 FDA 未批准盐酸普萘洛尔用于治疗成人焦虑症。Micromedex有效性、推荐等级和证据强度：

有效性等级：Class Ⅱa（成人），证据支持有效（Evidence Favors Efficacy）。

推荐等级：Class Ⅱb（成人），在某些情况下推荐使用（Recommended,In Some）。

证据强度：Category B（成人）[3]。

单药治疗：盐酸普萘洛尔能够减少小手术引起的焦虑（$n = 53$）[28]。一项交叉对照研究显示，慢性焦虑患者的躯体和精神症状均有所改善（$n = 26$）[29]；另一项研究显示，在演出前1.5小时服用该药，对怯场引起的焦虑有缓解作用（$n = 29$）[30]。非语言行为方面和语言方面的焦虑能够达到缓解，脉搏也有明显减慢，但是患者回想不起与焦虑相关的部分细节[31]。

联合治疗：盐酸普萘洛尔和地西泮联合应用，能够大大改善慢性焦虑症患者的精神症状（$n = 24$），但盐酸普萘洛尔单独应用时，在主要症状评分和汉密尔顿体躯体评分中，显示不出比安慰剂更明显的效果，只有增加剂量才能将每分钟的静息脉搏减少7.5次，才会显示出对焦虑症的缓解作用[32]。

【参考文献】

［1］国家药典委员会.中华人民共和国药典临床用药须知:化学药和生物制品卷.2010年版.北京:中国医药科技出版社,2011.

［2］中华医学会.临床诊疗指南:疼痛学分册.北京:人民卫生出版社,2007.

［3］Micromedex(173).Truven Health Analytics Inc.,2017［2017-11-07］.http://www.Micromedexsolutions.com.

［4］GAWEL MJ,KREEFT J,NELSON RF,et al.Comparison of the efficacy and safety of flunarizine to propranolol in the prophylaxis of migraine.Can J Neurol Sci,1992,19(3):340-345.

［5］SHIMELL CJ,FRITZ VU,LEVIEN SL.A comparative trial of flunarizine and propranolol in the prevention of migraine.S Afr Med J,1990,77(2):75-78.

［6］ANDERSSON KE,VINGE E.Beta adrenoceptor blockers and calcium antagonists in the prophylaxis and treatment of migraine.Drugs,1990,39(3):355-373.

[7] DIAMOND S,MILLSTEIN E.Current concepts of migraine therapy.J Clin Pharmacol,1988,28(3):193-199.

[8] DIENER HC,FÖH M,IACCARINO C,et al.Cyclandelate in the prophylaxis of migraine:a randomized,parallel,double-blind study in comparison with placebo and propranolol.The Study Group. Cephalalgia,1996,16(6):441-447.

[9] PASCUAL J,RIVAS MT,LEIRA R.Testing the combination beta-blocker plus topiramate in refractory migraine. Acta Neurol Scand,2007,115(2):81-83.

[10] DAROFF RB,FRISHMAN WH,LEDERMAN RJ et al. Beta-blockers:beyond cardiology.Patient Care,1993,27(11):47-70.

[11] BIDABADI E, MASHOUF M. A randomized trial of propranolol versus sodium valproate for the prophylaxis of migraine in pediatric patients.Pediatric Drugs,2010,12(4):269-275.

[12] LUTSCHG J,VASSELLA F.The treatment of juvenile migraine using flunarizine or propranolol.Schweiz Med Wochenschr,1990,120(46):1731-1736.

[13] OLNESS K,MACDONALD JT,UDEN DL.Comparison of self-hypnosis and propranolol in the treatment of juvenile classic migraine.Pediatrics,1987,79(4):593-597.

[14] BEHAN P.Migraine:a rational approach to therapy.Br J Clin Pract,1982,36(10):359-362.

[15] LUDVIGSSON J.Propranolol used in prophylaxis of migraine in children.Acta Neurol Scand,1974,50(1):109-115.

[16] 中华医学会.临床诊疗指南:神经病学分册.北京: 人民卫生出版社,2006.

[17] KOLLER WC,HRISTOVA A,BRIN M.Pharmacologic treatment of essential tremor. Neurology, 2000, 54 (Suppl 4): S30-S38.

[18] KOLLER WC,ROYSE VL.Time course of a single oral dose of propranolol in essential tremor.Neurology,1985,35(10): 1494-1498.

[19] MURRAY TJ. Long-term therapy of essential tremor with propranolol.Can Med Assoc J,1976,115(9):892-894.

[20] SWEET RD,BLUMBERG J,LEE JE,et al.Propranolol

treatment of essential tremor.Neurology,1974,24(1):64-67.

［21］WINKLER GF,YOUNG RR.Efficacy of chronic prop-ranolol therapy in action tremors of the familial,senile or essential varieties.N Engl J Med,1974,290(18):984-988.

［22］CALZETTI S,SASSO E,NEGROTTI A,et al.Effect of propranolol in head tremor:quantitative study following single-dose and sustained drug administration. Clin Neuropharmacol,1992,15(6):470-476.

［23］KOLLER WC,GLATT S,BIARY N,et al.Essential tremor variants:effect of treatment.Clin Neuropharmacol,1987,10(4):342-350.

［24］KOLLER WC.Propranolol therapy for essential tremor of the head.Neurology,1984,34(8):1077-1079.

［25］FINDLEY LJ,CALZETTI S,GRESTY MA,et al.Am-plitude of benign essential tremor and response to propranolol.Lancet,1981,2(8244):479-480.

［26］FERRO JM,CALHAU ES.Treatment of familial essential myclonus with propranolol.Lancet,1977,2(8029):143.

［27］中华医学会.临床诊疗指南:精神病学分册.北京:人民卫生出版社,2006.

［28］MEALY K,NGEH N,GILLEN P,et al.Propranolol re-duces the anxiety associated with day case surgery.Eur J Surg,1996,162(1):11-14.

［29］KATHOL RG,NOYES R JR,SLYMEN DJ,et al.Prop-ranolol in chronic anxiety disorders.A controlled study.Arch Gen Psychiatry,1980,37(12):1361-1365.

［30］BRANTIGAN CO,BRANTIGAN TA,JOSEPH N.Effect of beta blockade and beta stimulation on stage fright.Am J Med,1982,72(1):88-94.

［31］HARTLEY LR,UNGAPEN S,DAVIE I,et al.The effect of beta adrenergic blocking drugs on speakers' performance and memory.Br J Psychiatry,1983,142:512-517.

［32］HALLSTROM C,TREASADEN I,EDWARDS JG,et al.Diazepam,propranolol and their combination in the management of chronic anxiety.Br J Psychiatry,1981,139:417-421.

阿米替林 Amitriptyline

【已批准的适应证】

用于治疗各种抑郁症,本品的镇静作用较强,主要用于治疗焦虑性或激动性抑郁症。

【说明书之外的用法】

1. 带状疱疹后神经痛　开始剂量每次 25mg,每日 2 次口服,逐渐增加剂量,1 周后达到每日维持剂量 100~250mg,有效治疗时间为 3 个月。维持剂量每日 25~100mg。

2. 预防和治疗头痛发作　10mg,睡前服用,逐渐增加量直至头痛发作减少,随访 3 个月逐渐减量或停用。

【特别提示】

美国 FDA 发布的黑框警告提示:在儿童和青少年抑郁症和其他精神障碍患者的短期研究发现,抗抑郁药会增加自杀意念和自杀行为的风险。与安慰剂组相比,这些药物并不增加 24 岁以上的成人自杀风险,还能减少 65 岁以上老年人自杀的风险。抑郁和某些其他的精神疾病本身与自杀风险的增加有关,因此,在临床治疗抑郁症时应考虑这种潜在的自杀风险。医疗工作者应密切关注患者,观察患者行为是否有明显的异常改变,是否有自杀想法和行为,同时应告知患者家属及护理人员密切关注患者,并多与其交流。

【依据等级】

1. 带状疱疹后神经痛　中华医学会《临床诊疗指南:疼痛学分册》将盐酸阿米替林作为治疗带状疱疹后神经痛的常用药物[1]。

美国 FDA 未批准盐酸阿米替林用于治疗成人疱疹后神经痛。Micromedex有效性、推荐等级和证据强度:

有效性等级:Class Ⅱa,证据支持有效(成人)(Evidence Favors Efficacy)。

推荐等级:Class Ⅱb(成人),在某些情况下推荐使用(Recommended,In Some)。

证据强度:Category B(成人)[2]。

急性带状疱疹的老年患者服用盐酸阿米替林 6 个月后可缓解疼痛。在一项随机、双盲、安慰剂对照的试验中,72 例带状疱疹老年患者(年龄>60 岁)夜间服用盐酸阿米替林 25mg,共服用 90 天,部分患者同时还服用抗病毒药物(试验组

22%,安慰剂组 50%)。6 个月后,84.2%试验组患者和64.7%安慰剂组患者的疼痛症状消除了($P<0.05$)[3]。

在另一项双盲、交叉研究中,24 例疱疹后神经痛患者睡前服用平均剂量为 75mg 的盐酸阿米替林(剂量范围为 25~137.5mg)治疗,其中 16 例有效。盐酸阿米替林的给药剂量需保证平均血药浓度达到 65μg/ml。继续治疗后 22 例患者中的 12 例有显著疗效[4]。

2. 预防和治疗头痛发作 中华医学会《临床诊疗指南:神经病学分册》将盐酸阿米替林作为预防头痛发作的常用药物[5]。

美国 FDA 未批准盐酸阿米替林用于治疗和预防成人头痛。Micromedex有效性、推荐等级和证据强度:

有效性等级: Class Ⅱa,证据支持有效(成人)(Evidence Favors Efficacy)。

推荐等级: Class Ⅱb(成人),在某些情况下推荐使用(Recommended,In Some)。

证据强度: Category B(成人)[2]。

美国 FDA 未批准盐酸阿米替林用于治疗和预防儿童头痛。Micromedex有效性、推荐等级和证据强度:

有效性等级: Class Ⅱb,有效性具有争议(儿童)(Evidence is Inconclusive)。

推荐等级: Class Ⅱb(儿童),在某些情况下推荐使用(Recommended,In Some)。

证据强度: Category C(儿童)[2]。

盐酸阿米替林可有效预防偏头痛、肌收缩性头痛和紧张性头痛,应答时间可从 1~2 天到 2~4 周[6-10]。妊娠期慎用盐酸阿米替林。

成人:在慢性紧张性头痛患者中,盐酸阿米替林和压力管理是同等有效的减轻头痛的方法,而联合治疗的效果往往比单药治疗的效果更好。国际头痛协会进行的一项随机双盲试验,将慢性紧张性头痛患者分为盐酸阿米替林组和安慰剂组。给药剂量逐渐增加至患者能耐受的最大剂量,每天给药 25~100mg。为了保证双盲试验的进行,不能耐受盐酸阿米替林或安慰剂的患者会被换成去甲替林和其他安慰剂。去甲替林的每天给药剂量为 25~75mg。压力管理则单独和/或盐酸阿米替林联合给药治疗。在治疗 6 个月后,阿米替米治疗组的疼痛评分指数比压力管理组改善得更快,但是和其他药物组的结果相同。64%的患者接受联合治疗,结果显示联合治疗组的疼痛评分指数(50%)与阿米替林组(38%)相比显著下降($P=0.006$)。盐酸阿米替林引起的口干、困倦等不良反应发生率超过10%[6]。

一项为期12周的研究显示盐酸阿米替林对慢性紧张性头痛是有效的,但是对阵发性紧张性头痛无效。4周清除期之后,40例慢性紧张性头痛患者和28例阵发性紧张性头痛患者每晚服用25mg盐酸阿米替林。结果显示,在头痛发作频率、头痛持续时间和额外止痛剂的使用方面,阵发性紧张性头痛患者在治疗前后,无显著性差异;而慢性紧张性头痛患者均有明显改善($P<0.05$)[11]。

儿童:在儿童偏头痛治疗中,常用的盐酸阿米替林剂量为$0.1\sim2mg/(kg\cdot d)$。剂量每两周增加一次,当剂量大于1mg/$(kg\cdot d)$时,需分成两次服用。可能发生的不良反应有:疲劳、心电图异常、白细胞减少和血小板减少。治疗过程中需监测盐酸阿米替林的浓度、全血细胞计数、转氨酶和心电图[12]。

【参考文献】

[1] 中华医学会.临床诊疗指南:疼痛学分册.北京:人民卫生出版社,2007.

[2] Micromedex(172).Truven Health Analytics Inc.,2017 [2017-04-03].http://www.Micromedexsolutions.com.

[3] BOWSHER D.The effects of pre-emptive treatment of postherpetic neuralgia with amitriptyline:a randomized,double-blind,placebo-controlled trial.J Pain Symptom Manage,1997,13 (6):327-331.

[4] WATSON CP,EVANS RJ,REED K,et al.Amitriptyline versus placebo in postherpetic neuralgia.Neurology,1982,32(6): 671-673.

[5] 中华医学会.临床诊疗指南:神经病学分册.北京:人民卫生出版社,2006.

[6] HOLROYD KA,O'DONNELL FJ,STENSLAND M,et al.Management of chronic tension-type headache with tricyclic antidepressant medication,stress management therapy,and their combination.JAMA,2001,285(17):2208-2215.

[7] BENDTSEN L,JENSEN R,OLESEN J.A non-selective

（amitriptyline）, but not a selective（citalopram）, serotonin reuptake inhibitor is effective in the prophylactic treatment of chronic tension-type headache. J Neurol Neurosurg Psychiatry, 1996,61(3):285-290.

[8] COUCH JR,ZIEGLER DK,HASSANEIN R.Amitriptyline in the prophylaxis of migraine.Neurology,1976,26(2):121-127.

[9] COUCH JR,HASSANEIN RS.Amitriptyline in migraine prophylaxis.Arch Neurol,1979,36(11):695-699.

[10] DESCOMBES S,BREFEL-COURBON C,THALAMAS C,et al.Amitriptyline treatment in chronic drug-induced headache: a double-blind comparative pilot study. Headache, 2001, 41 (2): 178-182.

[11] CERBO R, BARBANTI P, FABBRINI G, et al. Amitriptyline is effective in chronic but not in episodic tension-type headache:pathogenetic implications.Headache, 1998,38(6): 453-457.

[12] HAMALAINEN ML. Migraine in children:guidelines for treatment.CNS Drugs,1998,10(2):105-117.

文拉法辛 Venlafaxin

【已批准的适应证】

治疗各种类型抑郁症(包括伴有焦虑的抑郁症)及广泛性焦虑症。

【说明书之外的用法】

惊恐性障碍(又名急性焦虑症)。每日 1 次,每次 37.5mg。1 周后根据病情,剂量可增加至 75mg/d。如果需要,可进一步增至 225mg/d。每次剂量的递增幅度最大为 75mg/d,剂量递增的时间间隔不能少于 7 天。

【特别提示】

FDA 批准的说明书中黑框警告提示:短期研究表明,治疗严重的抑郁性障碍和其他精神障碍的抗抑郁药物会增加儿童、少年、青年自杀想法和行为的风险。与安慰剂组相比,这些药物并不增加 24 岁以上的成人自杀风险,还能减少 65 岁以上老年人自杀的风险。在临床应用时应考虑到这种风险。医疗工作者应密切关注患者,观察患者行为是否有异常改变,是否有自杀想法和行为。应告知患者家属及护理人员密切关注患者,并多与其交流。此类药物未批准用于儿童患者。

【依据等级】

Drug Facts and Comparisons 将惊恐性障碍列为盐酸文拉法辛的适应证之一[1]。

美国 FDA 批准盐酸文拉法辛(缓释胶囊)用于治疗成人惊恐性障碍。Micromedex有效性、推荐等级和证据强度:

有效性等级: Class Ⅰ,治疗有效(成人)(Effective)。

推荐等级: Class Ⅱa(成人),在大多数情况下推荐使用(Recommended,In Most)。

证据强度: Category B(成人)[2]。

一项为期 12 周的双盲、随机、对照试验($n = 663$)比较了盐酸文拉法辛缓释制剂、盐酸帕罗西汀和安慰剂治疗成人惊恐性障碍的疗效。将非抑郁症的惊恐性障碍的门诊患者随机分成盐酸文拉法辛 75mg/d 组($n = 166$)、盐酸文拉法辛 150mg/d 组($n = 168$)、盐酸帕罗西汀 40mg/d 组($n = 166$)以及安慰剂组($n = 163$),治疗 12 周。与安慰剂相比,盐酸文拉法辛缓释制剂和盐酸帕罗西汀均能有效改善成人的惊恐性障碍。文拉法辛 75mg/d 的患者症状缓解率为 43.0%,150mg/d 组为 43.4%,帕罗西汀组为 44.4%,与安慰剂组的 23.7%相比均有统计学意义。几个治疗组间的不良事件相似且比较轻微。文拉法辛两个剂量组最常见的不良事件是出汗、口干、厌食、震颤[3]。在另外两项双盲、多中心、对照临床研究中,也发现文拉法辛能明显改善成人惊恐性障碍的症状,并能延长复发的时间间隔。

【参考文献】

[1] FARTHING K,JONES B,FERRILL MJ,et al. Drug facts and comparisons pocket version. 14th ed. United States of America:Wolters Kluwer Health,2011.

[2] Micromedex(172). Truven Health Analytics Inc.,2017 [2017-04-03].http://www.Micromedexsolutions.com.

[3] POLLACK MH,LEPOLA U,KOPONEN H,et al. A double-blind study of the efficacy of venlafaxine extended-release, paroxetine,and placebo in the treatment of panic disorder.Depress Anxiety,2007,24(1):1-14.

氟西汀 Fluoxetine

【已批准的适应证】

1. 抑郁发作。

2. 强迫症。

3. 神经性贪食症 可作为心理治疗的补充用于减少贪食和导泻行为。

【说明书之外的用法】

1. **惊恐性障碍**(又名急性焦虑症) 初始剂量是 10mg/d,1 周后剂量可增至 20mg/d。尚未明确剂量超过 60mg/d 的安全性和疗效。

2. **经前焦虑障碍** 在月经周期中给药,或者在月经来临前的 14 天开始用药直至经期的第 1 天,给药剂量为 20mg/d。

【特别提示】

美国 FDA 发布的黑框警告提示:抗抑郁药会增加儿童、少年和青年抑郁症患者的自杀想法和行为的风险。在临床应用时应考虑到这种风险,医疗工作者应密切监测所有年龄段患者的临床行为是否有异常改变,是否有自杀想法和行为。当联合使用盐酸氟西汀和奥氮平时,也应参考盐酸氟西汀或奥氮平说明书中的黑框警告内容。

【依据等级】

1. **惊恐性障碍** *Drug Facts and Comparisons* 将惊恐性障碍列为盐酸氟西汀的适应证之一[1]。

美国 FDA 批准盐酸氟西汀(缓释胶囊、溶液)用于治疗成人惊恐性障碍。Micromedex有效性、推荐等级和证据强度:

有效性等级:Class Ⅰ,治疗有效(成人)(Effective)。

推荐等级:Class Ⅱa(成人),在大多数情况下推荐使用(Recommended,In Most)。

证据强度:Category B(成人)[2]。

盐酸氟西汀(缓释胶囊、溶液)被批准用于伴有或不伴有广场恐怖症的成人惊恐障碍的急性治疗。

两项为期 12 周的随机对照研究表明,盐酸氟西汀 20~60mg/d 能有效治疗伴有或不伴有广场恐怖症的惊恐性障碍。盐酸氟西汀组与对照组相比,两项研究中能摆脱惊恐的患者比例分别为 42% 与 28%,62% 与 44%。另一项为期 10 周的双盲研究(n=243)表明,盐酸氟西汀能有效治疗惊恐性障碍,且患者能很好耐受。盐酸氟西汀 10mg/d 与 20mg/d 相比,更能减少惊恐发作的频次。其他指标如恐惧症评定量表评分($P=0.01$)、汉密尔顿抑郁量表评分($P=0.007$)、汉密尔顿焦虑量表评分($P=0.002$)、回避恐惧评分($P=0.002$)、预期性焦虑($P=0.002$)、整体功能($P=0.08$)等,在 20mg/d 的剂量组中有显著改善,10mg/d 剂量组也有改善。因不良反应而停药的患者在两个剂量组中均有发生并且发生率类似[3]。

2. **经前焦虑障碍** *Drug Facts and Comparisons* 将经前焦虑障碍列为盐酸氟西汀的适应证之一[1]。

美国 FDA 批准盐酸氟西汀(片剂)用于治疗成人经前焦虑障碍。Micromedex有效性、推荐等级和证据强度:

有效性等级:Class Ⅰ,治疗有效(成人)(Effective)。

推荐等级:Class Ⅱa(成人),在大多数情况下推荐使用(Recommended,In Most)。

证据强度:Category B(成人)[2]。

一项随机、双盲、安慰剂对照的多中心研究($n=257$)表明,在黄体期给予盐酸氟西汀 90mg,一天 2 次,能有效减轻经前焦虑障碍患者的症状[4]。另一项随机、双盲、安慰剂对照的多中心试验($n=260$)表明,黄体期服用盐酸氟西汀 20mg/d 能明显改善经前焦虑障碍患者的症状,疗效优于服用盐酸氟西汀 10mg/d 的治疗组[5]。

【参考文献】

[1] FARTHING K,JONES B,FERRILL MJ,et al. Drug Facts and Comprisons Pocket Version. 14th ed. United States of America:Wolters Kluwer Health,2011.

[2] Micromedex(172).Truven Health Analytics Inc.,2017 [2017-04-03].http://www.Micromedexsolutions.com.

[3] MICHELSON D,LYDIARD RB,POLLACK MH,et al. Outcome assessment and clinical improvement in panic disorder: evidence from a randomized controlled trial of fluoxetine and pla-cebo.Am J Psychiatry,1998,155(11):1570-1577.

[4] MINER C,BROWN E,MCCRAY S,et al.Weekly luteal-phase dosing with enteric-coated fluoxetine 90mg in premenstrual dysphoric disorder:a randomized,double-blind,placebo-controlled clinical trial.Clin Ther,2002,24(3):417-433.

[5] COHEN LS,MINER C,BROWN EW,et al.Premenstrual

daily fluoxetine for premenstrual dysphoric disorder:a placebo-controlled,clinical trail using computerized diaries. Obstet Gynecol, 2002,100(3):435-444.

乙酰半胱氨酸 Acetylcysteine

【已批准的适应证】

适用于慢性支气管炎等咳嗽有黏痰而不易咳出的患者。

【说明书之外的用法】

对乙酰氨基酚中毒。颗粒剂或泡腾片以软饮料溶解后口服,首次按体重给予 140mg/kg 口服,然后每 4 小时给 70mg/kg,共用 17 次(共 68 小时)。注射液首次按体重 150mg/kg,加入 5% 葡萄糖注射液 200ml 中缓慢静脉滴注(15 分钟以上);然后 50mg/kg,加入 5% 葡萄糖注射液 500ml 中静脉滴注(滴注时间 4 小时);继之 16 小时给 100mg/kg,加入 5% 葡萄糖注射液 1 000ml 中静脉滴注。儿童常用量同成人,按体重给药。

【依据等级】

《中华人民共和国药典临床用药须知:化学药和生物制品卷》将乙酰半胱氨酸作为对乙酰氨基酚的解毒剂[1]。

美国 FDA 批准乙酰半胱氨酸(包括口服和静脉用药)用于治疗成人和儿童的对乙酰氨基酚中毒。Micromedex 有效性、推荐等级和证据强度:

有效性等级:Class Ⅰ,治疗有效(Effective)。

推荐等级:Class Ⅰ,推荐使用(Recommended)。

证据强度:Category B[2]。

成人:口服和静脉给药的乙酰半胱氨酸的治疗有效性无明显差别。但静脉剂型的优势在于能缩短住院时间,且不受呕吐和其他治疗的影响。对乙酰氨基酚中毒后越早给予乙酰半胱氨酸(不论何种剂型),防治肝损伤的效果就越好。但是即使出现肝毒性后再给予乙酰半胱氨酸也可使患者获益。如果在中毒 8 小时内进行治疗,乙酰半胱氨酸都可以有效防治肝毒性,这与对乙酰氨基酚的初始血药浓度无关,因此,在中毒后 0~4 小时或 4~8 小时给予治疗是无差别的,但是越早治疗越好,患者发生肝损伤的危险会随对乙酰氨基酚中毒的时间延长而增加[3-5]。

儿童:治疗 24 小时内的儿童(平均年龄为 15.6 岁)单剂

量对乙酰氨基酚过量时,通过静脉给予乙酰半胱氨酸 52 小时或口服给药 72 小时均有效[6]。

美国急诊医师学会关于对乙酰氨基酚过量患者急诊处理中关键问题的临床决策指南对于怀疑因对乙酰氨基酚过量引起肝衰竭或肝毒性(可通过 Rumack-Matthew 列线图来评估风险)的患者最好在中毒后 8～10 小时内给予乙酰半胱氨酸治疗[7]。

【参考文献】

［1］国家药典委员会.中华人民共和国药典临床用药须知:化学药和生物制品卷.2010 年版.北京:中国医药科技出版社,2011.

［2］Micromedex（172）.Truven Health Analytics Inc.,2017［2017-04-03］.http://www.Micromedexsolutions.com.

［3］BUCKLEY NA,WHYTE IM,O'CONNELL DL,et al. Oral or intravenous N-acetylcysteine:which is the treatment of choice for acetaminophen（paracetamol）poisoning Clin Toxicol, 1999,37（6）:759-767.

［4］KEAYS R,HARRISON PM,WENDON JA,et al.Intravenous acetylcysteine in paracetamol induced fulminant hepatic failure:a prospective controlled trial. BMJ, 1991, 302（6809）: 1026-1029.

［5］SMILKSTEIN MJ,KNAPP GL,KULIG KW,et al. Efficacy of oral N-acetylcysteine in the treatment of acetaminophen overdose:analysis of the National Multicenter Study（1976 to 1985）.N Engl J Med,1988,319（24）:1557-1562.

［6］PERRY HE,SHANNON MW.Efficacy of oral versus intravenous N-acetylcysteine in acetaminophen overdose:results of an open-label,clinical trial.J Pediatr,1998,132（1）:149-152.

［7］WOLF SJ,HEARD K,SLOAN EP,et al.Clinical policy: critical issues in the management of patients presenting to the emergency department with acetaminophen overdose. Ann Emerg Med,2007,50（3）:292-313.

帕罗西汀 Paroxetine

【已批准的适应证】

各种类型抑郁症。亦可治疗强迫症、惊恐障碍或社交恐怖/焦虑症。

【说明书之外的用法】

创伤后应激障碍。口服,剂量范围为一日 20～50mg,初始剂量为一日 20mg,剂量的递增幅度为一日 10mg。

【特别提示】

美国 FDA 发布的黑框警告提示:有短期研究表明,抗抑郁药会增加患有严重抑郁障碍和其他精神疾病的儿童、少年和青年自杀的念头和行为。与安慰剂组相比,这些药物并不增加 24 岁以上的成人自杀风险,还能减少 65 岁以上老年人自杀的风险。在临床应用时应考虑到这种风险。医疗工作者应密切关注患者,观察患者行为是否有异常改变,是否有自杀想法和行为。应告知患者家属及护理人员密切关注患者,并多与其交流。此药物并未批准用于儿童。

【依据等级】

Drug Facts and Comparisons 将创伤后应激障碍列为盐酸帕罗西汀的适应证之一[1]。

美国 FDA 批准盐酸帕罗西汀(速释剂型)用于治疗成人创伤后应激障碍。Micromedex 有效性、推荐等级和证据强度:

有效性等级:Class Ⅰ,治疗有效(成人)(Effective)。

推荐等级:Class Ⅱa(成人),在大多数情况下推荐使用(Recommended,In Most)。

证据强度:Category B(成人)[2]。

有研究表明,每天服用盐酸帕罗西汀 20～50mg 可有效地治疗三种创伤后应激障碍。

在对 323 例成人患者进行的为期 12 周的双盲、多中心试验表明,与安慰剂组比较,每天口服盐酸帕罗西汀 20～50mg 可有效地治疗三种创伤后应激障碍(回避行为、觉醒过度以及再度体验创伤)。盐酸帕罗西汀治疗组的患者发生了无力、异常射精、口干、恶心和嗜睡等不良反应,而嗜睡的发生率为 10%,为安慰剂组的两倍[3]。另一项对 551 例成人患者进行的为期 12 周的双盲、多中心试验中,患者分为三组:盐酸帕罗西汀 20mg/d 治疗组、盐酸帕罗西汀 40mg/d 治疗组以及安慰剂对照组。在第 1、2、4、6、8、12 周,采用临床医师专用 PTSD 量表进行评估,发现从第 4 周开始创伤后应激障碍的症状明显减轻,并持续至第 12 周。到试验结束时,各组的响应率分别为:盐酸帕罗西汀 20mg 组 62%,盐酸帕罗西汀 40mg

组 54%,安慰剂组 37%。研究还表明患者对治疗是否响应与创伤的类型、创伤后应激发生的时间、PTSD 基线的严重程度、抑郁的症状和性别无关[4]。

【参考文献】

[1] FARTHING K, JONES B, FERRILL MJ, et al. Drug facts and comparisons pocket version. 14th ed. United States of America:Wolters Kluwer Health,2011.

[2] Micromedex(172). Truven Health Analytics Inc.,2017 [2017-04-03].http://www.Micromedexsolutions.com.

[3] TUCKER P,ZANINELLI R,YEHUDA R,et al.Paroxetine in the treatment of chronic posttraumatic stress disorder:results of a placebo-controlled,flexible-dosage trial. J Clin Psychiatry, 2001, 62(11):860-868.

[4] MARSHALL RD,SCHNEIER FR,FALLON BA, et al. An open trial of paroxetine in patients with noncombat-related chronic PTSD.J Clin Psychopharmacol,1998,18(1):10-18.

环孢素 Cyclosporine

【已批准的适应证】

1. 器官移植　预防异体移植物的排斥反应,包括肾、肝、心、肺、心肺联合和胰移植。治疗曾接受其他免疫抑制剂的患者所发生的移植物排斥反应。

2. 骨髓移植　预防骨髓移植排斥反应。

3. 内源性葡萄膜炎　活动性有致盲危险的中部或后部非感染性葡萄膜炎,而常规疗法无效或产生不可接受的不良反应者。

4. 银屑病　交替疗法无效或不适用的严重病例。

5. 特应性皮炎　传统疗法无效或不适用的严重病例。

6. 类风湿关节炎。

7. 肾病综合征　特发性皮质激素依赖性和拮抗性肾病综合征[活检证实大多数病例为微小病变型肾病(MCD)或局灶性节段性肾小球硬化症(FSGS)],传统细胞抑制剂治疗无效,但至少尚存在 50% 以上的正常肾功能的患者。应用本品后,可缓解病情,或维持由其他药物包括皮质激素所产生的缓解作用,从而停用其他药物。

【说明书之外的用法】

重症肌无力。初始剂量 5mg/(kg·d),分 2 次给药。滴定剂量至谷浓度为 300~500ng/ml。

【依据等级】

中华医学会《临床诊疗指南：神经病学分册》将环孢素作为治疗重症肌无力的药物[1]。

美国 FDA 未批准环孢素用于治疗成人重症肌无力。Micromedex有效性、推荐等级和证据强度：

有效性等级：Class Ⅱa（成人），证据支持有效（Evidence Favors Efficacy）。

推荐等级：Class Ⅱb（成人），在某些情况下推荐使用（Recommended, In Some）。

证据强度：B（成人）[2]。

一项小型研究表明，环孢素能够提高肌肉功能，但仍需临床对照试验来评估环孢素在重症肌无力患者中的疗效。一项对照研究中（$n=20$），环孢素联合胆碱酯酶抑制剂治疗重症肌无力，结果显示，一些重症肌无力患者应用环孢素后可能是有益的。环孢素和溴隐亭联用可能比单用环孢素有更强的免疫抑制作用，但仍需更深入的研究。一项为期 12 个月的开放试验，10 例重症肌无力患者口服平均日剂量为 5.5mg/kg 的环孢素后，其中 8 位患者的肌肉力量评分和功能评分均有显著提高[3]。

另有研究表明给予环孢素 6mg/(kg·d)，一日 1 次，连续 12 个月，对侵袭性、恶化性重症肌无力的治疗也是有益的[4]。

【参考文献】

［1］中华医学会.临床诊疗指南:神经病学分册.北京:人民卫生出版社,2006.

［2］Micromedex(172).Truven Health Analytics Inc.,2017［2017-04-03］.http://www.Micromedexsolutions.com.

［3］GOULON M,ELKHARRAT D,LOKIEC F,et al.Results of a one-year open trial of ciclosporin in ten patients with severe myasthenia gravis.Transplant Proc,1988,20(3 Suppl 4):211-217.

［4］TINDALL RS,ROLLINS JA,PHILLIPS JT,et al.Preliminary results of a double-blind,randomized,placebo-controlled trial of ciclosporin in myasthenia gravis.N Engl J Med,1987,316(12):719-724.

泼尼松 Prednisone

【已批准的适应证】

用于过敏性与自身免疫性炎症性疾病;用于结缔组织病、系统性红斑狼疮、重症多肌炎、严重的支气管哮喘、皮肌炎、血管炎等过敏性疾病,急性白血病,恶性淋巴瘤;用于其他肾上腺皮质激素类药物的病症等。

【说明书之外的用法】

1. **辅助治疗蛛网膜下腔阻塞的结核性脑膜炎** 口服,成人60mg/d或儿童1~3mg/(kg·d),连续给药3~4日后逐渐减量,2~3周后停药。

2. **特发性面神经麻痹** 口服,50~60mg/d,连续给药5~6日后逐渐减量,每日递减5~10mg,5~6日后停药。

【依据等级】

1. **辅助治疗蛛网膜下腔阻塞的结核性脑膜炎** 中华医学会《临床诊疗指南·神经病学分册》指出:泼尼松是用于治疗脑水肿引起颅内压增高伴局灶性神经体征和脊髓蛛网膜下腔阻塞的重症结核性脑膜炎的常用皮质激素[1]。

美国FDA批准泼尼松用于成人和儿童的蛛网膜下腔阻塞的结核性脑膜炎的辅助治疗。Micromedex有效性、推荐等级和证据强度:

有效性等级:Class Ⅱa,证据支持有效(Evidence Favors Efficacy)。

推荐等级:Class Ⅱb,在某些情况下推荐使用(Recommended, In Some)。

证据强度:Category B[2]。

泼尼松是一种辅助治疗蛛网膜下腔阻塞的结核性脑膜炎的药物,通常需和抗结核药物一起应用。如果采用抗结核药物治疗期间或之后给予泼尼松,激素类药物会显著降低神经病后遗症和结核性脑膜炎死亡率。激素类药物推荐用于Ⅱ期和Ⅲ期脑膜炎患者,在各项研究中,给药剂量、治疗周期和激素的种类各不相同,其中地塞米松使用较多并常给药至1个月。

一项几项关于结核性脑膜炎的回顾性研究显示,激素联合抗结核治疗可增加患者生存率,减少后遗症,或两方面均受益。研究表明应用激素4周或更长时间是有益的[3-5]。

2. 特发性面神经麻痹 中华医学会《临床诊疗指南：神经病学分册》将泼尼松作为治疗特发性面神经麻痹的可选药物[1]。

美国FDA未批准泼尼松用于治疗成人特发性面神经麻痹。Micromedex有效性、推荐等级和证据强度：

有效性等级： Class Ⅱa(成人)，证据支持有效(Evidence Favors Efficacy)。

推荐等级： Class Ⅱa(成人)，在大多数情况下推荐使用(Recommended, In Most)。

证据强度： Category B(成人)[2]。

单药治疗：一项随机、双盲对照试验($n=76$)显示泼尼松不能显著缩短特发性面神经麻痹的康复时间，但与安慰剂组(1级：33%；2级：50%；3级：17%)相比，泼尼松组(1级：53%；2级：47%)能够显著改善患者康复的程度。

与抗病毒药联合治疗：一篇共纳入了8项研究、1315例患者的meta分析显示，将抗病毒药物(阿昔洛韦、伐昔洛韦或泛昔洛韦)与糖皮质激素(泼尼松或泼尼松龙)联合用于治疗各级特发性面神经麻痹，与单用激素治疗相比可以降低39%患者的不完全恢复风险。与单用激素治疗相比，联合治疗也显著降低(44%)协同联动和过度撕裂的风险(包含469例患者的3项研究)。此外，各治疗方案间，不良反应发生率均无显著性差异。值得注意的是，用于评估不完全恢复的证据大多质量不高[6]。

【参考文献】

[1] 中华医学会.临床诊疗指南:神经病学分册.北京:人民卫生出版社,2006.

[2] Micromedex(172).Truven Health Analytics Inc., 2017 [2017-04-03].http://www.Micromedexsolutions.com.

[3] CISNEROS JR, MURRAY KM.Corticosteroids in tuberculosis.Ann Pharmacother, 1996, 30(11):1298-1303.

[4] BASS JB JR, FARER LS, HOPEWELL PC, et al.Treatment of tuberculosis and tuberculosis infection in adults and children.American Thoracic Society and The Centers for Disease Control and Prevention.Am J Respir Crit Care Med, 1994, 149(5):1359-1374.

[5] DOOLEY DP, CARPENTER JL, RADEMACHER S.

Adjunctive corticosteroid therapy for tuberculosis. A critical reappraisal of the literature. Clin Infect Dis, 1997, 25(4): 872-887.

［6］ GAGYOR I, MADHOK VB, DALY F, et al. Antiviral treatment for Bell's palsy (idiopathic facial paralysis). Cochrane Database Syst Rev, 2015, 11: CD001869.

地塞米松 Dexamethasone

【已批准的适应证】

主要用于过敏性与自身免疫性炎症性疾病。多用于结缔组织病、活动性风湿病、类风湿关节炎、红斑狼疮、严重支气管哮喘、严重皮炎、溃疡性结肠炎、急性白血病等，也用于某些严重感染及中毒、恶性淋巴瘤的综合治疗。

【说明书之外的用法】

辅助治疗蛛网膜下腔阻塞的结核性脑膜炎。依据疾病需要和患者的耐受程度给予不同剂量，剂量范围：口服，0.75~9mg。重症患者在全身用药同时可鞘内注射地塞米松 5~10mg、α-糜蛋白酶 4 000U、透明质酸酶 1 500U，每 2~3 天 1 次，注射宜缓慢；症状消失后每周 2 次，体征消失后 1~2 周 1 次，直至脑脊液正常，脑脊液压力增高者慎用。

【依据等级】

中华医学会《临床诊疗指南：神经病学分册》指出：地塞米松是用于治疗脑水肿引起颅内压增高、伴局灶性神经体征和脊髓蛛网膜下腔阻塞的重症结核性脑膜炎的可选皮质激素之一[1]。

美国 FDA 批准地塞米松用于成人蛛网膜下腔阻塞的结核性脑膜炎的辅助治疗。Micromedex 有效性、推荐等级和证据强度：

有效性等级：Class Ⅱa（成人），证据支持有效（Evidence Favors Efficacy）。

推荐等级：Class Ⅱa（成人），在大多数情况下推荐使用（Recommended, In Most）。

证据强度：Category B（成人）[2]。

美国 FDA 批准地塞米松用于儿童蛛网膜下腔阻塞的结核性脑膜炎的辅助治疗。Micromedex 有效性、推荐等级和证

据强度:

有效性等级:Class Ⅱa(儿童),证据支持有效(Evidence Favors Efficacy)。

推荐等级:Class Ⅱb(儿童),在某些情况下推荐使用(Recommended,In Some)。

证据强度:Category B(儿童)[2]。

地塞米松被批准用于蛛网膜下腔阻塞的结核性脑膜炎的辅助治疗(需联合抗结核治疗)。地塞米松的辅助治疗能改善结核性脑膜炎患者的生存率,但是不能改变结核性脑膜炎的致残率。

成人:一些研究中发现,在初次或适当的抗结核治疗后不久,应用糖皮质激素能够减少神经系统后遗症和结核性脑膜炎的死亡率。糖皮质激素已经用于脑膜炎Ⅰ、Ⅱ、Ⅲ期患者。在各项研究中,给药剂量、治疗周期和激素的种类各不相同,其中,地塞米松使用较多并常给药至1个月。

早期应用地塞米松辅助治疗成人和青少年患者结核性脑膜炎,能够改善其生存率,但是并不能改变结核性脑膜炎带来的严重残疾。一项随机、双盲、对照研究中($n=545$),14 岁以上的结核性脑膜炎患者(平均年龄 35~36 岁)合并或不合并人类免疫缺陷病毒感染,给予地塞米松($n=274$)或安慰剂($n=271$)辅助抗结核药进行治疗。Ⅱ、Ⅲ期脑膜炎患者接受静脉注射地塞米松 4 周[剂量从 0.4mg/(kg·d)开始,每周减量 0.1mg/(kg·d)],然后口服治疗 4 周(从 4mg/d 开始,每周减少 1mg/d)。Ⅰ期脑膜炎患者接受静脉注射地塞米松 2 周[第 1 周 0.3mg/(kg·d),第 2 周 0.2mg/(kg·d)],然后口服治疗 4 周[第 1 周 0.1mg/(kg·d)],然后从 3mg/d 开始,每周减少 1mg/d]。结果显示,安慰剂组和地塞米松合并治疗组的各组的死亡或严重残疾患者人数没有显著差异(49.4% vs 44.2%;OR:0.81;95%CI:0.58~1.13;P 值无显著性差异)。然而,地塞米松却显著降低了死亡的风险(RR:0.69;95%CI:0.52~0.92;$P=0.01$)。地塞米松组不良反应发生率低于安慰剂组,地塞米松组和安慰剂组发生不良反应的例数分别为 26 例和 45 例($P=0.02$)[3-5]。

【参考文献】

[1] 中华医学会.临床诊疗指南:神经病学分册.北京:人

民卫生出版社,2006.

　　[2] Micromedex(172).Truven Health Analytics Inc.,2017 [2017-04-03].http://www.Micromedexsolutions.com.

　　[3] THWAITES GE,BANG ND,DUNG NH,et al.Dexamethasone for the treatment of tuberculous meningitis in adolescents and adults.N Engl J Med,2004,351(17):1741-1751.

　　[4] CISNEROS JR,MURRAY KM.Corticosteroids in tuberculosis.Ann Pharmacother,1996,30(11):1298-1303.

　　[5] BASS JB JR,FARER LS,HOPEWELL PC,et al.Treatment of tuberculosis and tuberculosis infection in adults and children.American Thoracic Society and The Centers for Disease Control and Prevention.Am J Respir Crit Care Med,1994,149(5):1359-1374.

舍曲林 Sertraline

【已批准的适应证】

治疗抑郁症的相关症状,包括伴随焦虑、有或无躁狂史的抑郁症;亦可用于治疗强迫症。

【说明书之外的用法】

1. **创伤后应激障碍**　口服,首次给药剂量为 25mg/d,1 周之后,剂量增至 50mg/d。疗效不佳者可增加剂量,最大为 200mg/d。长期用药应维持在最小有效剂量。肝肾功能不全者应适当减少剂量。

2. **惊恐障碍**　起始剂量 25mg/d,1 周后增加到 50mg/d。疗效不佳者可增加剂量,最大为 200mg/d。

3. **经前期紧张症**　在月经周期或者在黄体期用药 50mg/d。如果患者对 50mg/d 的剂量无响应,可能需要增加剂量,每个月经周期增加 50mg,在月经周期服用剂量可达 150mg/d;在黄体期服用剂量可达 100mg/d。

4. **广泛性焦虑症**　起始剂量 25mg/d,1 周后增加到 50mg/d。

【特别提示】

在儿童和青少年抑郁症和其他精神障碍中的短期研究发现,抗抑郁药会增加自杀意念和自杀行为的风险。如果考虑给儿童和青少年使用该药物,必须权衡这种风险与临床的实际需要。对于已经用药的患者,应密切观察可能的临床症状恶化、自杀和异常的行为改变。肝功能不全者酌情减量。

【依据等级】

1. 创伤后应激障碍　《中华人民共和国药典临床用药须知：化学药和生物制品卷》[1]和 *Drug Facts and Comparisons*[2]都将创伤后应激障碍列为舍曲林的适应证之一。

美国 FDA 批准盐酸舍曲林用于治疗成人创伤后应激障碍。Micromedex 有效性、推荐等级和证据强度：

有效性等级：Class Ⅰ（成人），治疗有效（Effective）。

推荐等级：Class Ⅰ（成人），推荐使用（Recommended）。

证据强度：Category B（成人）[3]。

摘要：一项随机、双盲、药商资助的临床试验（n = 359）表明盐酸舍曲林能有效改善创伤后应激障碍患者的生活质量，且该有效性也被另一项研究证实[4]。一项为期 24 周的研究表明盐酸舍曲林对预防创伤后应激障碍复发也有效[5]。另一项为期 12 周的双盲试验（n = 187）表明，与安慰剂比较，盐酸舍曲林能有效治疗慢性的创伤后应激障碍[6]。

一项在 359 名创伤后应激障碍患者中进行的为期至少 6 个月的研究表明，接受盐酸舍曲林治疗的患者生活质量得以提高，停药后患者生活质量下降。患者以双盲的形式随机接受盐酸舍曲林 50mg/d 或 200mg/d 或安慰剂治疗 12 周。度过急性期的患者，不论对盐酸舍曲林是否有应答，均可继续进入非盲的、为期 24 周的延续治疗研究（n = 234）。而此阶段的应答者（n = 172）可继续进入为期 28 周的随机、双盲、安慰剂对照的维持治疗研究。患者的生活质量采用幸福与生活质量满意度问卷（Q-LES-Q）进行评分。与安慰剂组相比，急性期给予盐酸舍曲林可显著改善不伴抑郁的患者评分，但伴抑郁的患者评分改善不显著。在延续治疗研究中，患者的生活质量和功能评分平均提高了 20%。在维持治疗研究中，患者的生活质量和功能评分稍有下降。

12 周的急性期治疗后，继续盐酸舍曲林维持治疗对创伤后应激障碍也是有效的。急性期对盐酸舍曲林无应答的患者中，约 50% 在经过 6 个月延续治疗后对盐酸舍曲林产生应答。约 40% 患者因不良反应停药。盐酸舍曲林最常见的中、重度不良反应有头痛、失眠、口干和恶心。在盐酸舍曲林治疗过程中，患者心电图、实验室检查和生命体征等未见明显异常。患者体重平均增加 0.8kg。

2. 惊恐障碍　*Drug Facts and Comprisons* 将惊恐障碍列为盐酸舍曲林的适应证之一[1]。

美国 FDA 批准盐酸舍曲林用于治疗成人惊恐障碍。Micromedex有效性、推荐等级和证据强度：

有效性等级：Class Ⅰ，治疗有效（成人）（Effective）。

推荐等级：Class Ⅱa（成人），在大多数情况下推荐使用（Recommended，In Most）。

证据强度：Category B（成人）[3]。

摘要：一项为期 10 周的试验（$n=166$）[7]和一项为期 12 周的盲法试验[8]表明盐酸舍曲林能减少惊恐发作的频率。

成人：一项为期 10 周的双盲、多中心研究将 166 名患者随机分为安慰剂组和舍曲林组。舍曲林剂量从 25mg/d 的起始剂量逐步滴定到最大剂量 200mg/d，平均剂量为 126mg/d。经过治疗，治疗组和安慰剂组每周惊恐发作的次数分别减少了 77%、51%（$P=0.03$）；舍曲林组无惊恐发作患者比安慰剂组多（62% *vs* 46%，$P=0.04$）。结果证明舍曲林能有效治疗惊恐障碍。试验中导致停药的不良反应在治疗组和安慰剂组的发生率分别为 9%、1%，均为轻、中度不良反应。

另一项为期 12 周的研究也证实了在治疗惊恐障碍方面，舍曲林疗效优于安慰剂。此研究将患者随机分为安慰剂组（$n=44$）、舍曲林 50mg/d 治疗组（$n=42$）、舍曲林 100mg/d 治疗组（$n=41$）、舍曲林 200mg/d 治疗组（$n=44$）。结果表明，舍曲林能减少 65% 患者的每周惊恐发作次数，而安慰剂组仅减少 39%。但舍曲林不同剂量组的有效性无显著差异。舍曲林组患者口干、射精延迟等的发生率明显高于安慰剂组。舍曲林治疗惊恐障碍的有效性与血药浓度无关，治疗惊恐障碍的推荐剂量为 50mg/d，可从 25mg/d 的起始剂量进行滴定。

3. 经前期紧张症　《中华人民共和国药典临床用药须知：化学药和生物制品卷》[1]和 *Drug Facts and Comprisons*[2]都将经前期紧张症列为舍曲林的适应证之一。

美国 FDA 批准舍曲林用于治疗成人经前期紧张症。Micromedex有效性、推荐等级和证据强度：

有效性等级：Class Ⅰ（成人），治疗有效（Effective）。

推荐等级：Class Ⅰ（成人），推荐使用（Recommended）。

证据强度：Category B（成人）[3]。

摘要：两项临床试验表明，患有经前期紧张症的患者经舍曲林治疗后，精神心理状态较安慰剂组有明显改善。黄体期服用舍曲林治疗经前期综合征疗效优于安慰剂，月经周期服用舍曲林同样有效。

成人：243名经前期紧张症患者在卵泡期和黄体期接受舍曲林50~150mg/d或安慰剂治疗3个月经周期，舍曲林组患者的症状严重程度每日记录量表评分、幸福与生活质量满意度问卷评分等均有明显改善（$P<0.001$）。舍曲林的治疗获益从第2个月经周期开始出现[9-11]。

4. 广泛性焦虑症 *Drug Facts and Comprisons* 将广泛性焦虑症列为舍曲林的适应证之一[2]。

美国FDA未批准舍曲林用于治疗成人广泛性焦虑症。Micromedex有效性、推荐等级和证据强度：

有效性等级：Class Ⅱa（成人），证据支持有效（Evidence Favors Efficacy）。

推荐等级：Class Ⅱb（成人），在某些情况下推荐使用（Recommended，In Some）。

证据强度：Category B（成人）[3]。

美国FDA未批准盐酸舍曲林用于治疗儿童广泛性焦虑症。Micromedex有效性、推荐等级和证据强度：

有效性等级：Class Ⅱb（儿童），有效性具有争议（Evidence is Inconclusive）。

推荐等级：Class Ⅱb（儿童），在某些情况下推荐使用（Recommended，In Some）。

证据强度：Category B（儿童）[3]。

摘要：一项为期10周的随机、双盲、剂量可调整的临床研究纳入了326名中、重度广泛性焦虑症成人患者。结果表明，与安慰剂相比，舍曲林治疗能显著降低患者的汉密尔顿焦虑评分量表的评分[12]。另一项在患有焦虑症的儿童和青少年中（$n=488$）进行的随机对照试验，表明舍曲林联合认知行为治疗比单用舍曲林治疗或认知行为治疗更有效。而单用舍曲林治疗或认知行为治疗比安慰剂有效[13]。舍曲林还能减轻广泛性焦虑症患儿的精神和躯体症状[14]。

【参考文献】

[1] 国家药典委员会.中华人民共和国药典临床用药须知:化学药和生物制品卷.2010 年版.北京:中国医药科技出版社,2011.

[2] FARTHING K, JONES B, FERRILL MJ, et al. Drug Facts and Comprisons Pocket Version. 14th ed. United States of America:Wolters Kluwer Health,2011.

[3] Micromedex(172).Truven Health Analytics Inc., 2017 [2017-04-03].http://www.Micromedexsolutions.com.

[4] RAPAPORT MH,ENDICOTT J,CLARY CM.Posttraumatic stress disorder and quality of life:results across 64 weeks of sertraline treatment.J Clin Psychiatry,2002,63(1):59-65.

[5] LONDBORG PD, HEGEL MT, GOLDSTEIN S, et al. Sertraline treatment of posttraumatic stress disorder:results of 24 weeks of open-label continuation treatment. J Clin Psychiatry, 2001,62(5):325-331.

[6] BRADY K,PEARLSTEIN T,ASNIS GM,et al.Efficacy and safety of sertraline treatment of posttraumatic stress disorder: a randomized controlled trial.JAMA,2000,283(14):1837-1844.

[7] POHL RB, WOLKOW RM, CLARY CM. Sertraline in the treatment of panic disorder:a double-blind multicenter trial. Am J Psychiatry,1998,155(9):1189-1195.

[8] LONDBORG PD,WOLKOW R,SMITH WT,et al.Sertraline in the treatment of panic disorder:a multi-site,double-blind,placebo-controlled,fixed-dose investigation.Br J Psychiatr, 1998,173:54-60.

[9] PEARLSTEIN TB,HALBREICH U,BATZAR ED,et al. Psychosocial functioning in women with premenstrual dysphoric disorder before and after treatment with sertraline or placebo.J Clin Psychiatry,2000,61(2):101-109.

[10] YONKERS KA,HALBREICH U,FREEMAN E,et al. Symptomatic improvement of premenstrual dysphoric disorder with sertraline treatment. A randomized controlled trial. Sertraline Premenstrual Dysphoric Collaborative Study Group.JAMA,1997,278 (12):983-988.

[11] HALBREICH U,SMOLLER JW. Intermittent luteal

phase sertraline treatment of dysphoric premenstrual syndrome.J Clin Psychiatry,1997,58(9):399-402.

[12] BRAWMAN-MINTZER O,KNAPP RG,RYNN M,et al.Sertraline treatment for generalized anxiety disorder:a randomized,double-blind,placebo-controlled study. J Clin Psychiatry,2006,67(6):874-881.

[13] WALKUP JT,ALBANO AM,PIACENTINI J,et al. Cognitive behavioral therapy,sertraline,or a combination in childhood anxiety.N Engl J Med,2008,359(26):2753-2766.

[14] RYNN MA,SIQUELAND L,RICKELS K.Placebo-controlled trial of sertraline in the treatment of children with generalized anxiety disorder.Am J Psychiatry,2001,158(12):2008-2014.

度洛西汀 Duloxetine

【已批准的适应证】

1. 用于治疗抑郁症。

2. 用于治疗广泛性焦虑障碍。

【说明书之外的用法】

1. 糖尿病外周神经性疼痛　60mg,口服,1 次/d。使用超过 12 周的有效性尚不明确。

2. 纤维肌痛　起始剂量 30mg/d,1 周后剂量增加到 60mg/d。

3. 尿失禁　口服。40mg,口服,2 次/d。

【特别提示】

在儿童、青少年和青壮年的重度抑郁症患者中,抗抑郁药会增加自杀的风险。在一项短期的研究中,发现在大于 24 岁的成人中,与服用安慰剂相比,服用抗抑郁药并没有增加其自杀倾向。而在大于 65 岁的成人中,服用抗抑郁药反而会降低其自杀倾向。因此必须权衡利弊。通过对各年龄段患者的临床症状的变化和自杀行为的密切监测,认为度洛西汀不适宜用于儿童患者。

【依据等级】

1. 糖尿病外周神经性疼痛　《中华人民共和国药典临床用药须知:化学药和生物制品卷》将度洛西汀作为糖尿病外周神经性疼痛的治疗药物[1]。

美国 FDA 批准度洛西汀用于治疗成人糖尿病外周神经

性疼痛。Micromedex有效性、推荐等级和证据强度：

有效性等级：Class Ⅱa(成人)，证据支持有效(Evidence Favors Efficacy)。

推荐等级：Class Ⅱa(成人)，在大多数情况下推荐使用(Recommended,In Most)。

证据强度：Category A(成人)[2]。

一篇共纳入 18 项研究、6 407 例患者的 meta 分析评估度洛西汀治疗神经性疼痛、慢性痛和纤维肌痛的疗效。其中有 8 项研究、共 2 728 例糖尿病外周神经性疼痛患者在 12 周内，与安慰剂组相比，度洛西汀(60mg/d)可显著改善73%的患者至少 50%的疼痛(4 个研究组，908 例)及改善53%的患者至少 30%的疼痛(4 个研究组，799 例)；度洛西汀(40mg/d，120mg/d)至少改善了患者50%的疼痛；但度洛西汀(20mg/d)患者疼痛无明显改善。在所有的患者中，中途停药导致的不良事件风险增加了95%(14 个研究组，4 837 例)[3]。在另一项中国患者的随机对照试验显示，与安慰剂组相比，12 周内，度洛西汀能显著改善患者的疼痛，但恶心、嗜睡、乏力的发生明显增多[4]。

2. 纤维肌痛　*Drug Facts and Comparisons* 将纤维肌痛列为度洛西汀的适应证之一[5]。

美国 FDA 批准度洛西汀用于治疗成人纤维肌痛。Micromedex有效性、推荐等级和证据强度：

有效性等级：Class Ⅰ(成人)，治疗有效(Effective)。

推荐等级：Class Ⅱa(成人)，在大多数情况下推荐使用(Recommended,In Most)。

证据强度：Category A(成人)[2]。

一篇综述分析了度洛西汀治疗纤维肌痛的两项研究，发现使用度洛西汀 20～120mg/d 治疗后，患者的疼痛强度、睡眠、抑郁情况、生活质量均明显改善[6]。另有三项为期 12 周到 6 个月的随机试验(n=1 081)表明，口服度洛西汀 60mg/d 或 120mg/d 均能显著减弱伴或不伴严重抑郁症的纤维肌痛患者的疼痛程度[7-9]。

加拿大纤维肌痛症诊断和治疗指南以及欧洲抗风湿病联盟关于纤维肌痛症的循证治疗建议指南：包括度洛西汀在内的 5-羟色胺去甲肾上腺素再摄取抑制剂被推荐用于治疗纤维肌痛，因为它能减少疼痛，而不会对情绪有影响。部分治疗效果会在治疗8周内出现。系统综述和专家共识也推荐包括度洛西汀在内的抗抑郁药用于治疗纤维肌痛，因为经治疗后疼痛和总体的功能均有改善[10-11]。

3. 尿失禁 *Drug Facts and Comparisons* 将压力性尿失禁作为度洛西汀的说明书外用法[5]。

美国FDA未批准度洛西汀用于治疗尿失禁。Micromedex有效性、推荐等级和证据强度：

有效性等级：Class Ⅱa，证据支持有效（Evidence Favors Efficacy）。

推荐等级：Class Ⅱb，在某些情况下推荐使用（Recommended，In Some）。

证据强度：Category B[2]。

一篇纳入了10项临床研究、共5738名压力性尿失禁女性患者的meta分析表明，与安慰剂组比较，度洛西汀能明显减少压力性尿失禁的发生频率，延长排尿的平均时间间隔，改善患者生活质量，提高尿失禁的治愈率。其中9项研究，度洛西汀组共有17.3%患者因为恶心而停药[12]。在另一项为期8周的随机双盲多中心试验（$n=588$）中，与安慰剂相比，度洛西汀（80mg/d）能更有效地减少成年女性尿失禁发作频率[13]。

【参考文献】

［1］国家药典委员会.中华人民共和国药典临床用药须知：化学药和生物制品卷.2010年版.北京：中国医药科技出版社，2011.

［2］Micromedex（172）.Truven Health Analytics Inc.，2017［2017-04-03］.http://www.Micromedexsolutions.com.

［3］LUNN MP，HUGHES RA，WIFFEN PJ.Duloxetine for treating painful neuropathy，chronic pain or fibromyalgia.Cochrane Database Syst Rev，2014，1：CD007115.

［4］GAO Y，GUO X，HAN P，et al.Treatment of patients with diabetic peripheral neuropathic pain in China：a double-blind randomised trial of duloxetine vs placebo.Int J Clin Pract，2015，69（9）：957-966.

［5］FARTHING K，JONES B，FERRILL MJ，et al.Drug facts and comparisons pocket version.14th ed.United States of America：Wolters Kluwer Health，2011.

［6］UCEYLER N,HAUSER W,SOMMER C.A systematic review on the effectiveness of treatment with antidepressants in fibromyalgia syndrome.Arthritis Rheum,2008,59(9):1279-1298.

［7］RUSSELL IJ,MEASE PJ,SMITH TR,et al.Efficacy and safety of duloxetine for treatment of fibromyalgia in patients with or without major depressive disorder:Results from a 6-month,randomized,double-blind,placebo-controlled,fixed-dose trial.Pain,2008,136(3):432-444.

［8］ARNOLD LM,ROSEN A,PRITCHETT YL,et al.A randomized,double-blind,placebo-controlled trial of duloxetine in the treatment of women with fibromyalgia with or without major depressive disorder.Pain,2005,119(1-3):5-15.

［9］ARNOLD LM,LU Y,CROFFORD LJ,et al.A double-blind,multicenter trial comparing duloxetine with placebo in the treatment of fibromyalgia patients with or without major depressive disorder.Arthritis Rheum,2004,50(9):2974-2984.

［10］FITZCHARLES MA,STE-MARIE PA,GOLDENBERG DL,et al.2012 Canadian Guidelines for the diagnosis and management of fibromyalgia syndrome:executive summary.Pain Res Manag,2013,18(3):119-126.

［11］CARVILLE SF,ARENDT-NIELSEN S,BLIDDAL H,et al.EULAR evidence-based recommendations for the management of fibromyalgia syndrome.Ann Rheum Dis,2008,67(4):536-541.

［12］LI J,YANG L,PU C,et al.The role of duloxetine in stress urinary incontinence:a systematic review and meta-analysis.Int Urol Nephrol,2013,45(3):679-686.

［13］BENT AE,GOUSSE AE,HENDRIX SL,et al.Duloxetine compared with placebo for the treatment of women with mixed urinary incontinence.Neurourol Urodyn,2008,27(3):212-221.

普瑞巴林 Pregabalin

【已批准的适应证】

用于治疗带状疱疹后神经痛。

【说明书之外的用法】

1. **糖尿病外周神经性疼痛**　起始剂量为每次 50mg,每日 3 次,若治疗有效且耐受,1 周内可增至 300mg/d。肌酐清除率大于 60ml/min 的患者最大推荐剂量为 300mg/d（每次100mg，每日 3 次）。

　　2. 纤维肌痛　起始剂量为 75mg，每日 2 次，若治疗有效且耐受，1 周内可增加至 300mg/d，每日 2 次，每次150mg。若患者从 300mg/d 的剂量获益不足，可增至450mg/d（每次 225mg，每日 2 次）。不推荐大于 450mg/d的治疗剂量。

　　【特别提示】

　　抗癫痫药物（包括普瑞巴林）治疗任何适应证的患者，自杀行为和自杀观念的风险升高。

　　【依据等级】

　　1. 糖尿病外周神经性疼痛　*Drug Facts and Comparisons*将糖尿病外周神经性疼痛列为普瑞巴林的适应证之一[1]。

　　美国 FDA 批准普瑞巴林用于治疗成人糖尿病外周神经性疼痛。Micromedex 有效性、推荐等级和证据强度：

　　有效性等级：Class Ⅱa（成人），证据支持有效（Evidence Favors Efficacy）。

　　推荐等级：Class Ⅱb（成人），在某些情况下推荐使用（Recommended, In Some）。

　　证据强度：Category B（成人）[2]。

　　两项多中心、双盲、随机、安慰剂对照研究（n = 395，n = 338）均发现，与安慰剂相比，每天服用 300mg 或 600mg普瑞巴林能更有效地改善成人糖尿病周围神经病变疼痛及睡眠质量[3-4]。在另一项多中心、随机、非盲试验中，在持续 4 周单药治疗效果不理想后，联合使用普瑞巴林和含 5% 利多卡因的乳膏，糖尿病神经病变或疱疹后神经痛患者的数字评定量表（NRS-3）疼痛评分明显改善[5]。

　　2. 纤维肌痛　*Drug Facts and Comparisons* 将纤维肌痛列为普瑞巴林的适应证之一[1]。

　　美国 FDA 批准普瑞巴林用于治疗成人纤维肌痛。Micromedex 有效性、推荐等级和证据强度：

　　有效性等级：Class Ⅱa（成人），证据支持有效（Evidence Favors Efficacy）。

　　推荐等级：Class Ⅱa（成人），在大多数情况下推荐使用（Recommended, In Most）。

证据强度：Category B（成人）[2]。

证据：一篇纳入了5项随机对照试验的系统评价和meta分析文献报道普瑞巴林可显著减轻疼痛（5项试验）、疲劳（3项试验）和焦虑（2项试验）及改善睡眠（4项试验）和生活质量（2项试验）[6]。

加拿大纤维肌痛症诊断和治疗指南以及欧洲抗风湿病联盟关于纤维肌痛症的循证治疗建议指南：第二代抗惊厥药，包括普瑞巴林，在治疗纤维肌痛症，改善其疼痛、睡眠和生活质量上都有临床疗效，尽管对临床有意义的影响可能很小[7-8]。

【参考文献】

［1］FARTHING K，JONES B，FERRILL MJ，et al. Drug Facts and Comparisons Pocket Version. 14th ed. United States of America：Wolters Kluwer Health，2011.

［2］Micromedex（172）.Truven Health Analytics Inc.，2017［2017-04-03］.http：//www.Micromedexsolutions.com.

［3］TOLLE T，FREYNHAGEN R，VERSAVEL M，et al.Pregabalin for relief of neuropathic pain associated with diabetic neuropathy：a randomized，double-blind study. Eur J Pain，2008，12（2）：203-213.

［4］LESSER H，SHARMA U，LAMOREAUX L，et al.Pregabalin relieves symptoms of painful diabetic neuropathy：a randomized controlled trial.Neurology，2004，63（11）：2104-2110.

［5］BARON R，MAYORAL V，LEIJON G，et al.Efficacy and safety of combination therapy with 5% lidocaine medicated plaster and pregabalin in post-herpetic neuralgia and diabetic polyneuropathy.Curr Med Res Opin，2009，25（7）：1677-1687.

［6］HAUSER W，BERNARDY K，UCEYLER N，et al.Treatment of fibromyalgia syndrome with gabapentin and pregabalin-a meta-analysis of randomized controlled trials. Pain，2009，145（1-2）：69-81.

［7］FITZCHARLES MA，STE-MARIE PA，GOLDENBERG DL，et al.2012 Canadian Guidelines for the diagnosis and management of fibromyalgia syndrome：executive summary.Pain Res Manag，2013，18（3）：119-126.

［8］CARVILLE SF，ARENDT-NIELSEN S，BLIDDAL H，

et al. EULAR evidence-based recommendations for the manage-ment of fibromyalgia syndrome. Ann Rheum Dis, 2008, 67 (4):
536-541.

（编写：王　颖　荆冬冬）

（校对：唐筱婉）

第3章

呼吸系统疾病用药

甲氨蝶呤 Methotrexate

【已批准的适应证】

各型急性白血病,特别是急性淋巴细胞白血病;恶性淋巴瘤、非霍奇金淋巴瘤和蕈样肉芽肿、多发性骨髓瘤;恶性葡萄胎、绒毛膜上皮癌、乳腺癌、卵巢癌、宫颈癌、睾丸癌;头颈部癌、支气管肺癌、各种软组织肉瘤;高剂量用于骨肉病;鞘内注射可用于预防和治疗脑膜白血病以及恶性淋巴瘤的神经侵犯;本品对银屑病也有一定疗效。

【说明书之外的用法】

结节病。作为免疫抑制剂可用于对激素抵抗的严重病例或病情进行性加重患者。每次 10mg,每周 1 次,然后调整至每次 2.5~15mg,每周 1 次维持治疗。

【特别提示】

使用时要注意监测骨髓、肝脏、肺部以及肾脏毒性。

【依据等级】

2014/2015 第 9 版《MIMS respirology guide 呼吸系统疾病指南》[1]、中华医学会《临床诊疗指南:呼吸病学分册》[2]认为可酌情使用甲氨蝶呤治疗结节病。

美国 FDA 未批准甲氨蝶呤用于治疗成人结节病。Micromedex有效性、推荐等级和证据强度:

有效性等级:Class Ⅱb(成人),有效性具有争议(Evidence is Inconclusive)。

推荐等级:Class Ⅱb(成人),在某些情况下推荐使用(Recommended,In Some)。

证据强度:Category C(成人)[3]。

(1)成人

1)单药治疗:给予初次诊断为结节病的患者(26 例患者,

62 个脏器受累)每周低剂量甲氨蝶呤单药口服 7.5mg,有 23% 的患者(18% 的脏器)得到改善。相比于肺部病变(9%)来说,皮肤病变对该治疗有较高的反应率(37%)[4]。

慢性肺结节病患者(n=49;82% 以前用皮质激素治疗),给予甲氨蝶呤每周 10mg 或 15mg 单药治疗,能显著改善肺弥散功能(大于 10%)。每周 10mg 组及每周 15mg 组,甲氨蝶呤起效率(肺功能改善 ≥10%)分别为 46% 和 65%。与基线相比,所有接受甲氨蝶呤治疗的患者,运动时最低氧饱和度均有显著改善(92.38% *vs* 91%)[5]。

2)联合治疗:在一项 12 个月的随机对照试验中(n=24),与安慰剂相比,急性结节病患者使用甲氨蝶呤治疗至少 6 个月后能显著降低泼尼松用量。治疗 2 年后,与硫唑嘌呤相比,在泼尼松节省作用(泼尼松用量每年平均下降 6.32mg)和肺功能检查方面没有显著性差异。在完成 6 个月治疗的 15 名患者中,与安慰剂相比,第 1 轮 6 个月疗程期间泼尼松剂量无显著差异。然而,在第 2 轮 6 个月疗程中,与安慰剂相比,甲氨蝶呤治疗组(n=9)需要的泼尼松剂量明显减少(每日平均剂量,8.3mg *vs* 16mg)[6]。

(2)世界结节病和其他肉芽肿疾病世界协会关于在结节病中使用甲氨蝶呤的建议指南:在对结节病患者的 43 项研究的系统评价中,世界结节病和其他肉芽肿性疾病协会对于甲氨蝶呤的使用提出了以下建议[7]:

1)治疗开始前应评估患者的禁忌证(如重要的肾脏或肝脏疾病、骨髓抑制、感染、怀孕或计划怀孕),开始治疗或增加剂量时应密切评估患者。

2)在下列情况下可考虑应用甲氨蝶呤:激素难治性患者的二线治疗,存在激素相关不良反应时;或作为激素助减剂。

3)在特殊情况下,可以考虑单药治疗或与激素联合作为一线治疗方案:甲氨蝶呤单药治疗或与糖皮质激素联合,治疗经局部激素治疗失败的葡萄膜炎;与糖皮质激素联合治疗神经肉瘤病;与糖皮质激素联用以避免动脉瘤累及心脏;与低剂量糖皮质激素联用治疗超重患者或糖尿病患者;根据类风湿关节炎患者的治疗结果,甲氨蝶呤可用于长期治疗。

【参考文献】

[1] 黄慧萍.MIMS respirology guide 呼吸系统疾病用药指

南.9版.美迪医讯亚太有限公司,2014.

［2］中华医学会.临床诊疗指南:呼吸病学分册.北京:人民卫生出版社,2009.

［3］Micromedex(172).Truven Health Analytics Inc.,2017［2017-04-03］.http://www.Micromedexsolutions.com.

［4］ISSHIKI T,YAMAGUCHI T,YAMADA Y,et al.Usefulness of low-dose methotrexate monotherapy for treating sarcoidosis.Intern Med,2013,52(24):2727-2732.

［5］GOLJAN-GEREMEK A,BEDNAREK M,FRANCZUK M,et al.Methotrexate as a single agent for treating pulmonary sarcoidosis:a single centre real-life prospective study.Pneumonol Alergol Pol,2014,82(6):518-533.

［6］BAUGHMAN RP,WINGET DB,LOWER EE:Methotrexate is steroid sparing in acute sarcoidosis:results of a double blind,randomized trial.Sarcoidosis Vasc Diffuse Lung Dis,2000,17(1):60-66.

［7］CREMERS JP,DRENT M,BAST A,et al.Multinational evidence-based World Association of Sarcoidosis and Other Granulomatous Disorders recommendations for the use of methotrexate in sarcoidosis:integrating systematic literature research and expert opinion of sarcoidologists worldwide.Curr Opin Pulm Med,2013,19(5):545-561.

泼尼松 Prednisone

【已批准的适应证】

主要用于过敏性与自身免疫性炎症性疾病。适用于结缔组织病、系统性红斑狼疮、重症多肌炎、严重的支气管哮喘、皮肌炎、血管炎等过敏性疾病,急性白血病,恶性淋巴瘤。

【说明书之外的用法】

慢性阻塞性肺疾病。对需住院治疗的急性加重期患者(如 FEV_1<50%预计值)可考虑口服泼尼松每日 30~40mg,连续 5~14 天。

【特别提示】

长期服药后,停药时应逐渐减量。可能激发潜在的感染或加重介入性感染。

【依据等级】

2016 年 GOLD 全球倡议中将泼尼松列为 COPD 典型治疗药物[1]。中华医学会《临床诊疗指南:呼吸病学分册》将口服泼尼松用于治疗急性期加重期的慢性阻塞性肺疾病,可促进病情缓解和肺功能的恢复[2]。

美国 FDA 未批准泼尼松用于治疗成人慢性阻塞性肺疾病。Micromedex 有效性、推荐等级和证据强度:

有效性等级: Class Ⅱa,证据支持有效(成人)(Evidence Favors Efficacy)。

推荐等级: Class Ⅱb(成人),在某些情况下推荐使用(Recommended,In Some)。

证据强度: Category B(成人)[3]。

成人:一项减少 COPD 患者激素用量的多中心随机双盲对照研究(REDUCE,$n=314$)显示,对因 COPD 加重入急诊治疗的患者,在预防 COPD 持续加重方面,给予短期(5 日)泼尼松治疗不劣于传统(14 日)泼尼松的治疗效果。所有患者在第 1 日静脉注射 40mg 甲泼尼龙,第 2～5 日每日口服 40mg 泼尼松,随后患者随机分成两组。传统方案组患者在第 6～14 日继续每日口服泼尼松 40mg(平均年龄 69.8 岁,40%目前抽烟,46.5%女性),对照组(短期激素组)不再服用激素(平均年龄 69.8 岁,49.4%目前抽烟,32.7%女性)。所有患者同时接受 7 天的广谱抗感染治疗,在住院期间必要时给予短效支气管扩张剂,每日 2 次吸入糖皮质激素及 β_2 受体激动药,每日 1 次噻托溴铵,或根据内科医生的判断给予额外的糖皮质激素。本研究中大部分患者来自于 GOLD 研究中的 COPD 4 组(传统方案组 52.3%,短期组 55.3%)。若两组 6 个月随访后,患者 COPD 恶化(主要研究终点)的风险比(HR,双尾 90%CI)小于 1.515,则判定为非劣效性。在 180 天中期随访的符合方案分析中,短期组对比传统方案组显示了非劣性,两组 COPD 加重人群比例分别为 36.7%和 38.3%(HR:0.93;90%CI:0.68～1.26;$P=0.005$)。两组中,COPD 反复加重的中位时间没有显著性差异(短期组 43.5 天,传统组 29 天)。考虑患者糖皮质激素治疗史或来自 GOLD 中 COPD 不同程度组等因素重新分析主要终点,也无统计学差异。在总生存期、机械通气需求率或揭盲糖皮质激素治疗率上也无统计学差异。短期组患者具有更短的中位住院时间(8 天 *vs* 9 天,$P=$

0.04)。短期组中 11.6% 的患者出现高血压，而传统方案组为 17.8%。短期和传统方案组中新发或糖尿病加重患者比率分别为 56.9% 和 57.4%。两组在糖皮质激素相关的不良反应方面，如感染、消化道出血、失眠、骨质疏松、精神异常等，无统计学差异[4]。

门诊 COPD 患者病情恶化后口服泼尼松治疗，可降低复发率。在一项多中心、随机双盲、安慰剂对照试验中，因 COPD 恶化被收入急诊的患者随机分为每日 1 次口服 40mg 泼尼松的治疗组($n=74$)和安慰剂组($n=73$)，疗程为 10 天，并加上标准化治疗(抗生素、吸入性 β 受体激动药和抗胆碱药物)。3 例由于其他非 COPD 的原因收入的患者退出了研究，其中 2 例在泼尼松组，1 例在安慰剂组。30 天内泼尼松组的复发率为 27%，安慰剂组为 43%($P=0.05$)。安慰剂组中有 25% 的患者到治疗的第 7 天病情复发，而泼尼松组中有 25% 的患者到治疗的第 23 天出现病情复发($P=0.04$)。两组住院的 COPD 相关因素并无差异。与基线水平比较，泼尼松组第一秒用力呼气量(FEV_1)变化率明显大于安慰剂组($P=0.007$)。两组慢性呼吸道疾病问卷总评分均无提高[5]。

在因 COPD 恶化而住院的患者中，糖皮质激素可中度改善临床症状[6]。在一项多中心、双盲试验中，患者在住院 12 小时内被随机分配到以下治疗组：

(1)每隔 6 小时静脉注射甲泼尼龙 125mg，72 小时后每日 1 次给予泼尼松 60mg，泼尼松逐渐减量至每日 5mg，第 57 天停药($n=80$)。

(2)相同剂量的甲泼尼龙，接着每日 1 次使用泼尼松 60mg，泼尼松逐渐减量至每日 20mg，第 15 天停药($n=80$)。

(3)静脉注射安慰剂，并口服安慰剂直到第 57 天($n=111$)。

初始的结果评估是治疗失败，如死亡、使用呼吸机、重新开始治疗 COPD 或加强药物治疗。糖皮质激素组治疗失败发生率比安慰剂组低[例如第 30 天分别为 23%、33%($P=0.04$);第 90 天分别为 37%、48%($P=0.04$)]。第 6 个月，各组间的治疗失败并无差异。糖皮质激素组住院时间减少了 1.2 天($P=0.03$)。高血糖症在糖皮质激素组的发生率比安慰剂组高($P=0.002$),但许多患者原本就有糖尿病。继发感染率在使用糖皮质激素治疗8周的患者中最高,但无统计学意义。

【参考文献】

[1] Global initiative for chronic obstructive lung disease. Global strategy for the diagnosis, management, and prevention of chronic obstructive pulmonary disease updated.2016.

[2] 中华医学会.临床诊疗指南:呼吸病学分册.北京:人民卫生出版社,2009.

[3] Micromedex(172).Truven Health Analytics Inc.,2017 [2017-04-03].http://www.Micromedexsolutions.com.

[4] LEUPPI JD, SCHUETZ P, BINGISSER R, et al. Short-term vs conventional glucocorticoid therapy in acute exacerbations of chronic obstructive pulmonary disease:the REDUCE randomized clinical trial.JAMA,2013,309(21):2223-2231.

[5] AARON SD, VANDEMHEEN KL, HEBERT P, et al. Outpatient oral prednisone after emergency treatment of chronic obstructive pulmonary disease.N Engl J Med,2003,348(26): 2618-2625.

[6] NIEWOEHNER DE, ERBLAND ML, DEUPREE RH, et al.Effect of systemic glucocorticoids on exacerbations of chronic obstructive pulmonary disease.N Engl J Med,1999,340(25): 1941-1947.

人免疫球蛋白 Human Immunoglobulin

【已批准的适应证】

1. 原发性免疫球蛋白缺乏症,如X连锁低免疫球蛋白血症、常见变异性免疫缺陷病、免疫球蛋白G亚型缺陷病等。

2. 继发性免疫球蛋白缺陷病,如重症感染、新生儿败血症等。

3. 自身免疫性疾病,如原发性血小板减少性紫癜、川崎病。

【说明书之外的用法】

儿童韦格纳肉芽肿病。静脉滴注,剂量为按体重每日300~400mg/kg,连用5~7天。

【特别提示】

静脉用免疫球蛋白产品与肾功能紊乱、急性肾衰竭、渗透性肾病及死亡有关联。用于已有急性肾衰竭的患者时应注意，并给予最小有效浓度及可行的最小输注速度。含有蔗糖的静脉用免疫球蛋白产品，肾衰竭发生的概率更高。

【依据等级】

中华医学会《临床诊疗指南：呼吸病学分册》将人免疫球蛋白与激素及其他免疫抑制剂合用，作为维持缓解的药物[1]。

美国FDA未批准人免疫球蛋白用于治疗儿童韦格纳肉芽肿病。Micromedex有效性、推荐等级和证据强度：

有效性等级：Class Ⅱb，有效性具有争议（儿童）（Evidence is Inconclusive）。

推荐等级：Class Ⅱb（儿童），在某些情况下推荐使用（Recommended，In Some）。

证据强度：Category C（儿童）[2]。

摘要：一名患有韦格纳肉芽肿病的15岁女性患者，每天静脉注射免疫球蛋白（IVIG）0.5g/kg，连续治疗4天，多个器官功能得到改善。尽管在之前口服环磷酰胺与泼尼松的治疗中，患者出现神经病学的症状和体征，包括强直性阵挛性癫痫发作。韦格纳肉芽肿病进展还包括肺部、肾脏、眼部、皮肤、骨骼肌、血液、胃肠以及泌尿生殖器的累及。该患者在给予IVIG的同时接受抗惊厥药物、糖皮质激素及集落刺激因子治疗。1周内，脑部磁共振成像与脑电图正常，不再有癫痫活动，其他韦格纳肉芽肿病的全身表现也明显改善，只有肾脏与血液仍异常[3]。

【参考文献】

［1］中华医学会.临床诊疗指南:呼吸病学分册.北京:人民卫生出版社,2009.

［2］Micromedex(172).Truven Health Analytics Inc.,2017［2017-04-03］.http://www.Micromedexsolutions.com.

［3］TAYLOR CT,BURING SM,TAYLOR KH.Treatment of Wegener's granulomatosis with immune globulin:CNS involvement in an adolescent female.Ann Pharmacother,1999,33(10):1055-1059.

顺铂 Cisplatin

【已批准的适应证】

治疗多种实体瘤的一线用药。用于小细胞与非小细胞肺癌、睾丸癌、卵巢癌、宫颈癌、子宫内膜癌、前列腺癌、膀胱癌、黑色素瘤、肉瘤、头颈部肿瘤及各种鳞状上皮癌和恶性淋巴瘤的治疗。

【说明书之外的用法】

胸膜间皮瘤。静脉滴注,弥散性胸膜间皮瘤可以选择培美曲塞二钠化疗,具体剂量为按体表面积 500mg/m^2,与顺铂(按体表面积 75mg/m^2)联合应用,21 天后重复。

【特别提示】

严重的肾脏蓄积毒性,其他与剂量相关的毒性反应有脊髓抑制、恶心、呕吐。耳毒性表现在儿童常见。过敏反应,如面部水肿、支气管痉挛、心动过速、血压过低,可在给药后数分钟内发生。

【依据等级】

中华医学会《临床诊疗指南:呼吸病学分册》将顺铂作为治疗胸膜间皮瘤的一般首选药物[1]。

美国 FDA 未批准顺铂用于治疗成人胸膜间皮瘤。Micromedex 有效性、推荐等级和证据强度:

有效性等级:Class Ⅱa,证据支持有效(成人)(Evidence Favors Efficacy)。

推荐等级:Class Ⅱa(成人),在大多数情况下推荐使用(Recommended,In Most)。

证据强度:Category B(成人)[2]。

摘要:培美曲塞与顺铂联合治疗恶性胸膜间皮瘤的效果比单用顺铂治疗更优。顺铂与其他化疗药物联用,治疗间皮瘤有效。

成人:456 例患者随机分为培美曲塞和顺铂治疗组($n=$ 226)或顺铂治疗组($n=222$)。联合治疗组患者先给予培美曲塞 500mg/m^2,静脉注射超过 10 分钟,30 分钟后给予顺铂 75mg/m^2,静脉注射超过 2 小时。所有患者均在化疗开始前 1 天前给予地塞米松,治疗当天以及使用培美曲塞的第 2 天再次给予地塞米松。治疗前 1~3 周开始补充维生素,并在治过程中继续使用;每天口服叶酸 350~1 000μg,每 9 周重复肌内注射维生素 B_{12} 1 000μg 一次。研究过后 8 个月,治疗方案增加开放性维生素补充,尝试减少化疗药物的毒性。因为补充加入了维生素,本研究的次要分析涉及 3 个亚组的比较:(NS)无补充、(PS)部分补充、(FS)完全补充。加入培美曲塞后生存时间从 9.3 个月(95%CI:7.8~10.7)延长到 12.1 个月(95%CI:10~14.4)($P = 0.012$),病情进展时间从 3.9 个月(95%CI:2.8~4.4)延缓到 5.7 个月(95%CI:4.9~6.5)($P <$ 0.001),肿瘤应答从 16.7%(95%CI:12~22.2)增加到 41.3%(95%CI:34.8~48.1)($P < 0.001$)。这些结果在亚组(FS 与 FS/PS)都有增加,但只有 FS 组的生存时间有统计学差异。培美曲塞/顺铂组与单用顺铂组常见的 3/4 级别毒性反应发生率对比为:白细胞减少症(17.7% vs 0.9%, $P<0.001$)、中性粒细胞减少症(27.9% vs 2.3%, $P<0.001$)、血小板减少症(5.8% vs 0, $P < 0.001$)、恶心(14.6% vs 6.3%)、疲劳(10.2% vs 8.6%)及呕吐(13.3% vs 3.6%)。各亚组之间 3/4 级别毒性反应的发生率有统计学差异,包括中性粒细胞减少症(FS 23.2% vs PS/NS 41.4%, $P = 0.011$)以及恶心(FS/PS 11.9% vs 31.3%NS, $P = 0.012$)[3]。

甲氨蝶呤、长春碱以及顺铂三联疗法,对一组恶性间皮瘤患者($n = 17$)有 53%的总应答率。在 28 天的周期中,第 1 天给予顺铂 100mg/ m^2 ,接着第 8、15、22 天给予甲氨蝶呤 30mg/ m^2 和长春碱 3mg/ m^2 。17 名患者中有 2 例完全缓解,2 例部分缓解,病情进展的中位时间为 8 周[4]。

顺铂与阿糖胞苷治疗恶性胸膜间皮瘤。患者通过胸管接受胸膜内顺铂 100mg/ m^2 和阿糖胞苷 1 200mg 治疗。总体有效率 49%,完全有效的中位时长为 9 个月($n = 6$),部分有效为 1 个月($n = 12$)[5]。

加拿大国家癌症研究院(NCIC)一项 II 期研究报道,顺铂与依托泊苷联用在不可切除的恶性间皮瘤患者中仅产生极小活性。在这项研究中,患者都未进行过化疗。每天静脉注射依托泊苷 100mg/ m^2 ,随后静脉注射顺铂 25mg/ m^2 ,治疗持续 3 天。每 3 周重复 1 次,并以保持白细胞与血小板计数为前提,逐渐减量。26 名可评估的患者中,3 例部分有效,有效持续时间分别超过 35 天、60 天以及 147 天。9 例病情稳定,其余 14 例在联合治疗中病情进展。常见不良反应为骨髓抑制,但并不严重,建议使用更高剂量或许能提高疗效[6]。

【参考文献】

[1] 中华医学会.临床诊疗指南:呼吸病学分册.北京:人民卫生出版社,2009.

[2] Micromedex(172).Truven Health Analytics Inc.,2017 [2017-04-03].http://www.Micromedexsolutions.com.

[3] VOGELZANG NJ,RUSTHOVEN JJ,SYMANOWSKI J, et al.Phase Ⅲ study of pemetrexed in combination with cisplatin versus cisplatin alone in patients with malignant pleural mesothelioma.J Clin Oncol,2003,21(14):2636-2644.

[4] HUNT KJ,LONGTON G,WILLIAMS MA,et al.Treatment of malignant mesothelioma with methotrexate and vinblastine, with or without platinum chemotherapy.Chest,1996,109(5): 1239-1242.

[5] RUSCH VW,FIGLIN R,GODWIN D,et al.Intrapleural cisplatin and cytarabine in the management of malignant pleural effusions:a lung cancer study group trial.J Clin Oncol,1991,9 (2):313-319.

[6] EISENHAUER EA,EVANS WK,MURRAY N,et al.A phase Ⅱ study of VP-16 and cisplatin in patients with unresectable malignant mesothelioma.Invest New Drugs,1988,6(4):327-329.

粒细胞巨噬细胞集落刺激因子
Granulocyte-Macrophage Colony-Stimulating Factor(GM-CSF)

【已批准的适应证】

治疗和预防骨髓抑制疗法所引起的白细胞减少症,治疗骨髓衰竭患者的白细胞低下。预防白细胞减少时潜在的感染的发生,使患者能够更好地耐受化学药物的治疗。

【说明书之外的用法】

肺泡蛋白沉积症(pulmonary alveolar proteinosis,PAP)。皮下注射,初始剂量250μg,初始治疗两个月内可增至每日5μg/kg,第3个月,可增至每日9μg/kg,如无改善,则可增至每日12~18μg/kg。皮下注射,每日3μg/kg,第6日开始可增至每日 5μg/kg,如无改善,则可梯度调整剂量,以 3 日或以上为一阶梯,按 7.5、10、15、20、30μg/kg 调整治疗剂量。

雾化吸入,125μg bid,第 1~8 天给药,第 9~14 天停药,2 周为 1 个循环,治疗 12 周。进一步可调整剂量为,第 1~4 日,每日 125μg/kg,第 5~14 日停药,2 周为 1 个循环,治疗 12 周。隔周 250μg bid,观察 12 周后,如无改善,则可调整剂量为隔周 500μg/kg bid 治疗。

【依据等级】

美国 FDA 未批准 GM-CSF 用于治疗成人及儿童肺泡蛋白沉积症。Micromedex有效性、推荐等级和证据强度:

有效性等级: Class Ⅱa,证据支持有效(成人)(Evidence Favors Efficacy)。

推荐等级: Class Ⅱb(成人),在某些情况下推荐使用(Recommended,In Some)。

证据强度: Category B(成人)[1]。

摘要:FDA 目前尚未批准 GM-CSF 治疗 PAP,尽管部分研究结果显示 GM-CSF 治疗 PAP 有效,目前 GM-CSF 结合全肺灌洗(whole-lung lavage,WLL)治疗尚属超说明书范围,GM-CSF 给药途径主要包括皮下注射和雾化吸入。Micromedex推荐的为皮下注射给药方式,随着临床研究的开展,雾化吸入逐渐作为推荐的给药方式。由于其疗程长、药品经济学等原因,目前尚无随机对照试验,故尚未被 FDA 等药物管理部门批准应用[2]。

成人:一项前瞻性开放性试验研究结果显示 GM-CSF 治疗 PAP 有效,研究纳入了 25 名中度 PAP 患者(年龄跨度 21~57 岁,中位年龄 45 岁),同时纳入了 21 名重度 PAP 患者,其在过去 4 个月进行了 2 次以上的 WLL 治疗,在其最后一次全肺灌洗治疗后第 3 个月入组。第 1 个月,GM-CSF 皮下注射,每日 250μg/kg;第 2 个月每日 5μg/kg;第 3 个月,每日 12μg/kg;第 4 个月,每日 15μg/kg;如无改善且患者耐受治疗,则第 5 个月增至每日 18μg/kg。当观察到改善效果后,治疗可持续 3~12 个月。(39 ± 17.3)个月的随访中,12 名(48%)患者肺泡-动脉氧梯度[$P_{(A-a)}O_2$]降低了至少 10mmHg(初始终点),其中 8 名患者未进行 WLL 治疗或家庭供氧。有效治疗的患者较未改善患者,其 PaO_2、$P_{(A-a)}O_2$、弥散量、肺总量及 6 分钟步行距离等指标均有明显改善。第6个月,有效治疗患者其生活质量评分(Short Form-36评分表)与未改善患者,除躯体疼痛外,其较基线指标也有着显著提高。GM-CSF主要不良反应包括注射部位反应:红($n=8$)、痛($n=11$)、肿($n=12$),呼吸基础($n=10$)以及疲劳($n=7$)[3]。

2010年Tazawa等于日本进行了一项关于GM-CSF雾化吸入给药的队列研究,该研究纳入了50名PAP患者,125μg bid,第1~8天给药,第9~14天停药,2周为1个循环,治疗12周。进一步可调整剂量为,第1~4日,每日125μg/kg,第5~14日停药,2周为1个循环,治疗12周,随访52周。结果显示35名最终耐受治疗患者中,24名(62%)患者肺功能得到了改善,$P_{(A-a)}O_2$下降了12.3mmHg(95%置信区间:8.4~16.2;$n=35$,$P<0.01$),未观察到严重不良反应,35名最终耐受治疗患者中,29名患者情况稳定,治疗后1年未进行其他治疗[4]。

【参考文献】

[1] Micromedex(173).Truven Health Analytics Inc.,2017 [2017-11-07].http://www.Micromedexsolutions.com.

[2] PAPIRIS SA,TSIRIGOTIS P,KOLILEKAS L,et al.Pulmonary alveolar proteinosis:time to shift? Expert Rev Respir Med,2015,9(3):337-349.

[3] VENKATESHIAH SB,YAN TD,BONFIELD TL,et al. An open-label trial of granulocyte macrophage colony stimulating factor therapy for moderate symptomatic pulmonary alveolar proteinosis.Chest,2006,130(1):227-237.

[4] TAZAWA R,TRAPNELL BC,INOUE Y,et al.Inhaled granulocyte/macrophage-colony stimulating factor as therapy for pulmonary alveolar proteinosis.Am J Respir Crit Care Med,2010, 181(12):1345-1354.

西罗莫司 Sirolimus

【已批准的适应证】

西罗莫司适用于13岁或以上的接受肾移植的患者,预防器官排斥。建议西罗莫司与环孢素和皮质激素联合使用。推荐对所有接受西罗莫司治疗的患者进行治疗药物血药浓度监测。

【说明书之外的用法】

淋巴管肌瘤病(lymphangioleiomyomatosis, LAM)。起始剂量2mg/d,开始治疗10~20天内,需监测西罗莫司全血血药浓度,调整至维持血药浓度5~15ng/ml。

多数患者的调整剂量可采取简单比例换算,调整剂量=目前剂量(目标血药浓度/目前血药浓度)。由于西罗莫司半衰期$t_{1/2}$较长,基于非稳态血药浓度调整剂量部分患者可能出现超量或低量。调整剂量后,患者需维持新的给药剂量至少7~14天,进一步通过血药浓度监测调整剂量。血药浓度标准达标后,血药浓度监测可每3个月监测1次。

主要不良反应为过敏、口腔炎、腹泻、腹痛、恶心、鼻咽炎、痤疮、胸痛、周围水肿、上呼吸道感染、头痛、头晕、肌肉疼痛、高胆固醇血症[1]。

【依据等级】

美国FDA已批准西罗莫司用于治疗成人淋巴管肌瘤病,对于儿童尚未批准。Micromedex有效性、推荐等级和证据强度:

有效性等级:Class Ⅱa,证据支持有效(成人)(Evidence Favors Efficacy)。

推荐等级:Class Ⅱb(成人),在某些情况下推荐使用(Recommended, In Some)。

证据强度:Category B(成人)[1]。

摘要:FDA已批准西罗莫司用于治疗淋巴管肌瘤病,其对于患者FEV_1的改善有着较显著的作用,但由于其半衰期$t_{1/2}$较长,需进行血药浓度监测进而调整其治疗剂量。

成人:一项纳入了89名患者、持续时间2年(治疗12个月,观察12个月)的随机对照试验结果显示,西罗莫司治疗组FEV_1以每月1ml的速度得到了改善,而安慰剂组则以每月12ml的速度恶化。西罗莫司治疗组患者的血管内皮生长因子D(vascular endothelial growth factor D, VEGF D)每月降低88pg/ml,而安慰剂组则每月降低2.42pg/ml。在进一步的去激发试验中,停止西罗莫司的治疗组患者,肺功能降至与安慰剂组同等水平[2]。

【参考文献】

[1] Micromedex(173). Truven Health Analytics Inc., 2017

［2017-11-07］.http://www.Micromedexsolutions.com.

［2］MCCORMACK FX，INOUE Y，MOSS J，et al.Efficacy and safety of sirolimus in lymphangioleiomyomatosis. N Eng J Med,2011,364(14):1595-1606.

（编写:何秋毅　冯绍文　杜博冉）

（校对:唐筱婉）

第4章

消化系统疾病用药

巯嘌呤 Mercaptopurine

【已批准的适应证】

适用于绒毛膜上皮癌、恶性葡萄胎、急性淋巴细胞白血病及急性非淋巴细胞白血病、慢性粒细胞白血病的急变期。

【说明书之外的用法】

1. **克罗恩病** 对类固醇激素与水杨酸类药物无效者,应尽早使用巯嘌呤每日 1~1.5mg/kg,至少使用 3~6 个月。

2. **溃疡性结肠炎** 用于对柳氮磺吡啶(SASP)及美沙拉秦(5-ASA)不能维持或对类固醇激素依赖者缓解期的治疗,起始剂量每日 50mg,然后根据疗效及患者的耐受性对剂量作出调整。

【特别提示】

本品有增加胎儿死亡及先天性畸形的危险,故孕期禁用。

【依据等级】

1. **克罗恩病** 中华医学会《临床诊疗指南:消化系统疾病分册》将巯嘌呤作为克罗恩病的治疗药物[1]。

美国 FDA 未批准巯嘌呤用于治疗成人和儿童克罗恩病。Micromedex 有效性、推荐等级和证据强度:

有效性等级:Class Ⅱa,证据支持有效(Evidence Favors Efficacy)。

推荐等级:Class Ⅱb,在某些情况下推荐使用(Recommended,In Some)。

证据强度:Category B[2]。

(1)成人

1)单药治疗:一项小样本(n = 29)前瞻性试验显示,不耐受硫唑嘌呤的炎症性肠病(IBD)患者接受巯嘌呤后,约有 1/3 的患者获益,约 1/3 无效(主要为严重的克罗恩病患者),约

1/3患者不能耐受巯嘌呤。低剂量的巯嘌呤被证实治疗炎症性肠病[包括克罗恩病(CD)和溃疡性结肠炎(UC)]有效。接受试验的炎症性肠炎患者年龄范围在19~66岁,平均年龄为40.1岁(其中有14例为克罗恩病,15例为溃疡性结肠炎),予以巯嘌呤每日50mg的剂量7~10天,在开始的前两周,9名患者(2例克罗恩病和7例溃疡性结肠炎)中断了巯嘌呤治疗,因为出现了与硫唑嘌呤相同或相似的不良反应,其中4例出现过敏反应(包括发热),5例因为胃肠道不良反应而不能耐受巯嘌呤。巯嘌呤的剂量逐渐增加至每日25mg或50mg,在第3个月和第6个月后达到每日1.5mg/kg。治疗6个月后(巯嘌呤平均剂量为每日0.75mg/kg),8例克罗恩患者由于疗效不佳而终止治疗,4例克罗恩患者临床症状得到改善[克罗恩病活动指数(CDAI)明显下降,但溃疡性结肠炎活动指数没有明显的改变]。治疗1年后,3例克罗恩病患者仍在使用巯嘌呤治疗。上述研究显示,巯嘌呤治疗溃疡性结肠炎的效果较克罗恩病好。在20例持续应用巯嘌呤治疗的患者中,有1例出现白细胞减少症,1例出现骨髓抑制[3]。

巯嘌呤对肠瘘性克罗恩病有良好的疗效。一项研究($n=34$)结果表明,13例(39%)肠瘘完全闭合,9例(26%)得到改善,12例(35%)没有得到有效治疗。平均治疗周期短,并且所有肠瘘患者均有一定的疗效,肠瘘患者治疗周期为2周至8个月,平均周期为3.1个月。巯嘌呤可使对水杨酸及甾体类激素无效的患者获益。一项长期研究表明,肠瘘患者持续使用巯嘌呤能够促进瘘口闭合,除非患者停用巯嘌呤[4]。

2)治疗周期:一项120例患者的回顾研究表明,当克罗恩病病情缓解时,不规则使用巯嘌呤往往伴随着高复发率。反之,连续规则应用巯嘌呤能够减少复发率,提示持续应用巯嘌呤能够减少病情复发。在120例患者中,84例患者持续使用巯嘌呤,然而36例患者在使用巯嘌呤治疗1年后停药,结果显示,患者的平均缓解期为16.3周,巯嘌呤起始剂量为50mg,当疗效不足时适当增加剂量,当出现白细胞与血小板计数分别少于$3×10^9$/L和$100×10^9$/L时适当减少剂量。巯嘌呤平均维持日剂量为50.1mg,停药剂量为57mg。在持续使用巯嘌呤组中,累积复发率在1、2、3、5年分别为36%、71%、85%、85%。持续使用巯嘌呤的患者病情复发时间明显长于停药组(32个月 *vs* 16个月,$P<0.004$)。年龄越小且剂量越

大,其缓解期复发率越高($P<0.022, P<0.006$)。患者的复发率不受性别、病程的长短、应用巯嘌呤缓解期以及是否联合水杨酸类药物治疗的影响[5]。

(2)儿童

1)单药治疗:当联用巯嘌呤治疗克罗恩病时,疾病活动度、泼尼松的用量、实验室检查结果及肛周病变均有显著改善。一项纳入了36例平均年龄为16.5岁的青少年克罗恩病患者的研究,在已有治疗基础上联用巯嘌呤每日1.5mg/kg(最大日剂量为75mg)。在开始巯嘌呤治疗前的2年,所有患者均接受过各种联合治疗方案,包括糖皮质激素、磺胺类、抗菌药物、营养治疗等,且病情都在进行性恶化。同时根据患者情况,在整个研究期间合用泼尼松每日0.5~1.5mg/kg。疾病活动度,使用lioyd-still量表评价,在使用巯嘌呤治疗的12个月内持续改进($P<0.01$),白细胞计数与白蛋白检查结果也趋于正常($P<0.01$)。在开始巯嘌呤治疗后,泼尼松的总用量及疗程明显缩短($P<0.001$),无患者出现新的肠瘘或肛周脓肿。23名患者在2.7年内持续缓解,平均随访时间为3.2年。4名患者停药后病情仍在缓解。在应用巯嘌呤期间没有出现严重的并发症[6]。

2)联合治疗:新诊断为克罗恩病的儿童,联用巯嘌呤与泼尼松治疗后能够明显获益。一组55例患者的研究中,联用巯嘌呤每日1.5mg/kg与泼尼松每日40mg后,经过头18个月的治疗后,能够减少类固醇的用量及持续地缓解病情。

2. 溃疡性结肠炎 中华医学会《临床诊疗指南:消化系统疾病分册》将巯嘌呤作为溃疡性结肠炎的治疗药物[1]。

美国FDA未批准巯嘌呤用于治疗成人和儿童溃疡性结肠炎。Micromedex有效性、推荐等级和证据强度:

有效性等级: Class Ⅱa,证据支持有效(Evidence Favors Efficacy)。

推荐等级: Class Ⅱb,在某些情况下推荐使用(Recommended, In Some)。

证据强度: Category B[2]。

巯嘌呤长期治疗能够缓解病情,并能减少甚至停用类固醇。

一项回顾性研究表明,长期使用巯嘌呤治疗105例难治性溃疡性结肠炎患者被证明是安全的,巯嘌呤起始剂量为

50mg/d，然后根据患者的耐受性及疗效对剂量进行调整。临床完全缓解的患者有 68 例(65%)，平均缓解周期为 24 周，部分缓解的患者有 25 例(24%)，治疗失败的有 12 例(11%)。平均使用硫嘌呤 32 周后，完全缓解的 68 例患者及 24 例部分缓解的患者有获益，88% 的患者溃疡性结肠炎得到缓解，而 11% 的患者仍需使用类固醇持续治疗[7]。

长期使用硫嘌呤在缓解病情的同时，能够减少溃疡性结肠炎患者类固醇的剂量。一项研究纳入了 81 例溃疡性结肠炎患者，年龄在 5~56 岁，硫嘌呤起始剂量为每日 50mg，然后根据体重进行剂量调整，如果患者耐受，剂量可增加至一次 50mg，一日 2 次。联用的药物有泼尼松、促皮质素(ACTH)、氢化可的松灌肠剂或口服磺胺类。在使用硫嘌呤平均治疗 10 周后，48% 的患者停用类固醇，13% 的患者减少了类固醇的用量。平均的复发周期为 20.7 个月(中位数为 12.5 个月)[8]。

【参考文献】

[1] 中华医学会.临床诊疗指南:消化系统疾病分册.北京:人民卫生出版社,2005.

[2] Micromedex(172).Truven Health Analytics Inc.,2017 [2017-04-03].http://www.Micromedexsolutions.com.

[3] NAGY F,MOLNAR T,SZEPES Z,et al.Efficacy of 6-mercaptopurine treatment after azathioprine hypersensitivity in inflammatory bowel disease.World J Gastroenterol,2008,14(27): 4342-4346.

[4] KORELITZ BI,PRESENT DH.Favorable effect of 6-mercaptopurine on fistulae of Crohn's disease.Dig Dis Sci,1985,30(1): 58-64.

[5] KIM PS,ZLATANIC J,KORELITZ BI,et al.Optimum duration of treatment with 6-mercaptopurine for crohn's disease. Am J Gastroenterol,1999,94(11):3254-3257.

[6] MARKOWITZ J,ROSA J,GRANCHER K,et al.Long-term 6-mercaptopurine treatment in adolescents with crohn's disease.Gastroenterology,1990,99(5):1347-1351.

[7] GEORGE J,PRESENT DH,POU R,et al.The long-term outcome of ulcerative colitis treated with 6-mercaptopurine.Am J Gastroenterol,1996,91(9):1711-1714.

　　［8］ADLER DJ, KORELITZ BI. The therapeutic efficacy of 6-mercaptopurine in refractory ulcerative colitis. Am J Gastroen-terol, 1990, 85（6）:717-722.

英夫利西单抗 Infliximab

【已批准的适应证】

1. 类风湿关节炎　本品是疾病控制性抗风湿药物,对于中、重度活动性类风湿关节炎患者,本品与甲氨蝶呤合用可用于减轻症状和体征,改善身体功能,预防患者残疾。

2. 克罗恩病　对于接受传统治疗效果不佳的中、重度活动性克罗恩病患者,本品可用于:减轻症状和体征;达到并维持临床疗效;促进黏膜愈合;改善生活质量;使患者减少皮质激素用量或停止使用皮质激素。

3. 瘘管性克罗恩病　对于瘘管性克罗恩病患者,本品可用于:减少肠-皮肤瘘管和直肠-阴道瘘管的数量,促进并维持瘘管愈合;减轻症状和体征;改善生活质量。

4. 强直性脊柱炎　对于活动性强直性脊柱炎患者,本品可用于:减轻症状和体征,包括增加活动幅度;改善身体功能;改善生活质量。

【说明书之外的用法】

溃疡性结肠炎。用于治疗中度到重度的活动性结肠炎,于 0、2、6 周静脉输注 5mg/kg(静脉注射时间不得少于 2 小时),然后每 8 周按此剂量输注 1 次。

【特别提示】

患者使用英夫利西单抗后会增加感染的风险从而导致入院和死亡,这些感染包括细菌脓毒症、肺结核、真菌和其他条件致病菌感染,因此必须告知患者感染的症状,密切关注患者使用英夫利西单抗期间和治疗结束后出现的感染症状,并使用合适的治疗药物。发生感染的患者应该进行恰当的抗菌药物治疗评估,对于严重的感染应该停止使用英夫利西单抗。

需要对患者进行 PPD 试验以确定患者是否感染结核,对隐匿性结核的患者应在应用英夫利西单抗前进行抗结核治疗。使用英夫利西单抗时,医师应密切关注使用英夫利西单抗的患者有无出现肺结核的体征,包括那些隐匿性肺结核感染测试阴性的患者。

上市后有罕见的案例报道,青少年和年轻人使用英夫利西单抗治疗克罗恩病的患者出现肝脾 T 淋巴细胞瘤。

【依据等级】

美国 FDA 批准英夫利西单抗用于治疗成人溃疡性结肠炎。Micromedex 有效性、推荐等级和证据强度：

有效性等级：Class Ⅰ，治疗有效（成人）（Effective）。

推荐等级：Class Ⅱa（成人），在大多数情况下推荐使用（Recommended，In Most）。

证据强度：Category B（成人）[1]。

美国 FDA 批准英夫利西单抗用于治疗 6 岁以上儿童溃疡性结肠炎。Micromedex 有效性、推荐等级和证据强度：

有效性等级：Class Ⅱa，证据支持有效（儿童）（Evidence Favors efficacy）。

推荐等级：Class Ⅱa（儿童），在大多数情况下推荐使用（Recommended，In Most）。

证据强度：Category B（儿童）[1]。

摘要：中到重度溃疡性结肠炎患者，应用常规治疗难以奏效后，予以英夫利西单抗治疗后，能够明显改善症状与体征，减少黏膜炎症及减少泼尼松的剂量。肝脾 T 细胞淋巴瘤、克罗恩病或溃疡性结肠炎成人或儿童患者，应用英夫利西单抗合并其他免疫抑制剂（硫唑嘌呤或巯嘌呤）治疗后获益，但有研究表明，单用英夫利西单抗能够增加免疫原性和过敏性反应的风险。两组随机双盲（$n=728$）研究表明，英夫利西单抗较安慰剂更能改善中、重度溃疡性结肠炎患者症状与体征，减少黏膜炎症。一组小型随机对照研究结果表明，经过英夫利西单抗治疗 12 周后，能够缓解类固醇难治性溃疡性结肠炎患者的症状与体征。

成人：两组随机双盲（$n=728$）研究表明，英夫利西单抗较安慰剂更能改善中、重度溃疡性结肠炎患者症状与体征，减少黏膜炎症。Mayo 评分为 6～12（Mayo 评分范围为 0～12），内镜检查评分为 2 以上的中、重度溃疡性结肠炎患者，予以常规治疗后不能缓解，分别应用英夫利西单抗 5mg/kg、10mg/kg 或安慰剂，研究 1 方案为 0、2、6、14、22 周给药，研究 2 方案为 0、2、6、14、22、30、38、46 周，同时予以治疗剂量的氨基水杨酸类、泼尼松、添加或者不添加免疫抑制剂。入选研究 1 的患者常不能耐受，或应用泼尼松、巯嘌呤、硫唑嘌呤治疗失败。入选研究 2 的患者不能耐受上述治疗或氨基水杨酸。临床症状的改善定义为 Mayo 评价下降 3 分以上或 30% 以上,同时直肠出血评分下降 1 分以上或者直肠出血亚评分为 0~1 分。Mayo 评分为以下 4 组亚评分之和:直肠出血、内镜检查、患者整体评价、大便次数。在第 30 周,研究 1 的临床缓解率在英夫利西单抗 5mg/kg 组、英夫利西单抗 10mg/kg 组、安慰剂组分别为 52%、51% 和 30%(P<0.001)。研究 2 中 3 组的缓解率分别为 47%、60%、26%(P<0.001)。在研究 1 和 2 中,由于症状缓解而减少泼尼松用量的分别为 22% 与 23%,两组的安慰剂则分别为 10% 和 3%[2-3]。

一组小型随机对照研究结果表明,经过英夫利西单抗 12 周的治疗后,能够缓解类固醇难治性溃疡性结肠炎患者的症状与体征。Truelove/witt 受损评分介于 11~19 的中、重度溃疡性结肠炎患者分别予以下列治疗:3 例予注射安慰剂,3 例予英夫利西单抗 5mg/kg,3 例予英夫利西单抗 10mg/kg,2 例予英夫利西单抗 20mg/kg。在此研究前某些患者曾服用硫唑嘌呤、硫嘌呤、氨基水杨酸类药物,经英夫利西单抗治疗后,所有患者泼尼松用量均降低。应用内镜检查评价标准(Blackstone 评分标准),11 名患者为中、重度溃疡性结肠炎,其中 5 例(45.5%)为中度患者,6 例(55.5%)为重度患者。予英夫利西单抗 2 周预先治疗后,英夫利西单抗组 8 例患者中的 4 例(50%)获益(Truelove/witt 评分下降 5 分以上),然而安慰剂组未见 1 例患者获益。1 例患者经过 20mg/kg 英夫利西单抗 12 周治疗后,达到临床缓解(用 Truelove/witt 评分标准评价)。6 例重度患者中的 5 例患者经乙状结肠镜检查后,症状明显改善。应用英夫利西单抗主要的不良反应为瘙痒、头痛、尿道感染[4]。

中、重度溃疡性结肠炎患者,应用常规治疗难以奏效后,予以英夫利西单抗治疗后,能够明显改善症状与体征。一组开放性研究表明,应用常规治疗难以奏效的 8 例溃疡性结肠炎患者,所有患者的患病周期平均为 10.8 年,并且均有直肠切除术手术指征,7 例患者血清中核周型抗中性粒细胞胞浆抗体为阳性,8 例患者之前均接受过氨基水杨酸治疗,6 例接受过泼尼松和硫嘌呤治疗,予以 5mg/kg 的英夫利西单抗单药治疗后获益。治疗 2~3 天后,所有患者临床症状均改善(应用 Lichtiger 评分系统评价),1 周内得到体征的改善(Licthtiger 评分对比之前水平,P<0.01)。所有患者在治疗前

后予以结肠镜活检,并应用 Dohi 量表评分。与治疗前相比,组织评分在治疗 1 周后得到较大的改善(7.4 vs 3.6,95%CI:2.5~4.7,$P=0.0004$)。在第 4、8、16 周重复结肠镜活检,评分均有较大改善(均值为 2.6 和 2.3)。注射英夫利西单抗没有出现严重不良反应、迟发并发症等。所有患者中最小缓解周期为 8 周[5]。

不耐受类固醇的溃疡性结肠炎患者应用英夫利西单抗后,临床症状与体征得到明显的改善。一组开放式研究表明,6 例溃疡性结肠炎患者患病周期在 2 个月至 11 年,应用泼尼松治疗后无效,静脉予以 5mg/kg 英夫利西单抗,分别在治疗前和治疗后的 7 天予以结肠镜检查,1~2 天后患者的亚临床症状均得到改善,治疗后 7 天,患者溃疡性结肠炎活动度评分(Lichtiger 评分)从 16.3 分平均下降了 4.8 分($P<0.0001$),且结肠炎症得到缓解,活检结果表明,结肠脓肿与黏膜水肿得到修复,中性粒细胞渗透与细胞凋亡得到大幅缓解。2 例患者在 4 周后复发,其他 4 例患者病情得到缓解,且中位缓解期为 5.5 个月,期间无严重不良反应报道[6]。

儿童:非类固醇依赖或类固醇相关的溃疡性结肠炎儿童患者,英夫利西单抗辅助治疗有助于病情的缓解。一项开放性回顾研究表明,9 例青少年患者,年龄介于 10~19 岁,经结肠镜检查后诊断为溃疡性结肠炎,在治疗初期,所有患者均接受常规剂量的氨基水杨酸、泼尼松(联合或不联合巯嘌呤),予以 5mg/kg 英夫利西单抗治疗,平均缓解期为 3.5 年,第 1 剂英夫利西单抗临床起效时间在 2 天至 2 周内。治疗的前 2 天,应用 PGA 评分系统评价,7 例患者(77%)症状得到缓解,LCAI 分从 11 分下降至 1 分,在紧接的 2 周中症状持续得到改善($P=0.0121$ 与 0.0123)。2 周后,6 例患者(66%)溃疡性结肠炎停止活动。8 例患者在注射前使用类固醇治疗,6 例患者(75%)能够停止类固醇的使用,另有 1 例患者可减少类固醇的用量。7 例患者在 2 周后予以第 2 剂英夫利西单抗的注射,4 例患者由于症状改善不佳予以进一步的追加注射,注射周期为 4~12 周。2 例患者在第 1 次注射英夫利西单抗时出现输液反应,然而所有症状都自然缓解,在后续的注射中并未出现严重的不良反应[7]。

克罗恩病和溃疡性结肠炎青少年患者(7~21 岁)予以英夫利西单抗辅助治疗后,能够获得暂时性的症状改善。一组回顾性研究表明,3例难治性溃疡性结肠炎患者与15例克罗恩病患者在接受每天0.8mg/kg的泼尼松与其他免疫抑制(硫唑嘌呤、巯嘌呤、甲氨蝶呤)治疗的基础上,再予以5mg/kg英夫利西单抗治疗。在治疗1～4周后,所有患者自诉临床症状有所改善,诸如大便次数、便血及其他肠外症状,其中1例患者的红细胞沉降率下降为26.8mm/h,应用英夫利西单抗治疗后能够减少泼尼松的剂量($P=0.000\ 1$),13例克罗恩病患者中的9例患者出现复发,平均复发期为12周(5～12周),3例溃疡性结肠炎患者中的2例出现复发,复发周期为5～6周[8]。

【参考文献】

[1] Micromedex(172).Truven Health Analytics Inc.,2017[2017-04-03].http://www.Micromedexsolutions.com.

[2] RUTGEERTS P,SANDBORN WJ,FEAGAN BG,et al.Infliximab for induction and maintenance therapy for ulcerative colitis.N Engl J Med,2005,353(23):2462-2476.

[3] REINISCH W,SANDBORN WJ,RUTGEERTS P,et al.Long-term infliximab maintenance therapy for ulcerative colitis:the ACT-1 and-2 extension studies.Inflamm Bowel Dis,2012,18(2):201-211.

[4] SANDS BE,TREMAINE WJ,SANDBORN WJ,et al.Infliximab in the treatment of severe,steroid-refractory ulcerative colitis:a pilot study.Inflamm Bowel Dis,2001,7(2):83-88.

[5] CHEY WY,HUSSAIN A,RYAN C,et al.Infliximab for refractory ulcerative colitis.Am J Gastroenterol,2001,96(8):2373-2381.

[6] KASER A,MAIRINGER T,VOGEL W,et al.Infliximab in severe steroid-refractory ulcerative colitis:a pilot study.Wien Klin Wochenschr,2001,113(23-24):930-933.

[7] MAMULA P,MARKOWITZ JE,BROWN KA,et al.Infliximab as a novel therapy for pediatric ulcerative colitis.J Pediatr Gastroenterol Nutrit,2002,34(3):307-311.

[8] SERRANO MS,SCHMIDT-SOMMERFELD E,KILBAUGH TJ,et al.Use of infliximab in pediatric patients with inflammatory bowel disease.Ann Pharmacother,2001,35(7-8):823-828.

奥曲肽 Octreotide

【已批准的适应证】

1. 肢端肥大症　对手术治疗或放疗失败，或不能、不愿接受手术以及放射治疗尚未生效的间歇期患者，奥曲肽可以控制症状并降低生长激素和胰岛素样生长因子-1 的水平。

2. 缓解与功能性胃肠胰内分泌瘤有关的症状和体征　有充分证据显示，本品对以下肿瘤有效：具有类癌综合征表现的类癌肿、VIP 瘤、胰高血糖素瘤。本品对以下肿瘤的有效率约为 50%（迄今治疗病例有限）：胃泌素瘤/Zollinger-Ellison 综合征（通常与质子泵抑制剂或 H_2 受体拮抗药联用）、胰岛素瘤（术前预防低血糖症和维持正常血糖）、生长激素释放因子瘤，奥曲肽仅可减轻症状和体征，但不能治愈病因。

3. 预防胰腺手术后并发症。

4. 与内镜硬化剂等特殊手段联合用于肝硬化所致的食管-胃静脉曲张出血的紧急治疗。

【说明书之外的用法】

肠梗阻　连续静脉滴注 $25\mu g/h$。

【依据等级】

中华医学会《临床诊疗指南：外科学分册》将奥曲肽作为假性结肠梗阻的治疗药物[1]。

美国 FDA 未批准奥曲肽用于治疗成人肠梗阻。Micromedex有效性、推荐等级和证据强度：

有效性等级：Class Ⅱb，有效性具有争议（成人）（Evidence is Inconclusive）。

推荐等级：Class Ⅱb（成人），在某些情况下推荐使用（Recommended，In Some）。

证据强度：Category B（成人）[2]。

摘要：奥曲肽被证实对肠梗阻与慢性假性肠梗阻治疗有效。

3 例慢性假性肠梗阻（CIPO）的患者予以皮下注射奥曲肽后获益。CIPO 亚诊断包括休格林综合征、系统性红斑狼疮、系统性硬皮病。在第 1 次注射奥曲肽后的 2 天内，3 例患者症状均改善，其中两例患者予奥曲肽一次 $50\mu g$，每日 2 次，1 例患者予以奥曲肽一次 $200\mu g$，每日 2 次[3]。

予以440μg日均剂量的奥曲肽,能够有效地控制13例肠梗阻合并晚期卵巢癌患者的呕吐症状。大部分患者采取皮下注射奥曲肽,2例患者则接受静脉给药。经过3天的治疗,所以患者的呕吐症状均得到控制,并能够拔除鼻管,以提高患者的生活质量[4]。

【参考文献】

[1] 中华医学会.临床诊疗指南:外科学分册.北京:人民卫生出版社,2006.

[2] Micromedex(172).Truven Health Analytics Inc.,2017[2017-04-03].http://www.Micromedex solutions.com.

[3] PERLEMUTER G,CACOUB P,CHAUSSADE S,et al. Octreotide treatment of chronic intestinal pseudoobstruction secondary to connective tissue diseases. Arthritis Rheum,1999,42(7):1545-1549.

[4] MANGILI G,FRANCHI M,MARIANI A,et al.Octreotide in the management of bowel obstruction in terminal ovarian cancer. Gynecol Oncol,1996,61(3):345-348.

新斯的明 Neostigmine

【已批准的适应证】

抗胆碱酯酶药。用于手术结束时拮抗非去极化肌肉松弛药的残留肌松作用,用于重症肌无力、手术后功能性肠胀气及尿潴留等。

【说明书之外的用法】

急性假性结肠梗阻 新斯的明2.5mg缓慢静脉注射(时间>3分钟),同时监测心电图、血压、血氧饱和度,如出现严重心动过缓<50次/min,可给予阿托品1mg,用药后至少监测20分钟,治疗后拍摄腹部平片评价治疗效果。

【特别提示】

使用β受体拮抗药、酸中毒和近期心肌梗死者;结肠穿孔及近期有十二指肠修补史者禁用。心律失常、窦性心动过缓、血压下降、迷走神经张力升高禁用。

【依据等级】

中华医学会《临床诊疗指南:外科学分册》将新斯的明作为假性结肠梗阻的治疗药物[1]。

美国FDA未批准新斯的明于治疗成人假性肠梗阻。

Micromedex有效性、推荐等级和证据强度:

有效性等级:Class Ⅱa,证据支持有效(成人)(Evidence Favors Efficacy)。

推荐等级:Class Ⅱb(成人),在某些情况下推荐使用(Recommended,In Some)。

证据强度:Category B(成人)[2]。

摘要:少数研究表明,静脉注射新斯的明对假性肠梗阻有效。

1例23岁急性假性肠梗阻患者成功应用新斯的明治疗,该患者之前被诊断为慢性假性直肠梗阻合并Ⅱb型多发性内分泌瘤,因感冒、发热,伴进行性呼吸困难、腹胀2周入院,入院后诊断为急性假性肠梗阻,静脉予以2mg新斯的明,注射时间大于2分钟,约5分钟后,可听到肠鸣音,且之后有大量大便与气体排出。10小时后,患者症状持续好转,4日后出院。4个月后,该患者再次因急性假性肠梗阻入院,予2mg新斯的明静脉注射治疗,4分钟后患者症状缓解,并于2天后出院[3]。

因Ogilvie综合征造成的腹胀,静脉予以新斯的明能够得到缓解。一项前瞻双盲试验结果表明,共21例患者经影像学检查诊断为慢性假性肠梗阻,其中11例患者静脉予以2mg新斯的明,注射时间3~5分钟,另外10例患者予注射安慰剂。在注射前及注射3小时后测量腹围、横、降结肠与盲肠直径。新斯的明组中12例患者中有11例患者(91%)腹胀减轻,直肠直径减小,有大便与排气,而安慰剂中症状均未改善($P <$ 0.001)。新斯的明组1例患者予起始剂量治疗无效,另外予安慰剂组中的7例患者应用新斯的明,上述8例患者临床反应迅速,无扩张复发迹象。13例患者出现腹部疼痛,8例患者出现流涎,2例患者出现心动过缓,需要予以阿托品对症治疗[4]。

18例急性肠梗阻伴Ogilvie综合征的患者予1或2剂2.5mg新斯的明静脉注射后,12例(75%)患者腹胀的症状迅速缓解,1例患者注射两次后成功治愈,2例患者症状持续缓解,3例患者症状部分缓解,并且没有出现患者病情复发。所有患者应用新斯的明治疗后均有效,起效时间在20分钟至4小时。其中有1例患者由于心动过缓而中途停止新斯的明的注射,但其心动过缓症状未经处理可自我缓解。新斯的明主要不良反应为心动过缓,且许多不良反应报告均发生在手术之后,在上述研究中,只有3例患者在手术后出现心动过缓,6例患者在给药时出现[5]。

【参考文献】

［1］中华医学会.临床诊疗指南:外科学分册.北京:人民卫生出版社,2006.

［2］Micromedex(172).Truven Health Analytics Inc.,2017［2017-04-03］.http://www.Micromedexsolutions.com.

［3］BORGAONKAR MR,LUMB B.Acute on chronic intestinal pseudoobstruction responds to neostigmine.Dig Dis Sci,2000,45(8):1644-1647.

［4］PONEC RJ,SAUNDERS MD,KIMMEY MBN.Neostigmine for the treatment of acute colonic pseudo-obstruction.N Engl J Med,1999,341(3):137-141.

［5］TURE'GANO-FUENTES F,MUNOZ-JIME'NEZ F,DEL VALLE-HERNA'NDEZ E,et al.Early resolution of Ogilvie's syndrome with intravenous neostigmine.Dis Colon Rectum,1997,40(11):1353-1357.

环孢素 Cyclosporin

【已批准的适应证】

1. 器官移植　预防异体移植物的排斥反应,包括肾、肝、心、肺、心肺联合和胰移植。治疗曾接受其他免疫抑制剂的患者所发生的移植物排斥反应。

2. 骨髓移植　预防骨髓移植排斥反应。

3. 内源性葡萄膜炎　活动性有致盲危险的中部或后部非感染性葡萄膜炎,而常规疗法无效或产生不可接受的不良反应者。

4. 银屑病　交替疗法无效或不适用的严重病例。

5. 特应性皮炎　传统疗法无效或不适用的严重病例。

6. 类风湿关节炎。

7. 肾病综合征　特发性皮质激素依赖性和拮抗性肾病综合征[活检证实大多数病例为微小病变型肾病(MCD)或局灶性节段性肾小球硬化症(FSGS)],传统细胞抑制剂治疗无效,但至少尚存在50%以上的正常肾功能的患者。应用本品后,可缓解病情或维持由其他药物包括皮质激素所产生的缓解作用,从而停用其他药物。

【说明书之外的用法】

溃疡性结肠炎(严重型)。静脉类固醇激素使用 7~10 天后无效者可考虑应用环孢素静脉滴注,按体重每日 2~4mg/kg,应严格监测血药浓度。

【特别提示】

必须由富有免疫抑制治疗和器官移植治疗经验的医师处方本品,并在实质器官移植中谨慎调整剂量。患者应该在实验室和支持性医疗资源配备齐全、人员充足的医疗机构内接受本品的治疗。负责维持治疗的医师应当了解对患者进行随访所需的全部信息。

本品作为全身性免疫制剂,除可以与肾上腺皮质激素联用外,不得与其他免疫抑制剂联用,有可能导致感染易感性增加并可能产生淋巴瘤和其他肿瘤。

本品的活性成分环孢素能够引起肾毒性和肝毒性。环孢素剂量增加时,风险升高。包括结构性(实质性)肾损害在内的肾功能障碍是使用本品的潜在后果,因此治疗期间必须监测肾功能。环孢素与具有肾毒性药物同时使用应务必谨慎。

【依据等级】

中华医学会《临床诊疗指南·消化系统疾病分册》将环孢素作为溃疡性结肠炎的治疗药物[1]。

美国 FDA 未批准环孢素用于治疗成人溃疡性结肠炎。Micromedex 有效性、推荐等级和证据强度:

有效性等级:Class Ⅱa,证据支持有效(成人)(Evidence Favors Efficacy)。

推荐等级:Class Ⅱa(成人),在大多数情况下推荐使用(Recommended,In Most)。

证据强度:Category B(成人)[2]。

美国 FDA 未批准环孢素用于治疗儿童溃疡性结肠炎。Micromedex 有效性、推荐等级和证据强度:

有效性等级:Class Ⅱb,有效性具有争议(儿童)(Evidence is Inconclusive)。

推荐等级:Class Ⅱb(儿童),在某些情况下推荐使用(Recommended,In Some)。

证据强度:Category C(儿童)[2]。

摘要:环孢素能够延缓严重肠炎的进展,减少泼尼松用量或避免急性结肠切除术。环孢素常用的剂量为静脉每日 2～4mg/kg。鉴于可能出现药物不良事件，环孢素的最大剂量治疗周期不应超过 6 个月。环孢素对儿童炎症性肠炎治疗无效，但能够避免急性结肠切除术的风险。

成人：应用环孢素治疗重症溃疡性结肠炎能够减少泼尼松的用量，且能减少进行结肠切除术的风险。先静脉予以环孢素每日 2～4mg/kg，然后口服环孢素每日 5～10mg/kg，并且联合硫唑嘌呤或巯嘌呤治疗。

治疗溃疡性结肠炎，低剂量与高剂量的环孢素的疗效是相似的。一组双盲研究结果表明，73 例患者随机分配至环孢素日剂量 2mg/kg 组与 4mg/kg 组中。起始予以 24 小时持续静脉滴注，根据血药浓度监测结果调整环孢素的剂量，低剂量组与高剂量组的血药浓度分别为 150～250ng/ml 和 250～350ng/ml。持续 8 周的静脉给药后，改为每日 8mg/kg 的口服治疗方案。低、高剂量组患者在 3 个月内的环孢素血药浓度保持在 150～300ng/ml。在进入此研究前有服用泼尼松、硫唑嘌呤、巯嘌呤的患者继续应用，硫唑嘌呤于治疗后的第 8 天给予，剂量为 2～2.5mg/kg，美沙拉嗪与柳氮磺吡啶予以维持剂量。Lichtiger 评分（CAI）在 10 或以上的患者为重症溃疡性结肠炎。主要的研究终点为 CAI 分数小于 10 分或 CAI 分数下降 3 分或以上，38 例高剂量组（4mg/kg）中有 32 例（84.2%）得到缓解，35 例低剂量组（2mg/kg）中有 30 例（85.7%）得到缓解。两组患者平均起效时间为 4 天（1～8 天），CAI 缓解在高、低剂量组分别为 7 天与 6 天，需要进行结肠切除术的患者在高、低剂量组分别占 13.1% 与 8.6%，两组患者的血清肌酐均有稍微上升，但无统计学差异。高剂量组出现高血压趋势，该差异没有统计学意义[3]。

一项长达 7 年的回顾性研究表明，静脉予以低剂量的环孢素能够有效治疗急性重症溃疡性结肠炎。31 例患者接受每日 2mg/kg 的环孢素，平均时间为 8 天，且有 11 例患者同时接受高剂量的泼尼松治疗，此后停止泼尼松治疗，除非病情难以控制。经上述治疗后，其中 22 例患者继续口服环孢素，平均治疗周期为 75 天（15～180 天），其中 21 例联用硫唑嘌呤，1 例联用巯嘌呤，环孢素的口服剂量为每日 5mg/kg，当血药浓度不在 100～200ng/ml 范围内即调整环孢素剂量。总的来说，31 例患者中的 7 例在治疗的 3～14 天（平均 8.9 天）需进行结肠切除术,10 例患者在 2~9 个月(平均 2.8 个月)内需要进行手术,剩下的 14 例患者在 2.5~77 个月(平均 17.5 个月)内不需进行手术治疗。然而,8 例患者的病情却在治疗后加剧,包括泼尼松组 7 例与环孢素组 1 例,2 例患者病情持续进展。大部分患者均能耐受环孢素,3 例患者由于肌酐上升、血小板减少及艰难梭菌而停止治疗,3 例患者由于高血压而需要减少剂量,4 例患者出现感染(2 例静脉插管感染、1 例肛周脓肿、1 例术后切口感染)[4]。

一项长达 5 年的回顾性研究表明,不耐受类固醇的重症溃疡性结肠炎患者,应用环孢素后能够让患者保留其结肠及延缓选择性结肠切除术的时间,在联用硫嘌呤与硫唑嘌呤后尤为明显。42 例重症溃疡性结肠炎患者静脉予以每日 4mg/kg 的环孢素治疗,其中 36 例患者(86%)有效,在有效的 36 例患者中的 31 例患者继续口服每日 8mg/kg 的环孢素治疗,约持续 20 周,平均治疗周期为 17 周,26 例患者在治疗后的 23 周内保留其结肠。10 例接受环孢素治疗有效的患者持续治疗 3 个月后,能够延缓手术时间约 6 个月。在 36 例环孢素治疗有效的患者中,有 25 例(69%)患者同时接受硫嘌呤或硫唑嘌呤的治疗,其中仅有 5 例患者需进行结肠切除术,然而单用环孢素组中就有 45%的患者需进行结肠切除术,并且联合硫嘌呤或硫唑嘌呤组较单用环孢素组更能延缓患者手术时间约 7 个月,单用环孢素组与联合组避免手术的比率分别为 72%与80%,在 5.5 年内避免结肠切除术的比例则分别为 55%与71%。6 例患者(14%)由于出现药物不良反应而停用环孢素,其中 5 例患者(12%)发生 1 个主要并发症。其中有 2 例患者(5%)的主要并发症可能由环孢素引起,包括肺孢子菌肺炎和癫痫发作。仅 1 例患者由于高血压而暂时停用环孢素[5]。

一组随机对照试验表明,不耐受类固醇的重症溃疡性结肠炎患者,约有 80%接受短期环孢素治疗后有效,约有 60%接受长期环孢素治疗后有效。在这个研究的基础上,作出以下溃疡性结肠炎患者使用环孢素的用药指引:

(1)只有在接受高剂量的类固醇静脉注射给药后的 7~10 天,重症溃疡性结肠炎患者方能接受环孢素治疗。

(2)需要持续予以类固醇注射,同时联合 4mg/kg 环孢素静脉连续给药治疗。若患者为中度肾功能受损(肌酐清除率下降20%～30%），则其剂量应调整为2～3mg/kg，严重肾功能受损的患者禁用环孢素治疗。环孢素有效血药浓度应维持在300～400ng/ml，如果其血药浓度超过500ng/ml，应减少环孢素的给药剂量。

（3）对环孢素有效的患者，一般在治疗后的4～5天起效，然而环孢素仍需持续静脉注射7～10天。

（4）经过至少7天的环孢素静脉治疗后，患者改为口服序贯治疗。如果静脉给予环孢素在晚上8点停止，那在次日早上8点环孢素将处于谷浓度，此时应口服予以2倍静脉注射日剂量的环孢素，且应分2次服用，间隔12小时。

（5）环孢素持续给药时间不超过6个月。

（6）对于不耐受静脉给药类固醇的重症溃疡性结肠炎患者，约82%的患者静脉予以高剂量环孢素后症状有所改善，约60%的患者在持续治疗6个月后症状得到缓解。将接受氢化可的松每天300mg共7天疗程的治疗后，临床活动指数仍大于10（$n=20$），需要继续氢化可的松治疗的患者随机分成安慰剂组或环孢素日剂量4mg/kg连续输注组（按照全血浓度调整剂量）。11例患者中，有9例（82%）患者在平均7天的疗程后临床活动指数降低至10以下。然而，安慰剂组没有一例患者获得改善。安慰剂组9例患者有5例患者调整治疗方案予以静脉输注环孢素后也获得明显效果。静脉输注环孢霉素有效的患者，改用口服环孢霉素的剂量是每天6～8mg/kg。主要的不良反应是感觉异常（36%），高血压（36%），以及1例癫痫发作[6]。

儿童：短期口服环孢素治疗重症溃疡性结肠炎是有效的[7]。

不耐受类固醇的炎症性肠炎患儿使用环孢素治疗是无效的，但可减少进行手术治疗的概率。一项回顾性研究表明，23例炎症性肠炎患儿，其中18例为溃疡性结肠炎，4例为克罗恩病以及1例不确定的肠炎患儿，尝试性予以环孢素进行快速缓解，然后联合硫唑嘌呤持续治疗。16例患者中，14例为重症肠炎，2例为克罗恩病，静脉予以每日3.2mg/kg的环孢素约10天，12例患者之后改为口服环孢素治疗。19例患儿每日口服4.9mg/kg的环孢素治疗，平均治疗周期为133天。终点（平均13.2个月）结果显示，2例（9%）患儿仍持续使用环孢素，9例患儿进行结肠切除术，6例患儿病情得到缓解，3

例患儿部分缓解,3例患儿出现严重不良反应而停药。最终8例(35%)患儿病情得到缓解,6例停药患儿有4例病情稳定。在14例重症急性结肠炎患儿中,12例(85%)可耐受环孢素,可避免行紧急结肠切除术。环孢素能够缩短急性期时间,以便有足够时间去计划下一步的治疗方案[8]。

【参考文献】

[1]中华医学会.临床诊疗指南:消化系统疾病分册.北京:人民卫生出版社,2005.

[2]Micromedex(172).Truven Health Analytics Inc.,2017[2017-04-03].http://www.Micromedexsolutions.com.

[3]VAN ASSHE G,D'HAENS G,NOMAN M,et al.Randomized, double-blind comparison of 4mg/kg versus 2mg/kg intravenous ciclosporin in severe ulcerative colitis.Gastroenterology,2003,125(4):1025-1031.

[4]RAYNER CK,MCCORMACK G,EMMANUEL AV,et al.Long-term results of low-dose intravenous ciclosporin for acute severe ulcerative colitis.Aliment Pharmacol Ther,2003,18(3):303-308.

[5]COHEN RD,STEIN R,HANAUER SB.Intravenous ciclosporin in ulcerative colitis:a five-year experience.Am J Gastroenterol,1999,94(6):1587-1592.

[6]LICHTIGER S,PRESENT DH,KORNBLUTH A,et al.Cyclosporine in severe ulcerative colitis refractory to steroid therapy.N Engl J Med,1994,330(26):1841-1845.

[7]TREEM WR,DAVIS PM,HYAMS JS.Cyclosporine treatment of severe ulcerative colitis in children.J Pediatr,1991,119(6):994-997.

[8]BARABINO A,TORRENTE F,CASTELLANO E,et al.The use of ciclosporin in paediatric inflammatory bowel disease:an Italian experience.Aliment Pharmacol Ther,2002,16(8):1503-1507.

奥美拉唑 Omeprazole

【已批准的适应证】

1. 治疗十二指肠溃疡、胃溃疡和反流性食管炎。

2. 与抗生素联合用药,治疗感染幽门螺杆菌的十二指肠溃疡。

3. 治疗非甾体抗炎药相关的消化性溃疡和胃十二指肠糜烂。

4. 预防非甾体抗炎药引发的消化性溃疡、胃十二指肠糜烂或消化不良症状。

5. 亦用于慢性复发性消化性溃疡和反流性食管炎的维持治疗。

6. 用于胃-食管反流病的胃灼热感和反流的对症治疗。

7. 溃疡样症状的对症治疗及酸相关性消化不良。

8. 用于卓-艾综合征的治疗。

【说明书之外的用法】

预防高危患者非静脉曲张性上消化道出血。大剂量 80mg 静脉推注后,以 8mg/h 持续静脉滴注 72 小时;常规剂量 40mg,每日 2 次,静脉滴注。

【依据等级】

2015 年《急性上消化道出血急诊诊治流程专家共识》[1]、《急性非静脉曲张性上消化道出血诊治指南》[2] 推荐奥美拉唑用于高危患者非静脉曲张性上消化道出血的预防。

美国 FDA 未批准奥美拉唑用于高危患者消化道出血的预防。Micromedex 有效性、推荐等级和证据强度:

有效性等级: Class Ⅱa(成人),证据支持有效(Evidence Favors Efficacy)。

推荐等级: Class Ⅱb(成人),在某些情况下推荐使用(Recommended,In Some)。

证据强度: Category B(成人)[3]。

摘要:虽然结果不一致,奥美拉唑还是用于减少良性消化道出血。一些随机双盲对照试验表明,奥美拉唑可减少活动性消化道出血及降低患者内镜治疗率。关于理想的治疗方案尚存在不一致的结论。

一项随机双盲对照试验(n=631)表明,大剂量奥美拉唑可减少上消化道出血及降低内镜治疗率。研究以有明显上消化道症状如黑便、呕血或低血压,以没有长期使用阿司匹林的患者为研究对象,随机分组后,研究组(n=314)予以大剂量奥美拉唑 80mg 静脉推注后,再以 8mg/h 持续静脉滴注(14.7±6.3)小时,对照组接受安慰剂治疗,第二日接受内镜检查。由内镜检查结果决定是否接受内镜治疗,对于要接受内镜治疗的患者,在内镜治疗后予奥美拉唑8mg/h持续静脉滴注72小时,再每日1次口服40mg奥美拉唑8周。研究结果显示,治疗组和对照组需要内镜治疗率分别为19.1%(60/314)与28.4%(90/317)(P=0.007);两组活动性出血情况分别为6.4%(12/187)与14.7%(28/190)(P=0.01),两组住院时间、输血量、30天内反复出血率、死亡率等无差别。此研究由于排除了长期使用阿司匹林的患者,所以奥美拉唑对于患者凝血稳定性的影响尚未知[4]。

一项随机双盲对照试验(n=142)显示,常规剂量奥美拉唑与大剂量奥美拉唑均可预防急性消化性溃疡出血患者(Forrest分级Ⅰ和Ⅱ)的反复消化道出血。以接受内镜治疗后的患者为研究对象,分别接受常规剂量的奥美拉唑20mg/d静脉注射3天(n=73)和大剂量奥美拉唑80mg静脉推注后,再以8mg/h持续静脉滴注72小时(n=69)。研究结果显示,常规组和大剂量组的反复出血率分别为8.2%(6/73)与11.6%(8/69)(P=0.58);两组因反复出血而必须接受手术治疗率分别为4.1%(3/73)与7.2%(5/69)(P=0.49);两组的死亡率分别为5.5%(4/73)与2.9%(2/73)(P=0.68),均无差别[5]。

一项随机对照试验(n=240)显示,对于内镜治疗后出现消化性溃疡出血的患者,大剂量奥美拉唑静脉注射72小时,可以显著减少患者的反复出血。以在运用内镜治疗消化性溃疡止血后,又出现活动性出血或血管非可见性出血、血管中有隐藏性凝块患者为研究对象,随机分组后,治疗组接受大剂量奥美拉唑80mg静脉推注后,再以8mg/h持续静脉滴注72小时,对照组接受安慰剂治疗,72小时后两组均给予奥美拉唑20mg/d口服8周。研究结果表明,治疗组与对照组在接受内镜治疗后的30天内反复出血率分别为6.7%(8/120)与22.5%(27/120)(P<0.001);大多数出血情况发生在接受内镜治疗后的前3天,其中治疗组5例,对照组24例(P<0.001);两组在前72小时内出现反复出血的情况都较少;相对于对照组,治疗组在奥美拉唑治疗后其输血量(P=0.03)和住院时间(P=0.02)均明显减少。基于此研究,对于奥美拉唑的机制,有学者表明可能由于奥美拉唑可以维持胃内pH>6,该生理环境下有利于纤维蛋白的形成。但是在此次研究中胃内pH并未测定。同时此学者也提出疑问,是否口服奥美拉唑而非静脉注射也会有相同的效果[6]。

一项随机双盲对照研究(n=1 147)表明,对于急性上消化道出血患者,使用奥美拉唑并未降低患者的死亡率、反复出血率、手术率及输血量。在治疗组中,从入院12小时内即开始奥美拉唑80mg静脉注射;随后40mg奥美拉唑静脉注射,每8小时1次;随后口服40mg奥美拉唑,每12小时1次,持续4天或直到手术、出院或死亡。研究结果显示,治疗组只在内镜检查时上消化道出血的迹象上较对照组低(P<0.000 1),但并没有临床获益[7]。

【参考文献】

[1]中国医师协会急诊医师分会.急性上消化道出血急诊诊治流程专家共识.中国急救医学,2015,35(10):865-873.

[2]中华医学会内镜学分会.急性非静脉曲张性上消化道出血诊治指南.中华消化杂志,2015,35(12):793-798.

[3]Micromedex(172).Truven Health Analytics Inc.,2017[2017-04-03].http://www.Micromedexsolutions.com.

[4]LAU JY,LEUNG WK,WU JC,et al.Omeprazole before endoscopy in patients with gastrointestinal bleeding.N Engl J Med,2007,356(16):1631-1640.

[5]LIBBY ED.Omeprazole to prevent recurrent bleeding after endoscopic treatment of ulcers.N Engl J Med,2000,343(5):358-359.

[6]LAU JY,SUNG JJ,LEE KK,et al.Effect of intravenous omeprazole on recurrent bleeding after endoscopic treatment of bleeding peptic ulcers.N Engl J Med,2000,343(5):310-316.

[7]DANESHMEND TK,HAWKEY CJ,LANGMAN MJ,et al.Omeprazole versus placebo for acute upper gastrointestinal bleeding:randomised double blind controlled trial.BMJ,1992,304(6820):143-147.

艾司奥美拉唑 Esomeprazole

【已批准的适应证】

艾司奥美拉唑肠溶片适用于胃食管反流性疾病(GERD)如反流性食管炎的治疗,已经治愈的食管炎患者防止复发的长期维持治疗,胃食管反流性疾病(GERD)的症状控制;与适当的抗菌疗法联合用药根除幽门螺杆菌并且使与幽门螺杆菌感染相关的十二指肠溃疡愈合,防止与幽门螺杆菌相关的消化性溃疡复发。

注射用艾司奥美拉唑:作为口服疗法不适用时胃食管反流性疾病的替代疗法;用于口服疗法不适用的急性胃或十二指肠溃疡出血的低危患者(胃镜下 Forrest 分级Ⅱc~Ⅲ)。

【说明书之外的用法】

1. **卓-艾综合征**(Zollinger-Ellison syndrome)。

2. **内镜治疗后复发性消化道出血的预防。**

【依据等级】

1. **卓-艾综合征**　美国 FDA 批准艾司奥美拉唑镁用于成人卓-艾综合征的治疗。Micromedex有效性、推荐等级和证据强度:

有效性等级:Class Ⅰ,治疗有效(成人)(Effective)。

推荐等级:Class Ⅱa(成人),大多数情况下推荐使用(Recommended,In Most)。

证据强度:Category B(成人)[1]。

摘要:口服艾司奥美拉唑镁作为分泌功能亢进引起的疾病包括卓-艾综合征的长期治疗方案被证明是有效的。

一项纳入了 21 名病理性分泌功能亢进状态包括卓-艾综合征患者的开放性、剂量递增研究中,艾司奥美拉唑表现出足够的抑酸作用。纳入的这 21 例患者中,有 19 例患者口服艾司奥美拉唑的初始剂量为一次 40mg,每日 2 次;另外 2 例患者的初始剂量为一次 80mg,每日 2 次。12 个月的研究期间,每日总剂量范围为 80~240mg。之前未做过胃酸减少手术的患者使用的所有药物剂量需使胃酸输出维持在目标水平10mmol/h 以下;此外,之前做过胃酸减少手术的患者需使胃酸水平控制在 5mmol/h 以下。第 12 个月,90%的患者基础酸输出(BAO)(BAO 中位数为 0.17mmol/h)达标。在第 12 个月对全部患者进行评估,艾司奥美拉唑一次 40mg,每天 2 次是有效的,13/15 的患者能保持 BAO 在控制范围以内;一次80mg,每天 2 次,4/4 的患者是有效的;艾司奥美拉唑一次80mg,每天 3 次,1 例患者是有效的[2]。

2. **内镜治疗后复发性消化道出血的预防**　美国 FDA 批准艾司奥美拉唑钠用于成人内镜检查后复发性消化道出血的预防。Micromedex有效性、推荐等级和证据强度:

有效性等级:Class Ⅰ,治疗有效(成人)(Effective)。

推荐等级: Class Ⅱb(成人),在某些情况下推荐使用(Recommended,In Some)。

证据强度: Category B(成人)[1]。

摘要:静脉给予艾司奥美拉唑可有效降低胃出血或十二指肠溃疡患者内镜止血治疗后3天内的再出血率。在此期间,所有患者均接受口服质子泵抑制剂治疗,该效果可以维持7~30天。

一项随机对照研究($n = 764$)表明,对于成功接受内镜治疗后仍存在消化性溃疡出血高风险的患者,给予大剂量艾司奥美拉唑治疗后,减少了72小时内反复出血的概率,在治疗后的30天内有显著的临床获益。试验以胃或十二指肠溃疡性穿孔导致消化性溃疡出血的患者为研究对象,治疗组($n = 375$)给予艾司奥美拉唑大剂量80mg静脉推注后,以8mg/h持续静脉滴注72小时,对照组($n = 389$)予安慰剂治疗。72小时后两组均口服质子泵抑制剂治疗,持续27天。主要的终点事件为72小时内反复出血率,对7~30天内的反复出血情况、死亡率、手术治疗、再次接受内镜治疗情况、输血情况等进行评估。研究结果显示,治疗组和对照组反复出血率分别为5.9%(22/375)与10.3%(40/389)($P < 0.026$);两组再接受内镜治疗率为6.4%与11.6%($P < 0.012$),两组手术率分别为2.7%与5.4%;全因死亡率分别为0.8%与2.1%,使用艾司奥美拉唑后,治疗组的反复出血情况、死亡率、手术治疗、再次接受内镜治疗情况均有显著降低。

【参考文献】

[1] Micromedex(172).Truven Health Analytics Inc.,2017[2017-04-03].http://www.Micromedexsolutions.com.

[2] Product Information:NEXIUM oral delayed-release capsules, suspension, esomeprazole magnesium oral delayed-release capsules,suspension.Astra Zeneca Pharmaceuticals LP(per FDA),Wilmington,DE,2011.

泮托拉唑 Pantoprazole

【已批准的适应证】

注射用泮托拉唑:适用于十二指肠溃疡,胃溃疡,中、重度反流性食管炎,十二指肠溃疡、胃溃疡、急性胃黏膜病变、复合性胃溃疡等引起的急性上消化道出血。

【说明书之外的用法】

复发性消化性溃疡出血的预防。80mg 静脉推注后，以 8mg/h 持续静脉滴注 72 小时。

【依据等级】

美国 FDA 未批准泮托拉唑钠用于复发性消化性溃疡出血的预防。Micromedex 有效性、推荐等级和证据强度：

有效性等级：Class Ⅱa，证据支持有效（Evidence Favors Efficacy）。

推荐等级：Class Ⅱb，在某些情况下推荐使用（Recommended, In Some）。

证据强度：Category B[1]。

摘要：静脉滴注高剂量泮托拉唑 72 小时后，可减少消化性溃疡患者再次出血的概率。在预防内镜治疗止血的溃疡再出血中，与标准剂量静脉滴注泮托拉唑相比，高剂量静脉滴注泮托拉唑并没有表现出优势。但是，此项研究并不充分[2]。

一项前瞻性随机双盲、安慰剂对照试验（$n = 203$）显示，在运用内镜治疗消化性溃疡（活动性出血或血管非可见性出血）止血后，静脉滴注高剂量泮托拉唑 72 小时后，可减少再次出血的概率。在止血控制后，患者（平均年龄分别为 52.4 岁和 55.3 岁）随机分为安慰剂组（$n = 101$）和泮托拉唑组（$n = 102$），大剂量 80mg 静脉推注后，以 8mg/h 的速度持续滴注 72 小时。再次出血的评判标准为：呕鲜血、黑粪，或伴随血红蛋白波动或血红蛋白降低初步稳定后超过 24 小时。3 天后，所有受试者每天口服泮托拉唑 40mg，持续 6 周。通过主要终点意向-治疗分析，泮托拉唑治疗组与安慰剂组的再次出血概率分别为 7.8%（$n = 8$）和 19.8%（$n = 20$），得出相关危险系数为 0.35（95%CI：0.14~0.82，$P = 0.01$）。第二终点分析显示，泮托拉唑有利于减少拯救性治疗次数（7.8% vs 19.8%；$P = 0.01$），输液次数[（1 ± 2.5）vs（2 ± 3.3）；$P = 0.003$]和住院天数[（5.6 ± 5.3）vs（7.7 ± 7.3）；$P = 0.000\ 3$]，效果显著[2]。

一项前瞻性单中心随机试验（$n = 201$）显示，在预防内镜治疗止血的溃疡再出血中，与标准剂量静脉滴注泮托拉唑相比，高剂量静脉滴注泮托拉唑并没有表现出优势。但此项研究并不充分。本研究将伴有活动性出血性或未见出血的溃疡患者随机分成两组，即根据内镜手术后 72 小时内给予泮托拉唑的剂量分为两组：高剂量组[80mg 静脉推注后，以 8mg/h

速度持续滴注,$n=100$,平均年龄(65.5±15.1)岁];或标准剂量组[40mg/d,静脉推注,$n=101$,平均年龄为(64.9±12.2)岁]。72小时后所有患者口服泮托拉唑40mg/d,共27天。第30天时,高剂量组与标准剂量组患者的再出血率无差异(6.2%,95%CI:1.3%~11.1% *vs* 5.2%,95%CI:0.6%~9.7%,$P=0.77$)。同样,两组患者的再出血率在内镜手术后72小时内($P=0.77$)及第7天($P=0.76$),均无明显差异。此外,手术后30天内的其他次要指标,如单位输血量、住院时间及死亡率,两组之间差异无统计学意义。值得注意的是,30天的反复出血会引起终末期肾病(HR:37.15,95%CI:6.76~204.14,$P<0.001$)、吐血(HR:10.07,95%CI:2.06~49.01,$P=0.004$)、慢性阻塞性肺疾病(HR:9.12,95%CI:1.66~50,$P=0.011$)和幽门螺杆菌感染(HR:0.2,95%CI:0.04~0.94,$P=0.042$)等[3]。

【参考文献】

[1] Micromedex(172).Truven Health Analytics Inc.,2017[2017-04-03].http://www.Micromedexsolutions.com.

[2] ZARGAR SA,JAVID G,KHAN BA,et al.Pantoprazole infusion as adjuvant therapy to endoscopic treatment in patients with peptic ulcer bleeding:prospective randomized controlled trial. J Gastroenterol Hepatol,2006,21(4):716-721.

[3] CHEN CC,LEE JY,FANG YJ,et al. Randomised clinical trial:high-dose vs standard-dose proton pump inhibitors for the prevention of recurrent haemorrhage after combined endo-scopic haemostasis of bleeding peptic ulcers.Aliment Pharmacol Ther,2012,35(8):894-903.

吲哚美辛栓 Indometacin Suppositories

【已批准的适应证】

本品为吲哚乙酸类非甾体抗炎药,适用于:

1. 关节炎 可缓解类风湿关节炎、骨关节炎、强直性脊柱炎及赖特(Reiter)综合征等的症状,使疼痛和肿胀减轻,关节活动功能改善,但不能控制疾病过程的进度。

2. 痛风 可用于缓解急性痛风性关节炎的疼痛及炎症,但不能纠正高尿酸血症,不适用于慢性痛风的长期治疗。

3. 滑囊炎、肌腱炎及肩周炎等非关节软组织炎症,在应用一般药无效时可试用。

4. 高热的对症解热,可迅速大幅度短暂退热。

5. 偏头痛、痛经、手术后痛及创伤后痛等的镇痛对症治疗。

【说明书之外的用法】

接受经内镜逆行胰胆管造影术(ERCP)的高风险患者,预防性应用吲哚美辛栓,预防术后发生胰腺炎。用法:吲哚美辛栓100mg,纳肛。

【依据等级】

美国FDA未批准吲哚美辛栓用于预防成人ERCP术后胰腺炎。Micromedex有效性、推荐等级和证据强度:

有效性等级:Class Ⅱa,证据支持有效(成人)(Evidence Favors Efficacy)。

推荐等级:Class Ⅱa(成人),在大多数情况下推荐使用(Recommended,In Most)。

证据强度:Category A(成人)[1]。

摘要:术前预防性使用吲哚美辛栓100mg,纳肛,可有效预防成人ERCP术后胰腺炎的发生。

基于过去几年荟萃分析研究结果,目前日本肝胆胰腺外科协会指南和欧洲胃肠内镜协会指南中推荐常规应用吲哚美辛(包括高风险及一般风险人群)以预防ERCP术后胰腺炎[2-3]。

直肠给予吲哚美辛栓30~90分钟后,血药浓度达到峰值。因此吲哚美辛抑制胰腺炎的炎症瀑布效应的作用会受到给药时间的影响。有3个荟萃分析结果显示ERCP术前使用吲哚美辛比术后使用可更多减少ERCP术后胰腺炎的发生率。有3个临床研究探讨了非选择性患者术前使用吲哚美辛的效果,结果表明,与使用安慰剂或甘油相比,预防性使用吲哚美辛可减少24%~67%ERCP术后胰腺炎的发生[4]。

最近我国一项纳入2 600名患者的大型多中心随机对照研究表明,与危险因素分层后使用吲哚美辛栓、术后使用吲哚美辛栓的方法相比,对所有无禁忌证的患者术前预防性使用吲哚美辛栓可有效预防ERCP术后胰腺炎的发生,并且不增加出血的风险[5]。

【参考文献】

[1] Micromedex(172).Truven Health Analytics Inc.,2017

［2017-03-29］.http://www.Micromedex.com.

［2］YOKOE M,TAKADA T,MAYUMI T,et al.Japanese guidelines for the management of acute pancreatitis:Japanese Guidelines 2015.J Hepatobiliary Pancreat Sci,2015,22(6):405-432.

［3］DUMONCEAU JM,ANDRIULLI A,ELMUNZER BJ,et al.Prophylaxis of post-ERCP pancreatitis:European Society of Gastrointestinal Endoscopy(ESGE)Guideline—updated June 2014. Endoscopy,2014,46(9):799-815.

［4］WAN J,REN Y,ZHU Z,et al.How to select patients and timing for rectal indomethacin to prevent post-ERCP pancreatitis:a systematic review and meta-analysis.BMC Gastroenterol, 2017,17(1):43.

［5］LUO H,ZHAO L,LEUNG J.et al.Routine pre-procedural rectal indometacin versus selective post-procedural rectal indometacin to prevent pancreatitis in patients undergoing endoscopic retrograde cholangiopancreatography:a multicentre,single-blinded,randomised controlled trial. Lancet,2016,387(10035):2293-2301.

（编写:李剑芳 乔 逸）

（校对:唐筱婉）

第5章

内分泌代谢疾病用药

氯膦酸二钠 Clodronate Disodium

【已批准的适应证】

1. 恶性肿瘤并发的高钙血症。

2. 溶骨性癌转移引起的骨痛。

3. 可避免或延迟恶性肿瘤溶骨性骨转移。

4. 各种类型骨质疏松。

【说明书之外的用法】

降低原发性甲状旁腺功能亢进症患者血钙。肾功能正常的成年患者,氯膦酸盐静脉输注时,一日剂量为300mg(1支5ml安瓿),用500ml 0.9%氯化钠溶液或500ml 5%葡萄糖溶液稀释。输注时间至少2小时,连续输注几天直至达到正常血钙水平,通常在5天内即可实现。正常情况下,连续治疗不应超过7天。

【依据等级】

中华医学会《临床诊疗指南:内分泌及代谢性疾病分册》将氯膦酸二钠作为治疗原发性甲状旁腺功能亢进症中减低血钙的药物[1]。

美国FDA未批准氯膦酸二钠用于治疗成人原发性甲状旁腺功能亢进症。Micromedex有效性、推荐等级和证据强度:

有效性等级: Class Ⅱa,证据支持有效(成人)(Evidence Favors Efficacy)。

推荐等级: Class Ⅱb(成人),在某些情况下推荐使用(Recommended,In Some)。

证据强度: Category B(成人)[2]。

摘要:氯膦酸二钠能缩短甲状旁腺功能亢进症的治疗周期,能显著降低血钙水平,减少尿中钙和羟脯氨酸的排泄。在有手术禁忌的患者中,仍可使用氯膦酸二钠治疗高钙血症。

成人:肾衰竭晚期和重症甲状旁腺功能亢进骨病患者,在连续5次血液透析后2小时静脉给予300~600mg氯膦酸二钠,能显著降低血清中钙、磷、羟脯氨酸的水平。上述变化与血清中甲状旁腺激素及碱性磷酸酶的上升有关[3]。一次口服1 600mg氯膦酸二钠可保持2周左右的生物活性。

口服氯膦酸一次800mg,每天2次和1~3.2g/d均能有效降低原发性甲状旁腺功能亢进症患者的血清钙水平,减少尿中钙和羟脯氨酸的排泄。由于氯膦酸二钠能够持续产生生物效应,并且能够缩短甲状旁腺功能亢进症的治疗周期,在有手术禁忌的患者中,仍可使用氯膦酸二钠治疗高钙血症。氯膦酸术前使用可抑制骨疾病,并且能降低术后发生软骨病的风险[4]。然而,氯膦酸二钠对血清钙水平的疗效不完全,限制了其在甲状旁腺功能亢进高钙血症中的应用。非典型症状的原发性甲状旁腺功能亢进症患者行甲状旁腺切除术后,暂时性地降低血清钙水平能够有效地评估其潜在的获益。显著的甲状旁腺功能亢进骨病患者,术前予以氯膦酸治疗,能够降低术后发生严重低钙血症的风险[5]。

【参考文献】

[1] 中华医学会.临床诊疗指南:内分泌及代谢性疾病分册.北京:人民卫生出版社,2005.

[2] Micromedex(172).Truven Health Analytics Inc.,2017[2017-04-03].http://www.Micromedexsolutions.com.

[3] HAMDY NA, MCCLOSKEY EV, BROWN CB, et al. Effects of clodronate in severe hyperparathyroid bone disease in chronic renal failure.Nephron,1990,56(1):6-12.

[4] DOUGLAS DL,KANIS JA,PATERSON AD,et al.Drug treatment of primary hyperparathyroidism:use of clodronate disodium.Br Med J(Clin Res Ed),1983,286(6365):587-590.

[5] HAMDY NA,GRAY RE,MCCLOSKEY E,et al.Clodronate in the medical management of hyperparathyroidism.Bone,1987,8(Suppl 1):S69-S77.

甲羟孕酮 Medroxyprogesterone

【已批准的适应证】

可用于月经不调、功能性子宫出血及子宫内膜异位症等。大剂量甲羟孕酮(500mg,每日 1 次)还可用于不能手术、复发性或转移性激素依赖性肿瘤的姑息治疗或辅助治疗,如子宫内膜癌、肾癌、乳腺癌等。

【说明书之外的用法】

性早熟。口服,每日 4～8mg。

【依据等级】

中华医学会《临床诊疗指南:内分泌及代谢性疾病分册》将甲羟孕酮作为性早熟的治疗药物[1]。

美国 FDA 未批准甲羟孕酮用于治疗儿童性早熟。Micromedex有效性等级、推荐等级和证据强度:

有效性等级:Class Ⅱb,有效性具有争议(儿童)(Evidence is Inconclusive)。

推荐等级:Class Ⅱb(儿童),在某些情况下推荐使用(Recommended,In Some)。

证据强度:Category B(儿童)[2]。

摘要:甲羟孕酮在治疗性早熟方面可能使患者获益。

儿童:甲羟孕酮能有效地延缓 8 岁以下女孩月经出现的时间。13 名女孩每两周肌内注射 200mg 甲羟孕酮,其中有些患者的剂量为 150mg,剂量范围为 4～15.5mg/kg。与对照组相比,甲羟孕酮对生长、骨骼发育、身高没有影响。随着甲羟孕酮治疗时间延长,乳房和阴毛逐步发育。停用甲羟孕酮后,月经的恢复时间与甲羟孕酮治疗周期的长短相关[3]。

【参考文献】

[1] 中华医学会.临床诊疗指南:内分泌及代谢性疾病分册.北京:人民卫生出版社,2005.

[2] Micromedex(172).Truven Health Analytics Inc.,2017 [2017-04-03].http://www.Micromedexsolutions.com.

[3] LEE PA.Medroxyprogesterone therapy for sexual precocity in girls.Am J Dis Child,1981,135(5):443-445.

阿米洛利 Amiloride

【已批准的适应证】

主要治疗水肿性疾病,如高血压、心力衰竭、肝硬化等疾病引起的水肿和腹水。亦可用于难治性低钾血症的辅助治疗。

【说明书之外的用法】

原发性醛固酮增多症。尤其适用于对螺内酯有显著不良反应的患者,口服,每日 20~40mg。

【特别提示】

与其他的留钾利尿药一样,阿米洛利会引起高钾血症,高钾血症如不及时纠正,可能会致死。高钾血症通常发生在单独使用阿米洛利而没有联合使用排钾利尿药的患者中。在肾功能损害和老年患者中,高钾血症的发生率会更高。因此,使用阿米洛利的患者要严密监测血钾水平。

【依据等级】

中华医学会《临床诊疗指南:内分泌及代谢性疾病分册》将阿米洛利作为治疗原发性醛固酮增多症的药物[1]。

美国 FDA 未批准阿米洛利用于成人原发性醛固酮增多症的治疗。Micromedex 有效性、推荐等级和证据强度:

有效性等级:Class Ⅱa,证据支持有效(成人)(Evidence Favors Efficacy)。

推荐等级:Class Ⅱb(成人),在某些情况下推荐使用(Recommended,In Some)。

证据强度:Category C(成人)[2]。

摘要:阿米洛利联合降压药物能够有效治疗由于原发性醛固酮增多症引起的低钾血症和高血压。

成人:应用阿米洛利联合其他降压药物治疗原发性醛固酮增多症,其低钾血症与高血压症状得到了良好的控制。在需要进行手术治疗的原发性醛固酮增多症患者中,术前使用阿米洛利对低钾血症的控制有效[3]。12 名原发性醛固酮增多症并发低钾血症患者持续 6 个月服用阿米洛利 10~40mg/d,低钾血症能得到迅速地纠正,并且血压控制良好。阿米洛利的疗效与血清中醛固酮的水平及醛固酮的分泌率没有明显的相关性[4]。

【参考文献】

［1］中华医学会.临床诊疗指南:内分泌及代谢性疾病分册.北京:人民卫生出版社,2005.

［2］Micromedex(172).Truven Health Analytics Inc.,2017[2017-04-03].http://www.Micromedexsolutions.com.

［3］BRAUNWALD E,ISSELBACHER KJ,PETERSDORF RG,et al.Harrison's principles of internal medicine.11th ed.New York:McGraw-Hill Book Company,1987.

［4］GRIFFING GT,COLE AG,AURECCHIA SA,et al.Amiloride in primary hyperaldosteronism.Clin Pharmacol Ther,1982,31(1):56-61.

缬沙坦 Valsartan

【已批准的适应证】

用于治疗轻、中度原发性高血压。

【说明书之外的用法】

糖尿病肾病。肾病变早期阶段(微量白蛋白尿期),不论患者有无高血压,服用 ARB(血管紧张素Ⅱ受体阻滞剂)或 ACEI(血管紧张素转化酶抑制剂)类药物,可减少尿白蛋白。口服,从小剂量开始,逐步增量,初始剂量可为每日 80mg,2~4 周后可酌情增加,最高可增至每日 320~640mg。

【特别提示】

美国 FDA 发布的黑框警告提示:一旦发现妊娠,立即终止缬沙坦的治疗。因作用于肾素-血管紧张素系统的药物可影响胎儿的发育,甚至可能引起胎儿死亡。

【依据等级】

《中国 2 型糖尿病防治指南》将 ARB 类药物作为治疗糖尿病肾病的药物[1]。

美国 FDA 未批准缬沙坦用于治疗成人糖尿病肾病。Micromedex有效性、推荐等级和证据强度:

有效性等级:Class Ⅱa,有证据支持有效(成人)(Evidence Favors Efficacy)。

推荐等级:Class Ⅱa(成人),大多数情况下推荐使用

(Recommended,In Most)。

证据强度：Category B(成人)[2]。

摘要：一项小样本糖尿病患者的队列研究结果显示：低剂量缬沙坦可以安全有效地降低尿白蛋白排泄。单药治疗或联合治疗均有效,但联合治疗效果更好。

成人

(1)单药治疗：一项为期 6 个月的低剂量缬沙坦(40mg/d)的研究发现：在不改变 2 型糖尿病患者($n=37$)血压的情况下,缬沙坦可减少尿白蛋白排泄。合并有糖尿病肾病的亚组分析($n=14$)结果提示：缬沙坦治疗后尿白蛋白排泄明显降低。患者在治疗过程中继续服用降糖和降压药物。6 个月后,尿白蛋白排泄平均值从 86.8μg/min 降至 46.9μg/min。在糖尿病肾病亚组(尿白蛋白排泄超过 20μg/min),尿白蛋白排泄平均值从 219.4μg/min 的基线值降至实验结束时的 102.7μg/min($P<0.01$)。尿白蛋白排泄降低值与尿白蛋白排泄基线值密切相关($r=-0.935$；$P<0.000\ 1$)。血清肌酐浓度和肌酐清除率在缬沙坦治疗中不受影响。BMI(体重指数)、HbA1c(糖化血红蛋白)、收缩压/舒张压的治疗后数值与治疗前基线值相比无显著变化。实验过程中未发现与缬沙坦使用相关的不良反应[3]。

(2)联合治疗：一项随机、双盲、交叉研究($n=18$)发现贝那普利、缬沙坦与安慰剂组相比均可显著降低蛋白尿与血压,两者降低蛋白尿和血压的程度类似。但两者联合用药比两者单药治疗和安慰剂组治疗效果更强。患者使用贝那普利单药治疗、缬沙坦单药治疗、贝那普利和缬沙坦联合用药均耐受良好。这项研究纳入 1 型糖尿病合并糖尿病肾病患者,尿白蛋白超过 300mg/24h,并且合并有糖尿病视网膜病变。在治疗过程中,按照随机顺序每个患者分别接受每天 1 次的安慰剂、贝那普利(20mg)、缬沙坦(80mg)、和贝那普利/缬沙坦(20/80mg)的治疗。安慰剂组平均尿蛋白水平为 701mg/24h。经过 8 周的治疗后,与安慰剂组相比,尿白蛋白水平在贝那普利或缬沙坦单药治疗组降低 65%,在贝那普利/缬沙坦联合治疗组降低 80%(与安慰剂组相比,$P<0.001$)。就降低尿白蛋白而言,联合用药较单药治疗更为有效(额外增加 43%的降低率,$P<0.01$)。与安慰剂组(平均血压 144/79 mmHg)相比,24

小时平均收缩压/舒张压在贝那普利或缬沙坦单药治疗组可降低 15/6mmHg($P<0.001$),而在两者联合用药组,可降低 22/13mmHg(与安慰剂组相比 $P<0.001$,与单药治疗组舒张压相比 $P<0.01$)。贝那普利/缬沙坦联合治疗组与安慰剂组和贝那普利单药治疗组相比,显著降低低密度脂蛋白胆固醇,不影响高密度脂蛋白胆固醇和甘油三酯。试验过程中,在贝那普利组有 2 个患者出现短暂的低血压,而贝那普利与缬沙坦联合用药组有 6 个患者出现短暂的低血压。贝那普利/缬沙坦联合用药组较单药治疗组血钾浓度提高 0.3mmol/L。除 1 例患者外,其余患者在治疗过程中,血钾浓度都低于 5mmol/L[4]。

【参考文献】

[1] 中华医学会糖尿病学分会.中国 2 型糖尿病防治指南(2013 年版).中国糖尿病杂志,2014,22(8):2-42.

[2] Micromedex(172).Truven Health Analytics Inc.,2017[2017-04-03].http://www.Micromedexsolutions.com.

[3] SUZUKI K,SOUDA S,IKARASHI T,et al.Renoprotective effects of low-dose valsartan in type 2 diabetic patients with diabetic nephropathy.Diabetes Res Clin Pract,2002,57(3):179-183.

[4] JACOBSEN P,ANDERSEN S,JENSEN BR,et al.Additive effect of ACE inhibition and angiotensin II receptor blockade in type I diabetic patients with diabetic nephropathy.J Am Soc Nephrol,2003,14(4):992-999.

氯沙坦 Losartan

【已批准的适应证】

治疗原发性高血压。

【说明书之外的用法】

糖尿病肾病。肾病变早期阶段(微量白蛋白尿期),不论患者有无高血压,服用 ARB(血管紧张素 II 受体阻滞剂)或 ACEI(血管紧张素转化酶抑制剂)类药物可减少尿白蛋白。口服,每日 100mg。

【特别提示】

美国 FDA 发布的黑框警告提示:一旦发现妊娠,立即终止氯沙坦治疗。因作用于肾素-血管紧张素系统的药物可影响胎儿的发育,甚至可能引起胎儿死亡。

【依据等级】

2013 年《中国 2 型糖尿病防治指南》将 ARB 类药物作为治疗糖尿病肾病的药物[1]。

美国 FDA 批准氯沙坦用于治疗成人 2 型糖尿病合并高血压患者的糖尿病肾病。Micromedex 有效性、推荐等级和证据强度：

有效性等级：Class Ⅰ，治疗有效（成人）（Effective）。

推荐等级：Class Ⅱa（成人），大多数情况下推荐使用（Recommended，In Most）。

证据强度：Category B（成人）[2]。

美国 FDA 未批准氯沙坦用于 1 型、型糖尿病出现糖尿病肾病的患者。氯沙坦用于 1 型和 2 型糖尿病出现糖尿病肾病的患者，其 Micromedex 有效性、推荐等级和证据强度：

有效性等级：Class Ⅱa，证据支持有效（Evidence Favors Efficacy）。

推荐等级：Class Ⅱb，部分情况下推荐使用（Recommended，In Some）。

证据强度：Category B[2]。

摘要：在 1 型糖尿病合并高血压患者中，氯沙坦可提供肾脏保护作用[3]。在 2 型糖尿病 CKD 3～4 期患者中（$n=60$），随机研究发现氯沙坦与吡格列酮联合用药较氯沙坦单药治疗具有更强的肾脏保护作用[4]。在 2 型糖尿病合并高血压的患者中，氯沙坦可用于糖尿病肾病的治疗。一项随机、双盲、安慰剂对照的多中心研究（RENAAL 研究）共纳入 1 513 例 2 型糖尿病患者，其结果显示：对 2 型糖尿病合并肾脏损害的患者，氯沙坦耐受性好，具有降压、肾脏保护作用[5]。

成人：对于 1 型糖尿病合并糖尿病肾病和高血压的患者（$n=50$），氯沙坦理想的剂量是 100mg/d。氯沙坦剂量从 50mg 提高到 100mg 可更好地降低血压，减少尿蛋白。但氯沙坦剂量从 100mg 提高到 150mg，患者并没有额外获益。在为期 2 个月氯沙坦剂量分别为 50mg/d、100mg/d 和 150mg/d 的治疗组中，收缩压/舒张压平均降低 7/4mmHg、12/6mmHg 和 10/5mmHg（与基线值相比，治疗组 $P<0.05$）。氯沙坦对白天和晚上的血压均有相似的降压效

果。氯沙坦上述剂量组,尿蛋白分别降低了 30%、48% 和 44%(与基线值相比,治疗组 $P<0.01$)。意外观察到:在这 3 个剂量组,糖化血红蛋白以 0.3% 的幅度呈浓度依赖性的升高[3]。

联合用药:一项 2 型糖尿病肾病患者($n=60$)的随机研究发现,氯沙坦与吡格列酮联合用药较氯沙坦单药治疗具有更强的肾脏保护作用。入组患者年龄:42~80 岁,血清肌酐值(150~420μmol/L,3~4 期慢性肾病),剔除 1 型糖尿病患者。患者根据 CKD 分期分组,随机接受氯沙坦 100mg 与吡格列酮 30mg 或氯沙坦 100mg 口服,每天 1 次,12 个月的治疗疗程(CKD 每期分别入组 15 人)。所有的患者均接受传统的胰岛素治疗和低蛋白饮食。除 ACEI 类药物,其他的传统降压药继续用于高血压患者的起始治疗。每 3 个月随访 1 次,评估患者的血压、血糖及肾功能情况[包括 SCr、内生肌酐清除率(CrCl)、24 小时尿蛋白排泄]。经过 12 个月治疗后的研究结果表明,对于 3 或 4 期肾脏损害患者,与基线值相比,联合用药组较单药治疗组 SCr 值降低更多(两组患者 $P<0.001$)。虽然两组 CrCl 和 GFR 基线值在单药治疗组更高,但在治疗过程中及 12 个月治疗后,联合用药组比单药组降低更多。在 CKD3 期的患者,CrCl 值有统计学差异($P<0.01$),而 GFR 值不论 CKD3 期或 4 期患者中都有统计学差异。与基线值相比,治疗组方案均可降低尿蛋白。但在 CKD3 期患者中,联合治疗组尿蛋白降低比率较单药治疗组更高,其中 6 个月时(-22.7% vs -17.2%;$P=0.025$),9 个月时(-32% vs -20.7%;$P=0.001$),12 个月时(-50% vs -26.2%;$P<0.001$)。对于 CKD4 期患者,联合用药与单药治疗组之间的差异只出现在治疗 9 个月(-36% vs -20.9%;$P=0.02$)和 12 个月(-44.7% vs -28%;$P<0.001$)。CKD3 期患者在治疗 12 个月后,联合用药较单药治疗组空腹血糖(FBG)降低更多[$-(22.7\pm6.9)\%$ vs $-(15.1\pm6.3)\%$;$P<0.01$]。此外联合用药较单药治疗组糖化血红蛋白在用药 6 个月时降低更快,用药 12 个月时有显著性差异($P<0.01$)。不论 CKD 分期,胰岛素用量和蛋白摄入量的升高在研究中并没有显著性差异。但在体重校正后,胰岛素用量在 CKD4 期患者较 CKD3 期患者更高。值得注意的是,血糖的控制(如糖化血红蛋白)和肾衰竭的延缓进展并没有相关性。

虽然联合用药组,水肿和体重指数(BMI)的升高发生率更高,但是体重指数与基线值比并没有显著性改变。研究中患者也未出现慢性心力衰竭[4]。

一项随机、双盲、安慰剂对照的多中心研究(RENAAL 研究)共纳入 1 513 例 2 型糖尿病患者。结果显示,氯沙坦耐受性好,且具有降压和肾脏保护作用。入组 2 型糖尿病合并肾脏损害的患者,尿白蛋白/尿肌酐比值超过 300(晨尿),或尿蛋白排泄>0.5g/d,血清肌酐值在 115～265μmol/L(男性体重超过 60kg,>133μmol/L)。患者随机接受氯沙坦 50mg/d(n=751)或安慰剂(n=762),患者可以接受除 ACEI 和 ARB 类药物之外的其他降压药物治疗。若氯沙坦使用 4 周后,血压如果仍>140/90mmHg,则提高剂量至 100mg/d。随访 3～4 年后,发现接受氯沙坦治疗的患者与安慰剂组相比,主要终点事件(包括血清肌酐值升高 1 倍,终末期肾病,或死亡)可降低 16%(P=0.02)。氯沙坦治疗组血清肌酐升高 1 倍的可能性较安慰剂组降低 25%(P=0.006)。氯沙坦治疗组降低终末期肾病的可能性较安慰剂组降低 28%(P=0.002)。此外氯沙坦治疗组还可降低 35%的尿蛋白,而安慰剂组,尿白蛋白/肌酐值会升高(P<0.001)。复合终点(包括心血管并发症和死亡率)在治疗组及安慰剂组无显著性差异。肾脏保护作用可能不仅仅因为氯沙坦的降压作用。研究结束时,71%的患者服用氯沙坦的剂量为 100mg/d。该研究由于药品不良反应事件而导致患者退出研究的情况,氯沙坦组及安慰剂组比例分别是 17.2%和 21.7%。由于血清钾浓度升高导致患者退出研究的情况在氯沙坦组及安慰剂组分别是 1.1%和 0.5%[5]。

【参考文献】

[1] 中华医学会糖尿病学分会.中国 2 型糖尿病防治指南(2013 年版).中国糖尿病杂志,2014,22(8):2-42.

[2] Micromedex(172).Truven Health Analytics Inc.,2017[2017-04-03].http://www.Micromedexsolutions.com.

[3] ANDERSEN S,ROSSING P,JUHL TR,et al.Optimal dose of losartan for renoprotection in diabetic nephropathy.Nephrol Dial Transplant,2002,17(8):1413-1418.

[4] JIN HM,PAN Y.Renoprotection provided by losartan in combination with pioglitazone is superior to renoprotection provided

by losartan alone in patients with type 2 diabetic nephropathy.Kidney Blood Press Res,2007,30(4):203-211.

[5] BRENNER BM, COOPER ME, DE ZEEUW D, et al. Effects of losartan on renal and cardiovascular outcomes in patients with type 2 diabetes and nephropathy. N Engl J Med, 2001,345(12):861-869.

前列地尔 Alprostadil

【已批准的适应证】

1. 治疗慢性动脉闭塞症(血栓闭塞性脉管炎、闭塞性动脉硬化症等)引起的四肢溃疡及微小血管循环障碍引起的四肢静息疼痛,改善心脑血管微循环障碍。

2. 脏器移植术后抗栓治疗,用以抑制移植后血管内的血栓形成。

3. 动脉导管依赖性先天性心脏病,用以缓解低氧血症,保持导管血流以等待时机手术治疗。

4. 用于慢性肝炎的辅助治疗。

【特别提示】

美国 FDA 发布的黑框警告提示:前列地尔注射剂可引起10%~12%患先天性心脏病的新生儿出现窒息。窒息常发生在出生体重低于 2kg 的新生儿,且多发生在药物使用的第1 个小时。因此在治疗期间应注意监测患者呼吸情况,并在有呼吸骤停抢救措施的情况下使用。

【说明书之外的用法】

糖尿病周围血管病变。成人一日 1 次,1~2ml(前列地尔5~10μg)+10ml 0.9%氯化钠注射液(或 5%葡萄糖注射液)缓慢静脉注射,或直接入小壶缓慢静脉滴注。

【依据等级】

2013 年《中国 2 型糖尿病防治指南》推荐前列地尔作为糖尿病患者下肢血管病变的二级预防用药[1]。

美国 FDA 未批准前列地尔用于治疗成人的周围血管病变。Micromedex有效性、推荐等级和证据强度:

有效性等级: Class Ⅱa,证据支持有效(Evidence Favors Efficacy)。

推荐等级: Class Ⅱb,部分情况下推荐使用(Recommended, In Some)。

证据强度：Category B[2]。

摘要：前列地尔可抑制血小板聚集，舒张血管，增加外周血流。

成人：12 位有血栓闭塞性脉管炎的患者行血管旁路重建术，予以前列地尔治疗 7～12 天，平均剂量为 2ng/(kg·min)[1～4ng/(kg·min)]。如给药过程中发生红、肿、热、痛的现象则减少前列地尔的剂量。前列地尔可减轻静息痛，促进溃疡、坏疽的愈合，减少损伤。前列地尔可溶于肝素化生理盐水注射液中并通过硅胶管进行注射[3]。

6 位患者以前列地尔 1～4μg/h 静脉注射 72 小时治疗周围血管病，5 位患者溃疡好转，其中 4 位获得完全缓解。疼痛的缓解与溃疡愈合相关[4]。

一项开放性研究中，7 位患者接受连续 3 天，每天 7 次，每 2 小时 1 次间歇性给予前列地尔 20μg/10ml 注射（总剂量为 0.42mg/d），另外 3 位患者接受连续 72 小时，5μg/h 的注射治疗（0.36mg 前列地尔溶于 3L 盐水中），其中 8 位患者（80%）溃疡的疼痛得到基本缓解或完全缓解[5]。

【参考文献】

[1] 中华医学会糖尿病学分会.中国 2 型糖尿病防治指南(2013 年版).中国糖尿病杂志,2014,22(8):2-42.

[2] Micromedex(172).Truven Health Analytics Inc.,2017[2017-04-03].http://www.Micromedexsolutions.com.

[3] OKAMOTO Y,NAKAYAMA K,WATANABE H,et al. Surgical treatment of Buerger's disease of the lower limbs with special reference to intra-arterial infusion of prostaglandin E₁ after revascularisation.Inter Angio,1984,3:69-72.

[4] DATA JL,NELSON JA,HEFLIN RS,et al.Prostaglandin E₁ treatment for diabetic ulcerations. Fed Proc Part Ⅰ,1980,39(3):21.

[5] BEITNER H,HAMMAR H,OLSSON AG,et al.Prostaglandin E₁ treatment of leg ulcers caused by venous or arterial incompetence.Acta Derm Venereol,1980,60(5):425-430.

米非司酮 Mifepristone

【已批准的适应证】

米非司酮片与前列腺素药物序贯合并使用，可用于终止停经 49 天内的早期妊娠。

【特别提示】

美国 FDA 发布的黑框警告提示:口服片剂。米非司酮具有抗早孕和终止妊娠的作用,因此在治疗前或治疗中断超过 14 天的育龄妇女需要排查是否怀孕。治疗期间和治疗结束后 1 个月内应避免怀孕。

自然流产、外科手术和药物流产(包括米非司酮的使用)后可能会出现罕见的致死性感染、出血。患者有严重的细菌感染和败血症也可能会表现一些非典型的感染症状,如未发热。长期大量出血可能是流产不完全的表现,或者是一些其他的并发症需要药物或手术来及时干预。开具米非司酮处方前应告知患者这些风险,并确保患者在出现风险时知道如何处理。在药物流产前需要对患者进行知情同意。

【说明书之外的用法】

库欣综合征。口服,300~1 200mg/d。

【依据等级】

《内分泌代谢病学》[1]和 2015 年《中国库欣病诊治专家共识》[2]提出米非司酮可用于库欣综合征。

美国 FDA 目前批准米非司酮用于成人高血糖-特发性库欣综合征,特别是手术失败或不能手术的患者。Micromedex 有效性、推荐等级和证据强度:

有效性等级:Class Ⅱa,证据支持有效(Evidence Favors Efficacy)。

推荐等级:Class Ⅱb,某些情况下推荐使用(Recommended, In Some)。

证据强度:Category B[3]。

摘要:米非司酮被批准用于控制因手术失败或不能手术的 2 型糖尿病和糖耐量受损患者因内源性库欣综合征而导致的高血糖。但米非司酮不能用于无库欣综合征的 2 型糖尿病患者[4]。

成人:一项为期 24 周无对照、非盲研究中,口服米非司酮对控制 2 型糖尿病或糖耐量受损合并有库欣综合征患者的高血糖有效(n=25)。该研究共纳入 50 名手术/放疗失败或不能手术的有临床和生物学证据的皮质醇增多症患者,其中有 29 例患者合并有 2 型糖尿病或糖耐量受损(糖尿病的队列研究)。患者最初服用米非司酮 300mg/d,每天 1 次,基于临床疗效和患者的耐受性,2 周后米非司酮的剂量增加至 600mg,后面每 4 周增加 300mg 直至最大日剂量。米非司酮的最大日剂量为 900mg(体重<60kg)或 1 200mg(体重>60kg)。在研究之前,糖尿病队列研究要求患者有一个稳定的降糖方案,并且在研究中继续该降糖方案。改良的意向治疗分析($n = 25$,所有患者需接受至少 30 天的治疗),糖尿病队列研究中有 60%(95%CI:39%~78%)患者的基础葡萄糖(主要终点疗效)得到 25% 或更大程度的减少。患者 HbA1c 的平均基线值为 7.4%($n = 24$),治疗 24 周后,患者的 HbA1c 平均下降 1.1%(95%CI:-1.6%~-0.7%)。在糖尿病的队列研究中,15 位患者中有 7 位患者的降糖药物剂量有所减少。尽管患者的库欣综合征的症状得到不同程度的缓解,由于应答水平的差异,这些益处也不能完全归功于米非司酮。服用米非司酮常见的不良反应包括恶心、疲劳、头痛、血管神经性水肿、头晕和子宫内膜增厚。有 40% 的患者由于出现不良反应而导致药物中断使用或剂量减少。

【参考文献】

[1] 廖二元.内分泌代谢病学.3 版.北京:人民卫生出版社,2012.

[2] 中国垂体腺瘤协作组.中国库欣病诊治专家共识(2015).中华医学杂志,2016,96(11):835-840.

[3] Micromedex(172).Truven Health Analytics Inc.,2017[2017-04-03].http://www.Micromedexsolutions.com.

[4] Product Information:Korlym(TM) oral tablets,mifepristone oral tablets.Corcept Therapeutics(per manufacturer),Menlo Park,CA,2012.

(编写:赵文霞　王宜文)

(校对:唐筱婉　张钰宣)

第6章

血液系统疾病用药

利妥昔单抗 Rituximab

【已批准的适应证】

1. 复发或耐药的滤泡性中央型淋巴瘤(国际工作分类 B、C 和 D 亚型的 B 细胞非霍奇金淋巴瘤)的治疗。

2. 先前未经治疗的 CD20 阳性Ⅲ~Ⅳ期滤泡性非霍奇金淋巴瘤,患者应与标准 CVP 化疗(环磷酰胺、长春新碱和泼尼松)8 个周期联合治疗。

3. CD20 阳性弥漫大 B 细胞性非霍奇金淋巴瘤(DLBCL)应与标准 CHOP 化疗(环磷酰胺、多柔比星、长春新碱、泼尼松)8 个周期联合治疗。

【说明书之外的用法】

1. 特发性血小板减少性紫癜。

2. 巨球蛋白血症。

3. 自身免疫性溶血性贫血。用于温抗体型自身免疫性溶血性贫血:$375mg/m^2$,静脉注射,每周 1 次,共用 4 周,联合应用泼尼松龙 $1.5mg/(kg \cdot d)$,共用 2 周,然后在 4~8 周逐渐减量至维持血红蛋白正常值下限的剂量,同时每日服用叶酸 5mg。

【特别提示】

利妥昔单抗绝不能未稀释就静脉滴注,制备好的注射液也不能用于静脉推注。应用利妥昔单抗前 30~60 分钟,应预防性静脉给予对乙酰氨基酚 1g 和氯马斯汀 2mg。FDA 批准的说明书中黑框警告提示:有些输液反应是严重且致命的,应预防应用抗组胺药。有些患者可能会出现严重的皮肤黏膜反应,如 Stevens-Johnson 综合征,应停止用药;乙型肝炎病毒感染者、乙型肝炎病毒携带者、乙型肝炎高危患者应用该药物可能出现乙型肝炎病毒再激活的风险和暴发性肝炎,有可能导致肝衰竭和死亡,应用利妥昔单抗前应评估肝功能及在用药后的几个月应密切监测活动性 HBV 感染的临床体征和实验室指标。

【依据等级】

1. 特发性血小板减少性紫癜 中华医学会《临床诊疗指南:血液学分册》将抗 CD20 单克隆抗体作为特发性血小板减少性紫癜的其他治疗的药物[1]。

美国 FDA 未批准利妥昔单抗用于治疗成人特发性血小板减少性紫癜。Micromedex 有效性、推荐等级和证据强度分别为:

有效性等级: Class Ⅱa,证据支持有效(Evidence Favors Efficacy)。

推荐等级: Class Ⅱb,在某些情况下推荐使用(Recommended,In Some)。

证据强度: Category B[2]。

摘要:一项试验($n=137$)表明初始治疗免疫型血小板减少性紫癜,在 6 个月中,地塞米松联合利妥昔单抗比单用地塞米松能获得显著的持续应答[3]。另一项试验($n=101$)在 6 个月中观察到类似结果[4]。治疗难治特发性血小板减少性紫癜,25 名患者静脉给予利妥昔单抗治疗 4 周后,总有效率 52%[5]。

2. 巨球蛋白血症 中华医学会《临床诊疗指南:血液学分册》对淋巴浆细胞淋巴瘤疾病进展者的一线治疗方案包括抗 CD20 单克隆抗体,如利妥昔单抗等药物[1]。

美国 FDA 未批准利妥昔单抗用于治疗巨球蛋白血症。Micromedex 有效性、推荐等级和证据强度分别为:

有效性等级: Class Ⅱa,证据支持有效(Evidence Favors Efficacy)。

推荐等级: Class Ⅱa,在大多数情况下推荐使用(Recommended,In Most)。

证据强度: Category B[2]。

摘要:利妥昔单抗被证明在多种治疗方案中均有效,并且以此为基础的联合用药可能更适合于基础治疗。单药治疗适用于低风险患者[6]。利妥昔单抗为基础的联合用药能产生如下的总有效率,利妥昔单抗联合克拉屈滨:29 名患者,89.6%(16 人之前未曾治疗)[7];硼替佐米联合利妥昔单抗:37名患者,81%(之前曾治疗)[8];硼替佐米联合地塞米松和利妥昔单抗:23名患者,96%(之前未曾治疗)[9];地塞米松联合利妥昔单抗和环磷酰胺(DRC):72名患者,83%(之前未曾治疗)[10]。作为单一疗法治疗巨球蛋白血症,利妥昔单抗产生总有效率,28名患者(曾治疗1至8期),89.2%[11];12名患者(每周输液1次,治疗1个月),50%[12]。

成人:一项多中心Ⅱ期临床试验表明利妥昔单抗联合克拉屈滨可有效治疗巨球蛋白血症,且患者能较好地耐受。患者($n = 29$,平均年龄64岁,范围36~75岁)静脉输注利妥昔单抗375mg/m²(d1),皮下注射克拉屈滨0.1mg/kg(d1~d5)。该方案每月治疗1次,共4个月。并且治疗期间患者未使用抗菌药物预防感染。83%的患者完成了4个月的治疗,总有效率为89.6%。7名患者完全缓解,16名部分缓解,3名轻度缓解。得到缓解的平均时间为4个月(范围2~17个月)。平均骨髓受累减缓为34%~5%;平均血浆IgM减少为2 567~1 070mg/dl。未接受过治疗的患者(93.7%;$n = 16$)与接受过治疗的患者(84.6%;$n = 13$)之间无显著差异。平均随访43个月(5~190个月)后,其中4名患者复发,且未达到治疗失败的中位时间[7]。

一项多中心、无对照Ⅱ期临床试验($n = 26$)表明,88%的未经治疗的巨球蛋白血症患者,接受硼替佐米联合利妥昔单抗治疗能至少达到轻度缓解。患者平均年龄63岁,范围:43~85岁;平均血浆IgM水平为4 277mg/dl,范围428~7 940mg/dl;平均M蛋白浓度2.3g/dl,范围0.4~4.5g/dl。给予硼替佐米1.6mg/m²(d1、d8、d15,每28天重复)加利妥昔单抗375mg/m²(d1、d8、d15、d22,仅第1和第4疗程),联合治疗了6个疗程后,23名患者(88%,95%CI:70%~98%)至少达到了轻度缓解(包括主要终点;完全缓解,4%;接近完全缓解,4%;部分缓解,58%;轻微缓解,23%;疾病稳定,12%)。总有效率的中位时间为3.7个月(范围:0.9~14.8个月),没有患者出现病情恶化[13]。

一项前瞻性研究表明,37名患有复发难治性巨球蛋白血症患者接受硼替佐米联合利妥昔单抗治疗后,缓解率为81%。患者平均年龄64岁,范围42~81岁,先前至少接受过 1 种治疗。静脉输注硼替佐米 $1.6mg/m^2$（d1、d8、d15、d28），每 28 天为 1 个疗程，共 6 个疗程，联合利妥昔单抗 $375mg/m^2$（d1、d8、d15、d22；第 1、4 疗程）。完全缓解 1 人，接近完全缓解 1 人，部分缓解 17 人，轻度缓解 11 人，30 名患者（81%，95% CI：65% ～ 92%）至少达到了轻度缓解[8]。

23 名未经治疗的巨球蛋白血症患者，接受硼替佐米、地塞米松和利妥昔单抗联合治疗后，IgM 水平显著降低，总有效率 96%。患者平均年龄 66 岁，范围 48 ～ 86 岁。在第 1、4、8、11 天，静脉给予硼替佐米 $1.3mg/m^2$ 和地塞米松 40mg，并在第 11 天加用利妥昔单抗 $375mg/m^2$，休息 12 周后，此为 1 个疗程，然后再行治疗 4 个疗程。共 3 名患者得到完全缓解，近似完全缓解 2 名，很好地部分缓解 3 名，部分缓解 11 名，轻度缓解 3 名，总有效率 96%（22 名）[9]。

一项 II 期临床试验，72 名未经治疗的巨球蛋白血症患者，采用地塞米松、利妥昔单抗联合环磷酰胺（DRC 方案）治疗，总有效率为 83%。患者平均年龄 69 岁（33 ～ 89 岁）。静脉给予地塞米松 20mg 和利妥昔单抗 $375mg/m^2$（d1），口服环磷酰胺 $100mg/m^2$，每日 2 次（d1～d5），每 21 天重复 1 次，共 6 次。总体有效率为 83%，其中完全缓解率 7%，部分缓解率 67%，轻度缓解率 9%。另有 8% 的患者在治疗期间病情加重[10]。

某研究表明使用利妥昔单抗治疗巨球蛋白血症患者（n = 28），28.5% 的患者 IgM 水平至少能降低 50% 以上；60.75% 的患者至少能降低 25% 以上。治疗前后患者的骨髓活检显示出淋巴细胞受累由 65%（5% ～ 90%）减少到 25%（0 ～ 80%；P = 0.000 9）。患者平均接受 4.7 个疗程（1～8 疗程）的利妥昔单抗治疗，每周 $375mg/m^2$[11]。

一项前瞻性研究表明，巨球蛋白血症患者（n = 12）静脉输注利妥昔单抗（每周 $375mg/m^2$）共 4 周。其中 3 名患者减少了 75% 的 IgM 水平，2 名患者减少了 50%，1 名患者减少 25%，4 名患者病程稳定，另 2 名患者疾病进展[12]。

3. 自身免疫性溶血性贫血　美国 FDA 未批准利妥昔单抗用于治疗成人及儿童自身免疫性溶血性贫血。Micromedex

有效性、推荐等级和证据强度：

有效性等级：Class Ⅱb，有效性具有争议（成人、儿童）（Evidence is Inconclusive）。

推荐等级：Class Ⅱb，在某些情况下推荐使用（成人、儿童）（Recommended,In Some）。

证据强度：Category B（成人、儿童）[2]。

肖毅等通过自体外周血干细胞移植联合利妥昔单抗治疗自身免疫性溶血性贫血[14]。Gupta 等用利妥昔单抗 375mg/m² 联合环磷酰胺 750mg/m² 及大剂量地塞米松治疗 8 例慢性淋巴细胞白血病并发自身免疫性溶血性贫血（autoimmune hemolytic anemia,AIHA）患者，均获缓解，其中 5 例抗人球蛋白试验转阴。平均缓解持续时间达 13（7～23）个月，复发者再次使用利妥昔单抗治疗仍有效[15]。孙利等应用利妥昔单抗联合输血治疗自身免疫性溶血性贫血可以提高病患治疗的完全缓解率，降低患者的复发率，且不增加不良反应的发生率[16]。

【参考文献】

［1］中华医学会.临床诊疗指南:血液学分册.北京:人民卫生出版社,2006.

［2］Micromedex（172）.Truven Health Analytics Inc.,2017［2017-04-03］.http://www.Micromedexsolutions.com.

［3］GUDBRANDSDOTTIR S,BIRGENS HS,FREDERIKSEN H,et al.Rituximab and dexamethasone vs dexamethasone monotherapy in newly diagnosed patients with primary immune thrombocytopenia.Blood,2013,121（11）:1976-1981.

［4］ZAJA F,BACCARANI M,MAZZA P,et al.Dexamethasone plus rituximab yields higher sustained response rates than dexamethasone monotherapy in adults with primary immune thrombocytopenia.Blood,2010,115（14）:2755-2762.

［5］STASI R,PAGANO A,STIPA E,et al.Rituximab chimeric anti-CD10 monoclonal antibody treatment for adults with chronic idiopathic thrombocytopenicpurpura.Blood,2001,98（4）:952-957.

［6］DIMOPOULOS MA,GERTZ MA,KASTRITIS E,et al.Update on treatment recommendations from the Fourth International Workshop on Waldenstrom's Macroglobulinemia. J Clin Oncol,

2009,27(1):120-126.

[7] LASZLO D,ANDREOLA G,RIGACCI L,et al.Rituximab and subcutaneous 2-chloro-2′-deoxyadenosine combination treatment for patients with Waldenstrom macroglobulinemia:clinical and biologic results of aphase II multicenter study.J Clin Oncol,2010,28 (13):2233-2238.

[8] GHOBRIAL IM,HONG F,PADMANABHAN S,et al. Phase II trial of weekly bortezomib in combination with rituximab in relapsed or relapsed and refractory Waldenstrom macroglobulinemia.J Clin Oncol,2010,28(8):1422-1428.

[9] TREON SP,IOAKIMIDIS L,SOUMERAI JD,et al.Primary therapy of Waldenstrom macroglobulinemia with bortezomib, dexamethasone,andrituximab:WMCTG clinical trial 05-180.J Clin Oncol,2009,27(23):3830-3835.

[10] DIMOPOULOS MA,ANAGNOSTOPOULOS A,KYRTSONIS MC,et al.Primary treatment of Waldenstrom macroglobulinemia with dexamethasone, rituximab, and cyclophosphamide. J Clin Oncol,2007,25(22):3344-3349.

[11] TREON SP,AGUS DB,LINK B,et al.Rituximab is an active agent in Waldenstroms Macroglobulinemia(WM).Presented at the 36th Annual Meeting of the American Society of Clinical Oncology,New Orleans,LA,USA,May 2000.

[12] DIMOPOULOS MA,KIAMOURIS C,KARKANTARIS C,et al.Prospective evaluation of rituximab for the treatment of Waldenstrom's macroglobulinemia. Presented at the 42nd Annual Meeting of the American Society of Hematology,San Francisco, CA,USA,December 1-5,2000.

[13] GHOBRIAL IM,XIE W,PADMANABHAN S,et al. Phase II trial of weekly bortezomib in combination with rituximab in untreated patients with Waldenstrom Macroglobulinemia.Am J Hematol,2010,85(9):670-674.

[14] 肖毅,张义成,张东华,等.自体外周血干细胞移植联合利妥昔单抗治疗自身免疫性溶血性贫血.新医学,2006, 37(8):500-503.

[15] GUPTA N,KARURA S,PATEL O,et al.Rituximab-based chemotherapy for steroid-refractory autoimmune hemolytic

anemia of chronic lymphocytic leukemia.Leukemia,2002,16(10):2092-2095.

[16] 孙利,郭晓珺,吴海兵.利妥昔单抗联合输血治疗自身免疫性溶血性贫血的临床研究.中国临床药理学杂志,2016,32(11):984-986.

沙利度胺 Thalidomide

【已批准的适应证】

用于控制瘤型麻风反应症。

【说明书之外的用法】

多发性骨髓瘤。用于平台期维持治疗,剂量一般为 200～300mg/d。

【特别提示】

孕妇及哺乳期妇女禁用,儿童禁用。治疗多发性骨髓瘤会增加血栓事件发生率,如深静脉血栓和肺栓塞。

【依据等级】

中华医学会《临床诊疗指南:血液学分册》推荐诱导化疗中,在化疗方案的基础上联合沙利度胺可提高缓解率[1]。

沙利度胺逐渐应用于平台期维持治疗,剂量一般为 200～300mg/d。此外,沙利度胺也用于复发和难治性多发性骨髓瘤的治疗。

美国 FDA 未批准沙利度胺用于治疗成人多发性骨髓瘤。Micromedex有效性、推荐等级和证据强度分别为:

有效性等级:Class Ⅱa,证据支持有效(Evidence Favors Efficacy)。

推荐等级:Class Ⅱb,在某些情况下推荐使用(Recommended,In Some)。

证据强度:Category B[2]。

摘要:当沙利度胺加入诱导方案用于干细胞移植与大剂量美法仑治疗前后时,结局(无事件存活率、无恶化存活率、完全缓解、部分缓解)有改善,但尚未显示出对整体存活率的改善。新诊断的多发性骨髓瘤患者,维持治疗也是如此。神经毒性和深静脉血栓是沙利度胺的主要不良反应[3-6]。开放研究显示,难治性多发性骨髓瘤的患者对沙利度胺单一药物治疗有响应[7-8]。

成人:一项随机、多中心的Ⅲ期临床试验表明,对于之前未接受过治疗的多发性骨髓瘤患者,硼替佐米的三药联合方案在诱导及移植后完全缓解的比例明显高于沙利度胺加地塞米松及硼替佐米的八药联合方案。患者（$n=386$，平均年龄56岁，17%髓外浆细胞瘤；21%高风险细胞遗传学）随机分为3组：第一组接受硼替佐米、沙利度胺、地塞米松治疗（VTD方案，$n=130$）；第二组接受沙利度胺、地塞米松治疗（TD方案，$n=127$）；第三组接受长春新碱、卡莫司汀、美法仑、环磷酰胺、泼尼松与长春新碱、卡莫司汀、多柔比星、地塞米松的交替治疗后，再接受硼替佐米治疗（VBMCP/VBAD/B方案；$n=129$）。TD组给药方案为沙利度胺每日200mg（首个疗程为每日50mg，d1~d14，然后每日100mg，d15~d28），口服地塞米松40mg（d1~d4、d9~d12），每疗程间隔4周，共6个疗程。VTD组给药方案为TD加硼替佐米1.3mg/m²（d1、d4、d8、d11）。VBMCP/VBAD/B组中，VBMCP为卡莫司汀（0.5mg/kg，静脉注射，d1），长春新碱（0.03mg/kg，最大量2mg，静脉注射，d1），口服美法仑（0.25mg/kg，d1~d4），环磷酰胺（10mg/kg，静脉注射，d1），泼尼松（1mg/kg，d1~d4；0.5mg/kg，d5~d8；0.25mg/kg，d9~d12）；VBAD为长春新碱（1mg/kg，静脉注射，d1），卡莫司汀（30mg/m²，静脉注射，d1），多柔比星（40mg/m²，静脉注射，d1），口服地塞米松40mg（d1~4，d9~12，d17~20）。VBMCP/VBAD/B组患者先接受4个疗程BVMCP与VBAD方案的交替治疗（间隔5周交替），再接受2个疗程硼替佐米（1.3mg/m²，d1、d4、d8、d11，间隔3周）治疗。3组患者接受诱导治疗24周后均按计划进行自体干细胞移植（ASCT）（大剂量美法仑/非格司亭或环磷酰胺/非格司亭冲击）。维持治疗为干扰素α2b（3MU，皮下注射，q3w）和沙利度胺每日100mg，或沙利度胺每日100mg和硼替佐米（1.3mg/kg、d1、d4、d8、d11）每3个月1个疗程，持续3年或持续至疾病恶化或毒性不被检出。诱导治疗后，VTD组有35%的患者得到完全缓解，明显高于TD组的14%和VBMCP/VBAD/B组的21%。平均随访35.2个月后，VTD组疾病无进展的平均时间（56.2个月）明显长于TD组（28.2个月）和VBMCP/VBAD/B组（35.3个月）。但4年内的总生存率并无显著差异（VTD：74%；TD：65%；VBMCP/VBAD/B：70%）[3]。

17名多发性骨髓瘤患者，沙利度胺单药治疗后，11名（64%）得到缓解，5名很好地部分缓解（M蛋白至少减少75%），5名部分缓解（M蛋白至少减少50%），1名轻度缓解（M蛋白减少

25%以上）。11名患者中9名血红蛋白升至正常水平[7]。

沙利度胺治疗43名多发性骨髓瘤患者，11名（26%）得到缓解（Bence Jones蛋白至少减少75%或骨髓瘤蛋白的生成至少减少50%）。这项Ⅱ期临床试验，沙利度胺的初始剂量为200mg，每晚1次，每隔14天增加200mg，最大剂量为800mg，每晚1次。由于患者普遍对大剂量沙利度胺耐受不良，因此得到缓解的患者服用沙利度胺的剂量都维持在100~400mg，每日1次[8]。

一项进行中的非盲Ⅱ期试验，其初始数据表明：使用沙利度胺（50~400mg，每日1次）治疗24名多发性骨髓瘤患者至少8周，其中8名患者得到缓解[9]。

一项Ⅱ期临床试验，其中32%的患者曾接受过治疗，研究表明难治性多发性骨髓瘤对沙利度胺有响应。84名患者服用沙利度胺，初始剂量200mg，每日1次，最终剂量为800mg，每日1次。患者最终每天能达到的剂量：400mg、600mg和800mg分别占总人数的86%、68%和55%。主要终点为血清或尿中副蛋白降低，27名患者均至少降低了25%。其中7（8%）、6（7%）和6（7%）名患者分别降低50%、75%和90%，2名患者完全缓解。平均治疗2和3个月后，副蛋白分别降低50%和75%。随访12个月后，22%的患者无事件，58%的患者生存[10]。

新诊断为多发性骨髓瘤的患者（Durie-Salmon分期Ⅱ或Ⅲ，年龄18~65岁）被随机分成A、B两组，均3个疗程。A组长春新碱0.4mg（d1~d4，静脉快速输入），多柔比星9mg/m²（d1~d4，静脉快速输入），地塞米松40mg（d1~d4，d9~d12，d17~d20，口服）。B组每日口服沙利度胺200~400mg，静脉快速输入多柔比星9mg/m²（d1~d4），口服地塞米松40mg（d1~d4，d9~d12，d17~d20），在造血干细胞动员前持续服用沙利度胺d1~2周。试验第2、3疗程分别始于d29、d57。如能耐受，沙利度胺剂量逐渐增至400mg。仅对至少达到部分缓解的患者进行维持治疗。这部分患者随机分成A组：干扰素α（3MU，每周3次，大剂量美法仑治疗后2~3个月开始）；B组：沙利度胺（50mg，每日1次，大剂量美法仑治疗后2~3个月开始，且疾病复发或进展前未进行血栓预防）。试验表明沙利度胺在大剂量美法仑治疗前诱导化疗及大剂量美法仑治疗后的维持治疗中具有较高缓解率。至少部分缓解率达到

88%（B组），而对照组（A组）则为79%（OR：1.92，95%CI：1.21~3.07，$P=0.005$）[4]。

一项Ⅲ期临床试验，沙利度胺联合美法仑治疗经2次外周造血干细胞移植的多发性骨髓瘤患者，结果表明完全缓解率和无事件存活率升高，但总体存活时间未得到延长，此外也出现了显著的不良反应。患者（最大年龄75岁）被随机分为沙利度胺组（$n=323$）、对照组（$n=345$）。试验组口服沙利度胺400mg，每日1次诱导化疗；移植期间100mg，每日1次；200mg，每日1次，巩固治疗。100mg，每日1次，第1年维持治疗，50mg其余时间（直至疾病复发或不良事件发生）。试验中，沙利度胺组患者均使用低分子量肝素预防深静脉血栓。平均随访42个月后，由于不良反应（特别是老年患者）而改变沙利度胺的剂量或停用。其中30%的患者在2年内停用，60%的患者在4年内停用。意向性治疗分析中，沙利度胺组与对照组完全缓解率分别为62%和42%（$P<0.001$），5年无事件存活率分别为56%和44%（$P=0.01$），4年完全缓解率分别为64%和64%，部分缓解率分别为55%和71%（$P=0.029$），复发后的总体存活中位时间分别为1.1年（95%CI：-1~1）和2.7年（95%CI：2~4）（$P=0.001$）。沙利度胺组与对照组诱导治疗中血栓形成的总体发生率为30%和17%（$P<0.001$）；栓塞不良反应的总体发生率为24%和12%（$P<0.001$）。无事件风险比（沙利度胺组：对照组）为0.74（95%CI：0.58~0.94；$P=0.01$）[5]。

长春新碱、多柔比星脂质体、地塞米松和沙利度胺（T-VAD Doxil方案）作为未接受治疗的多发性骨髓瘤首选治疗，缓解率为74%（完全缓解率10%，部分缓解率64%）。39名多发性骨髓瘤患者（最大年龄75岁，平均68岁）在4个疗程T-VAD Doxil治疗后，部分患者接受高剂量美法仑治疗并行造血干细胞移植，另一部分患者继续2个疗程T-VAD Doxil治疗。T-VAD Doxil方案为长春新碱2mg（溶于100ml 0.9%氯化钠注射液，静脉输液），多柔比星脂质体40mg/m²（d1，溶于500ml 5%葡萄糖注射液，持续静脉输液1小时以上），地塞米松40mg，每日1次，口服4天（外加第1个疗程的d15~d18），每4周重复1次，共4个疗程。口服沙利度胺200mg，每日 1 次,睡前服用。4 个疗程后缓解率分别为 CR10%、PR64%和 MR8%。治疗 2 个月后,80%得到缓解的患者,其单克隆蛋白至少降低了 50%。7 名患者未得到缓解,6 名在前 3 个疗程中死亡,因疾病进展($n=4$)或中性粒细胞减少性感染($n=2$)。平均随访 10 个月,8 名患者死亡,包含得到缓解的 2 名,1 名死于疾病进展,另一名死于造血干细胞移植后曲霉感染。在第 22 个月,无事件存活率和总体存活率分别为 55%和 74%。3、4 级毒性包括中性粒细胞减少症(15%)、血小板减少症(15%)、深静脉血栓(10%)、便秘(10%)、皮疹(5%)和外周神经病变(5%)。因患者在 T-VAD Doxil 方案 4 个疗程后接受不同的治疗,故无法得出时间与疾病进展、总体存活率与治疗方案的结论[6]。

联合使用沙利度胺、地塞米松、顺铂、多柔比星、环磷酰胺和依托泊苷(DTPACE 方案),对曾接受治疗的多发性骨髓瘤患者缓解率可达 40%。全部患者($n=236$)均曾接受过 2 个周期的治疗,90%至少有 1 种不良预后因素。DTPACE 治疗为自身干细胞移植前的诱导治疗,包括大剂量地塞米松(40mg,口服,4 天)、沙利度胺(400mg,口服,每晚 1 次),持续静脉输注顺铂[$10mg/(m^2 \cdot d)$]、多柔比星[$10mg/(m^2 \cdot d)$]、环磷酰胺[$400mg/(m^2 \cdot d)$]和依托泊苷[$40mg/(m^2 \cdot d)$]共 4 天。4~6 周重复疗程。缓解率为 8%(完全缓解 $n=6$,近似完全缓解 $n=13$),部分缓解率 9%($n=20$),53%($n=124$)的患者在 1 个 DTPACE 疗程后症状得到改善。在第 2 个 DTPACE 疗程后总体缓解情况为完全缓解 7%($n=16$),近似完全缓解 9%($n=22$),部分缓解 16%($n=127$),症状改善 54%($n=127$)。总的来说,94 名患者(40%)至少达到部分缓解(29 名近似缓解和 21 名完全缓解)[11]。

一项研究联合应用沙利度胺、环磷酰胺和地塞米松用于治疗复发或难治性多发性骨髓瘤的试验表明,3 个月后总体有效率为 89%。所有患者获得至少 3 个月的寿命期望,并未出现不可逆的器官恶化。沙利度胺初始剂量为口服 200mg,每晚 1 次,若患者可耐受,1 周后增至 400mg,后每 2 周增加 1 次剂量,最大剂量为 800mg。环磷酰胺每天 50mg,如果治疗对患者有效,则至少持续服用 1 年。如出现中性粒细胞减少症,则减量或隔日服用。地塞米松每天 40mg,每 3 周服用 4 天。若不能耐受,则减量或使用泼尼松(25mg,每 48 小时给药 1 次)替代地塞米松[12]。

一项研究表明,联合使用沙利度胺和聚乙二醇化干扰素α2b,对曾接受干预的多发性骨髓瘤患者($n=12$ 或 15)可部分缓解或使疾病保持稳定。每日口服沙利度胺(初始剂量为每日 100mg,之后增加至每日 400mg);每周皮下注射聚乙二醇化干扰素(初始剂量 20μg,之后增加至每周 50μg)。接受上述治疗后总体缓解情况为部分缓解 6.7%(M 蛋白下降至少 50%);轻度缓解 33.3%(M 蛋白下降至少 25%);病情稳定40%;疾病进展 13.3%;还有 1 名患者在研究首月因疾病进展死亡。评估在 14 个月中,疾病未进展的平均时间为 8.23个月[13]。

联合使用沙利度胺和地塞米松,对曾接受治疗且部分缓解的多发性骨髓瘤患者,81%可产生应答。21 名受试患者均接受过大剂量地塞米松冲击或长春新碱、多柔比星(VAD 方案)的初始治疗及加强治疗(初始治疗后 13 个月内进行自体干细胞移植)。在接受加强治疗平均 7 个月后,患者开始接受沙利度胺-地塞米松方案的治疗。口服沙利度胺(起始剂量每晚 100mg,随后每 7 天增加 50mg,若能耐受,可增加至最大剂量每日 300mg);口服地塞米松($20mg/m^2$,d1~d4,d9~d12,d17~d20),每个疗程为 35天,联合治疗至少 3 个月。对该联合治疗产生应答的患者,继续沙利度胺单药治疗(每晚 100~150mg)直至复发。21 名骨髓瘤患者中,12 名患者之前已局部缓解。这些患者在接受上述联合治疗后,骨髓瘤缓解超过 90%,其中 4个患者得到完全缓解。其余 9 名患者中,4 名患者缓解达到 75%~90%;1 名患者缓解达到 50%~75%;4 名患者病情稳定[14]。

【参考文献】

[1] 中华医学会.临床诊疗指南:血液学分册.北京:人民卫生出版社,2006

[2] Micromedex(172).Truven Health Analytics Inc.,2017[2017-04-03].http://www.Micromedexsolutions.com.

[3] ROSINOL L,ORIOL A,TERUEL AI,et al.Superiority of bortezomib,thalidomide,and dexamethasone (VTD) as

induction pretransplantation therapy in multiple myeloma: a randomized phase 3 PETHEMA/GEM study. Blood, 2012, 120 (8): 1589-1596.

[4] LOKHORST HM, VANDER HOLT B, ZWEEGMAN S, et al. A randomized phase 3 study on the effect of thalidomide combined with adriamycin, dexamethasone, and high-dose melphalan, followed by thalidomide maintenance in patients with multiple myeloma. Blood, 2010, 115(6): 1113-1120.

[5] BARLOGIE B, TRICOT G, ANAISSIE E, et al. Thalidomide and hematopoietic-cell transplantation for multiple myeloma. N Engl J Med, 2006, 354(10): 1021-1030.

[6] ZERVAS K, DIMOPOULOS MA, HATZICHARISSSI E, et al. Primary treatment of multiple myeloma with thalidomide, vincristine, liposomal doxorubicin and dexamethasone(T-VADdoxil), a phase II multicenter study. Ann Oncol, 2004, 15(1): 134-138.

[7] KNELLER A, RAANANI P, HARDAN I, et al. Therapy with thalidomide in refractory multiple myeloma patients-the revival of an old drug. Br J Hematol, 2000, 108(2): 391-393.

[8] ALEXANIAN R, WEBER D. Thalidomide for resistant and relapsing myeloma. Semin Hematol, 2000, 37 (1 Suppl 3): 22-25.

[9] LARKIN M. Low-dose thalidomide seems to be effective in multiple myeloma. Lancet, 1999, 354(9182): 925.

[10] RAJE N, ANDERSON K. Thalidomide-a revival story. N Engl J Med, 1999, 341(21): 1606-1609.

[11] LEE CK, BARLOGIE B, MUNSHI N, et al. DTPACE: An effective, novel combination chemotherapy with thalidomide for previously treated patients with myeloma. J Clin Oncol, 2003, 21 (14): 2732-2739.

[12] GARCIA-SANZ R, GONZALEZ-PORRAS JR, HERNANDEZ JM, et al. The oral combination of thalidomide, cyclophosphamide, and dexamethasone(ThaCyDex) is effective in relapsed/refractory multiple myeloma. Leukemia, 2004, 18(4): 856-863.

[13] KASPER B, MOEHLER T, NEBEN K, et al. Combination therapy of thalidomide and peginterferon in patients with progressive multiple myeloma. Ann Oncol, 2004, 15(1): 176-177.

[14] ALEXANIAN R,WEBER D,GIRALT S,et al.Consolidation therapy of multiple myeloma with thalidomide-dexamethasone after intensive chemotherapy.Ann Oncol,2002,13(7):1116-1119.

干扰素 α2a Interferon α2a

【已批准的适应证】

1. 病毒性疾病 伴有 HBV-DNA、DNA 聚合酶阳性或 HBeAg 阳性等病毒复制标志的成年慢性活动性乙型肝炎患者;伴有 HCV 抗体阳性和谷丙转氨酶(GPT)增高,但不伴有肝功能代偿失调(Child 分类 A)的成年急慢性丙型肝炎患者;尖锐湿疣、带状疱疹、小儿病毒性肺炎及上呼吸道感染、慢性宫颈炎、丁型肝炎等。

2. 肿瘤 毛细胞白血病、多发性骨髓瘤、非霍奇金淋巴瘤、慢性白血病以及卡波西肉瘤、肾癌、喉乳头状瘤、黑色素瘤、蕈样肉芽肿、膀胱癌、基底细胞癌等。

【说明书之外的用法】

原发性血小板增多症。

【特别提示】

美国 FDA 黑框警告:干扰素 α 包括干扰素 α2a 可导致致命性的神经精神性、免疫性、缺血性和感染性疾病。患者应定期进行临床和实验室评价,当出现上述严重症状或症状加重,应停止治疗。

【依据等级】

中华医学会《临床诊疗指南:血液学分册》选择干扰素作为维持治疗,且多采用干扰素 α[1]。

美国 FDA 未批准干扰素 α2a 用于治疗成人原发性血小板增多症。Micromedex有效性、推荐等级和证据强度分别为:

有效性等级:Class Ⅱb,有效性具有争议(Evidence is Inconclusive)。

推荐等级:Class Ⅱb,在某些情况下推荐使用(Recommended,In Some)。

证据强度:Category C[2]。

摘要:初步研究表明干扰素 α2a 对原发性血小板增多症有效。

成人:一项初步研究表明原发性血小板增多症患者皮下

注射干扰素 α2a,可减少血小板数量,并减轻临床症状。干扰素 α2b 在此研究中也有效[3]。

【参考文献】

[1] 中华医学会.临床诊疗指南:血液学分册.北京:人民卫生出版社,2006.

[2] Micromedex(172).Truven Health Analytics Inc.,2017[2017-04-03].http://www.Micromedexsolutions.com.

[3] GILES FJ,SINGER CR,GRAY AG,et al.Alpha-interferon therapy for essential thrombocythaemia.Lancet,1988,2(8602):70-72.

干扰素 α2b Interferon α2b

【已批准的适应证】

1. 慢性乙型肝炎。

2. 慢性丙型肝炎。

3. 慢性丁型肝炎。

4. 喉乳头状瘤。

5. 毛细胞白血病。

6. 慢性髓细胞白血病(CML)。

7. 与慢性髓细胞白血病(CML)有关的血小板增多症。

8. 多发性骨髓瘤。

9. 非霍奇金淋巴瘤。

10. 艾滋病有关的卡波西肉瘤。

11. 肾细胞癌。

12. 转移性类癌瘤(胰腺内分泌肿瘤)。

13. 恶性黑色素瘤。

【说明书之外的用法】

1. 原发性血小板增多症。

2. 真性红细胞增多症 3MU 单位,隔日皮下注射。

【依据等级】

1. 原发性血小板增多症 中华医学会《临床诊疗指南:血液学分册》选择干扰素作为维持治疗,且多采用干扰素 α[1]。

美国 FDA 未批准干扰素 α2b 用于治疗原发性血小板增多症。Micromedex有效性、推荐等级和证据强度分

别为:

有效性等级:Class Ⅱa,证据支持有效(Evidence Favors Efficacy)。

推荐等级:Class Ⅱb,在某些情况下推荐使用(Recommended,In Some)。

证据强度:Category B[2]。

摘要:干扰素 α 可能对血小板增多症有益[3-4]。

成人:某初步研究($n = 18$)表明,干扰素 α(2a 或 2b)对原发性血小板增多症有效。皮下注射重组干扰素 α2b 3MU,每周 3 次。如果在第 29 天血小板计数仍高于 $600 \times 10^9/L$,则将剂量调整至 5MU。所有患者血小板计数均比治疗前有所下降[3]。

每日皮下注射干扰素 α2b $4MU/m^2$,3 至 12 个月后每日给予 2~6MU 作为维持治疗,深入研究表明干扰素 α2b 对原发性血小板增多症有效[4]。

2. 真性红细胞增多症 中华医学会《临床诊疗指南:血液学分册》选择干扰素 α 作为真性红细胞增多症的药物治疗,3MU 单位,隔日皮下注射[1]。

美国 FDA 未批准干扰素 α2b 用于治疗成人真性红细胞增多症。Micromedex 有效性、推荐等级和证据强度分别为:

有效性等级:Class Ⅱa,证据支持有效(Evidence Favors Efficacy)。

推荐等级:Class Ⅱb,在某些情况下推荐使用(Recommended,In Some)。

证据强度:Category B[2]。

摘要:有限的研究证明干扰素 α2b 对治疗真性红细胞增多症有效[5]。干扰素 α n-1 亦是[6-7]。

成人:有限的研究证明干扰素 α2b 治疗真性红细胞增多症比单纯的放血疗法有效。干扰素 α2b 和干扰素 α n-1 对真性红细胞增多症均有效,通常初始剂量为 $3MU/m^2$。治疗期间未出现血栓-出血性疾病[5-7]。

真性红细胞增多症伴难治性瘙痒症患者($n = 17$),给予干扰素 α 治疗 6 个月,完全缓解率为 53%,部分缓解率为 30%[8]。

【参考文献】

［1］中华医学会.临床诊疗指南：血液学分册.北京：人民卫生出版社,2006.

［2］Micromedex(172).Truven Health Analytics Inc.,2017［2017-04-03］.http://www.Micromedexsolutions.com.

［3］GILES FJ,SINGER CR,GRAY AG,et al.Alpha-interferon therapy for essentialthrombocythaemia.Lancet,1988,2(8602)：70-72.

［4］MAY D,WANDL UB,NIEDERLE N.Treatment of essential thrombocythaemia with interferon alpha-2b.Lancet,1989,1(8629)：96.

［5］SILVER RT.Interferon-alfa 2b：a new treatment for polycythemiavera.Ann Intern Med,1993,119(11)：1091-1092.

［6］SACCHI S,LEONI P,LIBERATI M,et al.A prospective comparison between treatment with phlebotomy alone and with interferon-alpha in patients with polycythemiavera.Ann Hematol,1994,68(5)：247-250.

［7］BRAND CM,LEADBEATER L,BUDIMAN R,et al.Successful re-treatment of an anti-interferon resistant polycythaemia vera patient with lymphoblastoid interferon-alpha N1 and in vitro studies on the specificity of the antibodies.BrJHaematol,1994,86(1)：216-218.

［8］TAYLOR PC,DOLAN G,NG JP,et al.Efficacy of recombinant interferon-alpha(rIFN-alpha)in polycythaemiavera：a study of 17 patients and an analysis of published data.Br J Haematol,1996,92(1)：55-59.

地西他滨 Decitabine

【已批准的适应证】

适用于已经治疗、未经治疗、原发性和继发性骨髓增生异常综合征(MDS)。

【说明书之外的用法】

急性髓系白血病(AML)。推荐方案第 1~5 天,20mg/m^2,28 天为 1 个疗程,静脉滴注。

【依据等级】

《NCCN 临床实践指南：急性髓系白血病》推荐地西他滨

用于治疗急性髓系白血病[1]。

《骨髓增生异常综合征诊断与治疗中国专家共识》推荐地西他滨用于急性髓系白血病的化疗[2]。

《威廉姆斯血液学》复发难治性 AML 患者的其他治疗方式指出,采用地西他滨治疗,可使 AML 细胞的分化和生长停滞[3]。

美国 FDA 未批准地西他滨用于治疗急性髓系白血病。Micromedex 有效性、推荐等级和证据强度:

有效性等级:Class Ⅱa,证据支持有效(Evidence Favors Efficacy)。

推荐等级:Class Ⅱb,某些情况下推荐使用(Recommended, In Some)。

证据强度:Category B[4]。

一项在德国开展的非对照、多中心的Ⅱ期临床试验显示,低剂量地西他滨作为一线用药治疗老年性 AML 有效,响应率 26%[5]。

一项多中心、开放、随机对照Ⅲ期临床研究,比较地西他滨($20mg/m^2$,每 28 天用 5 天)与低剂量阿糖胞苷($20mg/m^2$,每 28 天用 10 天)或支持治疗用于老年(年龄≥65 岁)初诊患者的疗效。最后分析主要终点(总体存活时间,OS),地西他滨与低剂量阿糖胞苷或支持治疗比较,没有显著增加平均 OS(7.7 个月 *vs* 5 个月;HR:0.85;95% CI:0.69~1.04;*P* = 0.108)。通过增加随访时间对 OS 进行事后的调查分析,显示地西他滨的平均 OS 具有显著统计学优势(HR:0.82;95% CI:0.68~0.99;*P* = 0.037)。地西他滨的完全缓解率显著增加(18% *vs* 8%;*P* = 0.001)。地西他滨与阿糖胞苷相比,最常见的治疗相关不良事件包括血小板减少(27% *vs* 28%)、中性粒细胞减少(24% *vs* 15%)、发热性中性粒细胞减少(21% *vs* 15%)和贫血(21% *vs* 20%)。地西他滨与阿糖胞苷组的 30 天死亡率相似(9% *vs* 8%)[6]。

【参考文献】

[1] O'DONNELL MR, TALLMAN MS, ABBOUD CN, et al. Acute myeloid leukemia, version 2.2013.J Natl Compr Canc Netw, 2013,11(9):1047-1055.

[2] 中华医学会血液学分会.骨髓增生异常综合征诊断

与治疗中国专家共识(2014年版).中华血液学杂志,2014,35(11):1042-1048.

[3] 考杉斯基.威廉姆斯血液学.8版.陈竺,陈赛娟,译.北京:人民卫生出版社,2011.

[4] Micromedex(172).Truven Health Analytics Inc.,2017[2017-04-03].http://www.Micromedexsolutions.com.

[5] LUBBERT M,RUTER BH,CLAUS R,et al.A multicenter phase Ⅱ trial of decitabine as first-line treatment for older patients with acute myeloid leukemia judged unfit for induction chemotherapy.Haematologica,2012,97(3):393-401.

[6] KANTARJIAN HM,THOMAS XG,DMOSZYNSKA A,et al.Multicenter,randomized,open-label,phase Ⅲ trial of decitabine versus patient choice,with physician advice,of either supportive care or low-dose cytarabine for the treatment of older patients with newly diagnosed acute myeloid leukemia.J Clin Oncol,2012,30(21):2670-2677.

氟达拉滨 Fludarabine

【已批准的适应证】

B细胞性慢性淋巴细胞白血病(CLL)。

【说明书之外的用法】

急性髓系白血病(AML)。静脉注射,推荐剂量为单药化疗 $100 \sim 150 mg/m^2$ 持续 $5 \sim 7$ 天;与其他化疗药物联用 $30 mg/m^2$ 持续 5 天[联用药物为粒细胞集落刺激因子(G-CSF)、阿糖胞苷,合称为 FLAG 方案]。

FLAG 方案为:G-CSF $150 \mu g$,每 12 小时 1 次,或 $300 \mu g/d$,第 $0 \sim 5$ 天;氟达拉滨 $30 mg/m^2$,第 $1 \sim 5$ 天;阿糖胞苷 $1 \sim 2 g/m^2$,氟达拉滨应用后 4 小时使用,第 $1 \sim 5$ 天。

【特别提示】

高剂量导致严重的神经毒性。

【依据等级】

《急性髓系白血病(复发难治性)中国诊疗指南(2011年版)》推荐将 FLAG 方案用于年龄小于 60 岁的复发、难治性急性髓系白血病[1]。

《NCCN 临床实践指南:急性髓系白血病》也将 FLAG 联合伊达比星的化疗方案作为年龄小于 60 岁的急性髓系白血

病治疗方案之一[2]。

美国 FDA 未批准氟达拉滨用于治疗急性髓系白血病。Micromedex有效性、推荐等级和证据强度：

有效性等级：Class Ⅱb，有效性具有争议（Evidence is Inconclusive）。

推荐等级：Class Ⅱb，在某些情况下推荐使用（Recommended，In Some）。

证据强度：Category B[3]。

在 Warrell 进行的临床研究中，报道了静脉注射氟达拉滨对于复发、难治性急性髓系白血病的治疗效果。在接受了不大于 $125mg/(m^2 \cdot d)$ 共 5 天的治疗后，17 例患者中 3 例清除了骨髓中的白血病细胞，没有实现完全缓解。9 例患者接受了 $150mg/(m^2 \cdot d)$ 共 5 天或 $125mg/(m^2 \cdot d)$ 共 7 天的治疗，4 例患者完全缓解。但是在两个大剂量方案中，5 例患者在开始治疗后的 21~43 天出现严重的神经毒性，症状包括视神经炎、皮质盲、精神状态改变、全身性发作，其中仅有 1 例患者恢复了视觉和神经功能，其他 4 例患者出现了进行性神经功能恶化和死亡。临床病理显示严重的脱髓鞘是神经毒性的主因[4]。

38 例复发、难治性急性髓系白血病患者接受了 FLAG 方案治疗，其中 21 例（55%）达到完全缓解，有 4 例在诱导期死亡，其中 2 例为真菌感染，2 例为出血性并发症。所有患者均出现了严重的血细胞减少。中性粒细胞（$>0.5\times10^9/L$）恢复的中位时间为 21 天，23 天后血小板计数就达到了 $>20\times10^9/L$。住院中位天数为 31 天，非血液学不良反应轻微，主要是黏膜炎[5]。

一项单中心研究中，41 例预后差的患者（耐药、复发，或继发性急性髓系白血病）在使用 FLAG 方案治疗后，获得了 56%的完全缓解率，2 例患者死于感染，1 例患者死于出血。开始完全缓解的中位时间是 27 天，完全缓解持续中位时间是 15 个月。FLAG 的毒性是可耐受的，没有观察到显著的神经毒性[6]。

在另一项研究中，45 例患者接受了 FLAI 方案的治疗（氟达拉滨 $30mg/m^2$，第 1~5 天；阿糖胞苷 $1~2g/m^2$，第 1~5 天；伊达比星 $12mg/m^2$，第 1、3 和 5 天），完全缓解率达 71%，无应答者接受米托蒽醌、依托泊苷和阿糖胞苷治疗后，总的完全缓解率提高为82%。两年总生存率和无复发生存率分别为44%和50%。由于该方案缺乏集落刺激因子,毒性主要体现在造血系统[7]。

【参考文献】

[1] 中华医学会血液学分会.急性髓系白血病(复发难治性)中国诊疗指南(2011年版).中华血液学杂志,2011,32(12):887-888.

[2] O'DONNELL MR.Acute myeloid leukemia.version 2.J Natl Compr Canc Netw,2016.

[3] Micromedex(172).Truven Health Analytics Inc.,2017 [2017-04-03].http://www.Micromedexsolutions.com.

[4] WARRELL RP JR,BERMAN E.Phase Ⅰ and Ⅱ study of fludarabine phosphate in leukemia:therapeutic efficacy with delayed central nervous system toxicity.J Clin Oncol,1986,4(1):74-79.

[5] MONTILLO M,MIRTO S,PETTI MC,et al.Fludarabine,cytarabine,and G-CSF(FLAG)for the treatment of poor risk acute myeloid leukemia.Am J Hematol,1998,58(2):105-109.

[6] CARELLA AM,CASCAVILLA N,GRECO MM,et al.Treatment of poor risk acute myeloid leukemia with fludarabine,cytarabine,and g-csf(FLAG regimen):a single center study.Leuk Lymphoma,2001,40(3-4):295-303.

[7] RUSSO D,PRICOLO G,MICHIELI M,et al.Fludarabine,arabinosyl cytosine and idarubicin(FLAI)for remission induction in poor-risk acute myeloid leukemia.Leuk Lymphoma,2001,40(3-4):335-343.

硼替佐米 Bortezomib

【已批准的适应证】

1. 本品用于多发性骨髓瘤患者的治疗 本品可联合美法仑和泼尼松(MP方案)用于既往未经治疗的且不适合大剂量化疗和骨髓移植的多发性骨髓瘤患者的治疗;或单药用于至少接受过一种或一种以上治疗后复发的多发性骨髓瘤患者的治疗。

2. 套细胞淋巴瘤 本品可用于复发或难治性套细胞淋巴瘤患者的治疗,此患者在使用本品前至少接受过一种治疗。

用于该适应证的安全有效性数据来自国外一项针对先前治疗后复发的套细胞淋巴瘤的单臂Ⅱ期临床研究，尚缺乏针对中国人群的临床研究数据。

【说明书之外的用法】

套细胞淋巴瘤的初始联合治疗。

【特别提示】

本品禁止鞘内注射。

对于已经伴有或存在外周神经病变高危因素的患者可考虑皮下给药。

【依据等级】

美国FDA批准硼替佐米用作套细胞淋巴瘤的初始治疗。Micromedex有效性、推荐等级和证据强度：

有效性等级：Class Ⅱa，证据支持有效（Evidence Favors Efficacy）。

推荐等级：Class Ⅱa，大多数情况下推荐使用（Recommended，In Most）。

证据强度：Category B[1]。

摘要：一项全球多中心的、开放式、前瞻性Ⅲ期临床研究。该项研究结果显示：对于套细胞淋巴瘤初发患者而言，包含硼替佐米的VR-CAP方案疗效优于传统的R-CHOP方案，但血液学毒性有所增加。

成人：一项多中心的新诊断为套细胞淋巴瘤且不符合骨髓移植指征的临床试验（$n=487$）。患者按1∶1比例随机分组，一组给药方案：第1天用R-CHOP方案（375mg/m² 利妥昔单抗，750mg/m² 环磷酰胺，50mg/m² 多柔比星和1.4mg/m² 长春新碱，静脉注射），同时第1~5天再加口服泼尼松100mg/m²，1个疗程21天，持续6到8个疗程。另一组给药方案：VR-CAP（同R-CHOP方案但用硼替佐米1.3mg/m² 代替长春新碱，在第1、4、8、11天静脉注射），1个疗程21天，持续6到8个疗程。中位随访40个月，R-CHOP组的中位无进展生存期是14.4个月，VR-CAP组是24.7个月（HR：0.63；$P<0.001$），相对改善59%。根据研究人员评估，开始进展的中位时间分别是16.1个月和30.7个月（HR：0.51；$P<0.001$），相对改善96%。与R-CHOP组相比，VR-CAP组的次要终点也持续改善，包括完全缓解率（42% *vs* 53%）、完全缓解持续时间（18.0个月 *vs*

42.1个月)、中位无治疗间隔(20.5个月 *vs* 40.6个月)和4年总生存率的提高(54% *vs* 64%)。在安全性方面,VR-CAP组和R-CHOP组患者的感染率分别为31%和23%,其中肺炎的发病率分别为8%、5%。因不良反应导致试验终止 VR-CAP组为8%,R-CHOP组为6%。VR-CAP组中最常见导致试验终止的不良反应为外周感觉神经病变,占1%。VR-CAP组其他发生率超过20%的不良反应有:白细胞减少、中性粒细胞减少、淋巴细胞减少、贫血、血小板减少、发热、恶心和腹泻等[2]。

【参考文献】

[1] Micromedex(172).Truven Health Analytics Inc.,2017 [2017-04-03].http://www.Micromedexsolutions.com.

[2] ROBAK T,HUANG H,JIN J,et al.Bortezomib-based therapy for newly diagnosed mantle-cell lymphoma.N Engl J Med, 2015,372(10):944-953.

(编写:唐筱婉　刘丽宏　杜博冉)

(校对:张钰宣　赵　彬　白　帆)

第7章

风湿免疫与骨科疾病用药

布洛芬 Ibuprofen

【已批准的适应证】

用于缓解轻至中度疼痛如头痛、偏头痛、牙痛、痛经、关节痛、肌肉痛、神经痛,也用于普通感冒或流行性感冒引起的发热。

【说明书之外的用法】

类风湿关节炎。口服,每天 1 200～3 200mg,每次 400～600mg,每日 3 次。

【特别提示】

除非在医生的指导下用药,否则不能超过 10 天。

【依据等级】

2010 年中国《类风湿关节炎诊断及治疗指南》[1]和中华医学会《临床诊疗指南:风湿病分册》[2]推荐布洛芬作为治疗类风湿关节炎的常用非甾体抗炎药。

美国 FDA 批准布洛芬用于治疗成人和儿童类风湿关节炎。Micromedex有效性、推荐等级和证据强度:

有效性等级: Class Ⅰ,治疗有效(Effective)。

推荐等级: Class Ⅱa,在大多数情况下推荐使用(Recommended,In Most)。

证据强度: Category B[3]。

摘要:布洛芬可以有效地治疗类风湿关节炎[4]。

成人:有研究表明布洛芬可以有效地治疗类风湿关节炎。与其他非甾体抗炎药一样,布洛芬不能减缓疾病的进展[5]。只有给予足量的布洛芬 2～4 周无效后才可考虑换药[6]。一项对 48 例患者进行的为期 4 周的开放性研究,证明每天3 000mg 的布洛芬用于类风湿关节炎的治疗是有效的,耐受良好。疾病总体得到改善,包括关节肿痛明显减轻。12 例发生不良反应,以心口痛最常见(15%)[7]。

儿童:布洛芬混悬剂用于治疗幼年型类风湿关节炎有效且可耐受。在一项对 92 例幼年型类风湿关节炎患儿进行的为期 12 周的试验中,每日 30~40mg/kg 的布洛芬与每日 60~80mg/kg 阿司匹林疗效相当[8]。

【参考文献】

[1] 中华医学会风湿病学分会.类风湿关节炎诊断及治疗指南.中华风湿病学,2010,14(4):265-270.

[2] 中华医学会.临床诊疗指南:风湿病分册.北京:人民卫生出版社,2005.

[3] Micromedex(172).Truven Health Analytics Inc.,2017[2017-04-03].http://www.Micromedexsolutions.com.

[4] CHALMERS TM.Clinical experience with ibuprofen in the treatment of rheumatoid arthritis.Ann Rheum Dis,1969,28(5):513-517.

[5] BUCKLER JW,GOLDBERG AA,HALL JE,et al.Five years of experience with ibuprofen:results of a multicenter clinical study.Minerva Med,1973,64(47):2467-2470.

[6] SCHERBEL AL,WILKE AS.New nonsteroidal antiinflammatory drugs.Geriatrics,1981,36(10):67-75.

[7] BURGOS R.Clinical efficacy and tolerance of ibuprofen given at 3 000mg/d in patients with rheumatoid arthritis,functional classes Ⅰ and Ⅱ.Curr Ther Res,1991,49(5):887-897.

[8] GIANNINI EH,BREWER EJ,MILLER ML,et al.Ibuprofen suspension in the treatment of juvenile rheumatoid arthritis.J Pediatr,1990,117(4):645-652.

对乙酰氨基酚 Acetaminophen

【已批准的适应证】

用于普通感冒或流行性感冒引起的发热,也用于缓解轻中度疼痛如头痛、关节痛、偏头痛、牙痛、肌肉痛、神经痛、痛经。

【说明书之外的用法】

骨关节炎。口服,速释制剂每天 1.0g,分 4 次;缓释制剂每天 1.3g,每 8 小时 1 次。

【特别提示】

每日最大剂量不超过 2 000mg。

【依据等级】

2014 年 NICE《骨关节炎：成人护理及管理指南》[1]、《骨关节炎诊治指南（2007 年版）》[2]、2010 年《骨关节炎诊断及治疗指南》[3] 和中华医学会《临床诊疗指南：风湿病分册》[4] 均推荐对乙酰氨基酚用于控制骨关节炎症状。

美国 FDA 未批准对乙酰氨基酚用于治疗成人骨关节炎。Micromedex 有效性、推荐等级和证据强度：

有效性等级：Class Ⅱa，证据支持有效（Evidence Favors Efficacy）。

推荐等级：Class Ⅱa，在大多数情况下推荐使用（Recommended，In Most）。

证据强度：Category B[5]

摘要：布洛芬可能比对乙酰氨基酚更有效地减轻骨关节炎引起的疼痛。

成人：一项 184 例患者的随机、双盲试验比较了低剂量布洛芬（每日 1 200mg）、高剂量布洛芬（每日 2 400mg）和对乙酰氨基酚（每日 4 000mg）对膝关节骨关节炎的疗效。经 4 周治疗，均有显著改善。布洛芬组比对乙酰氨基酚组更显著地缓解静息痛。高剂量布洛芬并不优于低剂量布洛芬。布洛芬组比较频繁地发生血肌酐升高，而肝功能检查增加则更常见于对乙酰氨基酚组[6]。

【参考文献】

[1] Osteoarthritis：Care and Management in Adults. National Institute for Health and Care Excellence（UK），2014.

[2] 中华医学会骨科学分会.骨关节诊治指南（2007 年版）.中华关节外科杂志（电子版），2007，1（4）：281-285.

[3] 中华医学会风湿病学分会.骨关节诊断及治疗指南.中华风湿病学杂志，2010，14（6）：416-419.

[4] 中华医学会.临床诊疗指南：风湿病分册.北京：人民卫生出版社，2005.

[5] Micromedex（172）. Truven Health Analytics Inc.，2017 [2017-04-03].http://www.Micromedexsolutions.com.

[6] BRADLEY JD，BRANDT KD，KATZ BP，et al.Comparison of an antiinflammatory dose of ibuprofen，an analgesic dose of ibuprofen，and acetaminophen in the treatment of patients with osteoarthritis of the knee.N Engl J Med，1991，325（2）：87-91.

环孢素 Cyclosporin

【已批准的适应证】

1. 器官移植　预防异体移植物的排斥反应,包括肾、肝、心、肺、心肺联合和胰移植;治疗曾接受其他免疫抑制剂的患者所发生的移植物排斥反应。骨髓移植:预防骨髓移植排斥反应;预防和治疗移植物抗宿主病(GVHD)。

2. 非移植性适应证　包括内源性葡萄膜炎;活动性有致盲危险的中部或后部非感染性葡萄膜炎,而常规疗法无效或产生不可接受的不良反应者;7~70 岁肾功能正常的伴复发性视网膜炎的贝切特葡萄膜炎患者;银屑病,交替疗法无效或不适用的严重病例;特应性皮炎,传统疗法无效或不适用的严重病例;类风湿关节炎;肾病综合征,特发性皮质激素依赖性和拮抗性肾病综合征,传统细胞抑制剂治疗无效,但至少尚存在50%以上的正常肾功能的患者。

【说明书之外的用法】

1. 干燥综合征　口服,常用剂量为按体重每日 2.5~5mg/kg。

2. 系统性红斑狼疮　口服,常用剂量为按体重每日 3~5mg/kg,分 2 次口服。

3. 韦格纳肉芽肿病　口服,常用剂量为按体重每日 3~5mg/kg。

【特别提示】

用药期间注意肝、肾功能及高血压、高尿酸血症、高钾血症等;有条件者应测血药浓度,调整剂量;血肌酐较用药前升高 30%,需要减药或停药。

【依据等级】

1. 干燥综合征　2016 年 SSF《干燥综合征风湿性疾病表现治疗管理指南》[1]和 2010 年《干燥综合征诊断及治疗指南》[2]将环孢素作为治疗干燥综合征的免疫抑制药之一。

美国 FDA 未批准环孢素用于治疗成人干燥综合征。Micromedex有效性、推荐等级和证据强度:

有效性等级:Class Ⅱa,证据支持有效(Evidence Favors Efficacy)。

推荐等级:Class Ⅱb,在某些情况下推荐使用(Recommended,In Some)。

证据强度:Category B[3]。

摘要:环孢素眼膏被指定用于治疗干燥综合征引起的严重干燥性角结膜炎。

成人:在一项安慰剂对照研究中,每日口服环孢素 5mg/kg,疗程 6 个月,可有效治疗原发性干燥综合征。环孢素可改善口干燥症自觉症状,并延缓组织病理学改变,但泪液和唾液流率等客观指标未见明显改变[4]。

2. 系统性红斑狼疮 2010 年《系统性红斑狼疮诊断及治疗指南》[5]和中华医学会《临床诊疗指南:风湿病分册》[6]均推荐环孢素用于治疗重症系统性红斑狼疮。

美国 FDA 未批准环孢素用于治疗成人系统性红斑狼疮。Micromedex有效性、推荐等级和证据强度:

有效性等级:Class Ⅱa,证据支持有效(Evidence Favors Efficacy)。

推荐等级:Class Ⅱb,在某些情况下推荐使用(Recommended,In Some)。

证据强度:Category B[3]。

摘要:对于难治性的重症系统性红斑狼疮,低剂量环孢素联合激素治疗,可改善疾病症状。

成人:在小型研究中,低于每日 5mg/kg 的环孢素联合激素治疗可减少 66%~98%红斑狼疮肾炎患者蛋白尿的产生。在一项非控制性研究中,有 20.5%的患者发生环孢素导致的肾损伤,然而这种损伤都是Ⅰ度或Ⅱ度的,不需要停药[7-8]。

3. 韦格纳肉芽肿病 2011 年《韦格纳肉芽肿病诊断和治疗指南》推荐环孢素用于治疗韦格纳肉芽肿病[9]。

美国 FDA 未批准环孢素用于治疗韦格纳肉芽肿病。Micromedex有效性、推荐等级和证据强度:

有效性等级:Class Ⅱa,证据支持有效(Evidence Favors Efficacy)。

推荐等级:Class Ⅱb,在某些情况下推荐使用(Recommended,In Some)。

证据强度:Category C[3]。

摘要:病例报告显示环孢素对环磷酰胺及糖皮质激素治疗失败的韦格纳肉芽肿病有效。一份病例报告提出,环孢素可控制疾病的复发和长期缓解。

成人:一名 22 岁重度韦格纳肉芽肿病男性患者接受环孢

素治疗,使复发得到控制,诱导疾病长期缓解。患者之前接受了复方磺胺甲噁唑、泼尼松及静脉注射环磷酰胺的 3 个疗程治疗;第二次复发后采用了硫唑嘌呤与口服低剂量糖皮质激素维持治疗。抗 PR3 抗体滴度的增长和鼻窦受累提示了韦格纳肉芽肿病再次复发。为了避免环磷酰胺和高剂量糖皮质激素的累积毒性,开始给予环孢素进行治疗。环孢素初始剂量为每日 5mg/kg,谷浓度为 250ng/ml;而硫唑嘌呤和复方磺胺甲噁唑的治疗继续保持不变。这种治疗迅速缓解鼻窦炎症状,且未出现其他复发症状,抗 PR3 效价也稳步下降。1 年之后环孢素剂量下降至每日 3.8mg/kg,谷浓度维持在 150ng/ml。超过 30 个月的随访中,患者仍完全缓解。因此考虑环孢素对该患者是有效的[10]。

2 名韦格纳肉芽肿病患者每日服用环孢素 5mg/kg,病情得到有效控制。1 例对环磷酰胺和泼尼松联合治疗无效,1 例患有急性肾衰竭。开始环孢素治疗后,两例患者肾功能均稳定。表明环孢素是环磷酰胺抵抗和毒性出现时的有效替代药物[11]。

1 名对环磷酰胺联合泼尼松治疗无效的 60 岁男性韦格纳肉芽肿病患者,使用环孢素每日 10mg/kg 治疗有效,作者认为环孢素应用于传统治疗(环磷酰胺)无效的患者[12]。

【参考文献】

［1］ CARSONS SE,VIVINO FB,PARKE A,et al.Treatment guidelines for rheumatologic manifestations of Sjögren's:use of biologics,management of fatigue and inflammatory musculoskeletal pain.Arthritis Care Res(Hoboken),2017,69(4):517-527.

［2］ 中华医学会风湿病学分会.干燥综合征诊断及治疗指南.中华风湿病学杂志,2010,14(11):766-768.

［3］ Micromedex(172).Truven Health Analytics Inc.,2017[2017-04-03].http://www.Micromedexsolutions.com.

［4］ DROSOS AA,SKOPOULI RN,COSTOPOULOS JS,et al.Cyclosporin A(CyA)in primary Sjögren's syndrome:a double blind study.Ann Rheum Dis,1986,45(9):732-735.

［5］ 中华医学会风湿病学分会.系统性红斑狼疮诊断及治疗指南.中华风湿病学杂志,2010,14(5):342-346.

［6］ 中华医学会.临床诊疗指南:风湿病分册.北京:人民

卫生出版社,2005.

[7] NOBLE S,WAGSTAFF AJ.Cyclosporin:a review of its pharmacology and clinical potential in the treatment of systemic lupus erythematosus.Bio Drugs,1997,7(6):483-501.

[8] TOKUDA M,KURATA N,MIZOGUCHI A,et al.Effect of low-dose cyclosporin A on systemic lupus erythematosus disease activity.Arthritis Rheum,1994,37(4):551-558.

[9] 中华医学会风湿病学分会.韦格纳肉芽肿病诊断和治疗指南.中华风湿病学杂志,2011,15(3):194-196.

[10] GHEZ D,WESTEEL PF,HENRY I,et al.Control of a relapse and induction of long-term remission of Wegener's granu-lomatosis by ciclosporin.Am J Kidney Dis,2002,40(2):E6.

[11] GREMMEL F,DRUML W,SCHMIDT P,et al.Cyclos-porin in Wegener granulomatosis.Ann Intern Med,1988,108(3): 491.

[12] BORLEFFS JC,DERKSEN RH,HENÉ RJ.Wegener's granulomatosis and ciclosporin.Transplant Proc,1988,20(3 Suppl 4):344-345.

环磷酰胺 Cyclophosphamide

【已批准的适应证】

本品为目前广泛应用的抗癌药物,对恶性淋巴瘤、急性或慢性淋巴细胞白血病、多发性骨髓瘤有较好的疗效,对乳腺癌、睾丸肿瘤、卵巢癌、肺癌、头颈部鳞癌、鼻咽癌、神经母细胞瘤、横纹肌肉瘤及骨肉瘤均有一定的疗效。

【说明书之外的用法】

1. 轻、重型系统性红斑狼疮　重型系统性红斑狼疮采用的标准环磷酰胺冲击疗法:按体表面积 0.5~1.0g/m²,每 3~4 周 1 次,加 250ml 生理盐水,静脉滴注,个别难治、危重患者可缩短冲击间期。多数患者 6~12 个月后病情缓解,而在巩固治疗阶段,常需要继续环磷酰胺冲击治疗,逐渐延长用药间歇期,至约 3 个月 1 次,维持数年。

2. 韦格纳肉芽肿病　通常口服,按体重每日 1~3mg/kg,多与糖皮质激素合用。也可用 200mg,隔日 1 次静脉注射。对病情平稳的患者可按体重每日 1mg/kg 维持。严重病例给予 1.0g 冲击治疗,每 3~4 周 1 次,同时每天口服 100mg。

【特别提示】

用药期间注意观察不良反应,如骨髓抑制、继发感染等。循证医学显示环磷酰胺能显著改善韦格纳肉芽肿病患者的生存期,但不能完全控制肾脏等器官损害的进展。

【依据等级】

1. 轻、重型系统性红斑狼疮　2010 年《系统性红斑狼疮诊断及治疗指南》[1]和中华医学会《临床诊疗指南:风湿病分册》[2]推荐环磷酰胺是治疗重型系统性红斑狼疮的有效药物之一,尤其狼疮性肾炎和血管炎患者。对于轻型系统性红斑狼疮应权衡利弊,必要时用环磷酰胺。

美国 FDA 未批准环磷酰胺用于治疗成人系统性红斑狼疮。Micromedex有效性、推荐等级和证据强度:

有效性等级:Class Ⅱa,证据支持有效(Evidence Favors Efficacy)。

推荐等级:Class Ⅱb,在某些情况下推荐使用(Recommended,In Some)。

证据强度:Category B[3]。

摘要:环磷酰胺已用于治疗狼疮性肾炎、间质性肺疾病和系统性红斑狼疮。环磷酰胺联合吗替麦考酚酯或硫唑嘌呤序贯疗法治疗增生型狼疮性肾炎,比环磷酰胺长期治疗更安全有效。

成人:在治疗伴活动性肾炎或血小板减少症的系统性红斑狼疮时,大剂量口服环磷酰胺冲击疗法可用于替代静脉疗法。一项开放性研究中,12 例患者接受泼尼松治疗,并逐渐减至最低剂量以控制肾外疾病。然后患者接受单剂量口服环磷酰胺,每月 $0.5\sim1g/m^2$,疗程 6 个月,同时联用美司钠和止吐剂。9 例患者完成了全部 7 个周期的治疗,蛋白尿、尿细胞管型和系统性红斑狼疮活动性评分(SLAM)均显著减少/下降。未见任何需要停药的不良反应[4]。

一项在 25 例中枢神经系统受累的系统性红斑狼疮患者进行的回顾性研究显示,每周低剂量环磷酰胺治疗是安全有效的。环磷酰胺静脉注射,每周 500mg,共冲击治疗 3 次,之后必要时每月 1 次。13 例患者(52%)完全康复,其中 4 例患者在 2~96 个月之内复发,后又成功治愈。7 例患者(28%)部分恢复。所有患者对治疗有反应的平均时间为 11 天。治疗方案耐受性良好且极少有不良反应[5]。

2. 韦格纳肉芽肿病 中华医学会《临床诊疗指南:风湿病分册》推荐环磷酰胺作为治疗韦格纳肉芽肿病的基本药物[2]。循证医学证据显示糖皮质激素加环磷酰胺联合治疗有显著疗效,特别是可作为有肾脏受累及严重呼吸系统疾病患者的首选治疗方案。

美国 FDA 未批准环磷酰胺用于治疗成人韦格纳肉芽肿病。Micromedex有效性、推荐等级和证据强度:

有效性等级:Class Ⅱa,证据支持有效(Evidence Favors Efficacy)。

推荐等级:Class Ⅱa,在大多数情况下推荐使用(Recommended,In Most)。

证据强度:Category B[3]。

摘要:环磷酰胺和泼尼松联合治疗对诱导和维持缓解韦格纳肉芽肿病非常有效。环磷酰胺静脉注射冲击疗法与口服环磷酰胺一样可有效获得缓解,但同样不能维持缓解和防止复发。在与抗中性粒细胞胞浆抗体相关的血管炎维持治疗中,硫唑嘌呤与环磷酰胺同样有效。

成人:间歇静脉注射大剂量环磷酰胺治疗韦格纳肉芽肿病,并不能获得高度的持续缓解。14 例韦格纳肉芽肿病患者每日 1 次给予环磷酰胺 $1g/m^2$,维持 6 个月或直到症状缓解。14 例患者中有 13 例(93%)症状改善,7 例患者(50%)于治疗 4 个月获得缓解。由于毒性和复发,只有21%的患者获得持续缓解。研究表明大剂量环磷酰胺疗法在韦格纳肉芽肿病患者获得持续缓解方面,不如每日低剂量环磷酰胺方案有效[6]。

环磷酰胺与泼尼松联合治疗韦格纳肉芽肿病,缓解率高,耐受良好。85 例韦格纳肉芽肿病患者,初始每日口服环磷酰胺 2mg/kg 及泼尼松 1mg/kg,少数暴发性及病情快速进展的患者初始环磷酰胺剂量为每日 4～5mg/kg。随后环磷酰胺剂量调整以保持白细胞计数大于 $3×10^9/L$。1 年后,环磷酰胺减至最低有效剂量或停药。泼尼松逐渐转为隔日疗法,随后逐渐减量至停药。79 名患者(93%)获得并维持完全缓解,平均缓解持续时间为 48.1 个月。不良反应常见为出血性膀胱炎,27 名患者出现该不良反应,其中 9 例需终止环磷酰胺治疗,但无膀胱炎长期后遗症[7]。

【参考文献】

[1] 中华医学会风湿病学分会.系统性红斑狼疮诊断及

治疗指南.中华风湿病学杂志,2010,14(5):342-346.

[2] 中华医学会.临床诊疗指南:风湿病分册.北京:人民卫生出版社,2005.

[3] Micromedex(172).Truven Health Analytics Inc.,2017 [2017-04-03].http://www.Micromedexsolutions.com.

[4] DAWISHA SM,YARBORO CH,VAUGHAN EM,et al. Outpatient monthly oral bolus cyclophosphamide therapy in systemic lupus erythematosus.J Rheumatol,1996,23(2):273-278.

[5] RAMOS PC,MENDEZ MJ,AMES PRJ,et al.Pulse cyclophosphamide in the treatment of neuropsychiatric systemic lupus erythematosus.Clin Exp Rheumatol,1996,14(3):295-299.

[6] HOFFMAN GS,LEAVITT RY,FLEISHER TA,et al. Treatment of Wegener's granulomatosis with intermittent high-dose intravenous cyclophosphamide.Am J Med,1990,89(4):403-410.

[7] FAUCI AS,HAYNES BF,KATZ P,et al.Wegener's granulomatosis:prospective clinical and therapeutic experience with 85 patients for 21 years.Ann Intern Med,1983,98(1):76-85.

甲氨蝶呤 Methotrexate

【已批准的适应证】

各型急性白血病,特别是急性淋巴细胞白血病;恶性淋巴瘤、非霍奇金淋巴瘤和蕈样肉芽肿、多发性骨髓病;恶性葡萄胎、绒毛膜上皮癌、乳腺癌、卵巢癌、宫颈癌、睾丸癌;头颈部癌、支气管肺癌、各种软组织肉瘤;高剂量用于骨肉瘤;鞘内注射可用于预防和治疗脑膜白血病以及恶性淋巴瘤的神经侵犯;本品对银屑病也有一定疗效。

【说明书之外的用法】

1. **多发性肌炎和皮肌炎**　常用剂量为每周7.5~20mg,口服或加生理盐水20ml,静脉缓慢推注,若无不良反应,可根据病情酌情加量(每周30mg),待病情稳定后逐渐减量,维持治疗数月或数年。

2. **类风湿关节炎**　常用剂量为每周7.5~15mg,可口服、肌内注射或静脉注射,起效时间1~2个月。

3. **系统性红斑狼疮**　用于轻、中、重度活动型系统性红斑狼疮的联合治疗:中度活动型系统性红斑狼疮,一次7.5~

15mg,每周1次;重度系统性红斑狼疮,一次10~15mg,每周1次,或依据病情适当加量。

4. 韦格纳肉芽肿病 环磷酰胺不能控制的韦格纳肉芽肿病可合并使用甲氨蝶呤,一般用量为10~25mg,每周1次,口服、肌内注射或静脉滴注疗效相同。

【特别提示】

不良反应有胃肠道反应、口腔黏膜糜烂、肝功能损害、骨髓抑制,偶见肺炎和肺纤维化。甲氨蝶呤用药期间应适当补充叶酸,定期检查血常规和肝肾功能。

【依据等级】

1. 多发性肌炎和皮肌炎 2010年《多发性肌炎和皮肌炎诊断及治疗指南》[1]和中华医学会《临床诊疗指南:风湿病分册》[2]将甲氨蝶呤作为治疗多发性肌炎和皮肌炎的二线药物,用于病情反复及重症患者,与糖皮质激素联用可提高疗效,减少激素用量,及时避免不良反应。

美国FDA未批准甲氨蝶呤用于治疗成人多发性肌炎和皮肌炎。Micromedex有效性、推荐等级和证据强度:

有效性等级:Class IIa,证据支持有效(Evidence Favors Efficacy)。

推荐等级:Class IIb,在某些情况下推荐使用(Recommended,In Some)。

证据强度:Category B[3]。

摘要:美国皮肤病学会推荐口服或静脉注射甲氨蝶呤用于治疗皮肌炎的肌肉表现,以减少全身糖皮质激素的使用。低剂量甲氨蝶呤也被推荐用于治疗与皮肌炎相关的皮肤病。

成人:一项回顾性分析中发现13例难治性皮肤表现的皮肌炎患者,每周低剂量甲氨蝶呤对其有效。患者过往采用口服泼尼松和抗疟药治疗。口服甲氨蝶呤起始剂量为每周2.5mg,按需增加剂量(平均最大剂量为7.5mg)。皮肤病损完全清除率31%,近似完全清除率31%,中度清除率38%。甲氨蝶呤可减少所有患者泼尼松剂量甚至停用泼尼松。唯一报道的不良反应为短暂的恶心或不适[4]。

一项回顾性研究(n=10)中,甲氨蝶呤治疗改善了皮肌炎患者的皮肤表现和肌炎,但50%的患者由于不良反应终止了治疗。这项研究评价了接受每周口服或者静脉注射甲氨蝶呤治疗的7例皮肌炎患者和3例无肌病性皮肌炎患者。患者年龄 27~79 岁,女性 9 例,男性 1 例,其中 70%有明确的活动性肌炎证据。7 例皮肌炎患者和 1 例无肌病性皮肌炎患者在接受甲氨蝶呤治疗前一直使用泼尼松,其中皮肌炎患者泼尼松平均剂量为每日 32.5mg,平均疗程为 11.3 个月。接受甲氨蝶呤治疗的同时,大多数患者也继续使用口服糖皮质激素、外用糖皮质激素和防晒霜,但未使用其他全身性药物。皮肌炎患者甲氨蝶呤每周平均最大剂量为 14.2mg(平均累积剂量,98.3 周共 1 097mg),无肌病性皮肌炎患者为 20mg(平均累积剂量,50 周共 617.5mg)。7 例皮肌炎患者和 2 例无肌病性皮肌炎患者皮肤病有所改善。而且 7 例皮肌炎患者中有 4 例的肌炎症状得到改善。皮肌炎患者和无肌病性皮肌炎患者分别经过 18 和 13 周治疗后,口服泼尼松剂量减少了一半。5 例患者因不良反应终止治疗,包括 2 例患者伴糖皮质激素诱导的糖尿病,经肝活检显示轻度肝纤维化[5]。

2. 类风湿关节炎　2015 年 ACR《类风湿关节炎治疗指南》[6]、2010 年《类风湿关节炎诊断及治疗指南》[7]和中华医学会《临床诊疗指南:风湿病分册》[2]推荐甲氨蝶呤作为治疗类风湿关节炎的首选药物,并作为联合治疗的基本药物,有改善和延缓病情进展的作用。

美国 FDA 批准甲氨蝶呤用于治疗成人严重的类风湿关节炎。Micromedex 有效性、推荐等级和证据强度:

有效性等级: Class Ⅰ,治疗有效(Effective)。

推荐等级: Class Ⅱb,在某些情况下推荐使用(Recommended,In Some)。

证据强度: Category B[3]。

摘要:一个多国风湿病专家小组推荐,在每日临床实践中应用甲氨蝶呤治疗类风湿关节炎患者。甲氨蝶呤与柳氮磺吡啶和羟氯喹联合用药在诱导缓解方面比单药治疗更有效。低剂量甲氨蝶呤每周 1 次冲击疗法治疗类风湿关节炎是有效的。可单剂量给予 7.5~15mg 或在 24~36 小时内分 3 次给药。英夫利西单抗与甲氨蝶呤联用,可以改善甲氨蝶呤单药治疗无效患者的症状和体征。甲氨蝶呤每日 2.5~15mg,分 3 次给药,同时每日给予叶酸 1mg,每 12 小时给药 1 次,可降低甲氨蝶呤毒性而不影响疗效。甲氨蝶呤和抗炎药联合治疗有效,且不良反应与单独使用甲氨蝶呤相似。一项前瞻性研究表明,经甲氨蝶呤治疗后有临床改善的重度难治性类风湿关节炎患者,其死亡率低于对甲氨蝶呤治疗无反应的患者。一项初步研究证明了单独使用甲氨蝶呤疗效不佳的患者采用甲氨蝶呤与他克莫司联合治疗的安全性和有效性[8-11]。

3. 系统性红斑狼疮　2010 年《系统性红斑狼疮诊断及治疗指南》[12]和中华医学会《临床诊疗指南:风湿病分册》[2]推荐甲氨蝶呤与糖皮质激素联合应用以更快诱导系统性红斑狼疮病情的缓解和巩固疗效,避免长期使用较大剂量激素导致的严重毒副作用。

美国 FDA 未批准甲氨蝶呤用于治疗成人系统性红斑狼疮。Micromedex有效性、推荐等级和证据强度:

有效性等级:Class Ⅱa, 证据支持有效(Evidence Favors Efficacy)。

推荐等级:Class Ⅱb,在某些情况下推荐使用(Recommended, In Some)。

证据强度:Category B[3]。

摘要:甲氨蝶呤被推荐用于严重的、危及生命或器官的系统性红斑狼疮的治疗。

在两项为期分别为 6 个月($n=41$)[13]和 12 个月($n=86$)[14]的随机、双盲、安慰剂对照试验中,接受甲氨蝶呤治疗的系统性红斑狼疮(SLE)患者有较低的平均 SLE 疾病活动指数(SLEDAI)和 SLAM-R 评分,与安慰剂组相比,泼尼松平均剂量显著较低。然而,在 12 个月的试验中,每组只有 22 位患者在基线时使用泼尼松,平均 SLAM-R 评分只有 0.86 分。

在一项回顾性分析中($n=24$),接受甲氨蝶呤治疗 6 个月的系统性红斑狼疮患者,其中位每月激素摄入量与治疗前 6 个月相比无显著差异[15]。在一项为期 6 个月的前瞻性、开放性研究中($n=22$),与 SLE 患者基线情况相比,甲氨蝶呤治疗显著降低 SLEDAI 和泼尼松龙剂量[16]。

成人:在一项 6 个月的随机、双盲、安慰剂对照试验中($n=41$),使用甲氨蝶呤治疗的系统性红斑狼疮患者较安慰剂组平均泼尼松剂量显著较低。每日使用泼尼松剂量大于 0.5mg/kg 的患者被随机分为口服甲氨蝶呤 15mg,每周 1 次($n=20$;平均年龄 32.2 岁;女性,$n=18$)或安慰剂($n=21$;平均年龄 30.3 岁;女性,$n=21$)。经过 6 个月的治疗,甲氨蝶呤组泼尼松平均剂量减少了 44%(每日 18mg 降至每日 10mg),而安慰剂组增加了 50%(每日 16mg 增至每日 24mg)。在第 5

和第 6 个月,安慰剂组泼尼松剂量显著高于甲氨蝶呤组($P<$0.05)。此外,甲氨蝶呤组 SLEDAI 在 3~6 个月时低于第 1 个月的基线值;安慰剂组第 6 个月比较第 2~4 个月得分较高。第 3~6 个月,甲氨蝶呤组 SLEDAI 明显低于安慰剂组($P<$0.05)。与基线情况比较,有 17 例患者发生关节痛或关节炎,接受 6 个月甲氨蝶呤治疗组 1 例(5%);安慰剂组 16 例($P<$0.001)。甲氨蝶呤组有 4 例患者出现胃肠道症状(主要是消化不良)或肝酶改变(70%)(肝酶短暂升高,占 55%)和感染;安慰剂组分别有 14% 和 0 发生消化不良和感染。停用甲氨蝶呤治疗 2 例,其中肺结核 1 例,荨麻疹和严重消化不良 1 例[13]。

在 12 个月的随机、双盲、安慰剂对照试验中($n=86$),使用甲氨蝶呤治疗的系统性红斑狼疮患者较安慰剂组平均每日泼尼松剂量减少 22%(每日 1.33mg),但每组只有 22 例患者在基线时使用泼尼松。尽管接受稳定的常规治疗(纳入研究前使用过非甾体抗炎药、泼尼松或抗疟药至少 4 周),SLAM-R 评分为 8 或更高的患者,随机接受甲氨蝶呤治疗($n=41$;平均年龄 40.2 岁;34.9~48.5 岁;女,90.2%)或使用安慰剂($n=45$;平均年龄 40.2 岁;34~48.2 岁;女性 91.1%)。甲氨蝶呤起始剂量为每周 7.5mg,按月随诊,以每周 2.5mg 调整剂量,最大剂量 20mg/w。基线时使用泼尼松的 22 例患者,甲氨蝶呤组初始平均剂量为每日(7.1 ± 9.7)mg,安慰剂组为每日(4.9 ± 6)mg。12 个月后,甲氨蝶呤组每日泼尼松剂量较安慰剂组低(95%CI:5.4%~36.2%),相当于每天减少 1.33mg 泼尼松剂量。在基线时未接受泼尼松治疗的患者中,甲氨蝶呤组和安慰剂组分别有 1 例和 6 例患者服用泼尼松 12 个月。与安慰剂组相比,甲氨蝶呤治疗组 12 个月疗程中,平均 SLAM-R 得分具有非常小的统计学意义的降低(降低 0.86 分;95%CI:0.02~1.71)[14]。

4. 韦格纳肉芽肿病 2011 年《韦格纳肉芽肿病诊断和治疗指南》[17]和中华医学会《临床诊疗指南:风湿病分册》[2]将甲氨蝶呤作为治疗韦格纳肉芽肿病的一般首选药物,并将它作为联合治疗的基本药物。

美国 FDA 未批准甲氨蝶呤用于治疗成人韦格纳肉芽肿病。Micromedex有效性、推荐等级和证据强度:

有效性等级:Class Ⅱa,证据支持有效(Evidence Favors Efficacy)。

推荐等级：Class Ⅱb，在某些情况下推荐使用（Recommended，In Some）。

证据强度：Category B[3]。

摘要：在一项前瞻性、多中心随机对照试验（$n=54$）中，与接受来氟米特治疗相比，接受甲氨蝶呤维持治疗的韦格纳肉芽肿病患者复发数量增加，因此该试验提前中断[18]。

在一项回顾性队列研究（$n=82$）中，与环磷酰胺联合甲氨蝶呤治疗严重疾病患者相比，仅接受甲氨蝶呤治疗的轻度至中度韦格纳肉芽肿病患者的缓解时间或缓解后复发时间无明显统计学差异[19]。

在一项开放的前瞻性研究（$n=42$）中，与接受环磷酰胺治疗的历史对照组相比，接受甲氨蝶呤治疗的活动性韦格纳肉芽肿病患者的无复发生存率无显著差异[20]。

成人：在一项提前终止的前瞻性、多中心随机对照试验（$n=54$）中，接受甲氨蝶呤维持治疗的韦格纳肉芽肿病（WG）患者与接受来氟米特治疗相比，复发数量显著增加。所有患者均接受6个月的口服环磷酰胺2mg/kg和泼尼松1mg/kg诱导治疗（冲击治疗），或直至完全缓解[临床症状、放射学检查和血清学检查，除了抗中性粒细胞胞浆抗体（cANCA），结果均无异常]或稳定部分缓解[疾病程度指数（DEI）和伯明翰血管炎活动评分（BVAS）稳定至少3个月]。患者随机分组接受口服甲氨蝶呤维持治疗，剂量为第1~4周，每周7.5mg，第5~8周，每周15mg，之后每周20mg[$n=28$；中位年龄54岁（25~67岁）；平均BVAS评分2.9]；或口服来氟米特维持治疗，前3天每日100mg，第4天至第4周，每日20mg，之后每日30mg，持续2年[中位年龄55岁（27~76岁）；平均BVAS评分2.6]。泼尼松剂量为每日10mg或更低，可根据疾病改善情况相应地减少剂量。研究的主要终点是各组中大复发和小复发的例数，其中复发定义为在完全或部分缓解至少3个月后再次出现活动性WG症状。大复发被定义为对生命或器官产生威胁，需要切换回环磷酰胺治疗，并增加泼尼松的剂量。由于甲氨蝶呤组的复发数量增加，中位随访时间21个月（1~24个月）时该研究被提前终止了。在甲氨蝶呤组中，中位随访时间6个月，28例患者中有13例（7例大复发）出现疾病复发；而来氟米特组26例中6例复发，中位随访时间7个月（1例大复发）。与甲氨蝶呤相比，来氟米特组的无复发生存率

(仅大复发)明显延长($P=0.037$)。与没有复发的患者相比，复发患者的 cANCA 水平没有显著性差异。持续缓解状态的患者中，中位泼尼松剂量从每日 5mg 降至每日 0mg。来氟米特组和甲氨蝶呤组分别有 34 例和 17 例患者发生不良事件。来氟米特组有 6 例患者中途退出研究(高血压,$n=1$;周围神经病变,$n=1$;白细胞减少,$n=1$;依从性差,$n=1$)，而甲氨蝶呤组有 2 例患者(失去随访)退出。研究期间疾病评分或实验室参数(次要终点)在两组间差异无统计学意义[18]。

在对 WG 患者的回顾性队列研究($n=82$)中，与环磷酰胺联合甲氨蝶呤治疗严重疾病患者相比，仅接受甲氨蝶呤治疗轻度至中度疾病患者的缓解时间或缓解后复发时间无明显统计学差异。新诊断的 WG 患者[诊断时中位年龄 47 岁(16~80 岁)]来自同一个转诊基地，并根据疾病严重程度进行治疗。轻度至中度疾病患者(定义包括血清肌酐低于 176.8μmol/L，30% 患者)接受甲氨蝶呤每周 15mg 治疗，如果可耐受，则在 4~8 周内增加至每周 25mg。重度疾病患者(涉及关键器官系统或危及生命的患者,70% 患者)接受环磷酰胺每日 2mg/kg 治疗，直至疾病缓解，然后按周给予甲氨蝶呤，治疗持续至少 2 年。所有患者均接受泼尼松每日 1mg/kg 治疗，疾病改善后逐渐减少。使用针对 WG 的伯明翰血管炎活动评分(BVAS/WG)评估疾病活动性，其中缓解是没有活动性疾病(0 分)，有活动性疾病则为 1 分或更高的分数。复发定义为前一评分为 0 分时，再次评分为 1 分及以上。在中位随访 4.5 年(6 个月~12 年)后，缓解时间和缓解后复发时间在两组不同疾病严重程度组中差异无统计学意义。在环磷酰胺联合甲氨蝶呤和单用甲氨蝶呤组中分别有 88% 和 93% 的患者在随访期间达到缓解。轻度至中度疾病组的中位缓解时间占总观察期的 54%(17%~77%)，重度疾病组占 73%(41%~84%)，两组差异没有统计学意义。在所有患者中，78% 经历了至少 1 次持续缓解(BVAS/WG 评分至少 6 个月为 0)，30% 有超过 1 次持续缓解。所有患者复发有 66% 在 1 年内发生(95%CI:54%~78%)和 45%(95%CI:33%~57%)在 2 年内发生。接受甲氨蝶呤(轻度至中度疾病)和环磷酰胺联合甲氨蝶呤(严重疾病)的患者复发率分别为 22% 和 27%。不良事件包括严重感染(需要住院和静脉用抗生素)，其中服用环磷酰胺、泼尼松和甲氨蝶呤的患者不良事件发生率为 21%，而服用甲氨蝶呤和泼尼松的患者为8%,1名患者死于败血症,可能与WG治疗方案的并发症有关[19]。

【参考文献】

[1]中华医学会风湿病学分会.多发性肌炎和皮肌炎诊断及治疗指南.中华风湿病学杂志,2010,14(12):828-831.

[2]中华医学会.临床诊疗指南:风湿病分册.北京:人民卫生出版社,2005.

[3]Micromedex(172).Truven Health Analytics Inc.,2017[2017-04-03].http://www.Micromedexsolutions.com.

[4]KASTELER JS,CALLEN JP.Low-dose methotrexate administered weekly is an effective corticosteroid-sparing agent for the treatment of the cutaneous manifestations of dermatomyositis.J Am Acad Dermatol,1997,36(1):67-71.

[5]ZIEGLSCHMID-ADAMS ME,PANDYA AG,COHEN SB,et al.Treatment of dermatomyositis with methotrexate.J Am Acad Dermatol,1995,32(5 Pt 1):754-757.

[6]SINGH JA,SAAG KG,BRIDGES SL,et al.2015 American college of rheumatology guideline for the treatment of rheumatoid arthritis.Arthritis Rheumatol,2016,68(1):1-26.

[7]中华医学会风湿病学分会.类风湿关节炎诊断及治疗指南.中华风湿病学杂志,2010,14(4):265-270.

[8]O'DELL JR,HAIRE CE,ERIKSON N,et al.Treatment of rheumatoid arthritis with methotrexate alone,sulfasalazine and hydroxychloroquine,or a combination of all three medicines.N Engl J Med,1996,334(20):1287-1291.

[9]MORGAN SL,BAGGOTT JE,VAUGHN WH,et al.The effect of folic acid supplementation on the toxicity of low-dose methotrexate in patients with rheumatoid arthritis.Arthritis Rheum,1990,33(1):9-18.

[10]KRAUSE D,SCHLEUSSER B,HERBORN G,et al.Response to methotrexate treatment is associated with reduced mortality in patients with severe rheumatoid arthritis.Arthritis Rheum,2000,43(1):14-21.

[11]KREMER JM,HABROS JS,KOLBA KS,et al.Tacrolimus in rheumatoid arthritis patients receiving concomitant methotrexate.Arthritis Rheum,2003,48(10):2763-2768.

［12］中华医学会风湿病学分会.系统性红斑狼疮诊断及治疗指南.中华风湿病学杂志,2010,14(5):342-346.

［13］CARNEIRO JR,SATO EI.Double blind,randomized,placebo controlled clinical trial of methotrexate in systemic lupus erythematosus.J Rheumatol,1999,26(6):1275-1279.

［14］FORTIN PR,ABRAHAMOWICZ M,FERLAND D,et al.Steroid-sparing effects of methotrexate in systemic lupus erythematosus:a double-blind,randomized,placebo-controlled trial.Arthritis Rheum,2008,59(12):1796-1804.

［15］KIPEN Y,LITTLEJOHN GO,MORAND EF.Methotrexate use in systemic lupus erythematosus.Lupus,1997,6(4):385-389.

［16］GANSAUGE S,BREITBART A,RINALDI N,et al.Methotrexate in patients with moderate systemic lupus erythematosus(exclusion of renal and central nervous system disease).Ann Rheum Dis,1997,56(6):382-385.

［17］中华医学会风湿病学分会.韦格纳肉芽肿病诊断和治疗指南.中华风湿病学杂志,2011,15(3):194-196.

［18］METZLER C,MIEHLE N,MANGER K,et al.Elevated relapse rate under oral methotrexate versus leflunomide for maintenance of remission in Wegener's granulomatosis.Rheumatology(Oxford),2007,46(7):1087-1091.

［19］VILLA-FORTE A,CLARK TM,GOMES M,et al.Substitution of methotrexate for cyclophosphamide in Wegener granulomatosis:a 12-year single-practice experience.Medicine(Baltimore),2007,86(5):269-277.

［20］LANGFORD CA,TALAR-WILLIAMS C,BARRON KS,et al.Use of a cyclophosphamide-induction methotrexate-maintenance regimen for the treatment of Wegener's granulomatosis:extended follow-up and rate of relapse.Am J Med,2003,114(6):463-469.

硫唑嘌呤 Azathioprine

【已批准的适应证】

1. 急慢性白血病,对慢性粒细胞白血病近期疗效较好,作用快,但缓解期短。

2. 后天性溶血性贫血、特发性血小板减少性紫癜、系统性红斑狼疮。

3. 慢性类风湿关节炎、慢性活动性肝炎(与自体免疫有关的肝炎)、原发性胆汁性肝硬化。

4. 甲状腺功能亢进、重症肌无力。

5. 其他　慢性非特异性溃疡性结肠炎、克罗恩病、多发性神经根炎、狼疮性肾炎、增殖性肾炎、韦格纳肉芽肿等。

【说明书之外的用法】

大动脉炎。口服,危重患者按体重每日 2~3mg/kg。

【特别提示】

可增加恶性肿瘤的风险。恶性肿瘤的报告包括移植后淋巴瘤、炎症性肠病患者的肝脾 T 细胞淋巴瘤。

【依据等级】

《大动脉炎诊断及治疗指南》[1]和中华医学会《临床诊疗指南:风湿病分册》[2]将硫唑嘌呤作为治疗大动脉炎的免疫抑制剂之一。

美国 FDA 未批准硫唑嘌呤用于治疗成人大动脉炎。Micromedex有效性、推荐等级和证据强度为:

有效性等级:Class Ⅱa,证据支持有效(Evidence Favors Efficacy)。

推荐等级:Class Ⅱb,在某些情况下推荐使用(Recommended,In Some)。

证据强度:Category B[3]。

摘要:硫唑嘌呤和泼尼松龙联合治疗大动脉炎,可以改善疾病活动性的临床及免疫学检查结果,但对血管造影结果没有影响。

成人:15 例大动脉炎患者每日给予硫唑嘌呤 2mg/kg,泼尼松龙初始剂量每日 1mg/kg,维持 6 周,12 周之内逐渐减量至每日 5~10mg,疗程 1 年。初始治疗后第 12 周,所有患者全身症状缓解,平均红细胞沉降率(ESR)从 55.5mm/h 下降到 21.9mm/h($P=0.001$),C 反应蛋白水平从 4.8mg/dl 下降到 0.5mg/dl($P=0.004$)。治疗 1 年后,平均红细胞沉降率为 20.8mm/h,C 反应蛋白平均为 0.5mg/dl,血管造影未见显著的进展或消退,仅血管狭段处有轻微改变[4]。

【参考文献】

[1] 中华医学会风湿病学分会.大动脉炎诊断及治疗指

南.中华风湿病学杂志,2011,15(2):119-120.

[2] 中华医学会.临床诊疗指南:风湿病分册.北京:人民卫生出版社,2005.

[3] Micromedex(172).Truven Health Analytics Inc.,2017[2017-04-03].http://www.Micromedexsolutions.com.

[4] VALSAKUMAR AK,VALAPPIL UC,JORAPUR V,et al.Role of immunosuppressive therapy on clinical,immunological,and angiographic outcome in active Takayasu's arteritis.J Rheumatol,2003,30(8):1793-1798.

利妥昔单抗 Rituximab

【已批准的适应证】

1. 复发或耐药的滤泡性中央型淋巴瘤(国际工作分类B、C 和 D 亚型的 B 细胞非霍奇金淋巴瘤)的治疗。

2. 先前未经治疗的 CD20 阳性Ⅲ~Ⅳ期滤泡性非霍奇金淋巴瘤,患者应与标准 CVP 化疗(环磷酰胺、长春新碱和泼尼松)8 个周期联合治疗。

3. CD20 阳性弥漫大 B 细胞性非霍奇金淋巴瘤(DLBCL)应与标准 CHOP 化疗(环磷酰胺、多柔比星、长春新碱、泼尼松)8 个周期联合治疗。

【说明书之外的用法】

1. **类风湿关节炎** 第 1 个疗程可先予静脉输注 500~1 000mg,2 周后重复 1 次。根据病情可在 6~12 个月后接受第 2 个疗程。每次注射之前的半小时内先静脉给予适量甲泼尼龙。

2. **干燥综合征** 静脉输注,按体表面积 $375mg/m^2$,每周 1 次。

【特别提示】

致命的输液反应可能发生在输液的 24 小时以内,约 80% 的致命性反应发生在第一次输注,应监测患者和停止输液以防发生更严重的反应。可能发生严重和可能致命的皮肤黏膜反应。由 JC 病毒感染导致的进行性多灶性白质脑病(PML)也可能发生,并造成死亡。

【依据等级】

1. **类风湿关节炎** 《类风湿关节炎诊断及治疗指南》将利妥昔单抗作为治疗类风湿关节炎的生物制剂中的抗 CD20

单抗,主要用于肿瘤坏死因子 TNF-α 拮抗剂疗效欠佳的活动性类风湿关节炎[1]。

美国 FDA 已批准利妥昔单抗用于治疗成人类风湿关节炎。Micromedex 有效性、推荐等级和证据强度为:

有效性等级: Class Ⅱa,证据支持有效(Evidence Favors Efficacy)。

推荐等级: Class Ⅱb,在某些情况下推荐使用(Recommended,In Some)。

证据强度: Category B[2]。

摘要:一项多中心随机对照双盲的 Ⅲ 期临床研究(SE-RENE, n = 509)显示,在类风湿关节炎活动期的患者中,利妥昔单抗联合甲氨蝶呤较单用甲氨蝶呤,在 24 周时能显著改善 ACR20 和 ACR50 响应率[3]。另一项多中心随机双盲对照Ⅲ期研究(MIRROR, n = 346)显示,初始接受 1~3 个疗程利妥昔单抗并在 24 周开始加用甲氨蝶呤的类风湿关节炎患者,48 周时 ACR20 响应率为 64%~72%[4]。

成人:在甲氨蝶呤疗效不佳的类风湿关节炎患者中,一项多中心随机双盲对照Ⅲ期研究(SERENE, n = 509)显示,利妥昔单抗联用甲氨蝶呤在第 24 周可显著增加 ACR20 及 ACR50 响应率。入选患者为 18~80 岁,活动性类风湿关节炎 6 个月(至少接受 12 周的甲氨蝶呤治疗,每周 10~25mg),且未接受其他生物疗法治疗。患者接受 2 周以上的抗风湿药物清洗期,期间仍然继续维持甲氨蝶呤治疗(每周 10~25mg)及叶酸(每周 5mg 或更多),随后随机分为 3 组静脉治疗:利妥昔单抗 2×500 组:第 1 天和第 15 天给予利妥昔单抗 500mg(n = 167);利妥昔单抗 2×1 000 组:第 1 天和第 15 天给予利妥昔单抗 1 000mg(n = 170);对照组(n = 172)。3 组患者给予利妥昔单抗输注前均接受 100mg 甲泼尼龙静脉注射。研究过程中,NSAIDs 及激素维持治疗(泼尼松龙小于等于或等效于每日 10mg)是允许的。24 周未达到缓解[疾病活动评分(28 关节)-红细胞沉降率(DAS28-ESR)<2.6]且达到安全标准的患者进行利妥昔单抗非盲随机化剂量治疗(若患者之前为对照组,则给予两剂 500mg 利妥昔单抗初始治疗)。在第 16 周和第 23 周,与基线相比,关节柔软性或肿胀改善率小于 20%,则启动非生物性的抗风湿药物治疗。第 24 周,与对照组相比,利妥昔单抗(2×500mg 组)与利妥昔单抗(2×1 000mg 组)有

更多的患者($P<0.000\,1$)达到 ACR20(主要终点:54.5%、50.6% *vs* 23.3%)和 ACR50(26.3%、25.9% *vs* 9.3%)响应。利妥昔单抗 2×500mg 组与利妥昔单抗 2×1\,000mg 组较对照组在临床缓解率方面同样有显著改善(9.6%、9.4% *vs* 2.3%,$P<0.01$);欧洲抗风湿病联盟(European League Against Rheumatism,EULAR)评分良好反应率(17.4%、11.8% *vs* 4.7%,$P\leqslant 0.000\,1$);EULAR 评分中等反应率(49.1%、51.2% *vs* 29.1%,$P\leqslant 0.000\,1$)。第 48 周,93.5% 的利妥昔单抗 2×500mg 组,91.3% 的利妥昔单抗 2×1\,000mg 组,89.5% 的对照组患者可接受第 2 疗程的治疗。在第 48 周,试验组疾病活动程度未进展或有所好转,利妥昔单抗 2×500mg 组和 2×1\,000mg 组 ACR20 响应率分别为 55.7%、57.6%;ACR50 响应率分别为 32.9%、34.1%。24 周不良反应报告率分别为 77%(利妥昔单抗 2×500mg 组)、76%(利妥昔单抗 2×1\,000mg 组)、74%(对照组);其中首次输液不良反应发生率分别为 19%、25%、14%,15 日输液不良反应率分别为 7%、6%、8%。总体发生感染次数(100 例患者随访年发生率)分别为 138.13(利妥昔单抗 2×500mg 组)、120.45(利妥昔单抗 2×1\,000mg 组)、159(对照组),其中发生严重感染次数(100 例患者随访年发生率)分别为 1.26、2.46、8.83。第 48 周利妥昔单抗试验组的不良反应发生率与第 24 周类似[3]。

一项多中心随机双盲对照Ⅲ期研究(MIRROR,$n=346$)显示,初始接受 1~3 个疗程利妥昔单抗并在 24 周开始加用甲氨蝶呤的类风湿关节炎患者,48 周 ACR20 响应率为 64%~72%。诊断类风湿关节炎超过 6 个月,接受至少 12 周甲氨蝶呤治疗(每周 10~25mg,稳定维持治疗超过 4 周)仍无明显改善,且之前未接受生物治疗的患者纳入研究。试验过程中,患者继续接受甲氨蝶呤维持治疗(每周 10~25mg)并随机分到 3 个利妥昔单抗试验组:①2×500mg 组:第 24 周接受两剂 500mg 初始治疗($n=134$;平均年龄 53.6 岁);②剂量增加组:初始两剂 500mg,24 周两剂 1\,000mg 治疗($n=119$;平均年龄 52.3 岁);③2×1\,000mg 组:初始两剂 1\,000mg,24 周两剂 1\,000mg 治疗($n=93$;平均年龄 51.3 岁)。给予利妥昔单抗静脉注射前,患者均静脉注射甲泼尼龙 100mg。试验过程中,叶酸(每周 5mg)、NSAIDs、口服糖皮质激素(每天≤10mg)、每 24 周不超过 1 个关节腔内注射激素治疗是允许的;患者不允许接受额外生物或非生物的抗风湿药物治疗。48 周时,利妥昔单抗 2×500mg 组与剂量增加组相比,ACR20 响应率无统计学差异(主要终点:两组均为 64%;$P=0.815\ 6$);利妥昔单抗 2×500mg 与利妥昔单抗 2×1 000mg 也无统计学差异(64% *vs* 72%,$P=0.241\ 9$)。之前接受过生物治疗的患者与未接受过生物治疗患者相比,48 周时 ACR20 响应率类似(65% *vs* 67%)。48 周时,利妥昔单抗 2×500mg 组、剂量增加组、利妥昔单抗 2×1 000mg 组,ACR50 响应率(39%、39%、48%)和 ACR70 响应率(20%、19%、23%)无统计学差异。利妥昔单抗 2×1 000mg 组对比利妥昔单抗 2×500mg 组(89% *vs* 73%,$P=0.049\ 5$)和剂量增加组(89% *vs* 72%),有更多的患者达到了 EULAR 中等或良好响应。利妥昔单抗 2×500mg 组、剂量增加组、利妥昔单抗 2×1 000mg 组中分别有 9%、13%、19% 的患者 DAS28-ESR 改善(DAS28-ESR<2.6)。3 组不良事件发生率类似,发生率 89% ~ 91%,包括输液反应(30% ~ 39%)和感染(56%~65%)[4]。

2. **干燥综合征**　《干燥综合征诊断及治疗指南》将利妥昔单抗用于对原发性干燥综合征常规治疗效果不佳的患者,且其对严重的关节炎、严重的血细胞减少、周围神经病变以及相关的淋巴瘤均有较好的疗效[5]。

美国 FDA 未批准利妥昔单抗用于治疗成人干燥综合征。Micromedex 有效性、推荐等级和证据强度为:

有效性等级:Class Ⅱa,证据支持有效(Evidence Favors Efficacy)。

推荐等级:Class Ⅱb,在某些情况下推荐使用(Recommended,In Some)。

证据强度:Category B[2]。

在对 4 项维持 24 周的原发性干燥综合征随机试验进行系统回顾发现:与安慰剂相比,在第 1 天和第 15 天静脉给予单剂 1g 利妥昔单抗,患者泪腺功能(丽丝胺绿试验)有明显改善(中等质量证据)(1 项研究),而患者泪腺功能(Schirmer 试验)没有明显差异(2 项研究)。利妥昔单抗被确认为能显著改善唾液流率(低等质量证据,3 项研究),虽改善疲劳(3 项研究)、生活质量(3 项研究)或疾病活动状态(2 项研究)达到 30% 但无统计学意义。各组间的严重不良事件并没有明显差异[6]。

【参考文献】

［1］中华医学会风湿病学分会.类风湿关节炎诊断及治疗指南.中华风湿病学杂志,2010,14(4):265-270.

［2］Micromedex(172).Truven Health Analytics Inc.,2017[2017-04-03].http://www.Micromedexsolutions.com.

［3］EMERY P,DEODHAR A,RIGBY WF,et al.Efficacy and safety of different doses and retreatment of rituximab:a randomised,placebo-controlled trial in patients who are biological naive with active rheumatoid arthritis and an inadequate response tomethotrexate[Study Evaluating Rituximab's Efficacy in MTX iNadequate rEsponders(SERENE)].Ann Rheum Dis,2010,69(9):1629-1635.

［4］RUBBERT-ROTH A,TAK PP,ZERBINI C,et al.Efficacy and safety of various repeat treatment dosing regimens of rituximab in patients with active rheumatoid arthritis:results of a Phase Ⅲ randomized study(MIRROR).Rheumatology(Oxford),2010,49(9):1683-1693.

［5］中华医学会风湿病学分会.干燥综合征诊断及治疗指南.中华风湿病学杂志,2010,14(11):766-768.

［6］SOUZA FB,PORFIRIO GJ,ANDRIOLO BN,et al.Rituximab effectiveness and safety for treating primary Sjogren's Syndrome(pSS):systematic review and meta-analysis.PLoS One,2016,11(3):e0150749.

沙利度胺 Thalidomide

【已批准的适应证】

用于控制瘤型麻风反应症。

【说明书之外的用法】

1. **轻型系统性红斑狼疮对抗疟药不敏感的顽固性皮损** 口服,常用量为每次 50~100mg,一日 1 次。

2. **强直性脊柱炎** 口服,初始剂量每晚 50mg,每 10~14 天递增 50mg,至每晚 150~200mg 维持,国外有用每日 300mg 维持。

3. **白塞病** 口服,每次 25~50mg,每日 3 次。

【特别提示】

1 年内有生育意向的禁用。

【依据等级】

1. 轻型系统性红斑狼疮对抗疟药不敏感的顽固性皮损

《类风湿关节炎诊断及治疗指南》将沙利度胺作为治疗轻型系统性红斑狼疮对抗疟药不敏感的顽固性皮损的药物之一[1]。

美国 FDA 未批准沙利度胺用于治疗成人系统性红斑狼疮。Micromedex 有效性、推荐等级和证据强度：

有效性等级：Class Ⅱa，证据支持有效（Evidence Favors Efficacy）。

推荐等级：Class Ⅱb，在某些情况下推荐使用（Recommended，In Some）。

证据强度：Category B[2]。

摘要：病例序列研究中，70% ~ 80% 的患者对沙利度胺有完全反应或部分反应，但沙利度胺停药后常复发。

成人：沙利度胺治疗 22 例慢性盘状红斑性狼疮患者，起始剂量平均每日 100mg（50 ~ 200mg），完全缓解 12 例（54.5%），明显缓解 5 例（22.7%），5 例治疗 1 个月后退出。90% ~ 100% 反应为完全缓解，70% ~ 80% 反应为明显缓解。沙利度胺停药后，15 例完全缓解患者中 10 例复发[3]。

6 例治疗抵抗的皮肤红斑狼疮患者，停用其他治疗方案后每晚服用沙利度胺 100mg，疗程 4 个月至 9 年，分别有 2 例和 4 例获得完全和部分反应，其中 1 例患者因担心神经病变在治疗 1 个月后退出。治疗 2 个月后可见初始反应。3 例患者沙利度胺减量至每次 100mg，隔日 1 次或每 3 日 1 次。4 例患者报告感觉异常，但与沙利度胺无关[4]。

16 例红斑狼疮皮肤表现的患者，包括 11 例盘状红斑、3 例亚急性皮肤红斑性狼疮、1 例亚急性皮肤红斑性狼疮伴光敏性面颊疹，经沙利度胺每日 50 ~ 100mg 治疗后，13 例有所改善。7 例（44%）和 6 例（37%）分别获得完全和部分反应。大多数患者治疗 2 周内可见改善。1 例因头痛、眩晕而停药，服用沙利度胺 22g 后发生轻度周围神经病的患者也予以停药。2 例患者报告轻度外周感觉异常，1 例患者无进一步感觉异常或神经病变而重新开始沙利度胺治疗。低剂量沙利度胺治疗红斑狼疮皮肤表现有效，但对系统性红斑狼疮无效[5]。

2. 强直性脊柱炎　《强直性脊柱炎诊断及治疗指南》将沙利度胺作为治疗强直性脊柱炎的药物之一[6]。

美国 FDA 未批准沙利度胺用于治疗成人强直性脊柱炎。Micromedex有效性、推荐等级和证据强度：

有效性等级：Class Ⅱa，证据支持有效（Evidence Favors Efficacy）。

推荐等级：Class Ⅱb，在某些情况下推荐使用（Recommended，In Some）。

证据强度：Category C[2]。

摘要：2 例治疗抵抗的强直性脊柱炎患者获得临床症状及实验室参数改善。

成人：2 例治疗抵抗的严重强直性脊柱炎患者，对沙利度胺治疗获得响应。1 例沙利度胺剂量在 3 周内由每日 100mg 滴定至每日 300mg。C 反应蛋白和红细胞沉降率在 3 个月内恢复正常，关节疼痛和僵硬缓解超过 5 个月。由于粒细胞减少，沙利度胺在第 9 个月停药，白细胞计数迅速恢复正常，临床症状亦迅速改善，随后沙利度胺再次用药并迅速起效。另 1 例第 1 个月接受沙利度胺每日 300mg，随后降为每日 200mg，临床症状及实验室参数快速改善[7]。

3. 白塞病　《白塞病诊断和治疗指南》将沙利度胺作为治疗白塞病的药物之一[8]。

美国 FDA 未批准沙利度胺用于治疗成人白塞病。Micromedex有效性、推荐等级和证据强度：

有效性等级：Class Ⅱa，证据支持有效（Evidence Favors Efficacy）。

推荐等级：Class Ⅱb，在某些情况下推荐使用（Recommended，In Some）。

证据强度：Category C[2]。

摘要：在一项对照研究中，沙利度胺取得有限数量的完全反应，但是减少了口腔及生殖器溃疡的发生。

成人：一项为期 24 周的双盲研究（$n=95$），采用安慰剂、沙利度胺每日 100mg 和沙利度胺每日 300mg 治疗男性原发性皮肤黏膜病患者，分别有 0、2、5 例获得完全反应，沙利度胺每日 300mg 组与安慰剂组有显著性差异（$P=0.024$）。从第 4 周开始，沙利度胺组口腔小溃疡数量明显减少。第 8 周开始，生殖器溃疡、滤泡损害减少。沙利度胺组眼病发生率更低。1 例患者因多神经病退出，3 例于研究结束后出现严重不良反应。研究前 8 周，沙利度胺组麻风结节性红斑明显增加[9]。

1例白塞综合征相关的严重结肠炎患者,沙利度胺治疗有效,并避免了结肠切除术。沙利度胺对白塞综合征相关的葡萄膜炎同样有治疗作用,但对伴有静脉血栓栓塞、发热或关节炎的患者则无效或作用有限[10]。

在部分病例报告中,沙利度胺对治疗白塞综合征引起的口腔-生殖器溃疡、皮肤表现有效。但关节、眼部症状则反应较差。大多数患者初始剂量为每日400mg。数日后,剂量依患者反应减至每日25~200mg[11-15]。1例神经-白塞综合征患者,沙利度胺持续治疗了3年而没有不良反应发生[16]。

儿童:1例曾接受高剂量口服泼尼松龙、免疫球蛋白、环磷酰胺、苯丁酸氮芥治疗无效的白塞综合征患儿,接受沙利度胺每日10mg/kg治疗4周后,发热、皮肤损害、口腔溃疡均消退。沙利度胺持续治疗1年并维持缓解。停药后2周,发热、皮疹、口腔溃疡复发。再次采用沙利度胺和低剂量口服激素治疗后,患者再次获得反应。沙利度胺剂量降至每日5mg/kg,患儿依然状态良好。沙利度胺对该幼儿有效,且耐受性良好[17]。

【参考文献】

[1] 中华医学会风湿病学分会.类风湿关节炎诊断及治疗指南.中华风湿病学杂志,2010,14(4):265-270.

[2] Micromedex(172).Truven Health Analytics Inc.,2017 [2017-04-03].http://www.Micromedexsolutions.com.

[3] KYRIAKIS KP,KONTOCHRISTOPOULOS GJ,PANTELEOS DN.Experience with low-dose thalidomide therapy in chronic discoid lupus erythematosus.Int J Dermatol,2000,39(3):218-222.

[4] DUONG DJ,SPIGEL T,MOXLEY RT,et al.American experience with low-dose thalidomide therapy for severe cutaneous lupus erythematosus.Arch Dermatol,1999,135(9):1079-1087.

[5] STEVENS RJ,ANDUJAR C,EDWARDS CJ,et al.Thalidomide in the treatment of the cutaneous manifestations of lupus erythematosus:experience in sixteen consecutive patients. Br J Rheumatology,1997,36(3):353-359.

[6] 中华医学会风湿病学分会.强直性脊柱炎诊断及治疗指南.中华风湿病学杂志,2010,14(8):557-559.

[7] BREBAN M,GOMBERT B,AMOR B,et al.Efficacy of

thalidomide in the treatment of refractory ankylosing spondylitis. Arthritis Rheum,1999,42(3):580-581.

［8］中华医学会风湿病学分会.白塞病诊断和治疗指南. 中华风湿病学杂志,2011,15(5):345-347.

［9］HAMURYUDAN V,MAT C,SAIP S,et al.Thalidomide in the treatment of the mucocutaneous lesions of the Behcet Syndrome: a randomized, double-blind, placebo-controlled trial. Ann Intern Med,1998,128(6):443-450.

［10］LARSSON H.Treatment of severe colitis in Behcet's syndrome with thalidomide(CG-217).J Intern Med, 1990, 228 (4):405-407.

［11］JORIZZO JL,SCHMALSTIEG FC,SOLOMON AR,et al. Thalidomide effects in Behcet's syndrome and pustular vasculitis.Arch Intern Med,1986,146(5):878-881.

［12］KÜRKÇÜOĞLU N,ATAKAN N,EKSIOĞLU M.Thalidomide in the treatment of recurrent necrotic mucocutaneous aphthae.Br J Dermatol,1985,112(5):632.

［13］SAYLAN T,SALTIK I.Thalidomide in the treatment of Behcet's syndrome.Arch Dermatol,1982,118:536.

［14］TORRAS H,LECHA M,MASCARO JM.Thalidomide treatment of recurrent necrotic giant mucocutaneous aphthae and aphthosis.Arch Dermatol,1982,118(11):875.

［15］MASCARO JM,LECHA M,TORRAS H.Thalidomide in the treatment of recurrent necrotic and giant mucocutaneous aphthae and aphthosis.Arch Dermatol,1979,115(5):636-637.

［16］RAMSELAAR CG,BOONE RM,KLIUN-NELEMANS HC.Thalidomide in the treatment of neuro-Behcet's syndrome.Br J Dermatol,1986,115(3):367-370.

［17］SHEK LP,LEE YS,LEE BW,et al.Thalidomide responsiveness in an infant with Behcet's syndrome. Pediatrics, 1999,103(6 Pt 1):1295-1297.

秋水仙碱 Colchicine

【已批准的适应证】

治疗痛风性关节炎的急性发作,预防复发性痛风性关节炎的急性发作。

【说明书之外的用法】

控制白塞病的症状。口服,常用剂量为一日 2~3 次,每次 0.5mg。

【特别提示】

注意肝肾损害、粒细胞减少等不良反应。

【依据等级】

《白塞病诊断和治疗指南》[1]和中华医学会《临床诊疗指南:风湿病分册》[2]将秋水仙碱用于控制白塞病的症状。

美国 FDA 未批准秋水仙碱用于治疗成人白塞病。Micromedex有效性、推荐等级和证据强度:

有效性等级:Class Ⅱa,证据支持有效(Evidence Favors Efficacy)。

推荐等级:Class Ⅱb,在某些情况下推荐使用(Recommended,In Some)。

证据强度:Category B[3]。

摘要:秋水仙碱能够改善和/或阻止白塞病患者病情的发展。秋水仙碱被认为有更好的长期耐受性。与单独使用秋水仙碱相比,秋水仙碱、苄星青霉素和/不和干扰素 α2b 联用能更加有效地控制白塞病的相关症状。

成人:部分小规模研究和大量病例报告均报道每日 0.25~1.5mg秋水仙碱能够改善白塞病的症状和/或阻止疾病进展,应答率 60%~70%,以口腔-生殖和眼部病变最敏感。秋水仙碱治疗作用可能与抑制白细胞趋化性有关。目前尚无严格控制的长期临床试验证实其疗效[4-15]。秋水仙碱和苄星青霉素联合应用比单独使用秋水仙碱能更有效地控制与白塞病相关的眼外并发症。比起单独使用秋水仙碱和苄星青霉素,秋水仙碱与苄星青霉素和干扰素 α2b 联合应用能够更有效地预防眼病和眼外疾病表现,更有效地保护视力[16-18]。

【参考文献】

[1] 中华医学会风湿病学分会.白塞病诊断和治疗指南.中华风湿病学杂志,2011,15(5):345-347.

[2] 中华医学会.临床诊疗指南:风湿病分册.北京:人民卫生出版社,2005.

[3] Micromedex(172).Truven Health Analytics Inc.,2017 [2017-04-03].http://www.Micromedexsolutions.com.

［4］ SULLIVAN TP,KING LE,BOYD AS.Colchicine in dermatology.J Am Acad Dermatol,1998,39(6):993-999.

［5］ LEVY M,SPINO M,READ SE. Colchicine:a state-of-the art review.Pharmacotherapy,1991,11(3):196-211.

［6］ KAZOKOGLU H,OSMAN SAATCI O,CUHADADOGLU H, et al. Long-term effects of cyclophosphamide and colchicine treatment in Behcet's disease.Ann Ophthalmol,1991,23(4):148-151.

［7］ TAFI L,MATUCCI-CERINIC M,FALCINI F,et al.Colchicine treatment of Behcet's disease in children.Arthritis Rheum,1987,30(12):1435.

［8］ SANDER HM, RANDLE HW. Use of colchicine in Behcet's syndrome.Cutis,1986,37(5):344-348.

［9］ VORDERMARK JS,HUDSON LD.Behcet disease with genitourinary involvement treated with colchicines.Urology,1984,23(3):290-292.

［10］ JORIZZO JL, HUDSON RD, SCHMALSTIEG FC, et al.Behcet's syndrome:immune regulation circulating immune complexes,neutrophil migration, and colchicine therapy.J Am Acad Dermatol,1984,10(2 Pt 1):205-214.

［11］ PINES A,KAPLINSKY N,OLCHOVSKY D,et al.Fever of undetermined origin as the present symptom of Behcet's disease:a favorable response to colchicines. South Med J, 1984, 77(6):802-803.

［12］ JORIZZO JL.Behcet's syndrome:pathogenesis,diagnosis, and treatment.Cutis,1983,32(5):441-445.

［13］ HARPER RM,ALLEN BS.Use of colchicine in the treatment of Behcet's disease.Int J Dermatol,1982,21(9):551-554.

［14］ FRAYHA RA. Arthropathy of Behcet's disease with marked synovial pleocytosis responsive to colchicines. Arthritis Rheum,1982,25(2):235-236.

［15］ RAYNOR A,ASKARI AD.Behcet's disease and treatment with colchicines.J Am Acad Dermatol,1980,2(5):396.

［16］ DEMIROGLU H,OZCEBE OI,BARISTA I,et al. Interferon alfa-2b, colchicine, and benzathine penicillin versus colchicine and benzathine penicillin in Behcet's disease:a randomised trial.Lancet,2000,355(9204):605-609.

[17] CALGUNERI M,ERTENLI I,KIRAZ S,et al.Effect of prophylactic benzathine penicillin on mucocutaneous symptoms of Behcet's disease.Dermatology,1996,192(2):125-128.

[18] CALGUNERI M, KIRAZ S, ERTENLI I, et al. The effect of prophylactic penicillin treatment on the course of arthritis episodes in patients with Behcet's disease:a randomized clinical trial.Arthritis Rheum,1996,39(12):2062-2065.

长春新碱 Vincristine

【已批准的适应证】

1. 急性白血病,尤其是儿童急性白血病,对急性淋巴细胞白血病疗效显著。

2. 恶性淋巴瘤。

3. 生殖细胞肿瘤。

4. 小细胞肺癌、尤因肉瘤、肾母细胞瘤、神经母细胞瘤。

5. 乳腺癌、慢性淋巴细胞白血病、消化道癌、黑色素瘤及多发性骨髓瘤。

【说明书之外的用法】

特发性血小板减少性紫癜。静脉滴注,一周1次,每次1~2mg,共3~6次。

【特别提示】

长春新碱仅用于静脉注射或滴注,禁用于鞘内注射。

【依据等级】

中华医学会《临床诊疗指南·风湿病分册》[1]推荐长春新碱用于治疗重型系统性红斑狼疮合并血小板减少性紫癜。

美国FDA未批准长春新碱用于治疗成人特发性血小板减少性紫癜。Micromedex有效性、推荐等级和证据强度:

有效性级别:Class Ⅱa,证据支持有效(Evidence Favors Efficacy)。

推荐等级:Class Ⅱb,在某些情况下推荐使用(Recommended,In Some)。

证据强度:Category B[2]。

摘要:长春新碱用于治疗脾切除术无效的特发性血小板减少性紫癜患者是有效的。长春新碱用于其他疗法(如脾切除术、糖皮质激素)无效或禁忌的特发性血小板减少性紫癜患者,以改善痛苦的或危及生命的症状,是一个可行的治疗措施[3-4]。

成人:5 例对最小剂量泼尼松、脾切除术和长春新碱联合治疗无效的成年慢性特发性血小板减少性紫癜患者,采用 CMOPP(环磷酰胺、长春新碱、泼尼松和丙卡巴肼)或者 CVP(环磷酰胺、长春新碱和泼尼松)方案联合化疗,每 28 天为一周期,共化疗 2~6 个周期。3 例患者完全反应(血小板计数大于 $180×10^9/L$),1 例患者部分反应(血小板计数大于 $50×10^9/L$),1 例无响应。完全反应的患者,疗效可持续 9~126 个月以上,且未再检出血小板相关自身抗体[5]。

【参考文献】

[1] 中华医学会.临床诊疗指南:风湿病分册.北京:人民卫生出版社,2005.

[2] Micromedex(172).Truven Health Analytics Inc.,2017 [2017-04-03].http://www.Micromedexsolutions.com.

[3] LINARES M,CERVERO A,SANCHEZ M,et al.Slow infusion of vincristine in the treatment of refractory thrombocytopenic purpura.Acta Haematol,1988,80(3):173-174.

[4] MORALES-POLANCO MR,SÁNCHEZ-VALLE E,MEILLÓN-GARCÍA LA,et al.Treatment of intracranial hemorrhage in chronic idiopathic thrombocytopenic purpura.Gac Med Mex,1990,126(1):45-49.

[5] FIGUEROA M,GEHLSEN J,HAMMOND D,et al.Combination chemotherapy in refractory immune thrombocytopenic purpura.N Eng J Med,1993,328(17):1226-1229.

英夫利西单抗 Infliximab

【已批准的适应证】

1. 类风湿关节炎　本品是疾病控制性抗风湿药物。对于中、重度活动性类风湿关节炎患者,本品与甲氨蝶呤合用可用于:减轻症状和体征;改善身体功能,预防患者残疾。

2. 克罗恩病　对于接受传统治疗效果不佳的中、重度活动性克罗恩病患者,本品可用于:减轻症状和体征;达到并维持临床疗效;促进黏膜愈合;改善生活质量;使患者减少皮质激素用量或停止使用皮质激素。

3. **瘘管性克罗恩病**　对于瘘管性克罗恩病患者,本品可用于:减少肠-皮肤瘘管和直肠-阴道瘘管的数量,促进并维持瘘管愈合;减轻症状和体征;改善生活质量。

4. **强直性脊柱炎**　对于活动性强直性脊柱炎患者,本品可用于:减轻症状和体征,包括增加活动幅度;改善身体功能;改善生活质量。

【说明书之外的用法】

1. **银屑病关节炎**　静脉滴注,首次剂量按体重 3.5mg/kg,第 2、6 周及以后每 8 周给予相同剂量各 1 次。

2. **韦格纳肉芽肿病,作为肾上腺皮质激素的辅助治疗**　静脉滴注,首次剂量按体重 3～5mg/kg,2 周后重复此剂量,之后每 4 周按此剂量输注 1 次,直到病情得到缓解(至少要有 3 次输注)。

3. **幼年特发性关节炎**　每次 3～6mg/kg(最大可用至 10mg/kg),分别用于 0、2、6 周,以后每间隔 8 周使用,总疗程 6～12 个月。

【特别提示】

使用前应进行血常规、尿常规、肝功能、肾功能、肝炎及结核等相关检查,应用过程中也应定期检查。

【依据等级】

1. **银屑病关节炎**　《银屑病关节炎诊断及治疗指南》推荐英夫利西单抗用于银屑病关节炎的治疗[1]。

美国 FDA 批准英夫利西单抗用于治疗成人银屑病关节炎。Micromedex有效性、推荐等级和证据强度:

有效性等级:Class Ⅰ,治疗有效(Effective)。

推荐等级:Class Ⅱb,在某些情况下推荐使用(Recommended,In Some)。

证据强度:Category B[2]。

摘要:英夫利西单抗被证实可以改善活动性关节炎的症状和体征,抑制活动性关节炎对结构性损坏的进程,改善银屑病关节炎患者的躯体功能。

成人:一项Ⅲ期、双盲、平行、安慰剂对照试验(IMPACT 2)证实英夫利西单抗可改善活动性银屑病关节炎患者的症状和体征。对其他治疗措施抵抗的活动性银屑病关节炎患者治疗 14 周即可观察到疗效。经 24 周治疗后,与安慰剂相比,英夫利西单抗组健康评估问卷得分(46%改善,19.4%恶化,

$P<0.001$)和身心功能显著改善。第 24 周时英夫利西单抗组 SF-36 调查问卷,生理健康评分 PCS(7. 3 *vs* 1. 3,$P<0.001$)和心理健康评分 MCS(3. 9 *vs* 0. 4,$P<0.05$)均有显著改善。符合 ACR20 和 PASI75 诊断的患者,PCS 和 MCS 改善尤其显著[3]。

2. 韦格纳肉芽肿病,作为肾上腺皮质激素的辅助治疗 中华医学会《临床诊疗指南:风湿病分册》指出对泼尼松和环磷酰胺治疗无效的韦格纳肉芽肿病患者可以试用英夫利西单抗[4]。

美国 FDA 未批准英夫利西单抗与肾上腺皮质激素合用治疗成人难治性韦格纳肉芽肿病。Micromedex 有效性、推荐等级和证据强度为:

有效性等级: Class Ⅱa,证据支持有效(Evidence Favors Efficacy)。

推荐等级: Class Ⅱa,在大多数情况下推荐使用(Recommended,In Most)。

证据强度: Category B[2]。

摘要:经英夫利西单抗辅助免疫抑制治疗,6 例难治性韦格纳肉芽肿病患者中的 5 例得到缓解[5]。一项开放性先导研究($n=10$)中,英夫利西单抗使活动性全身性血管炎,包括韦格纳肉芽肿病患者的症状得到改善[6]。

成人:对于难治性韦格纳肉芽肿病患者,使用英夫利西单抗作为标准糖皮质激素和/或免疫抑制剂的辅助治疗,耐受性良好,疗效确切。英夫利西单抗静脉注射给药 3~5mg/kg,间隔 2 周重复给药,接着每隔 4 周 1 次,直到症状开始缓解(最少注射给药 3 次)。

3. 幼年特发性关节炎　《幼年特发性关节炎(多/少关节型)诊疗建议》推荐英夫利西单抗用于幼年特发性关节炎的治疗[7]。

美国 FDA 未批准英夫利西单抗与糖皮质激素合用治疗幼年特发性关节炎。Micromedex 有效性、推荐等级和证据强度为:

有效性等级: Class Ⅱb,证据不确定(Evidence is Inconclusive)。

推荐等级: Class Ⅱb,在某些情况下推荐使用(Recommended,In Some)。

证据强度: Category B[2]。

摘要：在小型、开放、非随机研究中，对非甾体抗炎药（NSAIDs）和缓解病情类抗风湿药（DMARDs）反应不充分的幼年特发性关节炎患者，加用英夫利西单抗使疾病活动性及功能状态改善。

一项多中心、随机、双盲、安慰剂对照研究（$n = 117$）未能明确英夫利西单抗治疗幼年型类风湿关节炎（JRA）的有效性。与成年患者相比，该研究有更高的安慰剂应答率和免疫原性率。该研究也没有确定英夫利西单抗的长期安全性，包括恶性肿瘤。

成人：一项开放、前瞻、为期2年的探索性研究，对甲氨蝶呤无反应的难治性多关节幼年型特发性关节炎（JIA）患者，采用英夫利西单抗、甲氨蝶呤联合治疗后功能状态改善。24例对静脉或肌内注射甲氨蝶呤无效，并采用一种或多种DMARDs治疗的难治性多关节幼年型特发性关节炎男性患者（平均年龄22.1岁，8.2～32.5岁），在0、2、6周及随后每隔8周，静脉滴注英夫利西单抗3mg/kg（滴注时间2小时）。剂量可根据临床判断予以增加。患者可继续或重新开始静脉或肌内注射甲氨蝶呤治疗。研究开始前1个月，所有其他DMARDs均停药。疾病改善评价采用美国风湿病学会（ACR）标准及包含28关节的疾病活动性评分（DAS28）。维持先前的糖皮质激素治疗的患者（79%）在可能的情况下予以减量。治疗后2周、6个月、12个月，分别有54.2%（$n = 24$）、81.2%（$n = 16$）和77.8%（$n = 9$）的患者达到ACR 20%改善标准，分别有25%（$n = 24$）、63.6%（$n = 16$）和77.8%（$n = 9$）的患者达到ACR 50%改善标准，分别有12.5%（$n = 24$）、56.3%（$n = 16$）和44.4%（$n = 9$）的患者达到ACR 70%改善标准。首次给药后，37.5%的患者DAS28评分"良好"，41.7%"中等"，20.8%"无反应"。治疗12个月后，患者DAS28评分，47%"良好"（37.5%～63.6%），23%"中等"（14.3%～33.3%），23.5%"无反应"（18%～37.5%）。半数患者出现不良反应，包括：输液反应、恶心呕吐、战栗阵挛、睡眠过度、伴呼吸苦难的胸痛、过敏、发热、恶寒[8]。

儿童：一项多中心、随机、双盲、安慰剂对照研究未能证明英夫利西单抗治疗幼年型类风湿关节炎（JRA）的有效性。纳入患者年龄4～17岁，患有活动性幼年型类风湿关节炎，入选前至少3个月曾接受甲氨蝶呤治疗。研究期间允许合用叶酸、口服糖皮质激素（每日泼尼松剂量≤0.2mg/kg或等效量）、NSAIDs和/或缓解病情类抗风湿药。在0、2、6周，患者随机接受静脉注射英夫利西单抗3mg/kg（$n=60$）或安慰剂。安慰剂组患者在14、16、20周及随后每隔8周直至第44周，交叉接受英夫利西单抗6mg/kg（$n=57$）。完成44周研究的患者继续英夫利西单抗治疗2年。与成年患者的观察结果相比，该研究显示较高的安慰剂应答率、免疫原性率和英夫利西单抗清除率。英夫利西单抗3mg/kg治疗52周，35%（$n=21/60$）的患者出现输液反应，而6mg/kg治疗38周，18%（$n=10/57$）的患者出现输液反应，常见呕吐、发热、头痛、低血压。3mg/kg剂量组中，有4位患者出现严重输液反应，2例怀疑为过敏反应。6mg/kg剂量组中，有2位患者出现严重输液反应，1例怀疑为过敏反应。2例严重输液反应的患者，其输注时间小于2小时。3mg/kg和6mg/kg剂量组中，分别有38%和12%的患者生成英夫利西单抗抗体。3mg/kg和6mg/kg剂量组（均合用甲氨蝶呤）感染率分别为68%（$n=41/60$）和65%（$n=37/57$），常见上呼吸道感染如咽炎，肺炎为常见严重感染。

在一项开放、随机、为期12个月的研究中，难治性幼年型特发性关节炎患儿加用英夫利西单抗可改善疾病状况。纳入患儿（$n=24$；平均年龄10.2岁；3.3~16.3岁）采用标准治疗方案至少1年无效。14例患儿在0、2、6周及随后每隔4~8周，静脉输注英夫利西单抗3~4mg/kg。10例患儿每周2次皮下注射依那西普0.4mg/kg。患者继续先前的治疗方案，包括甲氨蝶呤、泼尼松龙、环孢素、柳氮磺吡啶和/或羟氯喹，以及关节腔内注射糖皮质激素。所有患者均接受NSAIDs治疗。1例糜烂性多关节炎患者接受顺势医疗。反应被定义为：6项测量指标（红细胞沉降率、活动关节数、肿胀关节数等）中，至少3项达到50%（ACR 50）或75%（ACR 75）改善并且仅1项指标恶化30%以上。在3、6、12个月，英夫利西单抗组分别有67%（8/12）、83%（10/12）和78%（7/9）的患者达到ACR 50标准，50%（6/12）、58%（7/12）和67%（6/9）的患者达到ACR 75标准；依那西普组分别有90%（9/10）、89%（8/9）和89%（8/9）的患者达到ACR 50标准，60%（6/10）、78%（7/9）和67%（6/9）的患者达到ACR 75标准。23例患儿继续低剂量甲氨蝶呤治疗，而其他药物或减量或完全停药。英夫利西单抗与依那西普的有效性无明显差异。依那西普组1例患者（10%）因不依从退出研究。英夫利西单抗组5位患者（36%）因不良反应和/或疗效不佳退出研究。不良反应包括输液反应、胸痛、呼吸困难和荨麻疹。1例15岁男孩，第2次输注英夫利西单抗24小时后出现可疑的巨噬细胞活化综合征，给予抗菌药物及静脉注射甲泼尼龙治疗后迅速恢复。1例有脱发史的患者，在英夫利西单抗治疗6个月后，双螺旋脱氧核糖核酸抗体阳性，并最终出现脱发[9]。

当全身症状被控制或缺失时，英夫利西单抗治疗全身型幼年特发性关节炎相关的多关节炎有效。3例患者（10岁、11岁和18岁）接受NSAIDs、糖皮质激素、高剂量甲氨蝶呤、环孢素治疗后，依然存在破坏性关节炎；1位患者伴有全身症状。在现有治疗方案基础上，在0、2、6周及随后每隔8周，输注英夫利西单抗3mg/kg。有效性评估采用活动关节数、运动受限关节数、患者的综合症状和疼痛评分、儿童健康评估问卷（CHAQ），以及血浆C反应蛋白和白介素-6水平。3位患者多关节炎均得到长期控制。11岁坐轮椅的患儿髋关节空间缩窄，可独立行走。18岁患者，糖皮质激素减量50%。但是，在伴有持续性全身症状的10岁患儿，较高剂量（5mg/kg）的英夫利西单抗也不能改善全身症状；剂量增至10mg/kg时，部分症状改善；67周，全身症状（高热、C反应蛋白和白介素-6水平升高）及关节炎复发，患者被认为是无应答者。唯一报告的不良反应是2例患者出现的上呼吸道感染[10]。

【参考文献】

［1］中华医学会风湿病学分会.银屑病关节炎诊断及治疗指南.中华风湿病学杂志,2010,14(9):631-633.

［2］Micromedex(172).Truven Health Analytics Inc.,2017 [2017-04-03].http://www.Micromedexsolutions.com.

［3］ANTONI C,KRUEGER GG,DEVLAM K,et al.Infliximab improves signs and symptoms of psoriatic arthritis:results of the IMPACT 2 trial.Ann Rheum Dis,2005,64(8):1150-1157.

［4］中华医学会.临床诊疗指南:风湿病分册.北京:人民卫生出版社,2005.

［5］LAMPRECHT P,VOSWINKEL J,LILIENTHAL T,et al.Effectiveness of TNF-alpha blockade with infliximab in

refractory Wegener's granulomatosis.Rheumatology(Oxford),2002,
41(11):1303-1307.

［6］BARTOLUCCI P,RAMANOELINA J,COHEN P,et al.
Efficacy of the anti-TNF-alpha antibody infliximab against refractory
systemic vasculitides:an open pilot study on 10 patients.Rheumatolo-
gy,2002,41(10):1126-1132.

［7］中华医学会儿科学分会免疫学组.幼年特发性关节
炎(多/少关节型)诊疗建议.中华儿科杂志,2012,50(1):
20-26.

［8］GERLONI V,PONTIKAKI I,GATTINARA M,et al.Ef-
ficacy of repeated intravenous infusions of an anti-tumor necrosis
factor alpha monoclonal antibody,infliximab,in persistently active,
refractory juvenile idiopathic arthritis:results of an open-label pro-
spective study.Arthritis Rheum,2005,52(2):548-553.

［9］LAHDENNE P,VAHASALO P,HONKANEN V.Inflix-
imab or etanercept in the treatment of children with refractory ju-
venile idiopathic arthritis:an open label study.Ann Rheum Dis,
2003,62(3):245-247.

［10］BILLIAU A,CORNILLIE F,WOUTERS C.Infliximab
for systemic onset juvenile idiopathic arthritis:experience in 3
children.J Rheumatol,2002,29(5):1111-1114.

（编写:何秋毅　冯绍文）

（校对:张钰宣　白　帆）

第8章

心血管系统疾病用药

氨氯地平 Amlodipine

【已批准的适应证】

1. 高血压　本品适用于高血压的治疗,可单独应用或与其他抗高血压药物联合应用。

2. 冠状动脉粥样硬化性心脏病(CAD)　慢性稳定型心绞痛,适用于慢性稳定型心绞痛的对症治疗,可单独应用或与其他抗心绞痛药物联合应用;血管痉挛性心绞痛(Prinzmetal's或变异型心绞痛),本品适用于确诊或可疑的血管痉挛性心绞痛的治疗,可单独应用也可与其他抗心绞痛药物联合应用;经血管造影证实的冠心病,但射血分数≥40%且无心力衰竭的患者,本品可减少因心绞痛住院的风险以及降低冠状动脉重建术的风险。

【说明书之外的用法】

肺动脉高压。

【特别提示】

仅适用于血管扩张试验阳性的肺动脉高压患者,不宜滥用。

【依据等级】

中华医学会《临床诊疗指南:心血管分册》中提到钙通道阻滞剂(如氨氯地平、非洛地平)可用于肺动脉高压的治疗,但仅适用于血管扩张性试验阳性患者,不宜滥用,剂量往往较常规用量偏大[1]。

美国 FDA 未批准苯磺酸氨氯地平用于成人肺动脉高压的治疗。Micromedex 有效性、推荐等级和证据强度分别为:

有效性等级:Class Ⅱa,证据支持有效(Evidence Favors Efficacy)。

推荐等级：Class Ⅱb，在某些情况下推荐使用（Recommended，In Some）。

证据强度：Category C[2]。

改善呼吸困难的症状和增加运动耐量；25%～35%的人群能获得持续疗效，5 年的生存率可达 95%。一项以原发性肺动脉高压患者或由栓塞引起的肺动脉高压患者为受试者进行剂量探索的研究中，6 例口服氨氯地平的患者中 3 例的肺血管阻力和平均肺动脉压力降低至少 20%。以 5mg 为起始剂量（每日 1 次），常规进行血流动力学监测，并尝试每日 10mg、20mg 和 40mg 直至达到压力降低 20%的目标，或患者不耐受。结果显示心排血量的变化范围较广（±20%）。外周血管的阻力普遍降低 20%～25%，但有 1 例患者升高 20%。需进一步研究氨氯地平在原发性肺动脉高压的急性治疗中所扮演的角色[3]。

【参考文献】

［1］中华医学会.临床诊疗指南：心血管分册.北京：人民卫生出版社，2009.

［2］Micromedex（172）.Truven Health Analytics Inc.，2017［2017-04-03］.http：//www.Micromedexsolutions.com.

［3］WOODMANSEY PA，O'TOOLE L，CHANNER KS，et al.Acute pulmonary vasodilatory properties of amlodipine in humans with pulmonary hypertension.Heart，1996，75（2）：171-173.

缬沙坦 Valsartan

【已批准的适应证】

治疗轻、中度原发性高血压。

【说明书之外的用法】

慢性心力衰竭。适用于不能耐受血管紧张素转化酶抑制剂（ACEI），且左室射血分数（LVEF）低下者。从小剂量开始，起始剂量为 20～40mg，每日两次，推荐剂量为 160mg，每日 2 次。

【特别提示】

1. 美国 FDA 发布的黑框警告　孕妇服用缬沙坦会对发育中的胎儿造成伤害甚至引起死亡。因此一旦发现患者怀孕，应尽快停用缬沙坦。

2. 适用于不能耐受 ACEI 且 LVEF 低下者。

【依据等级】

中华医学会《临床诊疗指南·心血管分册》中提到缬沙坦作为血管紧张素 II 受体阻滞剂适用于不能耐受 ACEI, 且 LVEF 低下者的慢性心力衰竭治疗[1]。

美国 FDA 批准缬沙坦用于治疗成人心力衰竭。Micromedex 有效性、推荐等级和证据强度:

有效性等级:Class I, 治疗有效(Effective)。

推荐等级:Class IIa, 在大多数情况下推荐使用(Recommended, In Most)。

证据强度:Category B[2]。

缬沙坦已获批治疗纽约心脏病协会(NYHA)分级为 II ~ IV 级的心力衰竭。研究显示缬沙坦治疗 NYHA 分级为 II ~ IV 级的稳定性充血性心力衰竭可获得理想的临床疗效和血流动力学改变[3-5]。缬沙坦可显著降低心力衰竭导致的住院率。Val-HeFT 的研究结果显示,缬沙坦与 ACEI 和 β 受体拮抗药三药联用会致心力衰竭的发病率升高。左心室功能障碍患者的 meta 分析显示,与单独应用 ACEI 治疗相比较,ACEI 加血管紧张素 II 受体阻滞剂(ARB)治疗会增加不良事件的风险而导致治疗中断[6]。

在一项双盲、多中心的 Val-HeFT 的研究中(缬沙坦心力衰竭试验,$n = 5\,010$)受试者均在入选试验 3 个月前诊断出心力衰竭,临床症状稳定且 NYHA 分级为 II ~ IV 级,左心室扩张和射血分数小于 40%。随机分配到安慰剂组($n = 2\,499$)或缬沙坦组(40mg, 每日 2 次)($n = 2\,511$)并根据需要以 2 周为间隔加大剂量直到 160mg, 每日 2 次。93% 的受试者曾经接受过 ACEI 的治疗,35% 接受过 β 受体拮抗药的治疗。试验历经 23 个月,两组的死亡率相似(缬沙坦组 19.7%; 安慰剂组 19.4%; $P = 0.8$); 缬沙坦组的结合终点(发病率 + 死亡率)显著降低(缬沙坦 28.8%; 安慰机组 32.1%, RR: 0.87; $P = 0.009$); 缬沙坦组结合终点的下降主要是因为心力衰竭加重导致的住院率下降(13.8% vs 18.2%; $P < 0.001$); 缬沙坦组射血分数和 NYHA 的分级也得到了显著的改善($P = 0.001$ 和 $P < 0.001$); 明尼苏达州的心力衰竭生活调查表显示缬沙坦组患者生活质量得到微小改善但安慰剂组患者的生活质量变差($P = 0.005$)。服用 ACEI($P = 0.002$)或 β 受体拮抗药($P = 0.037$)的患者或两种药物都没有服用($P = 0.003$)的患

者加用缬沙坦疗效良好。未服用 ACEI 的人群中安慰剂组发病率 42.5%,缬沙坦组发病率 24.9%(HR:0.51;95%CI:0.35~0.73;P=0.002)。服用 ACEI 剂量低于推荐剂量的人群中缬沙坦组的发病率 29%,安慰剂组 31.2%(HR:0.92;95%CI:0.082~1.02;P=0.096 5)。服用 ACEI 和 β 受体拮抗药两种药物的患者加用缬沙坦会增加死亡风险(P=0.009)和死亡率/发病率的比率(P=0.1)[3]。

Val-HeFT 的亚研究聚焦于利用超声确定药物在左心室结构重构中的疗效。研究结果发现缬沙坦组与安慰剂组相比左心室的大小和功能都有显著的改善。18 个月后,舒张期左心室容积(LVIDD)缬沙坦组减少 0.12cm/m^2,安慰剂组减少 0.05cm/m^2(P<0.000 1)。同时,缬沙坦组和安慰剂组的射血分数分别升高 4.5% 和 3.2%(P<0.000 01)。研究终点(大约 24 个月)时,缬沙坦组比安慰剂组在结构重构的疗效显著(P=0.000 02,LVIDD;P=0.000 75,射血分数)。当缬沙坦与 ACEI 和 β 受体拮抗药联用时,这些参数则没有显著的统计学差异的改变[4]。

一项研究血管紧张素 II 受体阻滞剂的 meta 分析指出,在治疗充血性心力衰竭方面 ARB 相比于 ACEI 无明显优势。虽无显著性差异,但 ARB 在降低总体死亡率和心力衰竭导致的住院率方面比安慰剂好,ARB 与 ACEI 联合比单独使用 ACEI 可显著降低住院率。该 meta 分析包括了 17 项随机、双盲试验,其中 11 项选择安慰剂作对照,4 项选择 ACEI 作对照,2 项采用安慰剂和 ACEI 双对照。共纳入 12 469 例患者,所有的受试者的 NYHA 分级均为 II~IV 级。17 项试验中,ARB 分别是氯沙坦(9)、坎地沙坦(3)、缬沙坦(3)、厄贝沙坦(1)和伊普沙坦(1);对照组 ACEI 为卡托普利、依那普利和赖诺普利。当安慰剂组和 ACEI 组一起作为对照组时,与 ARB 组相比总体死亡率或心力衰竭导致的住院率方面没有差异(OR 分别为 0.96 和 0.86),ARB 组与安慰剂组相比,死亡率的 OR 是 0.68,住院率的 OR 是 0.67,虽然没有显著性差异,但都倾向于积极治疗。当 ARB 组与 ACEI 组相比较时,死亡率的 OR 是 1.09,住院率的 OR 是 0.95。联合应用 ARB 和 ACEI 比单独应用 ACEI 会显著降低住院率(OR:0.74)[7]。

基于一篇系统综述和一篇包含了 9 项随机、安慰剂对照的试验(其中 8 项是双盲试验)共纳入了 18 160 例心力衰竭或左心室功能障碍患者的 meta 分析得出结论,相比 ACEI 单独治疗,ARB 与 ACEI 联合治疗会引起不良事件发生风险升高从而导致治疗中断。18 160 例 NYHA 分级Ⅱ~Ⅳ级,具有射血分数≤45%或急性心肌梗死后左心室功能障碍的患者中 9 199 例接受了联合治疗,8 961 例接受 ACEI 单独治疗。ARB 药物包括氯沙坦、坎地沙坦、缬沙坦、厄贝沙坦和替米沙坦,随访时间从 4 周到 41 个月不等。基于意向治疗分析,接受联合治疗的患者发生不良反应的风险增加 2.3%(RR:1.27;95%CI:1.15~1.40;$P<0.000\ 01$,$I^2=15.9\%$;NNH=42);低血压的风险增加了 1.1%(RR:1.91;95%CI:1.37~2.66;$P=0.002$,$I^2=26.6\%$;NNH=89);肾功能损伤的风险增加了 1%(RR:2.12;95%CI:1.3~3.46;$P=0.003$,$I^2=67.3\%$;NNH=100);高钾血症的风险增加了 0.6%(RR:4.17;95%CI:2.31~7.53;$P<0.000\ 01$,$I^2=0$;NNH=149)。但是血管性水肿(RR:0.88;95%CI:0.43~1.80;$P=0.72$,$I^2=0$)或咳嗽(RR:0.84;95%CI:0.65~1.09;$P=0.19$,$I^2=0$)的风险没有显著差异。如果采取联合治疗,应严密监测患者可能发生的不良反应[6]。

血流动力学研究:在随机、双盲、安慰剂和阳性对照的研究中($n=116$),缬沙坦可降低 NYHA 分级为Ⅱ~Ⅳ级的充血性心力衰竭患者的平均肺毛细血管阻力、全身血管阻力和增加心排血量。纳入的患者被随机分配到五组之一:缬沙坦 40mg、80mg、160mg(每日 2 次)组,赖诺普利 10mg(每日 1 次)组或安慰剂组。28 日后,缬沙坦 40mg 组和 160mg 组与安慰剂组相比平均肺毛细血管楔压显著下降($P<0.017$),赖诺普利组压力的降低无统计学意义;所有缬沙坦组的心排血量都显著增加($P<0.017$),赖诺普利组的降低无统计学意义;赖诺普利组和缬沙坦组的全身血管阻力都有显著降低。所有试验药物耐受性良好。基于数据变异较大,此研究未给出剂量反应关系结论[5]。

【参考文献】

[1] 中华医学会.临床诊疗指南:心血管分册.北京:人民卫生出版社,2009.

[2] Micromedex(172).Truven Health Analytics Inc.,2017 [2017-04-03].http://www.Micromedexsolutions.com.

[3] COHN JN,TOGNONI G.A randomized trial of the an-

giotensin-receptor blocker valsartan in chronic heart failure, the Valsartan Heart Failure Trial investigators. N Engl J Med, 2001, 345(23): 1667-1675.

［4］WONG M, STASZEWSKY L, LATINI R, et al. Valsartan benefits left ventricular structure and function in heart failure: Val-HeFT echocardiographic study, the Val-HeFT heart failure trial investigators. J Am Coll Cardiol, 2003, 40(5): 970-975.

［5］MAZAYEV VP, FOMINA IG, KAZAKOV EN, et al. Valsartan in heart failure patients previously untreated with an ACE inhibitor. Int J Cardiol, 1998, 65(3): 239-246.

［6］LAKHDAR R, AL-MALLAH MH, LANFEAR DE. Safety and tolerability of angiotensin-converting enzyme inhibitor versus the combination of angiotensin-converting enzyme inhibitor and angiotensin receptor blocker in patients with left ventricular dysfunction: a systematic review and meta-analysis of randomized controlled trials. J Card Fail, 2008, 14(3): 181-188.

［7］JONG P, DEMERS C, MCKELVIE RS, et al. Angiotensin receptor blockers in heart failure: meta-analysis of randomized controlled trials. J Am Coll Cardiol, 2001, 39(3): 463-470.

坎地沙坦 Candesartan

【已批准的适应证】

原发性高血压。

【说明书之外的用法】

慢性心力衰竭。适用于不能耐受 ACEI 且左室射血分数（LVEF）低下者。

【特别提示】

美国 FDA 发布的黑框警告：中后期孕妇应用坎地沙坦片剂会对发育中的胎儿造成伤害甚至引起死亡。因此一旦发现患者怀孕，应尽快停用坎地沙坦。适用于不能耐受 ACEI 且 LVEF 低下者。

【依据等级】

中华医学会《临床诊疗指南·心血管分册》中提到坎地沙坦作为血管紧张素 Ⅱ 受体阻滞剂适用于不能耐受 ACEI 且 LVEF 低下者的慢性心力衰竭的治疗[1]。

美国 FDA 批准坎地沙坦用于治疗成人心力衰竭［纽约心

脏病协会（NYHA）分级为Ⅱ～Ⅳ级，射血分数低于40%]，降低心血管事件的死亡率和住院率。Micromedex有效性、推荐等级和证据强度：

有效性等级：Class Ⅱa，证据支持有效（Evidence Favors Efficacy）。

推荐等级：Class Ⅱb，在某些情况下推荐使用（Recommended，In Some）。

证据强度：Category A[2]。

坎地沙坦可以治疗心力衰竭（NYHA分级为Ⅱ～Ⅳ级，射血系数≤40%）以降低心血管事件的住院率和死亡率。基于CHARM研究，充血性心力衰竭患者联用坎地沙坦和心血管药物会降低充血性心力衰竭引起的住院率和心血管事件的死亡率。坎地沙坦的耐受性良好，即使对ACEI不耐受的患者也能耐受坎地沙坦。CHARM试验显示，在充血性心力衰竭和左室射血分数稳定的受试者中，坎地沙坦与安慰剂相比可显著降低充血性心力衰竭的住院率，但心血管事件的死亡率没有显著差异。服用坎地沙坦的死亡率和服用ACEI的死亡率相似。在左心室功能不全患者的meta分析中，相比于ACEI单独治疗，ARB与ACEI联合治疗会导致不良事件发生率增加及治疗中断。

CHARM-Overall试验：基于双盲、多中心CHARM试验（评估坎地沙坦降低心力衰竭的死亡率和发病率，$n = 759\ 9$）得出结论：在充血性心力衰竭的患者中，在应用其他常规心血管药物的同时长期口服坎地沙坦可降低整体死亡率、心血管事件死亡率和充血性心力衰竭引起的住院率，患者对一天1次的服药方案耐受良好。试验受试者均具有充血性心力衰竭的症状并且NYHA分级为Ⅱ～Ⅳ级。受试者依据特点可分为以下三类：①左室射血分数≤40%并联用ACEI；②射血分数≤40%但不服用ACEI；③射血分数>40%。受试者随机分到初始剂量为4mg或8mg的坎地沙坦组，最少以2周为间隔进行剂量翻倍直到目标剂量32mg（qd）。中位随访时间为37.7个月。在终点，坎地沙坦组（$n = 3\ 803$）的整体死亡率为23%，安慰剂组（$n = 3\ 796$）为25%（未调整的 HR：0.91，$P = 0.055$；调整后 HR：0.90，$P = 0.032$）；治疗组和对照组心血管事件死亡率为18.2%和20.3%（未调整的 HR：0.88，$P = 0.012$；调整后的 HR:0.87,$P=0.006$);两个组充血性心力衰竭的住院率分别是 19.9% 和 24.2%($P<0.0001$);新增的糖尿病比例分别为 6% 和 7%($P=0.02$)。坎地沙坦未降低非致死性心肌梗死、脑卒中或冠状动脉血管重建术发生的风险。坎地沙坦和安慰剂组终止治疗的比例分别为 23% 和 19%($P=0.0001$);撤药的主要原因是肾功能受影响、低血压和高钾血症[3]。

CHARM-Added 试验:CHARM 的一项附加试验的受试患者为 NYHA 分级为 Ⅱ~Ⅳ 级、左室射血系数 ≤40% 和应用 ACEI 进行治疗的充血性心力衰竭患者($n=2548$,坎地沙坦组 =1276,安慰剂组 =1272)。坎地沙坦的初始剂量是 4mg(qd),以 2 周为间隔升至目标剂量 32mg(qd)。47% 坎地沙坦组患者和 50% 安慰剂组患者服用的 ACEI 剂量等于或大于推荐剂量,两组患者服用的 ACEI 类药物的平均日剂量分别为:依那普利 16.8mg 和 17.2mg,赖诺普利 17.7mg 和 17.7mg,卡托普利 82.2mg 和 82.7mg,雷米普利 6.8mg 和 7.3mg,群多普利 2.5mg 和 2.4mg。在此试验中,联用坎地沙坦将终点事件发生率(心血管事件引发的死亡和心力衰竭导致的住院)从 42% 降至 38%(未调整的 HR:0.85,95%CI:0.75~0.96,$P=0.011$;调整后的 HR:0.85,$P=0.010$)。平均随访时间为 41 个月。坎地沙坦组和安慰剂组的主要终点事件发生率分别为 14.1% 和 16.6%。应用坎地沙坦后心血管事件的死亡率从 27% 降至 24%(未调整的 HR:0.84,$P=0.029$;调整后的 HR:0.83,$P=0.021$)。坎地沙坦导致非致死性心肌梗死的发生率发生改变($P=0.012$),但是在脑卒中($P=0.62$)或冠状动脉血管重建术($P=0.46$)方面,两组没有显著差异。坎地沙坦组和安慰剂组因不良反应而中断研究的比例分别是 24% 和 18%($P=0.0003$)。试验中 5 例患者发生血管性水肿(坎地沙坦组 2 例,安慰剂组 3 例);坎地沙坦组和安慰剂组各 1 例患者因为血管性水肿住院[4]。

CHARM-Alternative 试验:CHARM 试验包含部分对 ACEI 不耐受、NYHA 分级为 Ⅱ~Ⅳ 级且左室射血系数 ≤40% 的患者($n=2028$,坎地沙坦组 =1013,安慰剂 =1015),平均随访时间为 33.7 个月。坎地沙坦将重要终点指标的发生率(心血管事件引起的死亡或因充血性心力衰竭导致的住院)从 40% 降至 33%(未调整 HR:0.77,$P=0.0004$;调整后的 HR:0.70,$P<0.0001$)。坎地沙坦组和安慰剂组终点指标的年发生率

分别为 13.8% 和 18.2%；心血管事件的死亡率从 24.8% 降至 21.6%（未调整的 HR：0.85，$P = 0.072$；调整后的 HR：0.8，$P = 0.02$）。坎地沙坦组和安慰剂组各 75 例和 48 例患者发生非致死性心肌梗死（HR：1.52；$P = 0.025$）。两组脑卒中或血管重建的发生率没有显著性差异。两组研究中断的比例相似（坎地沙坦组 30%，安慰剂组 29%）。坎地沙坦组 3 例患者出现了血管性水肿但无患者住院，其中 2 例继续应用坎地沙坦后未复发。1 例患者因血管性水肿退出研究[5]。

CHARM-Preserved 试验：CHARM 试验的第三部分包括了 3 023 例 NYHA 分级为 Ⅱ～Ⅳ级且左室射血分数>40% 的充血性心力衰竭患者（$n = 3\,023$，坎地沙坦组 1 514 例，安慰剂组 1 509 例）。试验结果显示坎地沙坦可以降低因充血性心力衰竭而导致的单次或多次住院的数目。随访时间的中位值为 36.6 个月。坎地沙坦组和安慰剂组的心血管事件的死亡数分别为 170（11.2%）和 170（11.3%）（未调整 HR：0.99，$P = 0.918$；调整后的 HR：0.95，$P = 0.635$）；坎地沙坦组和安慰剂组的充血性心力衰竭导致的住院数分别是 241（15.9%）和 276（18.3%）（未调整的 HR：0.85，$P = 0.072$；调整后的 HR：0.84，$P = 0.047$）。非致死性心肌梗死、脑卒中或血管重建的比例两组没有显著的差异。研究终点因不良反应或试验检查值异常导致研究中断的比例，坎地沙坦组和安慰剂组分别为 18% 和 14%（$P = 0.001$）。坎地沙坦组和安慰剂组血清肌酐翻倍的比例分别为 6% 和 3%（$P = 0.007$），血钾浓度≥6mol/L 的比例分别为 2% 和 1%（$P = 0.32$）。在研究终点，坎地沙坦组和安慰剂组中应用 ACEI 的患者比例分别为 20% 和 23%，应用 β 受体拮抗药的比例分别为 47% 和 50%[6]。

CHARM 低左室射血分数试验：与安慰剂组相比，标准治疗中加入坎地沙坦能明显降低充血性心力衰竭合并左室射血分数≤40% 的患者（$n = 4\,576$，坎地沙坦组 $n = 2289$，安慰剂组 $n = 2\,287$）心血管事件死亡率（22.8% vs 26.2%，$P = 0.005$）和心力衰竭导致的住院率（22.5% vs 28.1%，$P < 0.001$）。患者的平均射血分数为 29%。坎地沙坦组中，分别有 55.8%、54.8% 和 20.6% 的患者同时加用 ACEI、β 受体拮抗药和螺内酯。坎地沙坦组和安慰剂组的整体死亡率分别为 28% 和 31%（HR：0.88；95%CI：0.79～0.98，$P = 0.018$）。坎地沙坦组和安慰剂组复合终点（心血管事件死亡或因充血性心力衰竭住院）发

生的比例分别为 35.7% 和 41.3%（HR：0.82，95%CI：0.74～0.90；P<0.001）。第 6 个月，平均日剂量为 24mg，最后 60% 的患者能够达到坎地沙坦的目标剂量（32mg/d）。坎地沙坦组和安慰剂组因为肌酐增加而终止研究的比例分别为 7.1% 和 3.5%，因低血压而终止的比例为 4.2% 和 2.1%，因高钾血症而终止的是 2.8% 和 0.5%（P<0.001）总体来说，相比于安慰剂组，坎地沙坦组因不良反应中断治疗的比例较高（23% vs 8.8%，P<0.001）[7]。

与 ACEI 合用：基于一篇系统综述和一篇包含了 9 项随机、安慰剂对照的试验（其中 8 项是双盲试验）共纳入了 18 160 例心力衰竭或左心室功能障碍患者的 meta 分析得出结论，相比于 ACEI 单独治疗，ARB 与 ACEI 联合治疗会引起不良事件发生风险升高从而导致治疗中断。18 160 例心力衰竭分级是 NYHA 分级 Ⅱ～Ⅳ级，具有射血分数≤45% 或急性心肌梗死后左心室功能障碍特点的患者中 9 199 例接受了联合治疗，8 961 例接受 ACEI 单独治疗。ARB 药物包括氯沙坦、坎地沙坦、缬沙坦、厄贝沙坦和替米沙坦，随访时间从 4 周到 41 个月不等。基于意向治疗分析，接受联合治疗的患者发生不良反应的风险增加 2.3%（RR：1.27；95%CI：1.15～1.40；P<0.000 01，I^2=15.9%；NNH=42）；低血压的风险增加了 1.1%（RR：1.91；95%CI：1.37～2.66；P=0.002，I^2=26.6%；NNH=89）；肾功能损伤的风险增加了 1%（RR：2.12；95%CI：1.3～3.46；P=0.003，I^2=67.3%；NNH=100）；高钾血症的风险增加了 0.6%（RR：4.17；95%CI：2.31～7.53；P<0.000 01，I^2=0；NNH=149）。但血管性水肿（RR：0.88；95%CI：0.43～1.80；P=0.72，I^2=0）或咳嗽（RR：0.84；95%CI：0.65～1.09；P=0.19，I^2=0）的风险没有显著差异。如果采取联合治疗，应严密监测患者可能发生的不良反应[8]。

一项研究血管紧张素 Ⅱ 受体阻滞剂的 meta 分析指出，在治疗充血性心力衰竭方面 ARB 相比于 ACEI 无明显优势。虽无显著性差异，但 ARB 在降低总体死亡率和心力衰竭导致的住院率方面比安慰剂好，ARB 与 ACEI 联合比单独使用 ACEI 可显著降低住院率。该 meta 分析包括了 17 项随机、双盲试验，其中 11 项选择安慰剂作对照，4 项选择 ACEI 作对照，2 项采用安慰剂和 ACEI 双对照。共纳入 12 469 例患者，所有受试者的 NYHA 分级均为 Ⅱ～Ⅳ级。在 17 项试验中，ARB 分别是氯沙坦(9)、坎地沙坦(3)、缬沙坦(3)、厄贝沙坦(1)和伊普沙坦(1);对照品 ACEI 为卡托普利、依那普利和赖诺普利。当安慰剂组和 ACEI 组一起作为对照组时,与 ARB 组相比总体死亡率或心力衰竭导致的住院率方面没有差异(OR 分别为 0.96 和 0.86), ARB 组与安慰剂组相比,死亡率的 OR 是 0.68,住院率的 OR 是 0.67,虽然没有显著性差异都倾向于积极治疗。当 ARB 组与 ACEI 组相比较时,死亡率的 OR 是 1.09,住院率的 OR 是 0.95。联合应用 ARB 和 ACEI 比单独应用 ACEI 显著降低住院率(OR:0.74)[9]。

左心室功能障碍随机评估策略(RESOLVD)试验包括了 769 名单独应用坎地沙坦(4mg/d、8mg/d 或 16mg/d)或单独应用依那普利(10mg,每日 2 次)或联合应用坎地沙坦和依那普利的心力衰竭患者,两药的剂量分别为坎地沙坦 4mg/d、8mg/d、16mg/d 和依那普利 10mg,每日 2 次。初步研究结果显示坎地沙坦(4mg 或 8mg)与依那普利(20mg)合用相比于单用坎地沙坦(4mg、8mg 或 16mg)或依那普利(20mg)可减缓充血性心力衰竭患者心脏收缩末期和心脏舒张末期体积的增加($P<0.01$)。但 3 个组($n=768$)在 6 分钟步行试验、NYHA 分级、射血分数和生活质量方面没有显著的差异。坎地沙坦与依那普利联用与单用坎地沙坦或依那普利相比,在 17 周内降低了醛固酮和脑钠肽的水平($P<0.05$),血压显著下降($P<0.01$),但心率没有增加。死亡率、充血性心力衰竭导致的住院率或任何原因导致的住院率在 3 个组之间没有显著的差异。坎地沙坦与依那普利合用在预防左心室重构方面比单独应用任何药物的疗效都好。合用药物组、单独应用坎地沙坦组和单独应用依那普利组的死亡率分别为 8.7% 和 6.1% 和 3.7%,差异没有统计学意义[10]。

血流动力学研究:一项双盲、前瞻性、随机、安慰剂对照、多中心、平行对照研究中发现,坎地沙坦在改善充血性心力衰竭患者的充血性心力衰竭的症状、活动耐受、呼吸困难疲劳指数得分和心胸比例等方面具有剂量相关的特点。患者进入研究后首先进入一个为期 4 周的应用利尿剂、强心苷和长效硝酸酯等药物的安慰剂阶段。采用踏车运动试验作为基线分数。之后的治疗阶段包括接受坎地沙坦 4mg($n=208$)、8mg($n=212$)、16mg($n=213$)或安慰剂($n=211$)治疗 12 周。评估总体运动时间、呼吸困难疲劳指数和心胸比在 6 周的治疗后,通过意向治疗分析(intent-to-treat,ITT)和完成治疗分析(per-protocol,PP),坎地沙坦8mg组($P=0.069$和$P=0.027$)和16mg组($P=0.046$和$P=0.019$)的运动时间相比于安慰剂组均具有显著的增加。呼吸困难疲劳指数在各个剂量的组都比安慰剂有显著的提高($P<0.002$)。4mg和16mg组的心胸比也有了显著的改变($P<0.05$)。不良反应多为轻中度不良反应(280例患者报告了480项),治疗组之间的不良反应发生率没有显著差异。11例患者死亡,两例是因为肿瘤和肺栓塞,其余的都是因为心血管事件并发症,1例发生在安慰剂组,1例在4mg组,4例在8mg组,3例在16mg组。与文献记载的死亡率相比较本试验的死亡率低[11]。

【参考文献】

[1] 中华医学会.临床诊疗指南:心血管分册.北京:人民卫生出版社,2009.

[2] Micromedex(172).Truven Health Analytics Inc.,2017[2017-04-03].http://www.Micromedexsolutions.com.

[3] PFEFFER MA,SWEDBERG K,GRANGER CB,et al. Effects of candesartan on mortality and morbidity in patients with chronic heart failure:the CHARM-Overall programme. Lancet,2003,362(9386):759-766.

[4] MCMURRAY JJ,OSTERGREN J,SWEDBERG K,et al.Effects of candesartan in patients with chronic heart failure and reduced left-ventricular systolic function taking angiotensin-converting-enzyme inhibitors:the CHARM-Added trial.Lancet,2003,362(9386):767-771.

[5] GRANGER CB,MCMURRAY JJ,YUSUF S,et al.Effects of candesartan in patients with chronic heart failure and reduced left-ventricular systolic function intolerant to angiotensin-converting-enzyme inhibitors:the CHARM-Alternative trial.Lancet,2003,362(9386):772-776.

[6] YUSUF S,PFEFFER MA,SWEDBERG K,et al.Effects of candesartan in patients with chronic heart failure and preserved left-ventricular ejection fraction:the CHARM-Preserved trial.Lancet,2003,362(9386):777-781.

[7] YOUNG JB,DUNLAP ME,PFEFFER MA,et al.Mortality and morbidity reduction with candesartan in patients with chronic

heart failure and left ventricular systolic dysfunction：results of the CHARM low-left ventricular ejection fraction trials. Circulation, 2004,110(17)：2618-2626.

[8] LAKHDAR R,AL-MALLAH MH,LANFEAR DE.Safety and tolerability of angiotensin-converting enzyme inhibitor versus the combination of angiotensin-converting enzyme inhibitor and angiotensin receptor blocker in patients with left ventricular dys-function：a systematic review and meta-analysis of randomized controlled trials.J Card Fail,2008,14(3)：181-188.

[9] JONG P,DEMERS C,MCKELVIE RS,et al.Angiotensin receptor blockers in heart failure：meta-analysis of randomized con-trolled trials.J Am Coll Cardiol,2001,39(3)：463-470.

[10] MCKELVIE RS,YUSUF S,PERICAK D,et al.Com-parison of candesartan,enalapril,and their combination in conges-tive heart failure：randomized evaluation of strategies for left ven-tricular dysfunction(RESOLVD) pilot study：the RESOLVD pilot study investigation.Circulation,1999,100(10)：1056-1064.

[11] RIEGGER GAJ,BOUZO H,PETR P,et al.Improvement in exercise tolerance and symptoms of congestive heart failure during treatment with candesartan cilexetil. Circulation, 1999, 100 (22)：2224-2230.

曲美他嗪 Trimetazidine

【已批准的适应证】
心绞痛发作的预防性治疗,眩晕和耳鸣的辅助性对症治疗。

【说明书之外的用法】
心脏 X 综合征。

【依据等级】
中华医学会《临床诊疗指南:心血管分册》中提到代谢类药物曲美他嗪可用于治疗心脏 X 综合征 IIa 类[1]。

美国 FDA 未批准曲美他嗪用于成人心脏 X 综合征的治疗。Micromedex 有效性、推荐等级和证据强度：

有效性等级：Class IIb,有效性具有争议(Evidence is In-conclusive)。

推荐等级：Class III,不推荐使用(Not Recommended)。

证据强度：Category B[2]。

初步研究证实曲美他嗪能够改善活动耐量和 ST 段的改变。在一项 X 综合征(心绞痛样胸痛、运动试验阳性和冠状动脉造影阴性)的初步研究中($n=34$),口服曲美他嗪 20mg(一天 3 次)6 个月后能显著增加工作负荷($P=0.01$)和运动负荷试验的持续性,运动试验时 S-T 段下降 1mm 所需的时间延长($P=0.0006$),结束后 S-T 段复原时间缩短($P=0.004$)。心肌的运动消耗也同样显著下降($P=0.02$)。14.7%的受试者运动试验转化为阴性,劳力性心绞痛的发生率也从 76%下降到 38%。同一时间段内静止期的心率平均从 100 次/min 下降至 88 次/min。然而,静止期和活动期的血压没有发生明显的改变。未见不良反应发生[3]。

【参考文献】

[1] 中华医学会.临床诊疗指南:心血管分册.北京:人民卫生出版社,2009.

[2] Micromedex(172).Truven Health Analytics Inc.,2017[2017-04-03].http://www.Micromedexsolutions.com.

[3] ROGACKA D, GUZIK P, WYKRETOWICZ A, et al. Effects of trimetazidine on clinical symptoms and tolerance of exercise of patients with syndrome X:a preliminary study.Coron Artery Dis,2000,11(2):171-177.

氯沙坦钾 Losartan Potassium

【已批准的适应证】

适用于治疗原发性高血压。

【说明书之外的用法】

慢性心力衰竭。适用于不能耐受 ACEI 且左室射血分数(LVEF)低下者。从小剂量开始,起始剂量/推荐剂量如下:25~50mg(每日 1 次)/50~100mg(每日 1 次)。

【特别提示】

美国 FDA 发布的黑框警告:中后期孕妇应用氯沙坦钾片剂会对发育中的胎儿造成伤害甚至引起死亡。因此一旦发现患者怀孕,应尽快停用氯沙坦钾。适用于不能耐受 ACEI 且 LVEF 低下者。

【依据等级】

中华医学会《临床诊疗指南:心血管分册》中提到氯沙坦作为血管紧张素 II 受体阻滞剂适用于不能耐受 ACEI 且

LVEF 低下者的慢性心力衰竭治疗[1]。

美国 FDA 未批准氯沙坦钾用于心力衰竭的治疗。氯沙坦钾治疗心力衰竭的 Micromedex 有效性、推荐等级和证据强度：

有效性等级：Class Ⅱa，证据支持有效（Evidence Favors Efficacy）。

推荐等级：Class Ⅱa，在大多数情况下推荐使用（Recommended，In Most）。

证据强度：Category B[2]。

ACCF/AHA 指南中指出，ARB 类药物可用于除心肌梗死或急性冠脉综合征的 C 期心力衰竭患者以外的其他患者，改善 ACEI 不耐受患者的射血分数。ARB 可替代 ACEI 作为心力衰竭的一线治疗方法[3]。

一项对 NYHA 分级 Ⅱ~Ⅳ级的患者进行的短期研究证实，氯沙坦对神经元介质和血流动力学有较好的改善。一项为期 1 年以上的试验验证了氯沙坦的生存率和耐受性比卡托普利好。ARB 对 ACEI 不耐受的充血性心力衰竭患者有效。在左心室功能不全的患者中进行的 meta 分析，ARB 与 ACEI 联合治疗比单纯 ACEI 治疗不良反应的发生率高，治疗中断率增加[4]。

一项研究血管紧张素Ⅱ受体阻滞剂的 meta 分析指出，在治疗充血性心力衰竭方面 ARB 相比于 ACEI 无明显优势。虽无显著性差异，但 ARB 在降低总体死亡率和心力衰竭导致的住院率方面比安慰剂好，ARB 与 ACEI 联合比单独使用 ACEI 可显著降低住院率。该 meta 分析包括了 17 项随机、双盲试验，其中 11 项选择安慰剂作对照，4 项选择 ACEI 作对照，2 项采用安慰剂和 ACEI 双对照。共纳入 12 469 例患者，所有的受试者的 NYHA 的分级均为 Ⅱ~Ⅳ级。在 17 项试验中，ARB 分别是氯沙坦（9）、坎地沙坦（3）、缬沙坦（3）、厄贝沙坦（1）和伊普沙坦（1）；对照品 ACEI 为卡托普利、依那普利和赖诺普利。当安慰剂组和 ACEI 组一起作为对照组时，与 ARB 组相比总体死亡率或心力衰竭导致的住院率方面没有差异（OR 分别为 0.96 和 0.86），当 ARB 组与安慰剂组相比较，死亡率的 OR 是 0.68，住院率的 OR 是 0.67，虽然没有显著性差异，但都倾向于积极治疗。当 ARB 组与 ACEI 组相比较时，死亡率的 OR 是 1.09，住院率的 OR 是 0.95。联合应用 ARB 和

ACEI 比单独应用 ACEI 会显著降低住院率(OR:0.74)[5]。

包含 6 项多中心、随机和双盲试验(其中 3 项试验采用 ACEI 作为对照药品)的 meta 分析中,50% 以上的患者患有冠心病和左室射血分数为 23% ~ 31%,平均随访时间为 25.4 周。服用氯沙坦的充血性心力衰竭患者($n=1\ 154$)相比于对照组充血性心力衰竭患者($n=740$)死亡率降低一半,氯沙坦组 36 例患者死亡(3.12%),对照组 47 例患者死亡(6.35%)($P=0.004$)[6]。

长期的动态研究结果:350 例 NYHA 分级为 Ⅱ ~ Ⅳ 级、收缩功能障碍(射血分数<40%)的老年患者(年龄>65 岁),在其地高辛、肼屈嗪和硝酸酯的治疗方案中加入氯沙坦,48 周后的总体死亡率和耐受性均比 350 例应用卡托普利的患者好。氯沙坦组的总体死亡率为 4.8%,卡托普利组为 8.7%,氯沙坦组的突发死亡率比较低(1.4% vs 3.8%)。两种药物都会导致 10.5% 的持续肾功能障碍,但是卡托普利因为不良反应导致药物中断的比例比较高(20% vs 12%)。两组充血性心力衰竭的发生率相似(5.7%)。但因此次试验的人群主要是老年人,所以实验结果并不适用于年轻人[7]。

短期的血流动力学研究:在一项初步的安慰剂对照的研究中,具有充血性心力衰竭症状的患者(NYHA 分级为 Ⅱ ~ Ⅳ 级)口服单剂量氯沙坦会产生剂量相关的血管舒张。在 5 ~ 25mg 剂量范围内,平均动脉压和全身血管阻力下降。然而,更高剂量 75mg 或 150mg 并不会导致更大程度的血管舒张。应用氯沙坦会使心脏指数增加和肺毛细血管楔压和右心房压力下降,但并不会影响心率。神经激素的测量显示血浆肾素活性和血管紧张素 Ⅱ 的水平会发生代偿性增加而醛固酮浓度会下降。氯沙坦作用的持续时间可达到 24 小时以上[8]。

基于一篇系统综述和一篇包含了 9 项随机、安慰剂对照的试验(其中 8 项是双盲试验)共 18 160 例心力衰竭或左心室功能障碍患者的 meta 分析得出结论,相比于 ACEI 单独治疗,ARB 与 ACEI 联合治疗会引起不良事件发生风险升高从而导致治疗中断。18 160 例心力衰竭分级是 NYHA 分级 Ⅱ ~ Ⅳ 级,具有 LVEF≤45% 或急性心肌梗死后左心室功能障碍的特点的患者中 9 199 例接受了联合治疗,8 961 例接受 ACEI

单独治疗。ARB 药物包括氯沙坦、坎地沙坦、缬沙坦、厄贝沙坦和替米沙坦,随访时间从 4 周到 41 个月不等。基于意向治疗分析,接受联合治疗的患者发生不良反应的风险增加 2.3%(RR:1.27;95%CI:1.15~1.40;$P<0.000\ 01$,$I^2=15.9\%$;NNH=42);低血压的风险增加了 1.1%(RR:1.91;95%CI:1.37~2.66;$P=0.002$,$I^2=26.6\%$;NNH=89);肾功能损伤的风险增加了 1%(RR:2.12;95%CI:1.3~3.46;$P=0.003$,$I^2=67.3\%$;NNH=100);高钾血症的风险增加了 0.6%(RR:4.17;95%CI:2.31~7.53;$P<0.000\ 01$,$I^2=0$;NNH=149)。但血管性水肿(RR:0.88;95%CI:0.43~1.80;$P=0.72$,$I^2=0$)或咳嗽(RR:0.84;95%CI:0.65~1.09;$P=0.19$,$I^2=0$)的风险没有显著差异。如果采取联合治疗,应严密监测患者可能发生的不良反应[9]。

【参考文献】

[1] 中华医学会.临床诊疗指南:心血管分册.北京:人民卫生出版社,2009.

[2] Micromedex(172).Truven Health Analytics Inc.,2017[2017-04-03].http://www.Micromedexsolutions.com.

[3] YANCY CW,JESSUP M,BOZKURT B,et al.2013 AC-CF/AHA guideline for the management of heart failure:a report of the American College of Cardiology Foundation/American Heart Association Task Force on practice guidelines.Circulation,2013,128(16):e240-e327.

[4] GOTTLIEB SS,DICKSTEIN K,FLECK E,et al.Hemodynamic and neurohormonal effects of the angiotensin II antagonist losartan in patients with congestive heart failure.Circulation,1993,88(4 Pt 1):1602-1609.

[5] JONG P,DEMERS C,MCKELVIE RS,et al.Angiotensin receptor blockers in heart failure:meta-analysis of randomized controlled trials.J Am Coll Cardiol,2001,39(3):463-470.

[6] SHARMA D,BUYSE M,PITT B,et al.Meta-analysis of observed mortality data from all-controlled,double-blind,multiple-dose studies of losartan in heart failure.Am J Cardiol,2000,85(2):187-192.

[7] PITT B,SEGAL R,MARTINEZ FA,et al.Randomised trial of losartan versus captopril in patients over 65 with heart fail-

ure(evaluation of losartan in the elderly study,ELITE).Lancet,1997,349(9054):747-752.

[8] DICKSTEIN K,GOTTLIEB S,FLECK E,et al.Hemodynamic and neurohumoral effects of the angiotensin II antagonist losartan in patients with heart failure.J Hypertens,1994,12(Suppl 2):S31-S35.

[9] LAKHDAR R,AL-MALLAH MH,LANFEAR DE.Safety and tolerability of angiotensin-converting enzyme inhibitor versus the combination of angiotensin-converting enzyme inhibitor and angiotensin receptor blocker in patients with left ventricular dysfunction:a systematic review and meta-analysis of randomized controlled trials.J Card Fail,2008,14(3):181-188.

厄贝沙坦 Irbesartan

【已批准的适应证】

治疗原发性高血压;合并高血压的 2 型糖尿病肾病的治疗。

【说明书之外的用法】

慢性心力衰竭。适用于不能耐受 ACEI 且左室射血分数(LVEF)低下者。从小剂量开始,起始剂量/推荐剂量如下:150mg,每日 1 次/300mg,每日 1 次。

【特别提示】

中后期孕妇应用厄贝沙坦片剂会对发育中的胎儿造成伤害甚至引起死亡。因此一旦发现患者怀孕,应尽快停用厄贝沙坦。适用于不能耐受 ACEI 且 LVEF 低下者。

【依据等级】

中华医学会《临床诊疗指南:心血管分册》中提到厄贝沙坦作为血管紧张素 II 受体阻滞剂适用于不能耐受 ACEI 且 LVEF 低下者的慢性心力衰竭治疗[1]。

美国 FDA 未批准厄贝沙坦用于治疗成人心力衰竭。Micromedex有效性、推荐等级和证据强度:

有效性等级:Class IIb,有效性具有争议(Evidence is Inconclusive)。

推荐等级:Class IIb,在某些情况下推荐使用(Recommended,In Some)。

证据强度:Category B[2]。

摘要：一项包含了 4 128 名患者的随机、安慰剂对照研究（I-PRESERVE）结果显示，厄贝沙坦不会降低左心室正常或射血分数≥45%的患者死亡率或住院率。早期研究中显示厄贝沙坦对充血性心力衰竭患者是有效药物。血管紧张素Ⅱ受体阻滞剂对于不能耐受 ACEI 的心力衰竭患者有效。左心室功能不全的患者中进行的 meta 分析，ARB 与 ACEI 联合治疗与单纯 ACEI 治疗相比会增加不良反应的发生率而导致治疗中断。

成人：一项包含了 4 128 例患者的随机、安慰剂对照研究（I-PRESERVE）结果显示厄贝沙坦不能降低左心室射血分数基本正常（≥45%）的心力衰竭患的死亡率和住院率。受试者特征为：年龄均 60 岁以上（平均年龄 72 岁），NYHA 分级为Ⅱ～Ⅳ级，具有心力衰竭症状，射血分数≥45%。受试者被随机分配到起始剂量 75mg 的厄贝沙坦组（$n = 2 067$）或安慰剂组（$n = 2 061$），每日 1 次，1～2 周后剂量增加至 150mg/d，如果能够耐受则再过一两周后剂量加至 300mg/d（最终厄贝沙坦组的平均剂量为 275mg，安慰剂组平均剂量为 284mg）。平均随访时间是 49.5 个月。两组的主要和次要终点没有显著性差异：厄贝沙坦组的 742 例患者（36%）和安慰剂组的 763 例患者（37%）死亡或由于心血管事件（心力衰竭加剧、心肌梗死、脑卒中、不稳定型心绞痛、心室或心房的节律障碍）导致住院（HR：0.95；95%CI：0.86～1.05；$P = 0.35$）；厄贝沙坦组的总体死亡人数 445，安慰剂组的死亡人数 436（HR：1；95%CI：0.88～1.14；$P = 0.98$）；厄贝沙坦组和安慰剂组因为心血管事件发生的住院人数分别是 521 和 537（HR = 0.95；95%CI：0.85～1.08；$P = 0.44$）。在研究的终点治疗中断率的比例较高，厄贝沙坦组为 34%，安慰剂组为 33%，其中厄贝沙坦组 16%和安慰剂组 14%的患者因为不良反应中断治疗（$P = 0.07$）。严重不良反应的发生率厄贝沙坦组和安慰剂组没有显著性差异，低血压 3%，肾功能障碍 3%，高钾血症不足 1%[3]。

一项研究血管紧张素Ⅱ受体阻滞剂的 meta 分析指出，在治疗充血性心力衰竭方面 ARB 相比于 ACEI 无明显优势。虽无显著性差异，但 ARB 在降低总体死亡率和心力衰竭导致的住院率方面比安慰剂好，ARB 与 ACEI 联合比单独使用 ACEI 可显著降低住院率。该 meta 分析包括了 17 项随机、双盲试验,其中 11 项选择安慰剂作对照,4 项选择 ACEI 作对照,2 项采用安慰剂和 ACEI 双对照。共纳入 12 469 例患者,所有受试者的 NYHA 分级均为 Ⅱ~Ⅳ级。17 项试验中,ARB 分别是氯沙坦(9)、坎地沙坦(3)、缬沙坦(3)、厄贝沙坦(1)和伊普沙坦(1);对照品 ACEI 为卡托普利、依那普利和赖诺普利。当安慰剂组和 ACEI 组一起作为对照组时,与 ARB 组相比总体死亡率或心力衰竭导致的住院率方面没有差异(OR 分别为 0.96 和 0.86),当 ARB 组与安慰剂组相比较,死亡率的 OR 是 0.68,住院率的 OR 是 0.67,虽然没有显著性差异,但都倾向于积极治疗。当 ARB 组与 ACEI 组相比较时,死亡率的 OR 是 1.09,住院率的 OR 是 0.95。联合应用 ARB 和 ACEI 比单独应用 ACEI 会显著降低住院率(OR:0.74)[4]。

一项双盲、随机、多中心的研究中,受试者为射血分数≤40%,NYHA 分级为 Ⅱ 或 Ⅲ级,并且稳定地服用 ACEI、利尿剂、地高辛和/或硝酸酯(不能服用 β 受体拮抗药和钙通道阻滞剂)的轻中度心力衰竭患者($n=109$)。厄贝沙坦组患者在常规治疗的基础上口服厄贝沙坦 12 周,厄贝沙坦的起始剂量为 12.5mg($n=30$)、37.5mg($n=31$)和 75mg($n=48$),以周为递增间隔直到受试者都达到目标剂量 150mg/d(82% 的患者达到了目标)。在活动耐量和左室射血分数方面与安慰剂组患者相比疗效明显。在第 12 周,厄贝沙坦组和安慰剂组的活动耐量时间分别增加了 64 秒和 41 秒。射血分数分别增加 4.4 个单位和 2.6 个单位。应用厄贝沙坦治疗的受试者血压出现了小幅度下降。厄贝沙坦耐受良好[5]。

基于一篇系统综述和一篇包含了 9 项随机、安慰剂对照的试验(其中 8 项是双盲试验)共 18 160 例心力衰竭或左心室功能障碍患者的 meta 分析得出结论,相比于 ACEI 单独治疗,ARB 与 ACEI 联合治疗会引起不良事件发生风险升高从而导致治疗中断。18 160 例心力衰竭分级是 NYHA 分级 Ⅱ~Ⅳ级,具有射血分数≤45% 或急性心肌梗死后左心室功能障碍特点的患者中 9 199 例接受了联合治疗,8 961 例接受 ACEI 单独治疗。ARB 药物包括氯沙坦、坎地沙坦、缬沙坦、厄贝沙坦和替米沙坦,随访时间从 4 周到 41 个月不等。基于意向治疗分析,接受联合治疗的患者发生不良反应的风险增加 2.3%(RR:1.27;95%CI:1.15~1.40;$P<0.00001$,$I^2=15.9\%$;NNH=42);低血压的风险增加了 1.1%(RR:1.91;95%CI:

1.37~2.66;$P=0.002$,$I^2=26.6\%$;NNH=89);肾功能损伤的风险增加了1%(RR:2.12;95%CI:1.3~3.46;$P=0.003$,$I^2=67.3\%$;NNH=100);高钾血症的风险增加了0.6%(RR:4.17;95%CI:2.31~7.53;$P<0.00001$,$I^2=0$;NNH=149)。但血管性水肿(RR:0.88;95%CI:0.43~1.80;$P=0.72$,$I^2=0$)或咳嗽(RR:0.84;95%CI:0.65~1.09;$P=0.19$,$I^2=0$)的风险没有显著差异。如果采取联合治疗,应严密监测患者可能发生的不良反应[6]。

【参考文献】

[1] 中华医学会.临床诊疗指南·心血管分册.北京:人民卫生出版社,2009.

[2] Micromedex(172).Truven Health Analytics Inc.,2017[2017-04-03].http://www.Micromedexsolutions.com.

[3] MASSIE BM,CARSON PE,MCMURRAY JJ,et al.Irbesartan in patients with heart failure and preserved ejection fraction.N Engl J Med,2008,359(23):2456-2467.

[4] JONG P,DEMERS C,MCKELVIE RS,et al.Angiotensin receptor blockers in heart failure:meta-analysis of randomized controlled trials.J Am Coll Cardiol,2001,39(3):463-470.

[5] TONKON M,AWAN N,NIAZI I,et al.A study of the efficacy and safety of irbesartan in combination with conventional therapy,including ace inhibitors,in heart failure,Irbesartan Heart Failure Group.Int J Clin Pract,2000,54(1):11-18.

[6] LAKHDAR R,AL-MALLAH MH,LANFEAR DE.Safety and tolerability of angiotensin-converting enzyme inhibitor versus the combination of angiotensin-converting enzyme inhibitor and angiotensin receptor blocker in patients with left ventricular dysfunction:a systematic review and meta-analysis of randomized controlled trials.J Card Fail,2008,14(3):181-188.

替米沙坦 Telmisartan

【已批准的适应证】

用于原发性高血压的治疗。

【说明书之外的用法】

慢性心力衰竭。适用于不能耐受ACEI且左室射血分数(LVEF)低下者。从小剂量开始,起始剂量/推荐剂量为

40mg,每日 1 次/80mg,每日 1 次。

【特别提示】

中后期孕妇应用替米沙坦片剂会对发育中的胎儿造成伤害甚至引起死亡。因此一旦发现患者怀孕,应尽快停用替米沙坦。适用于不能耐受 ACEI 且 LVEF 低下者。

【依据等级】

中华医学会《临床诊疗指南·心血管分册》中提到替米沙坦作为血管紧张素 Ⅱ 受体阻滞剂适用于不能耐受 ACEI 且 LVEF 低下者的慢性心力衰竭治疗[1]。

美国 FDA 未批准替米沙坦治疗成人心力衰竭。Micromedex有效性、推荐等级和证据强度:

有效性等级: Class Ⅱb,有效性具有争议(Evidence is In-conclusive)。

推荐等级: Class Ⅲ,不推荐使用(Not Recommended)。

证据强度: Category B[2]。

对于 ACEI 不耐受的心力衰竭患者应用 ARB 能获得显著疗效。基于一篇对左心室功能不全患者的 meta 分析,ARB 与ACEI 联合治疗与单独应用 ACEI 治疗相比会增加不良反应的发生率从而导致治疗中断。

一项研究血管紧张素 Ⅱ 受体阻滞剂的 meta 分析指出,在治疗充血性心力衰竭方面 ARB 相比于 ACEI 无明显优势。虽无显著性差异,但 ARB 在降低总体死亡率和心力衰竭导致的住院率方面比安慰剂好,ARB 与 ACEI 联合比单独使用 ACEI可显著降低住院率。该 meta 分析包括了 17 项随机、双盲试验,其中 11 项选择安慰剂作对照,4 项选择 ACEI 作对照,2 项采用安慰剂和 ACEI 双对照。共纳入 12 469 例患者,所有受试者的 NYHA 分级均为 Ⅱ~Ⅳ级。17 项试验中,ARB 分别是氯沙坦(9)、坎地沙坦(3)、缬沙坦(3)、厄贝沙坦(1)和伊普沙坦(1);对照品 ACEI 为卡托普利、依那普利和赖诺普利。当安慰剂组和 ACEI 组一起作为对照组时,与 ARB 组相比总体死亡率或心力衰竭导致的住院率方面没有差异(OR 分别为 0.96 和 0.86),当 ARB 组与安慰剂组相比较,死亡率的 OR是 0.68,住院率的 OR 是 0.67,虽然没有显著性差异都倾向于积极治疗。当 ARB 组与 ACEI 组相比较时,死亡率的 OR 是1.09,住院率的 OR 是 0.95。联合应用 ARB 和 ACEI 比单独应用 ACEI 会显著降低住院率(OR:0.74)[3]。

基于一篇系统综述和一篇包含了 9 项随机、安慰剂对照的试验(其中 8 项是双盲试验)共 18 160 例心力衰竭或左心室功能障碍患者的 meta 分析得出结论,相比于 ACEI 单独治疗,ARB 与 ACEI 联合治疗会引起不良事件发生风险升高从而导致治疗中断。18 160 例心力衰竭分级是纽约心脏病协会功能分级 II 至 IV 级,具有射血分数≤45% 或急性心肌病梗死后左心室功能障碍特点的患者中 9 199 例接受了联合治疗,8 961 例接受 ACEI 单独治疗。ARB 药物包括氯沙坦、坎地沙坦、缬沙坦、厄贝沙坦和替米沙坦,随访时间从 4 周到 41 个月不等。基于意向治疗分析,接受联合治疗的患者发生不良反应的风险增加 2.3%(RR:1.27;95%CI:1.15~1.40;$P<0.000\ 01$,$I^2=15.9\%$;NNH=42);低血压的风险增加了 1.1%(RR:1.91;95%CI:1.37~2.66;$P=0.002$,$I^2=26.6\%$;NNH=89);肾功能损伤的风险增加了 1%(RR:2.12;95%CI:1.3~3.46;$P=0.003$,$I^2=67.3\%$;NNH=100);高钾血症的风险增加了 0.6%(RR:4.17;95%CI:2.31~7.53;$P<0.000\ 01$,$I^2=0$;NNH=149)。但是血管性水肿(RR:0.88;95%CI:0.43~1.80;$P=0.72$,$I^2=0$)或咳嗽(RR:0.84;95%CI:0.65~1.09;$P=0.19$,$I^2=0$)的风险没有显著差异。如果采取联合治疗,应严密监测患者可能发生的不良反应[4]。

【参考文献】

[1] 中华医学会.临床诊疗指南:心血管分册.北京:人民卫生出版社,2009.

[2] Micromedex(172).Truven Health Analytics Inc.,2017 [2017-04-03].http://www.Micromedexsolutions.com.

[3] JONG P,DEMERS C,MCKELVIE RS,et al.Angiotensin receptor blockers in heart failure:meta-analysis of randomized controlled trials.J Am Coll Cardiol,2001,39(3):463-470.

[4] LAKHDAR R,AL-MALLAH MH,LANFEAR DE.Safety and tolerability of angiotensin-converting enzyme inhibitor versus the combination of angiotensin-converting enzyme inhibitor and angiotensin receptor blocker in patients with left ventricular dysfunction:a systematic review and meta-analysis of randomized controlled trials.J Card Fail,2008,14(3):181-188.

西地那非 Sildenafil

【已批准的适应证】

适用于治疗勃起功能障碍。

【说明书之外的用法】

肺动脉高压。

【依据等级】

中华医学会《临床诊疗指南·心血管分册》中提到西地那非作为磷酸二酯酶-5 选择性抑制剂可用于治疗肺动脉高压[1]。

美国 FDA 批准西地那非用于治疗成人肺动脉高压。Micromedex有效性、推荐等级和证据强度：

有效性等级：Class Ⅱa，证据支持有效（Evidence Favors Efficacy）。

推荐等级：Class Ⅱa，在大多数情况下推荐使用（Recommended，In Most）。

证据强度：Category B[2]。

摘要：西地那非适用于治疗成人的肺动脉高压，与依前列醇联用可增强运动能力和延迟病情恶化。一项随机、双盲和安慰剂对照的临床研究中（$n=267$），西地那非延迟应用依前列醇注射剂的肺动脉高压患者的病情恶化。肺动脉高压患者口服西地那非后，其血流动力学和症状获得实质性改善。已有研究显示西地那非与前列环素类似物（如贝前列素、伊洛前列素、依前列醇）联用使肺动脉高压患者受益。

多例病例报告和一项随机对照试验结果显示肺动脉高压患者口服西地那非可获得立即和持续的受益。以起始剂量（25~100mg，每日 3 次）应用 1~2 周后，患者的血流动力学（例如心脏指数）和症状（呼吸困难）得到改善，并且运动能力显著增强，部分病例可持续 3~6 个月。西地那非可能增强肺动脉高压患者的一氧化氮效应。在一项开放标签的研究中，严重慢性血栓栓塞肺动脉高压患者应用口服西地那非（50mg，每日 3 次）后，其运动能力和血液学指标得到改善。肺动脉高压患者联合应用西地那非和前列环素类似物（如贝前列素、伊洛前列素、依前列醇）在改善肺血流动力学（例如肺血管舒张）方面比单独应用任何药物的疗效都好。

成人：一项多中心、随机、双盲和安慰剂对照研究中，西地那非显著增加肺动脉高压患者的6分钟步行距离。278名肺动脉高压患者随机分配到安慰剂组（$n = 70$）、西地那非20mg组（$n = 69$）、40mg组（$n = 68$）和80mg组（$n = 71$），试验组每日给药3次。在患者常规治疗的基础上加用西地那非，但禁止与注射用依前列醇、口服用波生坦、静脉用或吸入用伊洛前列素或皮下用曲前列尼尔及含L-精氨酸的营养补充剂合用。主要的疗效评价指标为运动能力的变化，即从开始到第12周的6分钟步行距离的变化。6分钟步行距离起始值为100~450m。4周时3个西地那非组的步行距离均比安慰剂组长，第8周和12周也得到同样结果。西地那非20mg、40mg和80mg组的患者12周时的平均安慰剂纠正治疗效应分别为45m（99% CI：21~70，$P < 0.001$）、46m（99% CI：20~72，$P < 0.001$）和50m（99% CI：23~77，$P < 0.001$）。西地那非组和安慰剂组中的患者的Borg呼吸困难量表评分无明显差异。研究中多数患者的世界卫生组织（WHO）功能分级为Ⅱ级或Ⅲ级。安慰剂组，西地那非20mg、40mg和80mg组功能分级至少增加1级的患者比例分别为7%、28%（$P = 0.003$）、36%（$P < 0.001$）和42%（$P < 0.001$）。上述所有剂量的西地那非均可降低肺动脉平均压力（$P = 0.04$，$P = 0.01$和$P < 0.001$）和肺血管阻力（$P = 0.01$，$P = 0.01$和$P < 0.001$）并增加心脏指数（$P = 0.06$，$P = 0.04$和$P = 0.001$）。222名患者经过西地那非单药治疗1年后，6分钟步行距离从基线值增加了51m（95% CI：41~60）。对于上述剂量西地那非引发的不良反应大部分为轻、中度不良反应，如头痛、消化不良、脸红和腹泻。只出现2例严重不良反应，1例患者应用20mg西地那非后出现左心室功能不全，1例患者应用西地那非首剂量40mg后出现直立性低血压，均考虑与研究药物相关[3]。

　　一项双盲、安慰剂对照的交叉研究结果显示口服西地那非可显著增强原发性肺动脉高压患者的活动耐量，增加心脏指数和提高生活质量。肺动脉高压患者（$n = 22$，NYHA分级Ⅱ~Ⅲ级）随机分配到安慰剂组或西地那非组，根据体重确定西地那非剂量（25~100mg，每日3次）。6周后采用如跑步机、多普勒超声心动图、生活质量问卷调查等方式对患者再次评价，然后将患者进行交叉治疗。与安慰剂组相比，患者经西地那非治疗后运动时间和心脏指数显著增加（$P < 0.0001$）。但西地那非改变肺动脉收缩压无显著统计学意义。对于生活

质量评分,西地那非显著改善呼吸困难和疲劳($P<0.05$)。除了少数出现不良反应(如头疼、背部疼痛)外,其余患者均对西地那非耐受良好,没有患者因不良反应停止治疗。西地那非对血压的影响不显著[4]。

2例原发性肺动脉高压和1例房间隔缺损关闭手术后出现肺动脉高压的患者持续静脉输注伊洛前列素时加用西地那非,肺动脉压力、肺血管阻力和6分钟步行距离均增加。一名患者接受西地那非50mg,每日4次,其他两名患者因不能耐受高剂量时出现的头痛或恶心等不良反应而接受一天6次,每次12.5mg。5个月之后,应用200mg/d的患者的平均肺动脉压降低14%,肺血管阻力降低52%,心排血量增加48%,6分钟步行距离增加34%。应用75mg/d的患者,平均动脉压降低41%和22%,5个月后6分钟步行距离分别增加6%和29%。1例应用75mg/d的患者的肺血管阻力降低55%,心排血量增加59%[5]。

初步研究结果显示西地那非联合伊洛前列素比单用任何一种药物对严重肺动脉高压患者血管扩张疗效都要好。此项开放标签的研究中,接受吸入型一氧化氮和伊洛前列素治疗的严重肺动脉高压患者($n=30$)(如肺动脉高压、慢性血栓栓塞性肺动脉高压)被随机分配到4个治疗组中:单独口服西地那非12.5mg或者50mg,或接受吸入型伊洛前列素2.8mg 1小时后口服西地那非12.5mg或50mg。单用伊洛前列素和西地那非均可降低肺血管阻力和增加心脏指数。西地那非和伊洛前列素合用时肺血管阻力减少幅度和心脏指数的增加幅度比单用药物时更大($P<0.001$)。联合应用过程中未出现严重的不良反应[6]。

【参考文献】

[1] 中华医学会.临床诊疗指南:心血管分册.北京:人民卫生出版社,2009.

[2] Micromedex(172).Truven Health Analytics Inc.,2017[2017-04-03].http://www.Micromedexsolutions.com.

[3] GALIE N,GHOFRANI H,TORBICKI A,et al.Sildenafil citrate therapy for pulmonary arterial hypertension.N Engl J Med,2005,353(20):2148-2157.

[4] SASTRY BK,NARASIMHAN C,REDDY NK,et al. Clinical efficacy of sildenafil in primary pulmonary hypertension:a

randomized, placebo-controlled, double-blind, crossover study. J Am Coll Cardiol,2004,43(7):1149-1153.

[5] STIEBELLEHNER L,PETKOV V,VONBANK K,et al. Long-term treatment with oral sildenafil in addition to continuous IV epoprostenol in patients with pulmonary arterial hypertension. Chest,2003,123(4):1293-1295.

[6] GHOFRANI HA,WIEDEMANN R,ROSE F,et al.Combination therapy with oral sildenafil and inhaled iloprost for severe pulmonary hypertension.Ann Intern Med,2002,136(7):515-522.

伐地那非 Vardenafil

【已批准的适应证】

治疗男性阴茎勃起功能障碍。

【说明书之外的用法】

肺动脉高压。口服,每日 1 次,每次 5mg,持续 2~4 周后加量为每日 2 次,每次 5mg。

【特别提示】

可能增强硝酸盐类药物的降压效果。因此,服用硝酸盐类或一氧化氮供体治疗的患者避免同时使用伐地那非。

【依据等级】

《肺动脉高压筛查诊断与治疗专家共识》[1] 和欧洲心脏病学会《肺动脉高压诊断和治疗指南》[2] 将伐地那非作为治疗肺动脉高压的药物。

美国 FDA 未批准伐地那非用于治疗成人肺动脉高压。Micromedex有效性、推荐等级和证据强度:

有效性等级:Class Ⅱa,证据支持有效(Evidence Favors Efficacy)。

推荐等级:Class Ⅱb,在某些情况下推荐使用(Recommended,In Some)。

证据强度:Category B[3]。

在一项多中心、长期、开放研究中,伐地那非在肺动脉高压治疗的最初 3 个月,明显改善 6 分钟步行距离,但第 3~14 个月的进一步改善无统计学意义。45 例成年患者[年龄 (32.5±10.3)岁;男性 20%]纳入研究,纳入标准:与结缔组织病和先天性心脏病相关的特发性(散发或家族性)严重肺血管病变,或门脉性肺动脉高压;肺毛细血管楔压正常(PCWP<

15mmHg),平均肺动脉压(mPAP)>30mmHg以及静息肺血管阻力(PVR)>5个Wood单位;6分钟步行距离最大达550m。WHO功能分级为Ⅱ~Ⅳ级的病情稳定患者也可纳入。研究开始前至少3个月和研究过程中,除伐地那非外不允许使用任何血管扩张剂。患者口服伐地那非5mg,每日1次,连续服用1个月,随后每日2次,每次5mg,直到研究于(14±3)个月完成。基线期患者6分钟步行距离平均为(409±103)m。第3个月,伐地那非使6分钟步行距离明显增加(70.7±78.4)m(P<0.001),第3个月到第14个月,6分钟步行距离改善并不显著(P=0.36)。经过1年治疗,血清尿酸水平显著降低(P=0.038)。从基线期到第3个月(P≤0.001),基线期到研究结束(P≤0.001),第3个月到研究结束(P<0.05),WHO功能分级均得到显著改善。患者基线期按照WHO功能分级,Ⅰ、Ⅱ、Ⅲ和Ⅳ级分别占0、24%、64%和12%。研究完成时患者分布改善为11%、69%、18%和2%。基线期到研究完成可见mPAP及PVR明显改善,mPAP由(67.4±16.1)mmHg变为(59.7±16)mmHg,绝对差值-7.7(95%CI:-11.6~-3.6;P=0.001),PVR由(17.5±9.7)Wood单位降为(11.4±5.1)Wood单位,差异为-6.1(95%CI:-8.6~-3.6;P<0.001)。伐地那非耐受性良好,常见的不良反应是潮红(60%)、头痛(26.7%)和皮疹(4.4%)[4]。

【参考文献】

[1] 中华医学会心血管病学分会.肺动脉高压筛查诊断与治疗专家共识.中华心血管病杂志,2007,35(11):979-987.

[2] GALIE N,HOEPER MM,HUMBERT M,et al.Guidelines for the diagnosis and treatment of pulmonary hypertension.Eur Respir J,2009,34(6):1219-1263.

[3] Micromedex(172)[DB/OL].Truven Health Analytics Inc.company,2017[2017-04-03].http://www.Micromedex solutions.com.

[4] JING ZC,JIANG X,WU BX,et al.Vardenafil treatment for patients with pulmonary arterial hypertension:a multicentre,open-label study.Heart,2009,95(18):1531-1536.

他达拉非 Tadalafil

【已批准的适应证】

治疗男性勃起功能障碍,需要性刺激以使本品生效。他达拉非不能用于女性。

【说明书之外的用法】

肺动脉高压。口服，每日 1 次，每次 40mg。

【特别提示】

正在服用任何形式的硝酸盐类药物的患者禁止服用本品。

【依据等级】

欧洲心脏病学会《肺动脉高压诊断和治疗指南》将他达拉非作为治疗肺动脉高压的药物[1]。

美国 FDA 批准他达拉非用于治疗成人肺动脉高压。Micromedex 有效性、推荐等级和证据强度：

有效性等级：Class Ⅱa，证据支持有效（Evidence Favors Efficacy）。

推荐等级：Class Ⅱa，在大多数情况下推荐使用（Recommended, In Most）。

证据强度：Category B[2]。

他达拉非是磷酸二酯酶-5 抑制剂，用于治疗肺动脉高压（WHO Ⅰ组）有指征，改善运动能力。一项为期 16 周、随机、双盲、安慰剂对照研究，每日 1 次服用他达拉非 40mg，肺动脉高压患者 6 分钟步行距离（6-MWD）较安慰剂组明显改善。405 例肺动脉高压患者，平均年龄 54 岁（14~90 岁），静息肺动脉压（mPAP）≥25mmHg 或肺毛细血管楔压（PCWP）≤15mmHg，肺血管阻力（PVR）≥3Wood 单位，随机按 1:1:1:1:1 的比例分为 5 个治疗组：他达拉非 2.5mg、10mg、20mg、40mg 和安慰剂，每日 1 次口服。大多数患者为 WHO 功能Ⅲ级（65%）或Ⅱ级（32%）。基线期 6-MWD 平均值 343m，53% 的患者同时接受波生坦治疗。主要研究终点是与基线水平相比第 16 周 6-MWD 变化。仅有每日 40mg 他达拉非治疗的患者 6-MWD 平均值明显增加 33m（安慰剂校正）（95%CI：15~50m；$P<0.001$）。治疗第 8 周观察到 6-MWD 改善，第 12 周和第 16 周也继续维持。第 16 周，他达拉非 40mg 治疗的患者（未联用波生坦）安慰剂校正的 6-MWD 平均增加 44m（95%CI：20~69m；$P<0.01$）；使用他达拉非 40mg 治疗的患者（联用波生坦）安慰剂校正的 6-MWD 平均增加 23m（95%CI：-2~48m；$P=0.09$）。与更低剂量他达拉非和安慰剂治疗的患者相比，他达拉非 40mg 治疗的患者临床恶化（如死

亡、肺移植、心房隔造口术、入院、采用新疗法、WHO功能等级恶化)的发生率更低。研究中3例死亡,安慰剂组有1例死于肺动脉高压进展,10mg他达拉非组有1例猝死,20mg他达拉非组有1例死于噬血细胞综合征[3]。

【参考文献】

[1] GALIE N,HOEPER MM,HUMBERT M,et al.Guidelines for the diagnosis and treatment of pulmonary hypertension.Eur Respir J,2009,34(6):1219-1263.

[2] Micromedex(172).Truven Health Analytics Inc.,2017 [2017-04-03].http://www.Micromedexsolutions.com.

[3] GALIE N,BRUNDAGE BH,GHOFRANI HA,et al. Tadalafil therapy for pulmonary arterial hypertension.Circulation, 2009,119(22):2894-2903.

阿替普酶 Alteplase

【已批准的适应证】

1. 急性心肌梗死　症状发生6小时以内的患者,采用90分钟加速给药法;对于症状发生6~12小时以内的患者,采取3小时给药法。本品已被证实可降低急性心肌梗死患者30天死亡率。

2. 血流不稳定的急性大面积肺栓塞　可能的情况下应借助客观手段明确诊断,如肺血管造影或非侵入性手段如肺扫描等。尚无证据显示对与肺栓塞相关的死亡率和晚期发病率有积极作用。

3. 急性缺血性脑卒中　必须预先经过恰当的影像学检查排除颅内出血之后,在急性缺血性脑卒中症状发作后的3小时内进行治疗。

【说明书之外的用法】

下肢动脉栓塞。

【依据等级】

中华医学会《临床诊疗指南:疼痛学分册》中提到可应用阿替普酶(r-tPA)进行溶栓治疗下肢动脉栓塞[1]。

美国FDA未批准阿替普酶用于治疗成人动脉栓塞。Micromedex有效性、推荐等级和证据强度:

有效性等级:Class Ⅱa,证据支持有效(Evidence Favors Efficacy)。

推荐等级: Class Ⅱa, 在大多数情况下推荐使用(Recommended, In Most)。

证据强度: Category B[2]。

阿替普酶可以避免患者截肢。一项共识推荐急性下肢缺血进行动脉内溶栓治疗。阿替普酶治疗动脉血栓有效, 但是儿童的安全性比较低。如果肝素不能治疗心导管引起的继发性大腿静脉栓塞, 可通过静脉用阿替普酶进行溶解血栓治疗预防进一步的局部组织缺血、跛行或截肢。

动脉导管输注阿替普酶治疗 70 例急性下肢动脉缺血栓塞患者 86% 有效。在最初的 10 例患者中, 阿替普酶最初的输注速度为 3~6mg/h, 因为出血高发生率输注速度降至 1.5mg/h 继续进行导管直接输注直至血栓溶解。治疗成功(恢复到缺血前的状态)的比例为 81%。总体来说, 30 天的非截肢生存率为 93%。47% 的患者发生了出血。采用低输注速度输注阿替普酶后并未降低出血事件发生的比例, 但低输注速度可致输注的持续性延长($P = 0.02$)[3]。

一项由生产商赞助的团队发表了肢体缺血溶栓治疗的共识, 在共识中推荐动脉内溶栓治疗急性下肢缺血。他们没有作出关于溶栓药物肯定的选择建议, 尿激酶和阿替普酶是目前在临床实践中比链激酶应用更为广泛的制剂。在动脉造影中推荐应用血栓内用药和/或局部动脉应用溶栓制剂而非静脉注射路径。

一项回顾和前瞻联合分析($n = 102$)中, 急性肢体缺血患者以 1~2mg/h 的输注速度应用阿替普酶 3~5mg, 老年人和年轻人具有相似的安全性和有效性。年龄超过 80 岁的患者平均输注阿替普酶的时间为 23 小时, 60 岁以下患者的平均输注时间为 43 小时。在<60 岁、61~70 岁、71~80 岁和>80 岁的年龄分组中, 30 天血栓完全溶解的比例分别为 53%、56%、27% 和 46%。相应的截肢概率分别为 40%、17%、7% 和 15%。阿替普酶的并发症包括: 局部小出血(10%~18%)、局部大出血(80 岁以上患者 8%)、致命的颅内出血(年龄较大的两组中各出现 1 例)[4]。

在一项回顾性分析中($n = 6$), 阿替普酶通过独立的肢体血流灌注($n = 1$)或导管直接治疗($n = 5$), 阿替普酶有助于腘动脉血栓旁路移植术前远端缺血肢体的保肢治疗。阿替普酶的总剂量从 12~54mg 不等, 时间跨度为 40 分钟至 37 小时。在平均 2 年的随访时间内 6 例患者均未进行截肢。并发症包括残存的感觉缺乏（$n=2$）和移植闭塞（$n=3$）[5]。

一小组周围动脉血栓的患者输注阿替普酶。剂量为 0.05mg/（kg·h）或 0.025mg/（kg·h），输注时间为（1~21）个小时。大部分病例中没有发生严重的并发症且血栓完全溶解[6]。

【参考文献】

［1］中华医学会.临床诊疗指南:疼痛学分册.北京:人民卫生出版社,2007.

［2］Micromedex（172）.Truven Health Analytics Inc.,2017［2017-04-03］.http://www.Micromedexsolutions.com.

［3］SWISCHUK JL,FOX PF,YOUNG K,et al.Transcatheter intraarterial infusion of rt-PA for acute lower limb ischemia:results and complications.J Vasc Interv Radiol,2001,12（4）:423-430.

［4］LAMBERT AW,TRKULJA D,FOX AD,et al.Age-related outcome for peripheral thrombolysis.Eur J Endovasc Surg,1999,17（2）:144-148.

［5］GREENBERG R,WELLANDER E,NYMAN U,et al.Aggressive treatment of acute limb ischemia due to thrombosed popliteal aneurysms.Eur J Radiol,1998,28（3）:211-218.

［6］KRUPSKI WC,FELDMAN RK,RAPP JH.Recombinant human tissue-type plasminogen activator is an effective agent for thrombolysis of peripheral arteries and bypass grafts:preliminary report.J Vasc Surg,1989,10（9）:491-498.

硝苯地平 Nifedipine

【已批准的适应证】

1. 高血压。

2. 冠心病　慢性稳定型心绞痛（劳力性心绞痛）。

【说明书之外的用法】

1. 雷诺现象。

2. 妊娠高血压　硝苯地平普通片,5~20mg,每 8 小时 1 次;硝苯地平缓释片 10~20mg,每日 2 次。

【特别提示】

妊娠期间应用硝苯地平治疗急性或慢性高血压是安全和有效的。如果因为先兆子痫而合用硫酸镁则需要谨慎。

【依据等级】

1. 雷诺现象 中华医学会《临床诊疗指南：疼痛学分册》中提到口服硝苯地平 10~20mg，每日 3 次可作为雷诺现象的药物治疗方案，趋向于使用其缓释剂型以减轻不良反应[1]。

美国 FDA 未批准硝苯地平用于治疗雷诺现象。Micromedex有效性、推荐等级和证据强度：

有效性等级：Class Ⅱa，证据支持有效（Evidence Favors Efficacy）。

推荐等级：Class Ⅱb，在某些情况下推荐使用（Recommended, In Some）。

证据强度：Category B[2]。

成人雷诺现象的药物治疗选择通常为口服硝苯地平 10~20mg，每日 3 次，化疗所致的雷诺现象也采用这样的治疗方案。采用缓释剂型可以减弱钙通道阻滞剂血管扩张所致的不良反应（例如头痛、头晕和外周性水肿）。对于硝苯地平治疗有效但不耐受单药治疗的患者可采用小剂量硝苯地平加其他血管扩张药的治疗方案[3-4]。

在一项纳入 313 例雷诺病患者随机双盲安慰剂对照的试验中，使用硝苯地平缓释剂型 30~60mg/d 1 年后，与安慰剂相比，试验组的发病频率降低 66%（$P<0.001$）。与采用体温生物反馈疗法的患者相比，采用硝苯地平治疗的患者的发病率降低 56%。约 3/4 的患者和医生认可硝苯地平的疗效。试验中因为硝苯地平不耐受所导致停止治疗的比例为 14%。硝苯地平主要的不良反应为水肿（24%）、头痛（17%）和脸红（8%）[5]。

2. 妊娠高血压 《中国高血压防治指南 2010》推荐硝苯地平普通片和缓释片用于妊娠高血压的治疗[6]。

中华医学会妇产科学分会妊娠期高血压疾病学组颁布的《妊娠期高血压疾病诊治指南（2015）》中指出，硝苯地平（I-A）或缓释片（I-B）是可供选择的口服降压药。即使对于急性重度妊娠高血压也可选择硝苯地平、拉贝洛尔口服降压治疗[7]。

美国 FDA 未批准硝苯地平用于妊娠高血压。Micromedex有效性、推荐等级和证据强度：

有效性等级：Class Ⅱb，证据支持有效（Evidence Favors

Efficacy)。

推荐等级：Class Ⅱb，在某些情况下推荐使用(Recommended,In Some)。

证据强度：Category B[2]。

摘要：一般情况下，口含或舌下含服硝苯地平能有效且安全地控制妊娠高血压急症(基于 PREECLAMPSIA 或 ECLAMPSIA研究)，也可以用来长期有效控制妊娠前就存在的高血压。钙拮抗剂类药物(CCB 类)短期或长期使用没有对胎儿有害的作用或导致子宫-胎盘血流不良改变，但是可能导致子宫张力缺乏或出血，抑制分娩过程，导致孕妇心动过速等。尼卡地平静脉滴注可以作为患者不能口服或者口服治疗无反应的一个替代治疗。硝苯地平与硫酸镁合用可能增强降压效果和神经肌肉阻断[8-11]。

32 例先兆子痫患者参与的一项随机双盲对照试验显示，与安慰剂相比，每4小时给予硝苯地平 10mg，对患者第一个24 小时内的尿量和平均动脉压有良好作用[12]。一项随机临床研究对比了硝苯地平和肼屈嗪的疗效，发现硝苯地平(n = 24) 10~30mg 舌下含服(40~120mg/d)能使 95%~98%的患者血压得到有效控制，而肼屈嗪组(n = 25) 仅有 68%的患者血压得到控制[13]。另一项研究发现，10 例患者中有6 例对单剂量硝苯地平 10mg 有效，在 20 分钟内使血压降至 160/100mmHg 以下。所有的患者都没有发生低血压事件(平均动脉压<75mmHg)或发生胎儿窘迫[14]。

有报道口服硝苯地平(5~10mg)对妊娠期或产褥期发生的严重高血压急性期有效[15]，口服硝苯地平后 20 分钟内能够迅速地显著地降低血压(平均降低 26~28mmHg)。主要的不良反应是皮肤潮红和头痛，没有观察到对胎儿的不良影响。另一项对 51 例患者的研究发现，舌下含服 10mg 的剂量也能达到很好的降压作用，没有观察到胎儿心率的异常表现[16]。

一项多中心随机对照研究(n = 383)建议，硝苯地平应该用于严重的妊娠高血压(舒张压>110mmHg)。研究发现，对于基线水平时为轻度到中度高血压(收缩压在 90~110mmHg)的患者，无论是用口服缓释硝苯地平(10mg，每日2次)的治疗组，还是无降压治疗组，妊娠和新生儿的结局都是一样的；当进展到严重妊娠高血压(舒张压超过 110mmHg)

时,两组患者需要干预(或者增加硝苯地平剂量,或者开始硝苯地平治疗)的比例(28%和31%)是相当的[17]。

一篇回顾性综述发现,舌下含服硝苯地平成功地治疗了33例孕妇的中、重度高血压,使血压平均降低21/22mmHg,没有出现明显的低血压事件。但是发现,硝苯地平组婴儿的出生体重轻度偏低(硝苯地平组和对照组分别为2 635g和3 011g,$P < 0.05$),围生期的情况(分娩时的孕龄和Apgar评分)与75例没有接受硝苯地平治疗的妊娠高血压妇女相比,没有显著差异[8]。一项针对33例先兆子痫或慢性高血压的妊娠妇女的前瞻性研究显示,口服硝苯地平缓释片(10~20mg,一日2次)7~14天能显著降低24小时的诊室血压[9]。

【参考文献】

[1] 中华医学会.临床诊疗指南:疼痛学分册.北京:人民卫生出版社,2007.

[2] Micromedex(172).Truven Health Analytics Inc.,2017 [2017-04-03].http://www.Micromedexsolutions.com.

[3] KAYA IS,SENSES DA,DILMEN U.Nifedipine in the treatment of Raynaud's disease in childhood.Lancet,1989,1(8647):1136.

[4] HANTEL A,ROWINSKY EK,DONEHOWER RC.Nifedipine and oncologic Raynaud phenomenon.Ann Inter Med,1988,108(5):767.

[5] Raynaud's Treatment Study Investigators.Comparison of sustained-release nifedipine and temperature biofeedback for treatment of primary Raynaud phenomenon.Results from a randomized clinical trial with 1-year follow-up.Arch Intern Med,2000,160(8):1101-1108.

[6] 中国高血压防治指南修订委员会.中国高血压防治指南2010.中华高血压杂志,2011,19(8):701-743.

[7] 中华医学会妇产科学分会妊娠期高血压疾病学组.妊娠期高血压疾病诊治指南(2015).中华产科急救电子杂志,2015,4(4):206-213.

[8] GALLERY ED,GYÖRY AZ.Sublingual nifedipine in human pregnancy.Aust NZ J Med,1997,27(5):538-542.

[9] BENEDETTO C,ZONCA M,GIAROLA M,et al.24-hour blood pressure monitoring to evaluate the effects of nifedipine in

pre-eclampsia and in chronic hypertension in pregnancy. Brit J Obstet Gynaecol,1997,104(6):682-699.

〔10〕WITLIN AG,SIBAI BM.Hypertension in pregnancy: current concepts of preeclampsia.Annu Rev Med,1997,48: 115-127.

〔11〕REMUZZI G,RUGGENENTI P.Prevention and treatment of pregnancy-associated hypertension:what have we learned in the last 10 years? Am J Kid Dis,1991,18(3):285-305.

〔12〕BARTON JR,HIETT AK,CONOVER WB.The use of nifedipine during the postpartum period in patients with severe preeclampsia.Am J Obstet Gynecol,1990,162(3):788-792.

〔13〕FENAKEL K,FENAKEL G,APPLEMAN ZV,et al. Nifedipine in the treatment of severe preeclampsia. Obstet Gynecol,1991,77(3):331-337.

〔14〕SCARDO JA,VERMILLION ST,HOGG BB,et al.Hemodynamic effects of oral nifedipine in preeclamptic hypertensive emergencies.Am J Obstet Gynecol,1996,175(2):336-338.

〔15〕WALTERS BN,REDMAN CW.Treatment of severe pregnancy-associated hypertension with the calcium antagonist nifedipine.Br J Obstet Gynaecol,1984,91(4):330-336.

〔16〕LURIE S,FENAKEL K,FRIEDMAN A.Effect of nifedipine on fetal heart rate in the treatment of severe pregnancy-induced hypertension.Am J Perinatol,1990,7(3):285-286.

〔17〕Gruppo di Studio Ipertensione in Gravidanza.Nifedipine versus expectant management in mild to moderate hypertension in pregnancy.Br J Obstet Gynaecol,1998,105(7):718-722.

阿托伐他汀 Atorvastatin

【已批准的适应证】

治疗高胆固醇血症和冠心病。

【说明书之外的用法】

1. 没有冠心病的临床表现但有多个危险因素(年龄、吸烟、高血压、低 HDL-C、早发冠心病家族史)的成年人,或没有冠心病临床表现但有多个危险因素(视网膜病变、蛋白尿、吸烟、高血压)的 2 型糖尿病患者,降低心肌梗死风险,降低脑卒中风险。给药剂量,10~80mg,每日 1 次;推荐起始剂量

10mg，每日1次。

2. PCI围手术期预防心血管事件。

【依据等级】

1. 没有冠心病的临床表现但有多个危险因素（年龄、吸烟、高血压、低 HDL-C、早发冠心病家族史）**的成年人，或没有冠心病临床表现但有多个危险因素**（视网膜病变、蛋白尿、吸烟、高血压）**的2型糖尿病患者，降低心肌梗死风险，降低脑卒中风险。**

《中国缺血性脑卒中和短暂性脑缺血发作二级预防指南2014》[1]、《2014AHA/ASA卒中和TIA二级预防指南》[2]都是ⅠA推荐。

美国FDA批准阿托伐他汀用于没有冠心病临床表现但有多个危险因素（年龄、吸烟、高血压、低 HDL-C、早发冠心病家族史）的成年人，或没有冠心病临床表现但有多个危险因素（视网膜病变、蛋白尿、吸烟、高血压）的2型糖尿病，以降低心肌梗死风险，降低脑卒中风险。Micromedex有效性、推荐等级和证据强度：

有效性等级：Class Ⅱa，证据支持有效（Evidence Favors Efficacy）。

推荐等级：Class Ⅱa，大多数情况下推荐（Recommended，In Most）。

证据强度：Category A[3]。

阿托伐他汀糖尿病合作研究（collaborative atorvastatin diabetes study，CARDS）显示：至少有1个危险因素（视网膜病、蛋白尿、吸烟或者高血压），且低密度脂蛋白胆醇（LDL-C）水平<4.14mmol/L，而无心血管疾病史的2型糖尿病患者，使用他汀类药物可以使脑卒中的发生率降低。因此《中国缺血性脑卒中和短暂性脑缺血发作二级预防指南2014》推荐在严格控制血糖、血压的基础上联合他汀类药物可以降低脑卒中的风险（Ⅰ级推荐，A级证据）。

强化降低胆固醇预防脑卒中（stroke prevention by aggressive reduction in cholesterol levels，SPARCL）研究发现，强化他汀类药物治疗可显著降低脑卒中和TIA的相对危险。尽管他汀类药物治疗组患者的出血性脑卒中有所增加，但致死性出血性脑卒中则没有明显增加。且作为一级预防的药物，长期的他汀类药物治疗在心脑血管显著获益的同时并不显著增加脑出血的风险。因此,《中国缺血性脑卒中和短暂性脑缺血发作二级预防指南 2014》推荐伴有多种危险因素(冠心病、糖尿病、未戒掉的吸烟、代谢综合征、脑动脉粥样硬化病变但无确切的易损斑块或动脉源性栓塞证据或外周动脉疾病之一者)的缺血性脑卒中和 TIA 患者,如果 LDL-C>2.07mmol/L,应将 LDL-C 降至 2.07mmol/L 以下或使 LDL-C 下降幅度>40%(Ⅰ级推荐,A 级证据)。

2. PCI 围手术期预防心血管事件 美国 FDA 未批准阿托伐他汀用于 PCI 围手术期预防心血管事件。Micromedex有效性、推荐等级和证据强度:

有效性等级:Class Ⅱb,证据支持有效(Evidence Favors Efficacy)。

推荐等级:Class Ⅱb,在某些情况下推荐使用(Recommended,In Some)。

证据强度:Category B[3]。

摘要:对 13 项随机对照研究(n=3341)的 meta 分析发现,与对照组(n=1649)相比,PCI 术前(平均在术前 12 小时)给予短期大剂量他汀(阿托伐他汀 80mg,n=1692)预防治疗,使围手术期心肌梗死(PMI)绝对发生率降低 5%(高剂量他汀组为 6.8%,对照组为 11.9%)[4]。

一项意大利的多中心随机双盲安慰剂对照试验(ARMYDA-RECAPTURE;n=383)显示,与对照组相比,在 PCI 术前给予负荷剂量的阿托伐他汀可显著降低正在长期服用他汀的急性冠脉综合征(ACS)或稳定型心绞痛患者术后 30 天内 MACE 事件的发生率[5]。

一项随机研究(the Naples Ⅱ;n=668)显示,与无他汀治疗的 ACS 患者相比,PCI 术前给予负荷剂量的阿托伐他汀能够显著降低围手术期心肌梗死发生率[6]。

一项随机安慰剂对照试验(ARMYDA,n=171)显示,ACS 患者在 PCI 术前给予短期的他汀治疗可改善临床预后[7]。

【参考文献】

[1] 中华医学会神经病学分会,中华医学会神经病学分会脑血管病学组.中国缺血性脑卒中和短暂性脑缺血发作二级预防指南 2014.中华神经科杂志,2015,48(4):258-273.

[2] KERNAN WN, OVBIAGELE B, BLACK HR, et al, Guidelines for the prevention of stroke in patients with stroke and

transient ischemic attack: a guideline for healthcare professionals from the American Heart Association/American Stroke Association. Stroke, 2014, 45(7): 2160-2236.

[3] Micromedex(172). Truven Health Analytics Inc., 2017 [2017-04-03]. http://www.Micromedexsolutions.com.

[4] PATTI G, CANNON CP, MURPHY SA, et al. Clinical benefit of statin pretreatment in patients undergoing percutaneous coronary intervention: a collaborative patient-level meta-analysis of 13 randomized studies. Circulation, 2011, 123(15): 1622-1632.

[5] DI SCIASCIO G, PATTI G, PASCERI V, et al. Efficacy of atorvastatin reload in patients on chronic statin therapy undergoing percutaneous coronary intervention: results of the ARMYDA-RECAPTURE (Atorvastatin for Reduction of Myocardial Damage During Angioplasty) randomized trial. J Am Coll Cardiol, 2009, 54 (6): 558-565.

[6] BRIGUORI C, VISCONTI G, FOCACCIO A, et al. Novel approaches for preventing or limiting events(Naples) II trial: impact of a single high loading dose of atorvastatin on periprocedural myocardial infarction. J Am Coll Cardiol, 2009, 54 (23): 2157-2163.

[7] PATTI G, PASCERI V, COLONNA G, et al. Atorvastatin pretreatment improves outcomes in patients with acute coronary syndromes undergoing early percutaneous coronary intervention: results of the ARMYDA-ACS randomized trial. J Am Coll Cardiol, 2007, 49(12): 1272-1278.

叶酸 Folic Acid

【已批准的适应证】

治疗叶酸缺乏或叶酸缺乏引起的巨幼细胞贫血；妊娠期、哺乳期妇女预防用药；慢性溶血性贫血所致的叶酸缺乏。

【说明书之外的用法】

高同型半胱氨酸血症。每次 0.8~1.6mg，每天 2 次；对于透析患者，每天至少 5mg。

【依据等级】

《中国高血压防治指南 2010》指出，高同型半胱氨酸与脑卒中发生危险有关，而添加叶酸可降低脑卒中发生危险，因此对叶酸缺乏人群，补充叶酸也是综合干预的措施之一[1]。

美国 FDA 未批准叶酸用于高同型半胱氨酸血症治疗。Micromedex有效性、推荐等级和证据强度：

有效性等级：Class Ⅱa，证据支持有效（Evidence Favors Efficacy）。

推荐等级：Class Ⅱa，大多数情况下推荐（Recommended，In Most）。

证据强度：Category B[2]。

由 156 例患者的健康兄弟姐妹参与的一项随机双盲安慰剂对照试验显示，与安慰剂相比，维生素治疗（叶酸 5mg/d 和维生素 B_6 250mg/d）2 年能够降低血浆同型半胱氨酸水平，降低运动心电描记法测试异常（冠心病结局的一个变量）发生率，但是对踝肱压指数和外周动脉或颈动脉结局没有影响[3]。

对 12 项"叶酸补充疗法对血清同型半胱氨酸水平影响"的试验进行 meta 分析发现，补充 0.5~5mg 叶酸能够预期降低 1/4~1/3 血清同型半胱氨酸，对于基线时高同型半胱氨酸和低叶酸水平的个体，绝对和相对降低水平更强。合用维生素 B_{12} 使血清同型半胱氨酸额外降低 7%，但是维生素 B_6 没有额外降低功能[4]。

补充 B 族维生素（叶酸、维生素 B_{12} 和维生素 B_6）可以降低男性已经升高的血浆同型半胱氨酸水平，但是抗氧化作用的维生素（维生素 E、维生素 C 和 β-胡萝卜素）没有作用。血浆同型半胱氨酸水平最高的男性是从贝尔法斯特工人中选的，年龄在 30~49 岁。这些人群（$n = 101$）的血浆同型半胱氨酸水平不低于 8.3μmol/L。受试者随机接受下列治疗方案共 8 周时间：①B 族维生素（叶酸 1mg/d，维生素 B_6 7.2mg/d 和维生素 B_{12} 0.02mg/d）；或②抗氧化抗生素（维生素 C 150mg/d，维生素 E 67mg/d，β-胡萝卜素 9mg/d）；或③B 族维生素+抗氧化维生素；或④安慰剂。结果发现，基线时空腹血浆同型半胱氨酸水平与个体的叶酸水平成反比（$r = -0.37$，$P<0.01$），与维生素 B_{12} 的水平成反比（$r = -0.25$，$P<0.01$），与维生素 B_6、维生素 E、维生素 C 和 β-胡萝卜素没有相关性。治疗 8 周后，B 族维生素使受试者的同型半胱氨酸水平降低 27.9%（$P<0.001$），而抗氧化维生素仅仅降低 5.1%。B 族维生素和抗氧化维生素没有交互作用[5]。

一项随机双盲的研究显示,合用叶酸和维生素 B_{12} 比单用叶酸降低血浆同型半胱氨酸作用更强。150 例女性(年龄 20~34 岁)接受安慰剂治疗 4 周,然后接受下列一种方案再治疗 4 周:①叶酸 400μg/d;②叶酸 400μg/d+维生素 B_{12} 6μg/d;③叶酸 400μg/d+维生素 B_{12} 400μg/d。开始试验前,大多数受试者的叶酸和维生素 B_{12} 处于正常状态,同型半胱氨酸水平也在正常范围内。但是,经过 4 周的补充治疗后,与基线水平相比,所有受试者的血浆同型半胱氨酸水平都显著降低($P<0.001$),3 组分别降低 11%、15%和 18%。同型半胱氨酸水平变化最大的个体是那些基线水平时同型半胱氨酸高、叶酸水平低的患者[6]。

随后一项 53 例健康志愿者的研究显示,血浆同型半胱氨酸的水平主要取决于叶酸水平,补充叶酸到一个特定水平(200~400μg/d)后,这种决定作用就从叶酸转移到了维生素 B_{12}。因此作者建议,同时补充叶酸和维生素 B_{12} 比单用叶酸更有效地降低心血管疾病风险[7]。

长期补充叶酸、维生素 B_{12} 和维生素 B_6 可持续降低慢性肾衰竭的透析前患者持续升高的血浆同型半胱氨酸水平。78 例患者服用叶酸(5mg,每周 3 次)、维生素 B_{12}(1mg,每周 3 次)、维生素 B_6(250mg,每周 2 次)共 1~6 年。结果发现,在治疗的第 3 个月,血浆同型半胱氨酸水平平均降低 33%($P<0.001$)。在随访的最后(或者开始透析,或者在 1997 年 12 月的截止日期),受试者的同型半胱氨酸血浆浓度平均比基线时下降 40%[8]。

按 FDA 推荐水平的叶酸强化谷物能降低血浆同型半胱氨酸水平,但是可能达不到预防缺血性心脏病的功能。一项双盲交叉研究,75 例缺血性心脏病受试者分成 3 组,在 3 个试验周期内,随机每天接受 30g 未用叶酸强化的谷物(安慰剂)或者叶酸强化的谷物 30g,共干预 5 周,然后交叉干预方案。3 个周期之间有 5 周的洗脱期。叶酸强化的谷物分成 3 个剂量:每天 30g 的谷物中分别含有 127μg、499μg 和 665μg,所有叶酸强化的 30g 谷物中同时含有固定剂量的维生素 B_6 1.8mg 和维生素 B_{12} 6.1μg。结果发现,3 组叶酸分别降低血浆同型半胱氨酸 3.7%、11%和 14%($P=0.001$),血浆中叶酸水平也随谷物中叶酸水平而成比例升高。FDA 推荐的叶酸水平是用来降低新生儿神经管缺陷的,不足以用来降低同型半胱氨酸血症水平[9]。

每天食用叶酸强化的谷物平均能降低 10% 的血浆同型半胱氨酸。一项双盲研究显示,94 例健康受试者每天早餐食用燕麦(200μg 叶酸强化,或 200μg 叶酸+其他维生素强化,或无叶酸强化)共 24 周。结果发现,试验开始时受试者同型半胱氨酸水平处于正常范围内。与无叶酸强化组相比,叶酸强化组的受试者血清叶酸水平和红细胞叶酸水平升高,血浆同型半胱氨酸水平降低(P<0.001)。基线水平时同型半胱氨酸浓度高者,叶酸降低作用越强[10]。

给予尿毒症透析患者口服 5-甲基四氢叶酸(MTHF)15mg/d 共 2 个月。结果发现,在开始 MTHF 治疗前,这 14 例患者的血浆同型半胱氨酸平均水平为 68μmol/L,治疗后是 18.9μmol/L。其中有 6 人的浓度降至<15μmol/L。腺苷甲硫氨酸与腺苷高半胱氨酸的比值也从 1.5 升至 2.9,这个比值可以反过来抑制转甲基反应[11]。

相反,对于 2 个持续高同型半胱氨酸血症的透析人群来说,每天接受 1mg 或 5mg 的叶酸补充治疗,血浆同型半胱氨酸水平分别为 27.3μmol/L 和 28.9μmol/L,提示在许多透析单元,每天给予患者 1mg 或 5mg 叶酸不足以将同型半胱氨酸浓度降至与平均心血管危险相当的浓度[12]。

一项为期 52 周的研究发现,补充叶酸能降低透析患者升高的同型半胱氨酸水平,但不能改善内皮功能。第一期的研究,30 例腹膜透析的患者随机服用叶酸 5mg/d,或叶酸 5mg/d 与甜菜碱 4g/d 联用,共治疗 12 周。结果发现,两组患者的血清叶酸水平都升高,血浆同型半胱氨酸水平显著降至 16.8～21.5μmol/L。甜菜碱对叶酸降低同型半胱氨酸方面没有额外作用。在第二期的研究中,28 例腹膜透析患者再随机分组,服用叶酸 1mg/d 或 5mg/d 共 40 多周。结果发现,两组患者的血浆同型半胱氨酸水平没有再发生显著改变。内皮功能通过内皮依赖性血流介导的前臂血管舒张(与冠脉内皮功能是平行的)和内皮源性蛋白(水平高代表血管受损)来衡量,两组患者 52 周的治疗都没有改变[13]。

单纯测量血清同型半胱氨酸水平不是预测心血管疾病的可靠因子。一项研究考察了叶酸补充治疗期间血清同型半胱氨酸浓度的变化是否是一个可靠的判断叶酸亚临床缺乏的方法。研究者发现,未补充叶酸的同一个体的血清同型半胱氨酸浓度的日间变异幅度比试验组内某个体补充叶酸后同型半胱氨酸的平均变化还大。结果并不是不信任流行病学关于血清同型半胱氨酸水平升高与心血管病相关的研究结论,但是本研究提示,把这种结论推广到某一个个体可能需要重复的同型半胱氨酸的测定,而不是单纯一次测量结果[14]。

【参考文献】

[1] 中国高血压防治指南修订委员会.中国高血压防治指南 2010.中华高血压杂志,2011,19(8):701-743.

[2] Micromedex(172).Truven Health Analytics Inc.,2017 [2017-04-03].http://www.Micromedexsolutions.com.

[3] VERMEULEN EG,STEHOUWER CD,TWISK JW,et al.Effect of homocysteine-lowering treatment with folic acid plus vitamin B_6 on progression of subclinical atherosclerosis:a randomised,placebo-controlled trial.Lancet,2000,355(9203):517-522.

[4] Lowering blood homocysteine with folic acid based supplements:meta-analysis of randomised trials.Homocysteine Lowering Trialists' Collaboration.BMJ,1998,316(7135):894-898.

[5] WOODSIDE JV,YARNELL JW,MCMASTER D,et al.Effect of B-group vitamins and antioxidant vitamins on hyperhomocysteinemia:a double-blind,randomized factorial-design,controlled trial.Am J Clin Nutr,1998,67(5):858-866.

[6] BRÖNSTRUP A,HAGES M,PRINZ-LANGENOHL R,et al.Effects of folic acid and combinations of folic acid and vitamin B_{12} on plasma homocysteine concentrations in healthy,young women.Am J Clin Nutr,1998,68(5):1104-1110.

[7] QUINLIVAN EP,MCPARTLIN J,MCNULTY H,et al.Importance of both folic acid and vitamin B_{12} in reduction of risk of vascular disease.Lancet,2002,359(9302):227-228.

[8] JUNGERS P,JOLY D,MASSY Z,et al.Sustained reduction of hyperhomocysteinaemia with folic acid supplementation in predialysis patients.Nephrol Dial Transplant,1999,14(12):2903-2906.

[9] MALINOW MR,DUELL PB,HESS DL,et al.Reduction of plasma homocyst(e)ine levels by breakfast cereal fortified with folic acid in patients with coronary heart disease.N Engl J Med,

1998,338(15):1009-1015.

[10] SCHORAH CJ,DEVITT H,LUCOCK M,et al.The responsiveness of plasma homocysteine to small increases in dietary folic acid:a primary care study.Eur J Clin Nutr,1998,52(6):407-411.

[11] PERNA AF,INGROSSO D,DE SANTO NG,et al.Metabolic consequences of folate-induced reduction of hyperhomocysteinemia in uremia.J Am Soc Nephrol,1997,8(12):1899-1905.

[12] SPENCE JD,CORDY P,KORTAS C,et al.Effect of usual doses of folate supplementation on elevated plasma homocyst(e)ine in hemodialysis patients:no difference between 1 and 5mg daily.Am J Nephrol,1999,19(3):405-410.

[13] VAN GULDENER C,JANSSEN MJ,LAMBERT J,et al.Folic acid treatment of hyperhomocysteinemia in peritoneal dialysis patients:no change in endothelial function after long-term therapy.Perit Dial Int,1998,18(3):282-289.

[14] SANTHOSH-KUMAR CR,DEUTSCH JC,RYDER JW,et al.Unpredictable intra-individual variations in serum homocysteine levels on folic acid supplementation.Eur J Clin Nutr,1997,51(3):188-192.

瑞舒伐他汀 Rosuvastatin

【已批准的适应证】

治疗原发性高胆固醇血症、混合型高胆固醇血症、家族性高胆固醇血症。

【说明书之外的用法】

1. 系统性动脉粥样硬化症。

2. 急性冠脉综合征。

3. PCI 围手术期预防心血管事件。

【依据等级】

1. **系统性动脉粥样硬化症** 美国 FDA 批准用于治疗成人系统性动脉粥样硬化,未批准用于儿童。Micromedex 有效性、推荐等级和证据强度:

有效性等级:Class Ⅱb,证据支持有效(Evidence Favors Efficacy)。

推荐等级:Class Ⅱb,在某些情况下推荐使用(Recommen-

ded,In Some)。

证据强度:Category B[1]。

摘要:与安慰剂相比,大剂量的瑞舒伐他汀显著降低亚临床颈动脉粥样硬化患者的颈动脉内-中膜增厚的速率。然而,一项为期 2 年的随机双盲研究(METEOR 研究,$n = 984$)没有显示瑞舒伐他汀能够逆转病情[2]。

但是,基于 ASTEROID 研究的血管内超声(IVU)成像技术,极大剂量的他汀治疗能够显著逆转冠脉粥样硬化。另有证据也显示瑞舒伐他汀能够使动脉粥样硬化损伤的患者冠脉狭窄逆转,胆固醇谱得到改善[3]。

2. 急性冠脉综合征　美国 FDA 未批准瑞舒伐他汀用于治疗急性冠脉综合征。Micromedex 有效性、推荐等级和证据强度:

有效性等级:Class Ⅱa,证据支持有效(成人)(Evidence Favors Efficacy)。

推荐等级:Class Ⅱa,大多数情况下推荐(Recommended,In Most)。

证据强度:Category B[1]。

针对 PROVE IT-TIMI 22 等 13 项随机多中心研究的 meta 分析发现,在 14 天的住院治疗中早期开始他汀治疗,可有效降低 ACS 患者不良心血管结局,特别是心血管死亡、不稳定型心绞痛和血管重建[4]。

3. PCI 围手术期预防心血管事件　美国 FDA 未批准用于成人 PCI 围手术期心血管事件的预防。Micromedex 有效性、推荐等级和证据强度:

有效性等级:Class Ⅱa,证据支持有效(成人)(Evidence Favors Efficacy)。

推荐等级:Class Ⅱb,在某些情况下推荐使用(Recommended,In Some)。

证据强度:Category B[1]。

一项为期 12 个月的随机研究($n = 510$)发现,与对照组相比,非 ST 段抬高的 ACS 患者在 PCI 术前应用大剂量瑞舒伐他汀(术前 16 小时服用 40mg),与主要心血管不良事件减少显著相关,其中预防用药组 MACE 发生率为 9.8%($n = 22/225$),而对照组为 20.5%($n = 45/220$)($P = 0.002$)[5]。

对 13 项随机对照研究($n = 3\,341$)的 meta 分析发现,与对照组($n = 1\ 649$)相比,PCI术前(平均在术前12小时)短期给予大剂量他汀(阿托伐他汀80mg,或瑞舒伐他汀40mg, $n = 1\ 692$)预防治疗,使PCI围手术期心肌梗死(PMI)绝对发生率降低5%(高剂量他汀组为6.8%,对照组为11.9%)[6]。

【参考文献】

[1] Micromedex(172).Truven Health Analytics Inc.,2017[2017-04-03].http://www.Micromedexsolutions.com.

[2] CROUSE JR,RAICHLEN JS,RILEY WA,et al.Effect of rosuvastatin on progression of carotid intima-media thickness in low-risk individuals with subclinical atherosclerosis:the METEOR trial.JAMA,2007,297(12):1344-1353.

[3] NISSEN SE,NICHOLLS SJ,SIPAHI I,et al.Effect of very high-intensity statin therapy on regression of coronary atherosclerosis:the ASTEROID trial.JAMA,2006,295(13):1556-1565.

[4] HULTEN E,JACKSON JL,DOUGLAS K,et al.The effect of early,intensive statin therapy on acute coronary syndrome:a meta-analysis of randomized controlled trials.Arch Intern Med,2006,166(17):1814-1821.

[5] YUN KH,OH SK,RHEE SJ,et al.12-month follow-up results of high dose rosuvastatin loading before percutaneous coronary intervention in patients with acute coronary syndrome.Int J Cardiol,2011,146(1):68-72.

[6] PATTI G,CANNON CP,MURPHY SA,et al.Clinical benefit of statin pretreatment in patients undergoing percutaneous coronary intervention:a collaborative patient-level meta-analysis of 13 randomized studies.Circulation,2011,123(15):1622-1632.

(编写:张钰宣 林 阳)

(校对:刘容吉 张钰宣 白 帆)

第 9 章

妇产科疾病用药

甲氨蝶呤 Methotrexate

【已批准的适应证】

各型急性白血病,特别是急性淋巴细胞白血病;恶性淋巴瘤的非霍奇金淋巴瘤和蕈样肉芽肿、多发性骨髓瘤。

恶性葡萄胎、绒毛膜上皮癌、乳腺癌、卵巢癌、宫颈癌、睾丸癌。

头颈部癌、支气管肺癌、各种软组织肉瘤。

高剂量用于骨肉瘤,鞘内注射可用于预防和治疗脑膜白血病以及恶性淋巴瘤的神经侵犯,本品对银屑病也有一定的疗效。

【说明书之外的用法】

早期的异位妊娠,要求保存生育能力。可采用全身和局部给药,全身用药的常用剂量为按体重一次 0.4mg/kg,每日 1 次,肌内注射,5 日为 1 个疗程,若单次剂量肌内注射常用 1mg/kg 或 50mg/m²。局部用药可采用 B 超引导下或腹腔镜直视下穿刺输卵管的妊娠囊,吸出部分囊液后注入甲氨蝶呤 20mg,若 β-hCG 1 周后无下降可再注射或改行手术治疗。

用于早期异位妊娠时,应符合下列条件:①输卵管妊娠未发生破裂或流产;②输卵管包块直径<3cm;③无明显内出血或内出血少于 100ml,血 β-hCG<2 000U/L;④肝肾功能及血常规检查正常。

【特别提示】

美国 FDA 批准的说明书中黑框警告提示:甲氨蝶呤会导致严重的毒性反应,包括胚胎-胎儿毒性和死亡,还会导致肺部疾病、肿瘤溶解综合征、严重的皮肤反应、肺孢子菌肺炎等。用药期间应监测骨髓、肝、肺、皮肤、肾毒性。随着用药疗程的延长,可能会出现肝毒性、纤维化和肝硬化。甲氨蝶呤联合放疗可能增加软组织坏死和骨坏死风险。当患者出现腹泻和溃疡性口炎时应中断治疗。

【依据等级】

中华医学会《临床诊疗指南·妇产科学分册》将甲氨蝶呤作为要求保存生育能力的早期异位妊娠的非手术治疗的可选药物[1]。

美国 FDA 未批准甲氨蝶呤用于治疗成人异位妊娠。Micromedex有效性、推荐等级和证据强度:

有效性等级:Class Ⅱa,证据支持有效(Evidence Favors Efficacy)。

推荐等级:Class Ⅱa,在大多数情况下推荐使用(Recommended,In Most)。

证据强度:Category B[2]

在未破裂的异位妊娠内科治疗中,无论是单药使用甲氨蝶呤(联用或不联用亚叶酸解救)还是联合使用米索前列醇治疗都是有效的。

一项汇总了 26 个研究的荟萃分析发现甲氨蝶呤治疗异位妊娠的总成功率是 89%,并且接受多剂量治疗妇女比单剂量治疗有更高成功率,差异有显著性($P = 0.035$)。高成功率还与低的 hCG 水平和患者能耐受更多的不良反应相关[3]。

另有研究表明,甲氨蝶呤单药($50mg/m^2$ 或 $1mg/kg$,肌内注射)用于终止未破裂的异位妊娠是安全和有效的,成功率接近 92%,而且据报道与腹腔镜手术的有效率相当($P = 0.2$)。甲氨蝶呤单剂量给药能有效预防输卵管术后的持续性异位妊娠[4]。

【参考文献】

[1] 中华医学会.临床诊疗指南·妇产科学分册.北京:人民卫生出版社,2007.

[2] Micromedex(172).Truven Health Analytics Inc.,2017 [2017-04-03].http://www.Micromedexsolutions.com.

[3] BARNHART KT, GOSMAN G, ASHBY R, et al.The medical management of ectopic pregnancy:a meta-analysis comparing "single dose" and multidose regimens. Obstet Gynecol, 2003,101(4):778-784.

[4] LECURU F,ROBIN F,BERNARD JP,et al.Single-dose

methotrexate for unruptured ectopic pregnancy.Int J Gynaecol Obstet,1998,61（3）:253-259.

螺内酯 Spironolactone

【已批准的适应证】

1. 水肿性疾病 与其他利尿药合用,治疗充血性水肿、肝硬化腹水、肾性水肿等水肿性疾病,其目的在于纠正上述疾病时伴发的继发性醛固酮分泌增多,并对抗其他利尿药的排钾作用,也用于特发性水肿的治疗。

2. 高血压 作为治疗高血压的辅助药物。

3. 原发性醛固酮增多症 螺内酯可用于此病的诊断和治疗。

4. 低钾血症的预防 与噻嗪类利尿药合用,增强利尿效应和预防低钾血症。

【说明书之外的用法】

因具有抑制雄激素合成和竞争雄激素受体的作用,可用于治疗**多囊卵巢综合征的多毛症**,口服,一次 50～100mg,每日 1 次。

【特别提示】

用药期间应避孕,以免引起胎儿畸形;应检查血电解质,防止低钠血症、高钾血症。肾功能不全者禁用。可能引起不规则出血,可与短效避孕药同用。由于体毛的生长周期较长,一般在用药 6 个月后临床上才逐渐显效。停药后短期内又会复原。

美国 FDA 批准的说明书中黑框警告提示:在大鼠的慢性毒性实验中发现螺内酯会致癌。因此螺内酯应严格按照适应证使用,避免不必要的使用。

【依据等级】

中华医学会《临床诊疗指南:妇产科学分册》将螺内酯作为治疗多囊卵巢综合征的多毛症的可选药物[1]。

美国 FDA 未批准螺内酯用于治疗成人多毛症。Micromedex有效性、推荐等级和证据强度:

有效性等级:Class Ⅱa,证据支持有效（Evidence Favors Efficacy）。

推荐等级:Class Ⅱb,在某些情况下推荐使用（Recommended,In Some）。

证据强度:Category B[2]。

一项前瞻性、随机临床试验(n = 29)显示,螺内酯联合环丙特龙/雌二醇与氟他胺相比,治疗妇女中、重度多毛症同样有效。口服螺内酯治疗雄性激素依赖性妇女多毛症有效。螺内酯联合口服避孕药治疗妇女多毛症有效。局部使用 5% 的螺内酯软膏对多毛症无效。氟他胺与螺内酯相比,治疗多毛症同样有效,但氟他胺比螺内酯的安全性更佳[3]。

持续数月口服螺内酯(50 ~ 200mg/d) 已被证实对于60% ~ 70% 的雄性激素依赖性妇女多毛症是有效的。治疗效果可在 2 ~ 5 个月内获得。通常不良反应(多尿、头痛、体重和食欲增加、虚弱、疲劳、倦怠、子宫不规则出血等)较轻微和暂时性,不需要停药。螺内酯是除了口服避孕药和糖皮质激素外,治疗多毛症的一个有效药物。但是,对于一些有意愿怀孕的多毛症妇女,螺内酯不能代替口服避孕药[4-8]。

【参考文献】

[1] 中华医学会.临床诊疗指南:妇产科学分册.北京:人民卫生出版社,2007.

[2] Micromedex(172).Truven Health Analytics Inc.,2017[2017-04-03].http://www.Micromedexsolutions.com.

[3] KARAKURT F,SAHIN I,GULER S,et al.Comparison of the clinical efficacy of flutamide and spironolactone plus ethinyloestradiol/cyproterone acetate in the treatment of hirsutism:a randomised controlled study.Adv Ther,2008,25(4):321-328.

[4] RITTMASTER R.Hirutism.Lancet,1997,349(9046):191-195.

[5] CROSBY PDA,RITTMASTER RS.Predictors of clinical response in hirsute women treated with spironolactone.Fertil Steril,1991,55(6):1076-1081.

[6] BEKSAC MS,ONDEROGLU LS,ATAC B.Idiopathic hirsutism with spironolactone.Adv Contracept Del Sys,1990,6(1):265-269.

[7] YLOSTALO P,HEIKKINEN J,KAUPPILA A,et al.Low-dose spironolactone in the treatment of female hirsutism.Int J Fertil,1987,32(1):41-45.

[8] KVEDAR JC,GIBSON M,KRUSINSKI PA.Hirsutism:evaluation and treatment.J Am Acad Dermatol,1985,12(2 Pt 1):215-225.

二甲双胍 Metformin

【已批准的适应证】

1. 本品首选用于单纯饮食及体育活动不能有效控制的2型糖尿病,特别是肥胖的2型糖尿病。

2. 对于1型或2型糖尿病,本品与胰岛素合用,可增加胰岛素的降血糖作用,减少胰岛素用量,防止低血糖发生。

3. 本品也可与磺酰脲类口服降血糖药合用,具协同作用。

【说明书之外的用法】

二甲双胍为胰岛素增敏剂,可以增强体内细胞对胰岛素的反应,从而降低雄激素的生成。**胰岛素抵抗或肥胖的多囊卵巢综合征患者,口服,每天1.5g,分3次服用。**

【特别提示】

美国FDA批准的说明书中黑框警告提示:二甲双胍最严重的不良反应是乳酸酸中毒。乳酸酸中毒发生风险随患者肝肾功能的受损程度、急性充血性心力衰竭、败血症、脱水和过量的乙醇摄入等情况而增加。乳酸酸中毒有些非特异性症状,如肌痛、呼吸窘迫、嗜睡和腹部不适;实验室检查可会有些异常,如低pH、阴离子增多、血乳酸水平升高。一旦怀疑乳酸酸中毒,应立即停药并住院治疗。

可能有胃肠道反应,肝肾功能异常者不用,妊娠期是否继续使用尚有争议。

【依据等级】

中华医学会《临床诊疗指南:妇产科学分册》将二甲双胍作为治疗高胰岛素血症、胰岛素抵抗的多囊卵巢综合征的药物[1]。

美国FDA未批准二甲双胍用于治疗成人多囊卵巢综合征。Micromedex有效性、推荐等级和证据强度:

有效性等级: Class Ⅱa,证据支持有效(Evidence Favors Efficacy)。

推荐等级: Class Ⅱb,在某些情况下推荐使用(Recommended, In Some)。

证据强度: Category B[2]。

摘要:美国妇产科学会(ACOG)推荐:胰岛素增敏剂能通过改善胰岛素敏感性从而减少血液中雄激素水平,提高排卵率,改善胰岛素耐受性。然而该推荐可能并非适用于所有多囊卵巢综合征(PCOS)的妇女,因为 PCOS 的临床治疗仍主要是以临床症状为基础,根据医生的经验用药。在胰岛素增敏剂中,二甲双胍是具有最安全的风险-收益比的药物,但是仍缺乏长期的临床随机对照试验,而且在预防子宫内膜增生或子宫内膜瘤形成的有效性方面,仍缺乏数据。

ACOG 推荐:对于没有怀孕要求的 PCOS 患者,调整生活方式在降低糖尿病的风险方面等同于药物治疗,甚至优于药物治疗;也可以考虑进行胰岛素增敏剂与他汀类药物的治疗。对于有怀孕要求的 PCOS 患者,氯米芬是诱导排卵的一线治疗药物,对于肥胖妇女,联合使用二甲双胍可能会提高妊娠率[3]。

在一项随机、双盲的临床试验中($n=626$),二甲双胍联合氯米芬或者是氯米芬单药治疗比单独使用二甲双胍能显著提高多囊卵巢综合征继发不孕患者的受孕率。二甲双胍能恢复伴有胰岛素抵抗的多囊卵巢综合征患者的月经周期和排卵功能,能改善 C 反应蛋白和代谢综合征中其他因子[4-7]。

【参考文献】

[1] 中华医学会.临床诊疗指南:妇产科学分册.北京:人民卫生出版社,2007.

[2] Micromedex(172).Truven Health Analytics Inc.,2017[2017-04-03].http://www.Micromedexsolutions.com.

[3] ACOG Committee on Practice Bulletins-Gynecology.ACOG Practice Bulletin No.108:Polycystic ovary syndrome.Obstet Gynecol,2009,114(4):936-949.

[4] LEGRO RS,BARNHART HX,SCHLAFF WD,et al. Clomiphene,metformin,or both for infertility in the polycystic ovary syndrome.N Engl J Med,2007,356(6):551-566.

[5] LEGRO RS,MYERS ER,BARNHART HX,et al.The pregnancy in polycystic ovary syndrome study:baseline characteristics of the randomized cohort including racial effects.Fertil Steril,2006,86(4):914-933.

[6] EISENHARDT S,SCHWARZMANN N,IIENSCHEL V,et al.Early effects of metformin in women with polycystic ovary syndrome:a prospective randomized,double-blind,placebo-controlled trial.J Clin Endocrinol Metab,2006,91(3):946-952.

［7］MORIN-PAPUNEN L，RAUTIO K，RUOKONEN A，et al. Metformin reduces serum C-reactive protein levels in women with polycystic ovary syndrome.J Clin Endocrinol Metab，2003，88（10）：4649-4654.

来曲唑 Letrozole

【已批准的适应证】

用于抗雌激素治疗无效的晚期乳腺癌绝经后患者。

【说明书之外的用法】

诱导排卵。来曲唑主要通过抑制卵巢组织中的芳香化酶，减少雌二醇的产生，减弱雌二醇对中枢的负反馈效应，从而达到增加促性腺激素分泌的作用。在月经 3～5 天开始使用，剂量为每天 2.5～5mg，连用 5 天，亦可联用促性腺激素。此外，使用来曲唑后卵巢局部雄激素增加，窦状卵泡对促性腺激素作用更为敏感。

【依据等级】

中华医学会《临床诊疗指南：辅助生殖技术与精子库分册》将来曲唑作为诱导排卵的可选药物[1]。

美国 FDA 未批准来曲唑用于诱导排卵（成人子宫内膜异位症和多囊卵巢综合征）。Micromedex有效性、推荐等级和证据强度：

有效性等级：Class Ⅱa，证据支持有效（Evidence Favors Efficacy）。

推荐等级：Class Ⅱb，在某些情况下推荐使用（Recommended，In Some）。

证据强度：Category B[2]。

摘要：来曲唑禁用于怀孕或可能怀孕的妇女。

在接受子宫内受精的轻度至中度子宫内膜异位症患者（$n=136$；433 个周期）中，使用来曲唑和氯米芬治疗，妊娠率相似[3]。

在一项荟萃分析中（6 个随机对照研究；$n=895$），与氯米芬相比，来曲唑组平均每个患者的排卵率较高；但每个治疗周期的排卵率，平均每个患者的妊娠率、流产率、活胎出生率，及初始治疗、对氯米芬抵抗或治疗状态未明患者的多胎妊娠率都没有显著的差异。另一项来曲唑应用于辅助生殖技术的荟萃分析结果发现（9 个随机对照研究；$n=2\,573$），来曲唑诱导排卵的作用与氯米芬或者卵泡刺激素相当[4]。

【参考文献】

［1］中华医学会.临床诊疗指南:辅助生殖技术与精子库分册.北京:人民卫生出版社,2009.

［2］Micromedex(172).Truven Health Analytics Inc.,2017［2017-04-03］.http://www.Micromedexsolutions.com.

［3］ABU HASHIM H,EL RAKHAWY M,ABD ELAAL I. Randomized comparison of superovulation with letrozole vs clomiphene citrate in an IUI program for women with recently surgically treated minimal to mild endometriosis. Acta Obstet Gynecol Scand,2012,91(3):338-345.

［4］REQUENA A,HERRERO J,LANDERAS J,et al.Use of letrozole in assisted reproduction:a systematic review and meta-analysis.Hum Reprod Update,2008,14(6):571-582.

吲哚美辛 Indometacin

【已批准的适应证】

1. 关节炎,可缓解疼痛和肿胀。

2. 软组织损伤和炎症。

3. 解热。

4. 其他 用于治疗偏头痛、痛经、手术后痛、创伤后痛等。

【说明书之外的用法】

1. **早产** 为非甾体抗炎药(NSAIDs),前列腺素(PGs)合成酶抑制剂,使 PGs 水平下降,抑制宫缩,从而治疗早产。使用方法:一日 150～300mg。首次负荷剂量:100～200mg 直肠给药,吸收快;或口服,一日 50～100mg,以后每 4～6 小时给予 25～50mg,仅限用于 32 孕周前。使用不超过 3 天。

2. **羊水过多** 口服,按体重每日 2.2～3mg/kg。此药可使动脉导管提前关闭,仅限用于 32 孕周前,而对于双胎妊娠则应根据多普勒超声监测而定。

【特别提示】

吲哚美辛的不良反应主要是消化道反应,如恶心、呕吐、上腹不适等,出血时间延长,分娩时出血增加。吲哚美辛对胎儿的不良反应:如果在 34 周后使用,PGs 下降使动脉导管收缩、狭窄,胎儿心力衰竭和水肿,肾血流减少,羊水过少(可逆性)。

美国 FDA 批准的说明书中黑框警告提示:吲哚美辛同其他非甾体抗炎药一样,会增加心血管系统的严重不良反应发生的风险,如心血管形成血栓、心肌梗死和脑卒中等;还会引发胃肠道严重的不良反应,如出血、出血性溃疡、胃肠穿孔等。

《中华人民共和国药典临床用药须知》中提示:孕妇禁用吲哚美辛。

美国 FDA 颁布的药物对妊娠危险性等级分类中,吲哚美辛为 C 级,妊娠晚期用药为 D 级。

【依据等级】

1. 早产　中华医学会《临床诊疗指南:妇产科学分册》将吲哚美辛作为抑制宫缩、治疗早产的可选药物[1]。

美国 FDA 未批准吲哚美辛用于治疗早产。Micromedex有效性、推荐等级和证据强度:

有效性等级:Class Ⅱa,证据支持有效(Evidence Favors Efficacy)。

推荐等级:Class Ⅱb,在某些情况下推荐使用(Recommended,In Some)。

证据强度:Category B[2]。

一项纳入了 21 个观察性研究的荟萃分析,主要考察对象是因使用其他抑制分娩药物效果不佳而应用吲哚美辛抗早产的患者,结果表明出生前用吲哚美辛与新生儿脑室周围白质软化有关。但与脑室内出血、呼吸窘迫综合征、支气管发育不良、坏死性小肠结肠炎和动脉导管未闭无关。吲哚美辛可有效治疗早产,将产期推迟数周[3]。

2. 羊水过多　中华医学会《临床诊疗指南:妇产科学分册》将吲哚美辛作为治疗羊水过多的可选药物[1]。

美国 FDA 未批准吲哚美辛用于成人治疗羊水过多。Micromedex有效性、推荐等级和证据强度:

有效性等级:Class Ⅱa,证据支持有效(Evidence Favors Efficacy)。

推荐等级:Class Ⅱb,在某些情况下推荐使用(Recommended,In Some)。

证据强度:Category B[2]。

经吲哚美辛治疗后,羊水量、宫高、脐周、胎儿每小时尿生成率均减少了,证实吲哚美辛治疗羊水过多是有效的。给药方案为:口服每日 2.2~3mg/kg 或每次 50mg,每天 4 次,之后 100mg 阴道给药。试验组胎儿的平均胎龄是 24 周,治疗时间 2~11 周。当治疗有效时,需密切监测新生儿的动脉导管。母亲和新生儿都有发生严重不良事件的风险[4]。

吲哚美辛每次 25mg,每日 4 次,用于一位 27 岁初次妊娠、第 21 周出现羊水过多的孕妇。患者出现腹围迅速增大、宫缩、子宫压痛、下肢水肿等症状;1 周后,患者出现端坐及劳力后呼吸困难。行羊膜穿刺术抽出 2700ml 羊水,培养结果巨细胞病毒(CMV)阳性。26 周时停用吲哚美辛,超声结果示胎儿无不良反应。39 周时娩出一个正常的胎儿,两岁时复查,婴儿生长发育均正常,未出现巨细胞病毒引起的听力障碍[5]。

【参考文献】

[1] 中华医学会.临床诊疗指南:妇产科学分册.北京:人民卫生出版社,2007.

[2] Micromedex(172).Truven Health Analytics Inc.,2017 [2017-04-03].http://www.Micromedexsolutions.com.

[3] AMIN SB,SINKIN RA,GLANTZ JC.Metaanalysis of the effect of antenatal indomethacin on neonatal outcomes. Am J Obstet Gynecol,2007,197(5):486.e1-e10.

[4] CABROL D,LANDESMAN R,MULLER J,et al.Treatment of polyhydramnios with prostaglandin synthetase inhibitor (indomethacin).Am J Obstet Gynecol,1987,157(2):422-426.

[5] BONDAGJI N,MANNING FA,MARTEL J,et al.Complete resolution of CMV-associated acute hydramnios by single large volume reduction amniocentesis and maternal indomethacina case report.Fetal Diagn Ther,1996,11(5):345-347.

他莫昔芬 Tamoxifen

【已批准的适应证】

1. 治疗女性复发转移性乳腺癌。

2. 用作乳腺癌手术后转移的辅助治疗,预防复发。

3. 不排卵性不育症。

【说明书之外的用法】

1. 男性乳房发育。

2. 男性不育。

【依据等级】

1. **男性乳房发育** 《马丁代尔药物大典》将他莫昔芬作为治疗男性乳房发育的推荐药物[1]。

美国FDA未批准他莫昔芬用于治疗成人和儿童的男性乳房发育。Micromedex有效性、推荐等级和证据强度：

有效性等级：Class Ⅱa，证据支持有效（Evidence Favors Efficacy）。

推荐等级：Class Ⅱb，在某些情况下推荐使用（Recommended，In Some）。

证据强度：Category B[2]。

摘要：4个随机对照试验的系统评价结果表明，在前列腺癌患者中，与未采取治疗或其他治疗措施（如安慰剂、阿那曲唑或放射治疗）相比，他莫昔芬能显著改善男性乳房发育和非甾体抗雄激素类药物引起的乳房疼痛。然而，长期的不良影响，或对疾病进展的影响尚不明确[3]。176名比卡鲁胺导致的男性乳房发育或乳房疼痛的前列腺癌患者，使用他莫昔芬预防（10mg/d）或治疗（20mg/d），与不治疗组相比，可以显著改善症状[4]。一些小型研究表明，他莫昔芬对于特发性或抗雄激素引起的男性乳房发育症有效[5]。另外，他莫昔芬治疗青春期男性乳房发育（n＝37，平均13.8岁）2~8个月是安全有效的[6]。

2. **男性不育** 《马丁代尔药物大典》将他莫昔芬作为治疗男性不育症的药物，如精子减少症[1]。

美国FDA未批准他莫昔芬用于治疗男性不育。Micromedex有效性、推荐等级和证据强度：

有效性等级：Class Ⅱa，证据支持有效（Evidence Favors Efficacy）。

推荐等级：Class Ⅱb，在某些情况下推荐使用（Recommended，In Some）。

证据强度：Category B[2]。

摘要：在一项前瞻性、随机临床试验中，他莫昔芬联合十一酸睾酮治疗能改善精子的密度和运动性，进而提高妊娠率。

成人：一项随机、前瞻、安慰剂对照试验表明，他莫昔芬联合十一酸睾酮治疗男性特发性精子减少症有效。212名患者被随机分为两组，一组（n＝106）接受口服他莫昔芬（10mg，每天2次)和十一酸睾酮(40mg,每天3次),另一组($n=106$)为安慰剂组,治疗6个月。同期随访精子正常的男性($n=82$)。药物治疗组从第3个月开始精子浓度明显提高。与基线比,治疗组的精子活力和形态均有明显改善;而安慰剂组或正常精子组无明显变化。治疗组和安慰剂组的自然妊娠率分别为33.9%和10.3%(RR:3.195,95%CI:2.615~3.765)[7]。

有研究表明使用他莫昔芬20mg/d治疗特发性精子减少症6个月($n=16$)并不比安慰剂组更有效[8]。

长期使用他莫昔芬治疗可以改善促性腺激素正常的精子减少症患者的精子密度和精子活力。56名精子减少症男性患者口服他莫昔芬30mg/d,疗程12个月,治疗后32例患者的精子密度达到正常,16例患者的精子活力达到正常。治疗应答组的妊娠率达到34%。应答组和无应答组的睾酮17β-雌二醇,LH和FSH水平均有上升,但催乳素和睾酮/雌二醇结合球蛋白的水平没有变化,精液量也没有变化。虽然他莫昔芬的主要适应证是促性腺激素正常的特发性精子减少症,但它对促性腺激素过多的精子减少症的治疗可能也是有价值的[9]。

一篇分析了29项男性不育($n=1586$)临床试验的综述认为,他莫昔芬治疗健康男性的获益可能不及其带来的风险(血小板减少症、致癌性)[10]。

【参考文献】

[1] 希恩·C.斯威曼.马丁代尔药物大典.35版.李大魁,金有豫,汤光,等译.北京:化学工业出版社,2008.

[2] Micromedex(172).Truven Health Analytics Inc.,2017 [2017-04-03].http://www.Micromedexsolutions.com.

[3] KUNATH F,KECK B,ANTES G,et al.Tamoxifen for the management of breast events induced by non-steroidal antian-drogens in patients with prostate cancer:a systematic review.BMC Med,2012,10(1):96.

[4] SERRETTA V,ALTIERI V,MORGIA G,et al.A ran-domized trial comparing tamoxifen therapy vs tamoxifen prophylaxis in bicalutamide-induced gynecomastia. Clin Genitourin Cancer,2012,10(3):174-179.

[5] STAIMAN VR,LOWE FC.Tamoxifen for flutamide/fin-asteride-induced gynecomastia.Urology,1997,50(6):929-933.

[6] DERMAN O,KANBUR NO,KUTLUK T.Tamoxifen treatment for pubertal gynecomastia.Int J Adolesc Med Health,2003,15(4):359-363.

[7] ADAMOPOULOS D,PAPPA A,BILLA E,et al.Effectiveness of combined tamoxifen citrate and testosterone undecanoate treatment in men with idiopathic oligozoospermia.Fertil Steril,2003,80(4):914-920.

[8] AINMELK Y,BELISLE S,CARMEL M,et al.Tamoxifen citrate therapy in male infertility. Fertil Steril, 1987, 48 (1):113-117.

[9] BARTSCH G,SCHEIBER K.Tamoxifen treatment in oligozoospermia.Eur Urol,1981,7(5):283-287.

[10] ROLF C,BEHRE HM,NIESCHLAG E.Tamoxifen bei mäennlicher Infertilität*. Analyse einer fragwüerdigen Therapie. Dtsch Med Wochenschr,1996,121(1):33-39.

甲硝唑 Metronidazole

【已批准的适应证】

甲硝唑片:用于治疗肠道和肠外阿米巴病(如阿米巴肝脓肿、胸膜阿米巴病等)。还可用于治疗滴虫阴道炎、小袋虫病和皮肤利什曼病、麦地那龙线虫感染等。目前还广泛用于厌氧菌感染的治疗。

甲硝唑阴道泡腾片:用于厌氧菌性阴道病、滴虫阴道炎及混合感染。

复方甲硝唑阴道栓:抗滴虫药和抗菌药,用于治疗滴虫阴道炎、真菌性阴道炎、细菌性阴道炎和老年性阴道炎、非特异性阴道炎及支原体感染、淋病奈瑟菌感染等病症。

【说明书之外的用法】

1. **妊娠期细菌性阴道炎** 甲硝唑2g,口服,每日1次,共7天;或甲硝唑500mg,口服,每日2次,共7天(国外指南推荐)。

甲硝唑500mg,口服,每日2次,共7天或甲硝唑250mg,口服,每日3次,共7天(美国药师协会《药物信息》推荐)。

甲硝唑400mg,口服,每日2次,共7天;甲硝唑阴道栓200mg,每日1次,共5~7天(国内指南推荐,《妇产科学》

推荐)。

2. 妊娠期阴道毛滴虫感染　甲硝唑 2g,口服,每日 1 次,共 7 天。

【特别提示】

甲硝唑可穿透胎盘屏障并可快速进入胎儿体循环,《药物信息》中提示虽无充分证据证明甲硝唑可增加致畸、致突变风险,但全身用药应视为妊娠早期的禁忌用药。其他怀孕期间仅在明确需要时使用。

口服甲硝唑后 72 小时内禁止饮酒。

用药期间注意个人卫生,防止重复感染,用药部位如有烧灼感、红肿等情况应停药,并将局部药物洗净,必要时向医师咨询。

【依据等级】

1. 妊娠期细菌性阴道炎　中华医学会妇产科学分会感染性疾病协作组于 2011 年发布了《细菌性阴道病诊治指南(草案)》,指出甲硝唑可用于妊娠期细菌性阴道病的治疗[1]。

美国 FDA 批准甲硝唑用于细菌性阴道炎的治疗。Micromedex有效性、推荐等级和证据强度:

有效性等级:Class Ⅰ,治疗有效(Effective)。

推荐等级:Class Ⅱa,在大多数情况下推荐使用(Recommended,In Most)。

证据强度:Category B[2]。

妊娠期用药安全性分级为 B 级[2]。

美国疾病控制与预防中心于 2010 年发布《性传播疾病治疗指南》,指出甲硝唑可用于妊娠期细菌性阴道病的治疗[3]。

《妇产科学》中指出:正常阴道内以产生过氧化氢的乳酸杆菌占优势,细菌性阴道炎时,阴道内能产生过氧化氢的乳酸杆菌减少,导致其他微生物大量繁殖。其中以厌氧菌居多,可增加 100~1 000 倍,抗厌氧菌首选口服甲硝唑。细菌性阴道炎与不良妊娠结局(如绒毛膜羊膜炎、胎膜早破、早发宫缩、早产、产后子宫内膜炎等)有关,对妊娠合并细菌性阴道炎的治疗益处是减少阴道感染的症状和体征,减少细菌性阴道炎相关感染的并发症和其他感染。对高危早产妇(即有早产史)的无症状细菌性阴道炎进行筛查及治疗能否改善早产并发症亦尚无讨论。任何有症状的细菌性阴道炎孕妇均需筛查及治疗。用药方案为甲硝唑 400mg，口服，每日 2 次，连用 7 日[4]。

美国药师协会《药物信息》关于甲硝唑的章节中指出[5]：

虽然孕期和非孕期妇女关于细菌性阴道炎的治疗目标和推荐方案不同，但若已出现症状则不论是否处于孕期均应使用甲硝唑治疗。

细菌性阴道炎可增加产科并发症风险，包括羊膜腔感染、绒毛膜羊膜炎、胎膜早破、早产及低体重儿，而现在有充分的随机对照试验证据表明规律的治疗可以降低这一风险。鉴于此，美国疾病控制与预防中心建议所有有症状的细菌性阴道炎患者均应治疗。

尽管一些专家声明在低危早产患者中局部（阴道）使用甲硝唑可以达到治疗目的，但多数专家认为所有患者均应全身（口服）使用甲硝唑治疗，因为全身给药可以根除因细菌性阴道炎继发的其他泌尿生殖系统感染。由于细菌性阴道炎容易复发且严重影响妊娠结局，故需在 1 星期常规治疗后 1 个月内继续观察评估治疗效果，必要时补充治疗。

2. 妊娠期阴道毛滴虫感染 中华医学会妇产科学分会感染性疾病协作组于 2011 年发布《滴虫阴道炎诊治指南（草案）》，指出甲硝唑可用于妊娠期滴虫阴道炎的治疗[6]。

美国 FDA 批准甲硝唑用于阴道毛滴虫感染的治疗。Micromedex有效性、推荐等级和证据强度：

有效性等级：Class Ⅰ，治疗有效（Effective）。

推荐等级：Class Ⅱa，在大多数情况下推荐使用（Recommended，In Most）。

证据强度：Category B[2]。

妊娠期用药安全性分级为 B 级[2]。

美国疾病控制与预防中心于 2010 年发布《性传播疾病治疗指南》，指出滴虫阴道炎与不良妊娠结局（常见胎膜早破、早产及低体重儿）相关。对无症状的滴虫阴道炎治疗后不良妊娠结局发生率未减少，对有症状的滴虫阴道炎治疗后症状可缓解[3]。

【参考文献】

[1] 中华医学会妇产科学分会感染性疾病协作组.细菌性阴道病诊治指南（草案）.中华妇产科杂志，2011，46（4）：317.

［2］Micromedex(172).Truven Health Analytics Inc.,2017
［2017-04-03］.http://www.Micromedexsolutions.com.

［3］Centers for Disease Control and Prevention.Sexually
transmitted diseases（STDs）：prevention.Atlanta：Centers for
Disease Control and Prevention,2015.

［4］谢幸,苟文丽.妇产科学.8 版.北京：人民卫生出版
社,2013.

［5］GERALD K,ELAINE K,JANE M,et al.AHFS drug in-
formation 2016. Bethesda：American Society of Health-System
Pharmacists,2016.

［6］中华医学会妇产科学分会感染性疾病协作组.滴虫
阴道炎诊治指南(草案).中华妇产科杂志,2011,46(4):318.

阿司匹林 Aspirin

【已批准的适应证】

抑制下述情况时的血小板黏附和聚集：①不稳定型心绞
痛(冠状动脉血流障碍所致的心脏疼痛)；②急性心肌梗死；
③预防心肌梗死复发；④动脉血管的手术后［(动脉外科手术
或介入手术后,如主动脉冠状动脉静脉搭桥术、经皮腔内冠状
动脉成形术(PTCA)]；⑤预防大脑一过性的血流减少(TIA：
短暂性脑缺血发作)和已出现早期症状(如面部或手臂肌肉
一过性瘫痪或一过性失明)后预防脑梗死。

【说明书之外的用法】

子痫前期的一级预防。可降低血液黏稠度,改善子宫胎
盘血流灌注,辅助提高着床率。推荐每日 1 次,一次 60～
150mg。美国预防服务工作组(USPSTF)指南推荐每日 81mg
可能系因美国上市的阿司匹林的规格为 81mg 一片。最常用
剂量为每日 100mg。

【特别提示】

禁用于哮喘患者。若已发生相应的不良反应应立即给予
扩张气管的药物及吸氧等,严重者可给予静脉补液及氨茶碱
静脉滴注。

【依据等级】

妊娠高血压(包括子痫前期、子痫)是孕产妇和围生儿病
死率升高的主要原因。常见的病理生理变化是子宫螺旋小动
脉重铸不足导致胎盘灌流下降,螺旋动脉平均直径仅为正常

孕妇螺旋动脉直径的1/2,加之伴有内皮损害及胎盘血管急性动脉粥样硬化,使胎盘功能下降,胎儿生长受限,胎儿窘迫。若胎盘床血管破裂可致胎盘早剥,严重时母儿死亡。对高危人群可能有效[1]。

美国 FDA 未批准阿司匹林用于预防子痫前期。Micromedex有效性、推荐等级和证据强度:

有效性等级:Class Ⅱa, 证据支持有效(Evidence Favors Efficacy)。

推荐等级:Class Ⅱa, 在大多数情况下推荐使用(Recommended, In Most)。

证据强度:Category A[2]。

美国药师协会《药物信息》关于阿司匹林的章节中指出:阿司匹林可用于孕期常见并发症如子痫前期等。其可能的机制为阿司匹林抑制环加氧酶 A_2 介导的血管痉挛、缺血及胎盘血管血栓形成,可以提高妊娠早期受精卵着床的成功率[3]。

一项评价低剂量阿司匹林对先兆子痫和胎儿宫内生长受限的影响的系统回顾 meta 分析,包括了 27 项研究,共随访了 11 348 位子痫前期中、高风险的女性的转归。自不晚于孕 16 周始行小剂量阿司匹林(50~150mg/d)预防与子痫前期风险降低显著相关(风险比:0.47,95%CI:0.34~0.65,患病率治疗组 9.3%vs 对照组 21.3%)以及胎儿宫内发育迟缓(风险比:0.44,95% CI:0.30~0.65,患病率治疗组 7%vs 对照组 16.3%)。然而若行阿司匹林不早于孕 16 周则无明显效果(子痫前期,风险比:0.81,95%CI:0.63~1.03,患病率治疗组 7.3%vs 对照组 8.1%;胎儿宫内发育迟缓,风险比:0.98,95% CI:0.87~1.10,患病率治疗组 10.3%vs 对照组 10.5%)。不晚于孕 16 周使用小剂量阿司匹林同样减少了重度子痫前期(风险比:0.09,95%CI:0.02~0.37,患病率治疗组 0.7%vs 对照组 15.0%)、妊娠高血压(风险比:0.62,95% CI:0.45~0.84,患病率治疗组 16.7%vs 对照组 29.7%)、早产(风险比:0.22,95% CI:0.10~0.49,患病率治疗组 3.5%vs 对照组 16.9%)。可见,自早于妊娠 16 周前对中、高风险子痫前期的孕妇行小剂量阿司匹林预防治疗可显著改善母儿的转归[4]。

【参考文献】

[1] LEFEVRE ML. Low-dose aspirin use for the prevention of morbidity and mortality from preeclampsia: U. S. Preventive

Services Task Force recommendation statement. Ann Intern Med，
2014，161（11）：819-826.

〔2〕Micromedex（172）. Truven Health Analytics Inc.，2017
〔2017-04-03〕.http://www.Micromedexsolutions.com.

〔3〕GERALD K，ELAINE K，JANE M，et al. AHFS drug information 2016. Bethesda：American Society of Health-System Pharmacists，2016.

〔4〕BUJOLD，E，ROBERGE S，LACASSE Y，et al. Prevention of preeclampsia and intrauterine growth restriction with aspirin started in early pregnancy：a meta-analysis. Obstet Gynecol，2010，116（2 Pt 1）：402-414.

戊酸雌二醇 Estradiol Valerate
雌二醇透皮贴 Estradiol-transdermal Patches

【已批准的适应证】

片剂：与孕激素联合使用建立人工月经周期，用于补充主要与自然或人工绝经相关的雌激素缺乏：血管舒缩性疾病（潮热）、生殖泌尿道营养性疾病（外阴阴道萎缩、性交困难、尿失禁）以及精神性疾病（睡眠障碍、衰弱）。宫颈黏液的改善。

透皮贴：用于治疗妇女绝经期或绝经期后出现的绝经症状，如多汗和潮热；与低雌激素水平相关的泌尿生殖器官萎缩（阴道干燥、尿急）、失眠、心境不稳；预防具有骨折高危因素的绝经期妇女的骨质加速丢失。

【说明书之外的用法】

1. 因性腺功能减退症、阉割、原发性卵巢功能衰竭导致的雌激素缺乏　每日 1～2mg。原发性卵巢功能衰竭是指 40 岁以前卵泡衰竭、闭经。原发性卵巢功能减退的诊断标准尚未达成共识，所以临床上常常延误诊治。激素治疗应达到正常卵巢的雌激素水平，每日经皮、口服或经阴道给予 100mg 的雌激素量即可达到生理剂量并可缓解症状，每月后半周期性给予 10～12 天的孕激素对抗雌激素，预防子宫内膜增生或子宫内膜癌。

2. 预防绝经后骨质疏松　每日 0.5mg，28 天为一周期，23 天用药 5 天停药，最好从绝经期开始时尽早开始。

【特别提示】

下面所列的任何一种情况存在时，不应开始激素替代治疗。如果在用药过程中出现下列任何一种情况,应立即停药:妊娠和哺乳;未确诊的阴道出血;已知或可疑乳腺癌;已知或可疑受性激素影响的癌前病变或恶性肿瘤;现有或既往有肝脏肿瘤病史(良性或恶性);重度肝脏疾病;急性动脉血栓栓塞(如心肌梗死、脑卒中);活动性深静脉血栓形成、血栓栓塞性疾病,或有记录的这些疾病的病史;静脉或动脉血栓高危因素;重度高甘油三酯血症;对活性成分或任何辅料过敏。

【依据等级】

1. 因性腺功能减退症、阉割、原发性卵巢功能衰竭导致的雌激素缺乏 美国 FDA 批准雌二醇用于因性腺功能减退症、阉割、原发性卵巢功能衰竭导致的雌激素缺乏的治疗,Micromedex 有效性、推荐等级和证据强度:

有效性等级:Class Ⅰ,治疗有效(Effective)。

推荐等级:成人 Class Ⅰ,推荐(Recommended);儿童 Class Ⅱb,在某些情况下推荐使用(Recommended,In Some)。

证据强度:成人、儿童 Category B[1]。

Drug Facts and Comparisons[2] 及美国药师协会《药物信息》[3] 推荐雌二醇可用于因性腺功能减退症、阉割、原发性卵巢功能衰竭导致的雌激素缺乏的治疗。

2. 预防绝经后骨质疏松 美国 FDA 批准雌二醇用于预防妇女绝经后骨质疏松的治疗,Micromedex 有效性、推荐等级和证据强度:

有效性等级:Class Ⅰ,治疗有效(Effective)。

推荐等级:Class Ⅱb,在某些情况下推荐使用(Recommended,In Some)。

证据强度:Category B[1]。

Drug Facts and Comparisons[2] 及美国药师协会《药物信息》[3] 推荐雌二醇可用于预防绝经后骨质疏松。

【参考文献】

[1] Micromedex(172). Truven Health Analytics Inc., 2017 [2017-04-03]. http://www.Micromedexsolutions.com.

[2] ERWIN KK, PAUL BJ, CHRISTINE MC. Drug Facts and Comparisons. 2014 ed. Missouri: Wolters Kluwer Health, 2014.

[3] GERALD K, ELAINE K, JANE M, et al. AHFS drug information 2016. Bethesda: American Society of Health-System

Pharmacists,2016.

米索前列醇 Misoprostol

【已批准的适应证】

用于治疗十二指肠溃疡和胃溃疡,包括关节炎患者由于服用非甾体抗炎药(NSAIDs)所引起的十二指肠溃疡和胃溃疡,保障其仍可继续使用 NSAIDs 治疗。还可用于预防使用 NASIDs 所引起的溃疡。

与米非司酮片序贯合并使用,可用于终止 16 周(112 天)以内的宫内妊娠。

【说明书之外的用法】

1. 促宫颈成熟、软化,宫腔镜术前使用防止宫颈损伤(尤其绝经后老年患者)　用于宫腔镜术前用药,促宫颈成熟,软化宫颈,防止宫颈损伤,尤其绝经后老年患者。阴道给药,将口服片剂放于阴道后穹窿深处,紧挨子宫颈,术前 0.2mg。

2. 促宫颈成熟、软化,用于引产　口服,每 4 小时 0.05mg,重复 2 次,然后每 4 小时 0.1mg 直到膜破裂;或每 4 小时 0.1mg;通常间隔 4 小时重复给药 5 次以后膜仍未破裂定义为治疗失败。此用法在《药物信息》及 *Drug Facts and Comparisons* 中均有提及,未给出用法。

3. 产后出血　钳夹脐带后立即给予 0.6mg 口服。缩宫素无效时及早使用。

【特别提示】

孕妇使用米索前列醇可能会导致子宫过度收缩、流产、早产或出生缺陷。米索前列醇在怀孕超过第 8 周后应用于孕妇引产或人工流产有导致子宫破裂的报道。必须告知患者这是一种堕胎药,不可给他人使用。

米索前列醇不用于减少孕妇或计划怀孕的妇女使用 NSAIDs 引起不良反应(消化性溃疡)的风险,除非具有高度消化性溃疡的风险,并且:

(1)2 周内行血清妊娠检测,结果阴性。

(2)能够坚持有效的避孕措施。

(3)被口头及书面警示米索前列醇可能对孕妇及计划怀孕的妇女引起的危害。

(4)需在下一次开始正常月经周期后的第 2 天或第 3 天使用米索前列醇。

【依据等级】

1. 促宫颈成熟、软化，宫腔镜术前使用防止宫颈损伤
中华医学会妇产科学分会妇科内镜学组于 2012 年发布《妇科宫腔镜诊治规范》，指出宫腔镜前晚宫颈准备应酌情放置宫颈扩张棒扩张宫颈或给予米索前列醇 400μg 阴道后穹窿放置，以软化宫颈，便于术中宫颈扩张[1]。

美国 FDA 未批准米索前列醇用于促宫颈成熟、软化，宫腔镜术前使用防止宫颈损伤的治疗，Micromedex 有效性、推荐等级和证据强度：

有效性等级：Class Ⅱa，证据支持有效（Evidence Favors Efficacy）。

推荐等级：Class Ⅱb，在某些情况下推荐使用（Recommended，In Some）。

证据强度：Category B[2]。

一项随机双盲对照试验研究表明：宫腔镜手术 12 小时前，口服组服用 0.4mg 米索前列醇片及阴道放置 2 片阴道淀粉片，阴道组阴道放置 0.4mg 米索前列醇片及口服 2 片淀粉片，对照组服用 2 片淀粉片并阴道放置 2 片阴道淀粉片。阴道开口宽度：口服组（4.79±1.07）mm、阴道组（4.25±0.71）mm、对照组（3.92±0.92）mm，口服组要显著宽于阴道组（$P=0.009$）及对照组（$P<0.001$），阴道组显著宽于对照组（$P<0.001$）。宫腔镜进入子宫难易度：口服组（Likert 得分 4.25±0.64）、阴道组（Likert 得分 4.22±0.74）、对照组（Likert 得分 2.55±0.87），口服组与阴道组没有显著差异（$P=0.998$）且均显著优于对照组（$P<0.001$）。宫腔镜进入子宫所需时间：口服组（48.98±12.6）秒、阴道组（46.55±15.32）秒、对照组（178.05±74.18）秒，口服组与阴道组没有显著差异（$P=0.987$）且均显著优于对照组（$P<0.001$）。三组间不良反应发生率没有显著差异（$P>0.05$）[3]。

2. 促宫颈成熟、软化，用于引产　中华医学会妇产科学分会产科学组于 2014 年发布《妊娠晚期促子宫颈成熟与引产指南》[4]，指出米索前列醇用于妊娠晚期未破膜而宫颈不成熟的孕妇，是一种安全有效的引产方法（Ⅰ-A 级推荐）。特殊情况下的使用：

（1）孕 28 周内胎死宫内、胎儿畸形且有子宫瘢痕的孕妇，可予每 6~12 小时 200~400μg 的米索前列醇引产，并不增加并发症的发生率（Ⅱ-2），但尚需进一步研究来评价其疗效、安全性、最佳给药途径及剂量。

（2）有剖宫产术史或子宫大手术史且怀孕≥28周的孕妇，使用米索前列醇等前列腺素制剂可能增加子宫破裂的风险，因此，妊娠晚期应避免使用（Ⅲ）。

美国FDA未批准米索前列醇用于促宫颈成熟、软化，用于引产的治疗，Micromedex有效性、推荐等级和证据强度：**有效性等级**：Class Ⅱa，证据支持有效（Evidence Favors Efficacy）。

推荐等级：Class Ⅱb，在某些情况下推荐使用（Recommended，In Some）。

证据强度：Category B[2]。

美国药师协会《药物信息》中推荐米索前列醇用于促宫颈成熟、软化，引产。但此前做过子宫手术及剖宫产的患者应避免使用，有增加子宫破裂的风险[5]。

有研究纳入了250名单胎妊娠大于37周、有引产指征的女性实行引产手术。给予口服米索前列醇0.05～0.4mg治疗，每间隔4小时再服一次直至引产，最多可再口服4次。96%的孕妇进入分娩，4%诱导失败。大多数（73%，$n=176/241$）孕妇通过阴道分娩，99%在第1个24小时内引产完成，平均引产时间为（11 ± 2.7）小时；27%（$n=65/241$）被迫接受剖宫产，主要原因为胎儿窘迫（41.5%，$n=27/65$）及羊水粪染（40%，$n=26/65$）。同时本次娩出的95%的婴儿都有着很好的Apgar得分，然而有10.8%患有胎粪吸入综合征。早期新生儿死亡为0.8%（2例），0.4%（1例）孕妇受到过度刺激[6]。

3. 产后出血　中华医学会妇产科学分会产科学组于2009年发布《产后出血预防与处理指南（草案）》，指出米索前列醇可引起全子宫有力的收缩，停止出血[7]。

美国FDA未批准米索前列醇用于产后出血的治疗，Micromedex有效性、推荐等级和证据强度：

有效性等级：Class Ⅱa，证据支持有效（Evidence Favors Efficacy）。

推荐等级：Class Ⅱb，在某些情况下推荐使用（Recommended，In Some）。

证据强度：Category B[2]。

美国药师协会《药物信息》中推荐米索前列醇用于防治

严重的、存在子宫收缩乏力的产后出血[5]。

一项双盲、安慰剂对照的随机研究以服药后 1 小时内失血量评价分娩后妇女接受常规缩宫素治疗后分别给予 0.4mg 米索前列醇($n=672$)或安慰剂($n=673$)的治疗效果,两组人群基础条件无显著差异。研究表明,米索前列醇可减少产后出血但并未显著减少失血大于 500ml(风险比:0.96;95%CI:0.63~1.45)及失血大于 1 000ml(风险比:0.50;95%CI:0.15~1.66)的患者。米索前列醇也减少了非常规缩宫素、手动减除胎盘和子宫切除术,但这些差异并不显著。米索前列醇与发热和中度/重度的寒战相关。两组患者均无死亡[8]。

另一项随机双盲对照试验中,400 例阴道分娩的产妇随机分为两组:一组接受 20U 的缩宫素溶于 1 000ml 林格液加 2 片安慰剂治疗,另一组接受 2ml 生理盐水溶于 1 000ml 林格液加 0.4mg 米索前列醇(2 片)治疗。使用缩宫素出血量明显高于米索前列醇组。在这两组之间血细胞比容和血红蛋白的降低没有显著差异。虽然两组需要输血的量没有显著差异,在缩宫素组的患者需要额外补充缩宫素[9]。

【参考文献】

[1] 中华医学会妇产科学分会妇科内镜学组.妇科宫腔镜诊治规范.中华妇产科杂志,2012,47(7):555-558.

[2] Micromedex(172).Truven Health Analytics Inc.,2017 [2017-04-03].http://www.Micromedexsolutions.com.

[3] NADA AM,ELZAYAT AR,AWAD MH,et al.Cervical priming by vaginal or oral misoprostol before operative hysteroscopy:double-blind,randomized controlled trial.J Minim Invasive Gynecol,2016,23(7):1107-1112.

[4] 中华医学会妇产科学分会产科学组.妊娠晚期促子宫颈成熟与引产指南(2014).中华妇产科杂志,2014,49(12):881-885.

[5] GERALD K,ELAINE K,JANE M,et al.AHFS drug information 2016.Bethesda:American Society of Health-System Pharmacists,2016.

[6] SYED S,CHAUDHRI R,RIZVI F,et al.Oral misoprostol for induction of labour.J Coll Physicians Surg Pak,2010,20(2):102-105.

［7］中华医学会妇产科学分会产科学组.产后出血预防与处理指南(草案).中华妇产科杂志,2009,44(7):554-557.

［8］FAWOLE AO,SOTILOYE OS,HUNYINBO KI,et al.A double-blind,randomized,placebo-controlled trial of misoprostol and routine uterotonics for the prevention of postpartum hemorrhage.Int J Gynaecol Obstet,2011,112(2):107-111.

［9］RAJAEI M,KARIMI S,SHAHBOODAGHI Z,et al. Safety and efficacy of misoprostol versus oxytocin for the prevention of postpartum hemorrhage.J Pregnancy,2014,2014:713-879.

地塞米松 Dexamethasone

【已批准的适应证】

主要用于过敏性与自身免疫性炎症性疾病。多用于结缔组织病、活动性风湿病、类风湿关节炎、红斑狼疮、严重支气管哮喘、严重皮炎、溃疡性结肠炎、急性白血病等,也用于某些严重感染及中毒、恶性淋巴瘤的综合治疗。

【说明书之外的用法】

早产促胎肺成熟。地塞米松磷酸钠注射液6mg肌内注射,每12小时1次,共4次。若早产临产,来不及完成完整疗程者,也应给药。美国药师协会《药物信息》中推荐:地塞米松磷酸钠注射液4mg肌内注射,每天3次,产前2日内使用。

【特别提示】

对本品及肾上腺皮质激素类药物有过敏史的患者禁用,特殊情况下权衡利弊使用,注意病情恶化的可能;高血压、血栓症、胃与十二指肠溃疡、精神病、电解质代谢异常、心肌梗死、内脏手术、青光眼等患者一般不宜使用。

【依据等级】

中华医学会妇产科学分会产科学组于2014年发布《早产临床诊断与治疗指南(2014)》,指出地塞米松可促进胎肺成熟[1]。

美国FDA未批准地塞米松用于早产促胎肺成熟的治疗,Micromedex有效性、推荐等级和证据强度:

有效性等级:Class Ⅱa,证据支持有效(Evidence Favors Efficacy)。

推荐等级：Class Ⅱa，在大多数情况下推荐使用（Recommended，In Most）。

证据强度：Category B[2]。

《妇产科》中指出：妊娠<34 周，1 周内有可能分娩的孕妇，应使用糖皮质激素促胎儿肺成熟[3]。

《2016 美国妇产科医师学会委员会意见：产前糖皮质激素治疗促进胎儿成熟》[4]指出：糖皮质激素是改善早产儿转归的最重要的产前治疗，可有效地降低新生儿的发病率及致死率。治疗时机最好介于孕 24 周始至孕 33 周第 6 日间（包括胎膜早破和多胎妊娠的患者）。对于孕 23 周始的有早产风险的患者（包括胎膜早破和多胎妊娠的患者）可由家庭决定是否开始糖皮质激素治疗。使用方法为每 12 小时肌内注射 6mg，共 4 次。

一项 meta 分析显示，早产孕妇产前应用地塞米松可降低新生儿死亡率（95%CI：0.58~0.81）、呼吸窘迫综合征（95%CI：0.59~0.73）、脑室周围出血（95%CI：0.43~0.69）、坏死性小肠炎（95%CI：0.29~0.74）的发病率，以及缩短新生儿入住 ICU 的时间（95%CI：0.65~0.99）。

一项给即将早产的孕妇注射地塞米松以减少新生儿死亡率的对照研究中，实验组（$n=150$）孕妇接受地塞米松 6mg，每 12 小时给药 1 次直至分娩（最多 4 次），而对照组接受的药物中没有地塞米松。结果总体死亡率并无差异，然而出生在 29~36 周的婴儿实验组死亡率（18.91%）显著低于对照组（19.72%，$P<0.01$）。此外地塞米松给药时间和最终分娩时间也对死亡率有影响。给药时间和分娩时间间隔小于 24 小时时死亡率为 63.3%（19/31），大于 24 小时时的死亡率为 9.7%（3/31）[5]。

【参考文献】

［1］中华医学会妇产科学分会产科学组.早产临床诊断与治疗指南（2014）.中华妇产科杂志，2014，49（7）：481-485.

［2］Micromedex（172）.Truven Health Analytics Inc.，2017［2017-04-03］.http://www.Micromedexsolutions.com.

［3］谢幸，苟文丽.妇产科学.8 版.北京：人民卫生出版社，2013.

［4］American College of Obstetricians and Gynecologists'

Committee on Obstetric Practice, Society for Maternal-Fetal Medicine. Committee Opinion No.677: Antenatal Corticosteroid Therapy for Fetal Maturation. Obstet Gynecol, 2016, 128(4): e187-e194.

[5] MADAREK EO, NAJATI N. The effect of glucocorticoid therapy in preventing early neonatal complications in preterm delivery. J Perinat Med, 2003, 31(5): 441-443.

左炔诺孕酮宫内节育系统
Levonorgestrel Intrauterine System

【已批准的适应证】

避孕。特发性月经过多，即非器质性病变引起的月经过多。

【说明书之外的用法】

1. 子宫内膜增生（并可预防他莫昔芬不良反应）。

2. 子宫内膜异位症（子宫腺肌病）**的保守治疗**，可控制病灶发展，减少阴道出血。

【特别提示】

如有下列任何一种情况存在或使用期间首次出现，应考虑取出该系统终止使用：偏头痛、局灶性偏头痛伴有不对称的视力丧失或提示有短暂性脑缺血的其他症状；特别严重的头痛；黄疸；血压明显增高；严重的动脉性疾病如卒中或心肌梗死。

【依据等级】

1. 子宫内膜增生（并可预防他莫昔芬不良反应）　美国 FDA 未批准左炔诺孕酮宫内节育系统用于子宫内膜增生的治疗，Micromedex 有效性、推荐等级和证据强度：

有效性等级：Class Ⅱa，证据支持有效（Evidence Favors Efficacy）。

推荐等级：Class Ⅱb，在某些情况下推荐使用（Recommended, In Some）。

证据强度：Category B[1]。

英国皇家妇产科医师学院和英国妇科内镜学会于 2016 年发布《子宫内膜增生的管理》指南，将左炔诺孕酮宫内节育系统作为治疗子宫内膜增生的一线用药，最高等级推荐[2]。

一项非对照长期随访（14~90 个月）的研究共纳入 20 位子

宫内膜增生症的妇女,接受宫内植入左炔诺孕酮治疗(日均释放 0.02mg)。研究中 19 位妇女恢复了正常的子宫内膜,除了 1 例非典型子宫内膜增生的妇女随访 3 年后在仅有 4mm 的子宫内膜时仍有局灶性残留的不典型增生[3]。

一项随机对照研究纳入 113 例接受他莫昔芬治疗至少 1 年的妇女。对照组平均随访时间 26.25 个月(四分位数 14.5,36 个月),植入左炔诺孕酮宫内节育系统的实验组平均随访时间 24.2 个月(四分位数 13.75,32.5 个月)。实验组均无子宫内膜增生症状而对照组有 8 例,其中 3 例为实验开始后新出现的。这 3 例中 1 例从未接受左炔诺孕酮宫内节育系统植入治疗,另 2 例在实验开始时刚移除节育器。两组间息肉进展的指标中子宫内膜厚度在 Univariate Cox 风险回归模型中有显著差异(HR:1.12,95%CI:1.02~1.22,$P=0.01$)[4]。

2. 子宫内膜异位症(子宫腺肌病)的保守治疗 中华医学会妇产科学分会子宫内膜异位症协作组于 2015 年发布《子宫内膜异位症的诊治指南》,指出左炔诺孕酮宫内节育系统可用于子宫内膜异位症的相关疼痛在无盆腔结节和附件包块的情况或有盆腔结节或附件包块但无手术指征时的保守治疗,也可用于子宫腺肌病的治疗[5]。

美国 FDA 未批准左炔诺孕酮宫内节育系统用于子宫内膜异位症的治疗,Micromedex 有效性、推荐等级和证据强度:

有效性等级:Class Ⅱa,证据支持有效(Evidence Favors Efficacy)。

推荐等级:Class Ⅱb,在某些情况下推荐使用(Recommended,In Some)。

证据强度:Category B[1]。

一项随机对照双盲研究纳入了 55 例子宫内膜异位症致使中至重度痛经(视觉模拟量表,大于 50mm)、行腹腔镜保守性手术的患者。术后患者被随机分至植入左炔诺孕酮宫内节育系统组($n=28$)及对照组($n=27$),2 组间年龄、体重指数、疼痛指数均无显著差异。12 个月的治疗后,左炔诺孕酮宫内节育系统治疗组具有显著较低的痛经和非盆腔疼痛得分。痛经疼痛(−81.0 *vs* −50.0,$P=0.006$)及非盆腔疼痛(−48.5 *vs* −22.0,$P=0.038$)得分显著较低,但模拟性交疼痛(−15.0 *vs* −19.0,$P=0.831$)得分无显著差异。2 例实验组患者(7.4%)及 9 例对照组患者(39.1%)在术后 1 年内复发痛经($P=$

0.014）。研究期间未发生严重不良反应[6]。

【参考文献】

［1］Micromedex（172）.Truven Health Analytics Inc.,2017
［2017-04-03］.http://www.Micromedexsolutions.com.

［2］Royal College of Obstetricians and Gynaecologists,British
Society for Gynaecological Endoscopy. 2016 RCOG/BSGE Joint
Guideline:Management of Endometrial Hyperplasia.[2016-09-22].ht-
tp://www.nice.org.uk/accreditation.

［3］WILDEMEERSCH D,JANSSENS D,PYLYSER K,et
al.Management of patients with non-atypical and atypical endome-
trial hyperplasia with alevonorgestrel-releasing intrauterine system:
long-term follow-up.Maturitas,2007,57（2）:210-213.

［4］GARDNER FJ,KONJE JC,BELL SC,et al.Prevention
of tamoxifen induced endometrial polyps using a levonorgestrel re-
leasing intrauterine system long-term follow-up of a randomised
control trial.Gynecol Oncol,2009,114（3）:452-456.

［5］中华医学会妇产科学分会子宫内膜异位症协作组.
子宫内膜异位症的诊治指南.中华妇产科杂志,2015,50（3）:
161-169.

［6］TANMAHASAMUT P,RATTANACHAIYANONT M,
ANGSUWATHANA S,et al.Postoperative levonorgestrel-releasing
intrauterine system for pelvic endometriosis-related pain:a ran-
domized controlled trial.Obstet Gynecol,2012,119（3）:519-526.

黄体酮 Progesterone

【已批准的适应证】

用于排卵功能障碍引起的月经失调,如先兆流产和习惯性流产、经前期紧张综合征、黄体功能不足、无排卵性功能失调性子宫出血和无排卵性闭经。也可用于痛经。

黄体酮软胶囊(口服/阴道)可与雌激素联合使用治疗更年期综合征,可用于治疗由纤维瘤等所致的出血。

【说明书之外的用法】

辅助生殖。体外受精-胚胎移植术后:

黄体酮注射液:肌内注射,每日 20~60mg,从取卵日开始持续 17 天。

黄体酮软胶囊：阴道，每日 300～800mg，分 3 次或 4 次给药。

【特别提示】

针对上千名妇女患者的多项流行病学研究结果表明胎儿畸形与服用黄体酮无任何必然联系。

妊娠过程中仅前 3 个月可使用，第 4～9 个月时服用会导致肝脏不良反应。严重肝损伤患者禁用。正常剂量使用无避孕作用。

【依据等级】

中华医学会《临床诊疗指南：辅助生殖技术与精子库分册》将黄体酮作为体外受精-胚胎移植黄体功能支持的药物[1]。

中华医学会生殖医学分会、中华医学会围产医学分会、中华医学会计划生育学会于 2015 年发布《黄体支持与孕激素补充共识》，指出黄体酮可用于治疗体外受精-胚胎移植术后存在的内源性黄体功能不足[2]。

美国 FDA 批准黄体酮（阴道途径）用于辅助生殖的治疗。Micromedex有效性、推荐等级和证据强度：

有效性等级：Class Ⅰ，治疗有效（Effective）。

推荐等级：Class Ⅱa，在大多数情况下推荐使用（Recommended，In Most）。

证据强度：Category B[3]。

美国药师协会《药物信息》中推荐黄体酮（阴道途径及注射）用于胚胎移植-辅助生殖技术。并指出：黄体酮阴道途径治疗在 35 岁以下妇女有充分的有效证据，而在 35 岁及以上人群中并不明确[4]。

一项随机对照多中心研究将 800 例行体外受精-胚胎移植术后的妇女随机分为注射组（$n=400$，实际入组 391，每日 25mg）或阴道组（$n=400$，实际入组 390，每日 2 次，每次 100mg）。最终怀孕率为 41.6%（163/391）vs 44.4%（173/390），相差 -2.8%（95%CI：-9.7～4.2）。此外，初始 β-hCG 阳性率（注射组 56.4% vs 阴道组 59.0%，95%CI：-9.5～4.3）、临床检测到胎心（注射组 42.6% vs 阴道组 46.4%；95%CI：-10.8～3.2）、着床（孕囊数/移植胚胎数，注射组 33.2% vs 阴道组 35.1%；95%CI：-7.6～4.0）、活胎（注射组 41.1% vs 阴道组 43.1%；95%CI：-8.9～4.9）及最终顺利抱婴回家（注

射组 41.1%*vs* 阴道组 42.6%;95%CI:-8.4~5.4)均是可比的。选择何种给药方式可由患者的个人倾向决定[5]。

【参考文献】

[1] 中华医学会.临床诊疗指南:辅助生殖技术与精子库分册.北京:人民卫生出版社,2009.

[2] 中华医学会生殖医学分会,中华医学会围产医学分会,中华医学会计划生育学会.黄体支持与孕激素补充共识.生殖与避孕,2015,35(1):1-8.

[3] Micromedex(172).Truven Health Analytics Inc.,2017[2017-04-03].http://www.Micromedexsolutions.com.

[4] GERALD K,ELAINE K,JANE M,et al.AHFS drug information 2016. Bethesda:American Society of Health-System Pharmacists,2016.

[5] BAKER VL,JONES CA,DOODY K,et al.A randomized, controlled trial comparing the efficacy and safety of aqueous sub-cutaneousprogesterone with vaginal progesterone for luteal phase support of in vitro fertilization. Hum Reprod, 2014, 29 (10):2212-2220.

亮丙瑞林 Leuprorelin

【已批准的适应证】

中枢性性早熟、前列腺癌、雌激素受体阳性的绝经前乳腺癌、子宫内膜异位症及对伴有月经过多、下腹痛、腰痛及贫血等的子宫肌瘤,可使肌瘤缩小和/或症状改善。

【说明书之外的用法】

试管受精-辅助生殖技术。醋酸亮丙瑞林缓释微球:皮下注射,一次给药,1.88mg,自月经周期第 21 日至第 23 日使用。

【特别提示】

亮丙瑞林有明确的损害胎儿的证据。受孕后严禁再次使用。

【依据等级】

中华医学会生殖医学分会于 2015 年发布《辅助生殖促排卵药物治疗专家共识》,指出促性腺激素释放激素类似物可用于有生育要求但持续性无排卵和稀发排卵的不孕患者[1]。

美国 FDA 未批准亮丙瑞林用于体外受精-辅助生殖的治疗,Micromedex有效性、推荐等级和证据强度:

有效性等级:Class Ⅱa,证据支持有效(Evidence Favors Efficacy)。

推荐等级:Class Ⅱb,在某些情况下推荐使用(Recommended,In Some)。

证据强度:Category B[2]。

醋酸亮丙瑞林缓释微球制剂单剂量(皮下注射,1.88mg,自月经周期第 21 日至第 23 日使用)产生的效果与短效亮丙瑞林(皮下注射,每日 0.5mg,第 21 日至第 23 日开始治疗)类似。在 447 例接受体外受精-胚胎移植的回顾性研究中,两组间卵母细胞数量、受精卵数量、胚胎移植量及怀孕率间没有显著差异,单剂量长效亮丙瑞林是辅助生殖中抑制垂体刺激卵巢的更为合适的选择[3]。

一项前瞻性研究纳入了 331 名接受体外受精-胚胎移植的患者,年龄不超过 35 岁,将接受长效亮丙瑞林胚胎移植后单剂量治疗作为实验组,对照组不接受额外治疗。研究并未取得显著差异,活胎分娩率实验组(47.8%,64/134)高于对照组(38.6%,76/197),但不显著。人绒毛膜促性腺激素水平也无显著差别[4]。

【参考文献】

[1] 中华医学会生殖医学分会.2015 辅助生殖促排卵药物治疗专家共识.生殖与避孕,2015,35(4):211-223.

[2] Micromedex(172).Truven Health Analytics Inc.,2017[2017-04-03].http://www.Micromedexsolutions.com.

[3] HSIEH YY,TSAI HD,CHANG CC,et al.Comparison of a single half-dose,long-acting form of gonadotropin-releasing hormone analog(GnRH-a)and a short-acting form of GnRH-a for pituitary suppression in a controlled ovarian hyperstimulation program.Fertil Steril,2000,73(4):817-820.

[4] CHECK JH,WILSON C,COHEN R,et al.Mid-luteal phase injection of subcutaneous leuprolide acetate improves live delivered pregnancy and implantation rates in younger women undergoing in vitro fertilization-embryo transfer(IVF-ET).Clin Exp Obstet Gynecol,2015,42(4):427-428.

戈舍瑞林 Goserelin

【已批准的适应证】

前列腺癌(可用激素治疗的前列腺癌);乳腺癌(可用激素治疗的绝经前期及围绝经期妇女的乳腺癌);子宫内膜异位症:缓解症状包括减轻疼痛并减少子宫内膜损伤的大小和数目。

【说明书之外的用法】

试管受精-辅助生殖技术。腹前壁皮下注射,一次给药,3.6mg,自月经周期第 21 日至第 23 日使用。

【特别提示】

戈舍瑞林有明确的损害胎儿的证据。受孕后严禁再次使用。

戈舍瑞林可能会引起子宫颈阻力增加,导致扩张子宫颈较困难。

【依据等级】

中华医学会生殖医学分会于 2015 年发布《辅助生殖促排卵药物治疗专家共识》,指出促性腺激素释放激素类似物可用于有生育要求但持续性无排卵和稀发排卵的不孕患者[1]。

美国 FDA 未批准亮丙瑞林用于体外受精-辅助生殖的治疗,Micromedex 有效性、推荐等级和证据强度:

有效性等级:Class Ⅱa,证据支持有效(Evidence Favors Efficacy)。

推荐等级:Class Ⅱb,在某些情况下推荐使用(Recommended,In Some)。

证据强度:Category B[2]。

一项纳入了 102 名患者的随机对照研究中,戈舍瑞林 3.6mg 腹前壁皮下注射,于月经周期的第 21 天到第 23 天给药,并于 11 到 17 天后使用人绝经期促性腺激素、人绒毛膜促性腺激素行卵巢刺激。血清雌二醇测定值的降低表示戈舍瑞林有效地抑制了垂体功能。戈舍瑞林与鼻腔应用布舍瑞林(一天 6 次,一次 200mg)的治疗效果类似[3]。

一项对比戈舍瑞林或氯米芬联合人绝经促性腺激素在辅助生殖中的卵泡刺激作用的前瞻性随机对照研究中表明戈舍瑞林组怀孕率显著高于氯米芬组,包括辅助生殖(36.8% *vs* 24.5%;$P<0.02$)及体外受精(37.0% *vs* 23.5%;$P<0.02$)。每

个卵母细胞回收和每胚胎移植的妊娠率差异不显著(37.8% vs 30.8%；$P=0.40$ 及 44.4% vs 36.8%；不显著）。另外，戈舍瑞林及人绝经促性腺激素的刺激效果与更多的给药量（44.9 vs 9.9；$P<0.0001$）及刺激的持续时间（11.2 天 vs 8.7 天；$P<0.0001$）显著相关且卵巢刺激发生率（4.5% vs 0）显著高于氯米芬组。结果证明戈舍瑞林用于辅助生殖时的卵巢刺激作用可靠且有较好的耐受性[4]。

【参考文献】

［1］中华医学会生殖医学分会.2015 辅助生殖促排卵药物治疗专家共识.生殖与避孕,2015,35(4):211-223.

［2］Micromedex(172).Truven Health Analytics Inc.,2017 ［2017-04-03］.http://www.Micromedexsolutions.com.

［3］TAPANAINEN JS,HOVATTA O.Pituitary down-regulation with goserelin(Zoladex)for in vitro fertilization.Br J Obstet Gynecol,1994,101(Suppl 10):27-28.

［4］DHONT M,ONGHENA A,COETSIER T,et al.Prospective randomized study of clomiphene citrate and gonadotrophins versusgoserelin and gonadotrophins for follicular stimulation in assisted reproduction.Hum Reprod,1995,10(4):791-796.

雌二醇屈螺酮 Estradiol/Drospirenone

【已批准的适应证】

用于绝经超过 1 年的女性所出现的雌激素缺乏症状的激素替代治疗。

【说明书之外的用法】

治疗子宫内膜异位症，与 GnRH-a 联合使用的反向添加疗法。每日 1 片。

【特别提示】

雌二醇屈螺酮片不能作为避孕药使用。

非对抗性的雌激素增加有子宫女性的子宫内膜癌风险。

使用雌二醇屈螺酮及其他剂量、组合、剂型的雌孕激素均需注意：患脑卒中、深静脉血栓形成、肺栓塞、心肌梗死和浸润性乳腺癌的风险增加；65 岁及以上的绝经后妇女老年痴呆的风险增加；单用雌激素或联用孕激素不能用于心血管疾病及痴呆的预防；雌激素或孕激素应在最低有效剂量下使用最短疗程。

【依据等级】

中华医学会妇产科学分会子宫内膜异位症协作组于2015年发布《子宫内膜异位症的诊治指南》,指出雌二醇屈螺酮可用于治疗子宫内膜异位症,与GnRH-a联合使用的反向添加疗法[1]。

美国生殖医学会于2014年发布的委员会意见《子宫内膜异位症相关性盆腔疼痛的治疗》指出:虽然醋酸炔诺酮是唯一通过美国FDA反向添加疗法的激素,但其他小剂量雌激素和孕激素的组合也已被证明可以减少低雌激素的副作用,可有效维持骨密度且不对GnRH-a本身缓解子宫内膜异位症疼痛的治疗作用产生影响[2]。

加拿大妇产科医生协会于2010年发布的《子宫内膜异位症:诊断和治疗》指南中推荐使用GnRH-a治疗子宫内膜异位症时使用雌孕激素反向添加疗法(I-A级推荐)[3]。

英国皇家妇产科医师协会于2006年发布的《子宫内膜异位症的调查和处理》指南中推荐使用GnRH-a治疗子宫内膜异位症时使用雌孕激素反向添加疗法(I-A级推荐)[4]。

欧洲女性与男性更年期协会于2010年发布的立场声明《既往患有子宫内膜异位症女性更年期的管理》中指出:低剂量的雌孕激素联合GnRH-a治疗子宫内膜异位症的反向添加疗法的疗效被妇女健康倡议及百万妇女研究所证明[5]。

美国药师协会《药物信息》中指出,雌孕激素制剂可用于子宫内膜异位症的治疗[6]。

【参考文献】

[1] 中华医学会妇产科学分会子宫内膜异位症协作组.子宫内膜异位症的诊治指南.中华妇产科杂志,2015,50(3):161-169.

[2] American Society for Reproductive Medicine.Treatment of pelvic pain associated with endometriosis:a committee opinion. Fertil Steril,2014,101(4):927-935.

[3] Society of Obstetricians and Gynaecologists of Canada. Endometriosis:diagnosis and management.J Obstet Gynaecol Can, 2010,32(7 Suppl 2):S1-S32.

[4] Royal College of Obstetricians and Gynaecologists.The

investigation and management of endometriosis. Royal College of Obstetricians and Gynaecologists, 2006, 5(4): 24.

[5] European Menopause and Andropause Society. EMAS position statement: managing the menopause in women with a past history of endometriosis. Maturitas, 2010, 67(1): 94-97.

[6] GERALD K, ELAINE K, JANE M, et al. AHFS drug information 2016. Bethesda: American Society of Health-System Pharmacists, 2016.

（编写：李洁娜　冯　欣）

（校对：刘容吉）

第 10 章

皮肤科疾病用药

酮替芬 Ketotifen

【已批准的适应证】

用于变应性鼻炎、过敏性支气管哮喘。

【说明书之外的用法】

荨麻疹。口服，一次 1mg，一日 2 次。

【依据等级】

《中国荨麻疹诊疗指南（2014 版）》将酮替芬作为慢性荨麻疹的治疗药物[1]。

美国 FDA 未批准酮替芬用于治疗成人荨麻疹。Micromedex有效性、推荐等级和证据强度：

有效性等级：Class Ⅱa，证据支持有效（Evidence Favors Efficacy）。

推荐等级：Class Ⅱb，在某些情况下推荐使用（Recommended，In Some）。

证据强度：Category B[2]。

摘要：酮替芬一日 3 ~ 12mg 的剂量能有效抑制过敏患者的荨麻疹发作症状。特布他林和酮替芬联合治疗不能耐受抗组胺药物的患者，但经常会发生心悸和颤抖。

成人：酮替芬，口服，一次 2mg，一日 2 次，成功治愈了一位 43 岁的女性慢性荨麻疹患者[3]。

酮替芬能有效治疗皮肤划痕症。41 位皮肤划痕症患者使用酮替芬、氯苯那敏，或者氯苯那敏加西咪替丁进行了超过 4 周的治疗。在这项研究中，21 位患者使用酮替芬，第 1 周一次 1mg，一日 2 次，第 2 周一次 2mg，一日 2 次，随后两周维持 2mg，一日 2 次。其余 21 位患者使用氯苯那敏，第 1 周一次 4mg，一日 2 次，第 1 周一次 4mg，一日 4 次，随后两周氯苯那敏一次 4mg，一日 4 次联用西咪替丁一次 300mg，一日 4 次。

两组皮肤划痕症患者的症状均有明显改善,在研究周期中,酮替芬与其他两种药物治疗方案的有效性相当[4]。

4 位胆碱能性荨麻疹患者在服用酮替芬 3~8mg 后临床症状明显改善(重复激发试验证明)。表明酮替芬除具有抗 H_1 受体作用外,还具有抑制细胞过敏反应介质释放的作用[5]。

一项纳入了 30 名患者的安慰剂对照试验中,一日 2 次口服酮替芬对慢性荨麻疹患者治疗有效。使用酮替芬治疗的患者氯苯那敏的用量明显减少。对 H_1 受体拮抗药抵抗的患者使用酮替芬可能最有效[6]。

12 例患者联合应用一次 1mg,一日 3 次酮替芬和特布他林一次 5mg,一日 3 次,荨麻疹症状和瘙痒得到了有效缓解[7]。

一项 16 例患者的研究中,4 位患者服用酮替芬一次 1mg,一日 3 次,疗程 2 周。4 位患者瘙痒减轻,但荨麻疹并没有清除。在治疗方案中加入了特布他林后,荨麻疹在 3 到 4 天内被清除。8 位患者联合使用以上两种药物。4 位患者荨麻疹被清除,1 位患者荨麻疹进展,余下 3 位患者由于药物不良反应(震颤和/或心悸)而中断了治疗。在联合治疗终止后有 3 位患者的荨麻疹复发。

【参考文献】

[1] 中华医学会皮肤性病学分会免疫学组.中国荨麻疹诊疗指南(2014 版).中华皮肤科杂志,2014,47(7):514-516.

[2] Micromedex(172).Truven Health Analytics Inc.,2017[2017-04-03].http://www.Micromedexsolutions.com.

[3] EGAN CA,RALLIS TM.Treatment of chronic urticaria with ketotifen.Arch Dermatol,1997,133(2):147-149.

[4] MANSFIELD LE,TAISTRA P,SANTAMAURO J,et al. Inhibition of dermographia,histamine,and dextromethorphan skin tests by ketotifen.A possible effect on cutaneous vascular response to mediators.Ann Allergy,1989,63(3):201-206.

[5] MCCLEAN SP,ARREAZA EE,LETT-BROWN MA,et al.Refractory cholinergic urticaria successfully treated with ketotifen.J Allergy Clin Immunol,1989,83(4):738-741.

[6] PHANUPHAK P.Double-blind,placebo-controlled study of ketotifen in chronic urticaria.Immunol Allerg Pract,1987,1:

(9):4(138-143).

　[7] SAIHAN EM.Ketotifen and terbutaline in urticaria.Br J Dermatol,1981,104(2):205-206.

螺内酯 Spironolactone

【已批准的适应证】

1. 水肿性疾病　与其他利尿药合用,治疗充血性水肿、肝硬化腹水、肾性水肿等水肿性疾病,其目的在于纠正上述疾病时伴发的继发性醛固酮分泌增多,并对抗其他利尿药的排钾作用。也用于特发性水肿的治疗。

2. 高血压　作为治疗高血压的辅助药物。

3. 原发性醛固酮增多症　螺内酯可用于此病的诊断和治疗。

4. 低钾血症的预防　与噻嗪类利尿药合用,增强利尿效应和预防低钾血症。

【说明书之外的用法】

痤疮。口服,推荐剂量为按体重每日 1~2mg/kg,疗程为3~6 个月。

【特别提示】

在大鼠的毒理性研究中,已证实螺内酯有致癌性。螺内酯仅应用在适应证特定的条件下,应避免不必要的使用。

【依据等级】

中华医学会《临床诊疗指南:皮肤病与性病分册》将螺内酯作为治疗痤疮的抗雄激素药物[1]。《中国痤疮治疗指南(2014 年修订版)》将螺内酯作为治疗痤疮的其他抗激素治疗药物[2]。

美国 FDA 未批准螺内酯用于治疗成人、儿童痤疮。Micromedex有效性、推荐等级和证据强度:

有效性等级:Class Ⅱa,证据支持有效(Evidence Favors Efficacy)。

推荐等级:Class Ⅱb,在某些情况下推荐使用(Recommended,In Some)。

证据强度:Category B[3]。

口服和局部用螺内酯对治疗痤疮是有效的。

成人:开放对照试验证明,每天口服 50~200mg 螺内酯治疗痤疮是有效的。最佳剂量介于 150~200mg/d。经口服螺内酯治疗后痤疮严重程度(比如多处皮损)和皮脂溢出显著减少[4-7]。

基于一项 85 位妇女脸部痤疮的回顾性研究表明,低剂量的螺内酯单独或联合其他治疗手段可取得良好效果。螺内酯使用剂量为每日 50~100mg,疗程为 2~24 个月(平均为 10 个月)。入选病例为中、重度具有炎症性或结节性粉刺的患者,多数(约 89%)经历过前期治疗失败(如抗生素、避孕药、异维A 酸),80%的痤疮看起来是激素相关的。20%单独使用螺内酯,54%使用螺内酯的同时联用全身用的抗生素,12%合用避孕药,14%同时合用抗生素和避孕药。73 位可供评价的受试者中,33%发现经螺内酯治疗痤疮完全被清除,33%显著改善,27.4%部分改善,无效的有 5 例。不良反应的发生率为43.5%。其中月经不调 17.5%。中枢神经系统反应(倦怠、疲乏、眩晕、头痛)16.3%,5 例患者因中枢神经系统不良反应退出试验。19 例患者的血压测量结果显示平均血压降低。其他螺内酯试验提示,高剂量的螺内酯(200mg/d)会导致更高的不良反应发生率,特别是月经不调和乳腺发育[8]。

一项纳入 30 例受试者的研究表明,每天使用含 5%螺内酯的药膏 2~6 个月,60%患者的痤疮治愈,17%显效。但是该研究为非随机对照研究[9]。

【参考文献】

[1] 中华医学会.临床诊疗指南:皮肤病与性病分册.北京:人民卫生出版社,2006.

[2] 中国痤疮治疗指南专家组.中国痤疮治疗指南(2014年修订版).临床皮肤科杂志,2015,44(1):52-57.

[3] Micromedex(172).Truven Health Analytics Inc.,2017[2017-04-03].http://www.Micromedexsolutions.com.

[4] VINCENZI C,TREVISI P,FARINA P,et al.Facial contact dermatitis due to spironolactone in an anti-acne cream.Con Derm,1993,29(5):277-278.

[5] HUGHES RB,CUNLIFFE WJ.Tolerance of spironolactone.Br J Derm,1988,118(5):687-691.

[6] HATWAL A,BHATT RP,AGRAWAL JK,et al.Spironolactone and cimetidine in treatment of acne.Acta Derm Venereol,1988,68(1):84-87.

[7] GOODFELLOW A,ALAGHBAND-ZADEH J,CARTER

G,et al.Oral spironolactone improves acne vulgaris and reduces sebum excretion.Br J Dermatol,1984,111(2):209-214.

[8] SHAW JC.Low-dose adjunctive spironolactone in the treatment of acne in women:a retrospective analysis of 85 consecutively treated patients. J Am Acad Dermatol, 2000, 43 (3): 498-502.

[9] MESSINA M,MANIERI C,RIZZI G,et al.Treating acne with antiandrogens:the confirmation of the validity of a percutaneous treatment with spironolactone.Curr Ther Res,1985,38(2): 269-282.

西咪替丁 Cimetidine

【已批准的适应证】

用于治疗十二指肠溃疡、胃溃疡、胃食管反流病、应激性溃疡及卓-艾综合征(Zollinger-Ellison Syndrome)。

【说明书之外的用法】

慢性荨麻疹。对顽固性荨麻疹与 H_1 受体拮抗剂联用,一次 0.2~0.4g,一日 2~4 次。

【依据等级】

中华医学会《临床诊疗指南:皮肤病与性病分册》指出对顽固性荨麻疹可试用 H_1 受体拮抗剂与 H_2 受体拮抗剂西咪替丁联合应用[1]。《中国荨麻疹诊疗指南(2014 版)》将西咪替丁作为与第二代非镇静性抗组胺药联合使用治疗慢性荨麻疹的首选药物[2]。

美国 FDA 未批准西咪替丁用于治疗成人慢性荨麻疹。Micromedex有效性、推荐等级和证据强度:

有效性等级:Class Ⅱb,有效性具有争议(Evidence is Inconclusive)。

推荐等级:Class Ⅱb,在某些情况下推荐使用(Recommended,In Some)。

证据强度:Category A[3]。

目前认为西咪替丁治疗慢性荨麻疹的证据不确定,有些试验结果是有效的,但合用了其他药物,如氯马斯汀、羟嗪、氯苯那敏[4-6]。很少的阳性结果报道;随机双盲临床试验表明,氯苯那敏单药或合用西咪替丁比西咪替丁单药治疗慢性荨麻疹更有效;且单用西咪替丁会加重慢性荨麻疹,与合用氯苯那敏组比较皮肤划痕现象会加重。一项纳入 16 例患者的随机-双盲-交叉临床试验发现,4 例慢性皮肤黏膜念珠菌病患者使用西咪替丁会加重风团应答反应[7-9]。

成人:一些研究建议合用 H_1 和 H_2 抗组胺药治疗慢性荨麻疹比单用 H_1 抗组胺药更为有效。一项双盲-交叉研究报道氯马斯汀和西咪替丁联用比单用氯马斯汀治疗荨麻疹更为有效。这项试验中,入选的病例是 20 例常规治疗失败的荨麻疹患者。但另有试验证实联合治疗并没有额外获益。一篇综述得出结论认为对单用 H_1 拮抗剂效果不佳者联用 H_2 受体拮抗剂可能获益[10]。

一项试验($n = 120$)研究观察到只有半数($n = 52$)的患者可以用治疗剂量的氯苯那敏控制,反应不良的患者可从加用的第二种药物受益。这个多中心研究结果表明反应不良的患者($n = 40$)每天合用 400mg 西咪替丁可以提高对慢性荨麻疹的控制。定期的体检和每天记录证实常规联合应用可以提高对慢性荨麻疹的控制[5]。

1 例 25 岁日光性荨麻疹患者使用西咪替丁 200mg 可以显著延缓荨麻疹的发生时间,西咪替丁使这名妇女重新恢复正常的活动[11]。

【参考文献】

[1] 中华医学会.临床诊疗指南:皮肤病与性病分册.北京:人民卫生出版社,2006.

[2] 中华医学会皮肤性病学分会免疫学组.中国荨麻疹诊疗指南(2014 版).中华皮肤科杂志,2014,47(7):514-516.

[3] Micromedex(172).Truven Health Analytics Inc.,2017 [2017-04-03].http://www.Micromedexsolutions.com.

[4] WOZEL G,SAHRE EM,BARTH J.Effectiveness of combination treatment with H_1(Tavegyl) and H_2 antagonists(Altramet) in chronic/chronically recurrent urticaria.Dermatol Monatssch,1991,176 (11):653-659.

[5] BLEEHEN SS,THOMAS SE,GREAVES MW,et al.Cimetidine and chlorpheniramine in the treatment of chronic idiopathic urticaria:a multi-centre randomized double-blind study.Br J Dermatol,1987,117(1):81-88.

[6] HIGHET AS, TITTERINGTON DM.Treatment of cold urticaria.Br J Derm,1979,101(1):51-55.

［7］ COOK J,SHUSTER S.Lack of effect of cimetidine in chronic-idiopathic urticaria. Acta Dermatovener（Stockholm）, 1983,63（3）:265-267.

［8］ NATHAN RA,SEGALL N,SCHOCK et al.A comparison of the actions of H_1 and H_2 antihistamines on histamine-induced bronchoconstriction and cutaneous wheal response in asthmatic patients.J Allergy Clin Immunol,1981,67（3）:171-177.

［9］ MATTHEWS CNA,BOSS JM,WARIN RP,et al.The effect of H_1 and H_2 histamine antagonists on symptomatic dermographism.Br J Derm,1979,101（1）:57-61.

［10］ DELAFUENTE JC.Use of H_2 histamine antagonists in allergic disorders.Clin Pharm,1988,7（6）:422.

［11］ TOKURA Y,TAKIGAWA M,YAMAUCHI T,et al. Solar urticaria:a case of good therapeutic response to cimetidine. Dermatologica,1986,173（5）:224-228.

甲氨蝶呤 Methotrexate

【已批准的适应证】

各型急性白血病,特别是急性淋巴细胞白血病、恶性淋巴瘤、非霍奇金淋巴瘤和蕈样肉芽肿、多发性骨髓病。

头颈部癌、肺癌、各种软组织肉瘤、银屑病。

乳腺癌、卵巢癌、宫颈癌、恶性葡萄胎、绒毛膜上皮癌、睾丸癌。

【说明书之外的用法】

1. **皮肌炎** 常用剂量为每周 10～15mg 开始,口服或加生理盐水 20ml,静脉缓慢推注,若无不良反应,可根据病情酌情加量至每周 30mg,待病情稳定后逐渐减量,维持治疗数月或数年。

2. **多发性硬化症** 每周 7.5～15mg。

【特别提示】

每周给药 1 次,每周剂量超过 20mg,不良反应会显著增加,特别是骨髓抑制。

【依据等级】

1. **皮肌炎** 中华医学会《临床诊疗指南:皮肤病与性病分册》将甲氨蝶呤作为治疗皮肌炎的免疫抑制剂的首选药物[1]。

美国 FDA 未批准甲氨蝶呤用于治疗成人皮肌炎。Micromedex有效性、推荐等级和证据强度：

有效性等级：Class Ⅱa，证据支持有效（Evidence Favors Efficacy）。

推荐等级：Class Ⅱb，在某些情况下推荐使用（Recommended，In Some）。

证据强度：Category B[2]。

摘要：美国皮肤病学会杂志指南委员会推荐口服或静脉注射甲氨蝶呤治疗皮肌炎从而减少全身激素的使用。一项回顾性研究发现13例难治性皮肌炎患者可以从每周小剂量甲氨蝶呤的治疗中获益。一项回顾性研究发现10例皮肌炎患者使用甲氨蝶呤可改善皮肤感觉和炎症，但50%的患者因为不良反应而中断了甲氨蝶呤的治疗。

成人：一项回顾性研究发现13例难治性皮肌炎患者可以从每周小剂量使用甲氨蝶呤的治疗中获益。前期治疗包括口服泼尼松和抗疟剂。口服甲氨蝶呤起始剂量为每周2.5mg，按需上调剂量（一般最大剂量7.5mg），完全或接近完全清除皮肤病灶的患者比例分别为31%和31%，剩下38%为中度缓解。甲氨蝶呤有激素节约效应，所有使用的患者其泼尼松的剂量可以减少甚至停用。有些患者有短暂的恶心呕吐和全身乏力的不良反应。这些数据有待前瞻性-对照研究试验证实[3]。

一项回顾性调查（n=10）显示甲氨蝶呤治疗皮肌炎可改善皮损和肌炎症状；但50%的患者因不良反应而中断治疗。研究中共纳入7例皮肌炎和3例淀粉样病变皮肌炎患者，每周使用口服或静脉的甲氨蝶呤治疗。患者年龄27~79岁（女 n=9，男 n=1），活动性肌炎占70%。所有7例皮肌炎患者和1例淀粉样病变皮肌炎患者在用甲氨蝶呤治疗前均接受过泼尼松治疗［平均剂量和疗程为32.5mg/d，11.3个月（其中1例患者16年）］，大部分患者使用甲氨蝶呤的同时继续口服和局部用氢化可的松及使用防晒霜；但没有使用其他全身性的用药。皮肌炎患者的平均最大周剂量为14.2mg（98.3周内累计剂量1097mg）。淀粉样病变皮肌炎患者的平均最大周剂量为20mg（平均累计剂量617.5mg，50周）。所有患者的皮肤症状均明显改善，且4例患者肌炎症状也明显改善。皮肌炎和淀粉样病变皮肌炎患者口服泼尼松的剂量分别在平均 18 周和 13 周下降了一半。10 例患者中有 5 例因不良反应停药,包括 4 例经肝活检的患者,发现 2 例类固醇糖尿病患者有轻度肝纤维化[4]。

2. **多发性硬化症**　英国国家慢性病协作中心(NCC-CC)和英国国家卫生与临床优化研究所(NICE)《多发性硬化症的初级和中级护理管理》将甲氨蝶呤作为治疗多发性硬化症的药物[5]。

美国 FDA 未批准甲氨蝶呤用于治疗成人多发性硬化症。Micromedex有效性、推荐等级和证据强度:

有效性等级:Class Ⅱb,有效性具有争议(Evidence is Inconclusive)。

推荐等级:Class Ⅱb,在某些情况下推荐使用(Recommended,In Some)。

证据强度:Category B[2]。

摘要:疾病的进展会随着甲氨蝶呤的治疗而减慢。

成人:一项纳入了 60 名慢性进行性多发性硬化症患者的研究中显示,口服低剂量甲氨蝶呤可缓解疾病的进展。患者持续两年接受每周口服甲氨蝶呤 7.5mg 或安慰剂的治疗,观察期长达 1 年以上。结果显示治疗组有明显的缓解,且没有观察到明显的毒性反应[6]。

【参考文献】

[1] 中华医学会.临床诊疗指南:皮肤病与性病分册.北京:人民卫生出版社,2006.

[2] Micromedex(172).Truven Health Analytics Inc.,2017 [2017-04-03].http://www.Micromedexsolutions.com.

[3] KASTELER JS,CALLEN JP.Low-dose methotrexate administered weekly is an effective corticosteroid-sparing agent for the treatment of the cutaneous manifestations of dermatomyositis.J Am Acad Dermatol,1997,36(1):67-71.

[4] ZIEGLSCHMID-ADAMS ME,PANDYA AG,COHEN SB,et al.Treatment of dermatomyositis with methotrexate.J Am Acad Dermatol,1995,32(5 Pt 1):754-757.

[5] The National Collaborating Centre for Chronic Conditions,National Institute for Health and Clinical Excellence. National clinical guideline for diagnosis and management in primary and secondary care.London:Royal College of Physicians

（UK），2004.

[6] GOODKIN DE，RUDICK RA，VANDER BRUG MEDEN-DORP S，et al. Low-dose（7.5mg）oral methotrexate reduces the rate of progression in chronic progressive multiple sclerosis. Ann Neurol，1995，37（1）：30-40.

沙利度胺 Thalidomide

【已批准的适应证】

用于控制瘤型麻风反应症。

【说明书之外的用法】

红斑狼疮。口服，一次 12.5~50mg，每日 1~2 次。

【特别提示】

本品有严重的致畸作用。如果在怀孕期间服用本品，对未出生的胎儿会引起严重的出生缺陷和死亡。孕妇即使在孕期仅服用单次剂量的本品也会引起严重的出生缺陷。

【依据等级】

中华医学会《临床诊疗指南：皮肤病与性病分册》将沙利度胺作为治疗红斑狼疮的非甾体抗炎治疗药物[1]。

美国 FDA 未批准沙利度胺用于治疗成人红斑狼疮。Micromedex有效性、推荐等级和证据强度：

有效性等级：Class Ⅱa，证据支持有效（Evidence Favors Efficacy）。

推荐等级：Class Ⅱb，在某些情况下推荐使用（Recommended，In Some）。

证据强度：Category B[2]。

摘要：在一系列病例报告中，70%~80%患者对沙利度胺有完全或部分反应，停药通常会复发。

成人：沙利度胺治疗慢性盘状红斑狼疮，22 例中 12 例（54.5%）的患者达到完全缓解，5 例（22.7%）取得较好的缓解。5 例患者治疗 1 个月时退出试验未纳入最后的统计。完全缓解定义为 90%~100%的反应，较好的缓解定义为 70%~80%的反应。沙利度胺初始剂量为每天 100mg（50~200mg/d）。沙利度胺停药后，15 例随访患者中有 10 例达到完全缓解[3]。

6 位长期接受沙利度胺治疗的难治性皮肤红斑狼疮患者，治疗后 2 例完全缓解，4 例部分缓解。一位患者由于对神经病变的担心,虽然她并没有症状,在1个月时停止了治疗。启动沙利度胺每晚100mg的治疗后停止所有其他的治疗,初步的治疗反应出现在2个月左右。3例患者沙利度胺减量至100mg,隔日或每3天给药,其余患者维持每日疗法。治疗时间从4个月至9年不等。虽然有4例患者出现了感觉异常,但是通过神经传导相关的神经系统评价,没有1例与沙利度胺相关[4]。

在一项包含16例以皮肤表现为主的红斑狼疮患者的临床研究观察到,16例患者中,有13例应用沙利度胺治疗期间症状有改善,其中完全缓解的有7例(44%),部分缓解的有6例(37%)。盘状红斑狼疮(DLE)、亚急性皮肤型红斑狼疮(SCLE)和光敏感面颊疹分别为11例、3例和1例。所有患者使用沙利度胺剂量为每日50～100mg,低于其他研究所采用的剂量(通常300～400mg)。多数患者在2个星期内获得明显改善。一名患者治疗期间因出现头痛头晕而停药。另一位患者接受沙利度胺22g(累积剂量)治疗后因发生轻度周围神经病变而停药。另外两名患者报告有轻度周围感觉异常,其中1位患者重新使用沙利度胺没有发现进一步的感觉异常或神经病变。研究表明低剂量沙利度胺用于治疗皮肤表现型的红斑狼疮是有效的,但对系统性红斑狼疮没有效果[5]。

【参考文献】

[1] Micromedex(172).Truven Health Analytics Inc.,2017 [2017-04-03].http://www.Micromedexsolutions.com.

[2] 中华医学会.临床诊疗指南:皮肤病与性病分册.北京:人民卫生出版社,2006.

[3] KYRIAKIS KP,KONTOCHRISTOPOULOS GJ,PANTE-LEOS DN.Experience with low-dose thalidomide therapy in chronic discoid lupus erythematosus.Int J Dermatol,2000,39(3):218-222.

[4] DUONG DJ,SPIGEL T,MOXLEY RT,et al.American experience with low-dose thalidomide therapy for severe cutaneous lupus erythematosus.Arch Dermatol,1999,135(9):1079-1087.

[5] STEVENS RJ,ANDUJAR C,EDWARDS CJ,et al.Thalidomide in the treatment of the cutaneous manifestations of lupus erythematosus:experience in sixteen consecutive patients.Br J Rheumatology,1997,36(3):353-359.

环孢素 Ciclosporin

【已批准的适应证】

1. 器官移植　包括预防异体移植物的排斥反应,包括肾、肝、心、肺、心肺联合和胰移植,治疗曾接受其他免疫抑制剂的患者所发生的移植物排斥;骨髓移植,包括预防骨髓移植排斥反应,预防和治疗移植物抗宿主病(GVHD)。

2. 非移植性适应证　诊断和决定处方本品者,应是具有应用免疫抑制剂特别是环孢素经验的医师。包括内源性葡萄膜炎:活动性有致盲危险的中部或后部非感染性葡萄膜炎,而常规疗法无效或产生不可接受的不良反应者;7~70岁肾功能正常的伴有复发性视网膜炎的贝切特(Behcet's)葡萄膜炎患者;银屑病:交替疗法无效或不适用的严重病例;异位性皮炎:传统疗法无效或不适用的严重病例;类风湿关节炎。

3. 其他可能用途　肾病综合征,特发性皮质激素依赖性和拮抗性肾病综合征[活检证实大多数病例为微小病变型肾病(MCD)或局灶性节段性肾小球硬化症(FSGS)],传统细胞抑制剂治疗无效但至少尚存在 50% 以上的正常肾功能的患者。应用本品后,可缓解病情,或维持由其他药物包括皮质激素所产生的缓解作用,从而停用其他药物。

【说明书之外的用法】

系统性红斑狼疮。对狼疮性肾炎有效,口服,按体重每日3~5mg/kg,分2次口服。

【特别提示】

由于免疫抑制作用,本品可增加感染机会,也可能引发淋巴瘤或其他肿瘤。有免疫治疗和管理实体脏器移植经验的医师方可使用本品。使用本品的患者,应在具有一定资质条件的医疗机构内接受管理。负责治疗的医师,应该不断完善患者的随访信息。

【依据等级】

中华医学会《临床诊疗指南:皮肤病与性病分册》[1] 和《临床诊疗指南:风湿病分册》[2] 将环孢素作为治疗系统性红斑狼疮的药物。

美国 FDA 未批准环孢素用于治疗成人系统性红斑狼疮。Micromedex有效性、推荐等级和证据强度:

有效性等级：Class Ⅱa，证据支持有效（Evidence Favors Efficacy）。

推荐等级：Class Ⅱb，在某些情况下推荐使用（Recommended，In Some）。

证据强度：Category B[3]。

摘要：低剂量环孢素联合类固醇药物治疗难治性重型系统性红斑狼疮，可使疾病的症状改善。

成人：环孢素显著改善 30 例系统性红斑狼疮（SLE）患者的临床症状和实验室参数，且减少了泼尼松的用量。30 例患者入组了一项为期 24 个月的非随机临床研究，上述患者均接受过泼尼松单独或联合环磷酰胺、硫唑嘌呤或氯喹治疗。根据修改后的系统性红斑狼疮活动度（SLAM）评分，环孢素起始剂量为每天 2.5～3.5mg/kg 或 4～5mg/kg。SLAM 评分显著（$P<0.01$）减少发生在治疗的第 6 个月，并在 2 年的研究期间持续下降，尽管在某些情况下，环孢素和泼尼松需减量。环孢素的不良反应包括多毛症（63%）、感觉异常（23%）、牙龈增生（17%）、肾毒性（13%）、高血压（10%）和震颤（7%）。3 例患者分别因剧烈腹痛、肾毒性和震颤而终止治疗。依那普利用于治疗环孢素继发的高血压。在本组其他疗法效果欠佳的患者，环孢素诱导 2～6 个月内反应良好；然而大部分患者需要环孢素持续治疗[4]。

一项小规模研究显示，低剂量环孢素（每日 5mg/kg）或环孢素联合糖皮质激素可使 66%～98% 的狼疮性肾炎患者蛋白尿减少[5]。在一项 2 年的非对照研究中（$n=26$），给予经氟可龙和抗代谢药物治疗后失败的有严重肾病患者环孢素每天 5mg/kg，结果发现，蛋白尿显著控制（减少约 90%），血肌酐基本保持不变，类固醇激素的剂量减少约 50%。一项非对照研究发现，20.5% 的患者检测到环孢素引起的肾毒性特征的肾脏病变，但病变等级分别为 Ⅰ 级或 Ⅱ 级，并不需要停药。在这项研究中并非所有患者均有狼疮性肾炎[6]。

【参考文献】

［1］中华医学会.临床诊疗指南:皮肤病与性病分册.北京:人民卫生出版社,2006.

［2］中华医学会.临床诊疗指南:风湿病分册.北京:人民卫生出版社,2005.

［3］Micromedex（172）.Truven Health Analytics Inc.，2017

［2017-04-03］.http://www.Micromedexsolutions.com.

［4］CACCAVO D,LAGANA B,MITTERHOFER AP,et al. Long-term treatment of systemic lupus erythematosus with cyclosporin A.Arthritis Rheum,1997,40(1):27-35.

［5］TOKUDA M,KURATA N,MIZOGUCHI A,et al.Effect of low-dose cyclosporin A on systemic lupus erythematosus disease activity.Arthritis Rheum,1994,37(4):551-558.

［6］FAVRE H,MIESCHER PA,HUANG YP,et al.Ciclosporin in the treatment of lupus nephritis.Am J Nephrol,1989,9 (Suppl 1):57-60.

硫唑嘌呤 Azathioprine

【已批准的适应证】

本品与皮质激素和/或其他免疫抑制剂及治疗措施联用，可防止器官移植(肾移植、心脏移植及肝移植)患者发生的排斥反应，并可减少肾移植患者对皮质激素的需求。通常本品与皮质激素和/或其他免疫抑制剂及治疗措施联用或单独使用，对下列患者的治疗可取得临床疗效(包括皮质激素减量)：严重的类风湿关节炎、系统性红斑狼疮、皮肌炎、自身免疫性慢性活动性肝炎、结节性多动脉炎、自身免疫性溶血性贫血、自发性血小板减少性紫癜。

【说明书之外的用法】

天疱疮。口服，一次 25~50mg，一日 1~2 次。

【特别提示】

应用此类嘌呤类抗代谢产物慢性免疫抑制剂会增加患者肿瘤的发生率，医生应用此药前必须十分熟悉其潜在的风险，如诱导机体突变的可能及潜在的血液毒性。

【依据等级】

中华医学会《临床诊疗指南：皮肤病与性病分册》将硫唑嘌呤作为天疱疮的治疗药物[1]。

美国 FDA 未批准硫唑嘌呤用于治疗成人天疱疮。Micromedex有效性、推荐等级和证据强度：

有效性等级：Class Ⅱb，有效性具有争议(Evidence is Inconclusive)。

推荐等级：Class Ⅱb，在某些情况下推荐使用(Recommended,In Some)。

证据强度:Category B[2]。

摘要:硫唑嘌呤加皮质激素治疗严重的寻常型天疱疮有效[3]。

成人:硫唑嘌呤治疗天疱疮的有效剂量为每天 2～3mg/kg(最大日剂量 250mg),观察到症状明显改善时慢慢减少到每天 1～2mg/kg 的维持剂量。同时给予糖皮质激素(甲泼尼龙或等效剂量的泼尼松或曲安奈德),每日单剂量一般为 80～200mg。在这项有 29 例可评估患者的研究中,有 27 例患者(93%)长期治疗后存活(随访时间 4～16 年);13 例(45%)完全治愈,未再接受治疗(最长达 132 个月),其中有 5 例患者未接受治疗时间长达 60～132 个月[3]。

【参考文献】

［1］中华医学会.临床诊疗指南:皮肤病与性病分册.北京:人民卫生出版社,2006.

［2］Micromedex(172).Truven Health Analytics Inc.,2017 [2017-04-03].http://www.Micromedexsolutions.com.

［3］ABERER W,WOLFF-SCHREINER EC,STINGL G,et al.Azathioprine in the treatment of pemphigus vulgaris.J Am Acad Dermatol,1987,16(3 Pt 1):527-533.

英夫利西单抗 Infliximab

【已批准的适应证】

1. 类风湿关节炎　本品是疾病控制性抗风湿药物。对于中、重度活动性类风湿关节炎患者,本品与甲氨蝶呤合用可用于:减轻症状和体征;改善身体功能,预防患者残疾。

2. 克罗恩病　对于接受传统治疗效果不佳的中、重度活动性克罗恩病患者,本品可用于:减轻症状和体征;达到并维持临床疗效;促进黏膜愈合;改善生活质量;使患者减少皮质激素用量或停止使用皮质激素。

3. 瘘管性克罗恩病　对于瘘管性克罗恩病患者,本品可用于:减少肠-皮肤瘘管和直肠-阴道瘘管的数量,促进并维持瘘管愈合;减轻症状和体征;改善生活质量。

4. 强直性脊柱炎　对于活动性强直性脊柱炎患者,本品可用于:减轻症状和体征,包括增加活动幅度;改善身体功能;改善生活质量。

【说明书之外的用法】

斑块状银屑病。于 0、2、6 周静脉输注 5mg/kg，随后每 8 周按此剂量输注 1 次。

【特别提示】

使用英夫利西单抗的患者感染的发生率增加，包括增加严重感染导致的入院治疗和死亡的严重感染，如细菌性脓毒症、肺结核、真菌侵袭和其他条件致病菌感染，因此患者必须接受关于感染症状的教育，在使用英夫利西单抗期间和治疗结束后要密切关注感染体征的出现，并使用合适的治疗药物。发生感染的患者应进行恰当的抗生素治疗评估，若发生严重感染应停用英夫利西单抗。

需对患者进行 PPD 试验以确定患者是否感染结核，对隐匿性结核患者在应用英夫利西单抗前应进行抗结核治疗。使用英夫利西单抗时，医师应密切关注患者有无出现肺结核的体征，包括隐匿性肺结核感染测试阴性的患者。

上市后罕有报道，使用英夫利西单抗治疗克罗恩病的年轻患者出现肝、脾 T 淋巴细胞瘤。

【依据等级】

美国皮肤病学会（AAD）《银屑病及银屑病性关节炎的指南：银屑病综述及生物制剂疗法指南（第 1 部分）（2008）》将英夫利西单抗作为银屑病的治疗药物[1]。

美国 FDA 已批准英夫利西单抗用于治疗成人斑块状银屑病。Micromedex 有效性、推荐等级和证据强度：

有效性等级：Class Ⅱa，证据支持有效（Evidence Favors Efficacy）。

推荐等级：Class Ⅱb，在某些情况下推荐使用（Recommended, In Some）。

证据强度：Category B[2]。

摘要：英夫利西单抗被认为适用于治疗慢性严重的（例如分布面积广的和/或致残的）成人斑块状银屑病和其他全身治疗效果不佳的患者。3 项随机、双盲、安慰剂对照临床研究，研究了英夫利西单抗的安全性和有效性，入选了 1 462 例成人慢性中、重度斑块状银屑病患者，包括银屑病面积 10% 或更多的体表面积，银屑病面积和严重程度指数（PASI）> 12 分或需要全身治疗或光疗法的患者[3-4]。

成人:英夫利西单抗诱导和单一维持疗法治疗中、重度银屑病是有效的,银屑病面积和严重程度指数 PASI 75 和 PASI 90 通过 1 年治疗取得有统计学意义的改善结果。多中心随机双盲安慰剂对照Ⅲ期临床试验中,经过全身治疗或光疗法治疗的中、重度银屑病患者($n=378$)被随机按 4∶1 的比例分配到接受英夫利西单抗治疗组($n=301$) 5mg/kg 或匹配的安慰剂组($n=77$)。所有患者均接受静脉注射,在 0、2、6 周(诱导治疗)后,每 8 周注射 1 次维持剂量共 46 周。安慰剂组患者通过双盲的方式交叉使用英夫利西单抗 5mg/kg 的维持治疗 24～46 周。绝大多数患者(71%)为男性(平均 43 岁),有($18.7±11.1$)年的银屑病历史,PASI 评分中位数为 $22.9±9.2$(程度 0～72)。患者不允许同时使用全身治疗、光疗或外用治疗超过 50 周,外用 2.5%氢化可的松或等效剂量治疗除外。基于意向治疗(ITT)分析,在治疗第 10 周,80%(242/301)接受英夫利西单抗治疗的患者,取得了 75% 的 PASI 基线改善(PASI 75),而安慰剂治疗组只有 3%,两组具有显著性差异(80% *vs* 3%,$P<0.000\ 1$)。57%(172/301)英夫利西单抗治疗的患者取得至少 90% 的 PASI 基线改善(PASI 90),而安慰剂组只有 1%,两组具有显著性差异(57% *vs* 1%,$P<0.000\ 1$)。在皮肤完全清除(PASI=0)方面,英夫利西单抗组和安慰剂组分别是 26%(77/301)和 0。在指甲银屑病严重程度指数(NAPSI)减少的百分比方面,患者英夫利西单抗组较安慰剂治疗组明显改善:第 10 周(26% *vs* -5.9%),第 24 周($56.3%\ vs-3.2%$)($P<0.0001$)。约 80% 的患者顺利完成治疗观察。英夫利西单抗相关的最常见不良反应报告为感染(42% *vs* 40%安慰剂)、头痛(14% *vs* 12%)、肝酶升高(9% *vs* 0)和疲劳(8% *vs* 4%)[3]。

【参考文献】

[1] American Academy of Dermatology. Guidelines of care for the management of psoriasis and psoriatic arthritis:Section 1. Overview of psoriasis and guidelines of care for the treatment of psoriasis with biologics. J Am Acad Dermatol, 2008, 58(5): 826-850.

[2] Micromedex(172). Truven Health Analytics Inc., 2017 [2017-04-03]. http://www.Micromedexsolutions.com.

［3］REICH K，NESTLE FO，PAPP K，et al.Infliximab in-duction and maintenance therapy for moderate-to-severe psoriasis：a phase Ⅲ，multicentre，double-blind trial. Lancet，2005，366（9494）：1367-1374.

［4］GOTTLIEB AB，EVANS R，LI S，et al.Infliximab induc-tion therapy for patients with severe plaque-type psoriasis：a ran-domized，double-blind，placebo-controlled trial.J Am Acad Derma-tol，2004，51（4）：534-542.

吡美莫司 Pimecrolimus

【已批准的适应证】

适用于无免疫受损的 2 岁及 2 岁以上轻度至中度特应性皮炎(湿疹)患者。

【说明书之外的用法】

脂溢性皮炎。 每日外用 1~2 次，疗程 2~4 周。

【特别提示】

外用(霜)：外用钙调磷酸酶抑制剂的长期安全性尚未确定。但使用外用钙调磷酸酶抑制剂，包括吡美莫司软膏治疗的患者可致恶性肿瘤(例如皮肤和淋巴瘤)的罕见案例已经有报道。因此，应避免在任何年龄组连续长期使用，并且仅适用于特应性皮炎发生的部位。

2 岁以下儿童不建议使用。

【依据等级】

中华医学会皮肤性病学分《马拉色菌相关疾病诊疗指南(2008 版)》将吡美莫司乳膏作为脂溢性皮炎的治疗药物[1]。

美国 FDA 未批准吡美莫司用于治疗成人脂溢性皮炎。Micromedex有效性、推荐等级和证据强度：

有效性等级： Class Ⅱa，证据支持有效(Evidence Favors Efficacy)。

推荐等级： Class Ⅱb，在某些情况下推荐使用(Recommen-ded，In Some)。

证据强度： Category B[2]。

摘要：在一项人类免疫缺陷病毒感染者的非盲预试验研究(n=21)中，每日 2 次局部应用 1%吡美莫司乳膏治疗浸润/丘疹脂溢性皮炎，2 周后面部红斑、脱屑、渗入/丘疹形成症状显著减少；另外，在 5 周的后续治疗中再次发生红斑和脱屑症状与基线相比显著减轻[3]。

成人：一项为期 7 周的非盲预试验研究（$n=21$），1% 吡美莫司乳膏每天 2 次局部用于治疗成人人类免疫缺陷病毒感染者面部脂溢性皮炎（SD）是有效的。患者（平均年龄 38.48 岁；范围 28～47 岁）具有轻微到严重面部脂溢性皮炎的临床和病理诊断，每天 2 次局部使用 1% 吡美莫司乳膏，连续使用 14 天。研究期间不允许使用其他抗脂溢性外用或口服药物。71% 的患者正在接受高活性抗反转录病毒治疗。对基线组的皮肤受累情况在治疗期间通过临床评分和数码摄像术进行评估。临床评分包括调查评估不同级别的红斑，有渗出丘疹形成，灼热、脱屑、瘙痒、表皮脱落、苔藓样变和患者评估红斑、灼热、脱屑、瘙痒。不同等级的评估使用 4 级量表（0＝无，1＝轻度，2＝中等，3＝严重）。开始吡美莫司治疗后，与基线相比，在第 7 天临床评分（研究者评估）为红斑、脱屑、渗透/丘疹的中位数分别下降 86%、80% 和 83%，第 14 天分别下降 92.5%、92% 和 87%（$P<0.01$）。患者自评估的红斑、脱屑、瘙痒的得分中位数大幅降低，与基线相比，第 7 天分别下降 73%、90% 和 72%，第 14 天分别下降 88%、93% 和 88%（$P<0.01$）。根据研究人员和患者自评估，第 14 天 90% 以上的患者所有临床症状均消失（评分＝0）。虽然苔藓样变、表皮脱落、灼烧症状改善，但数据无统计学意义。接下来的 5 周随访期间不允许使用吡美莫司或其他任何局部/全身治疗脂溢性皮炎的药物，约 50% 的患者在第 35 天左右红斑和表皮脱落复发。但 35 天时的临床评分中位数比基线降低，且症状较轻微。吡美莫司治疗亚组分析数据发现，中位数的下降并没有改变 CD4+ 或 CD8+ T 细胞计数或病毒载量[3]。

【参考文献】

[1] 中华医学会皮肤性病学分会真菌组.马拉色菌相关疾病诊疗指南（2008 版）.中华皮肤科杂志，2008，41（10）：639-640.

[2] Micromedex（172）.Truven Health Analytics Inc.，2017 [2017-04-03].http://www.Micromedexsolutions.com.

[3] DE MORAES AP，De ARRUDA EA，VITORIANO MA，

et al. An open-label efficacy pilot study with pimecrolimus cream 1% in adults with facial seborrhoeic dermatitis infected with HIV.J Eur Acad Dermatol Venereol,2007,21（5）:596-601.

他克莫司 Tacrolimus

【已批准的适应证】

胶囊剂:预防肝脏或肾脏移植术后的移植物排斥反应。治疗肝脏或肾脏移植术后应用其他免疫抑制药物无法控制的移植物排斥反应。

软膏剂:适用于因潜在危险而不宜使用传统疗法,或对传统疗法反应不充分,或无法耐受传统疗法的中到重度特应性皮炎患者,作为短期或间歇性长期治疗。0.03%和0.1%浓度均可用于成人,只有0.03%用于2岁及以上的儿童。

【说明书之外的用法】

银屑病。口服剂,每日0.05~0.15mg/kg;软膏剂,每天2次,涂患处。

【特别提示】

口服(片剂、缓释剂):他克莫司缓释片或其他免疫抑制剂能增加严重感染和发生恶性肿瘤的风险,可能导致住院或死亡。

局部用药(软膏剂):虽然外用钙调磷酸酶抑制剂的长期安全性尚未确定,但使用外用钙调磷酸酶抑制剂,包括他克莫司软膏治疗的患者可致恶性肿瘤(例如皮肤和淋巴瘤)的罕见案例已经有报道。因此,应避免在任何年龄组连续长期使用,并且仅适用于特应性皮炎发生的部位。只有0.03%他克莫司软膏用于2~15岁的儿童,2岁以下禁用。

【依据等级】

美国皮肤病学会(AAD)《银屑病及银屑病性关节炎的指南:银屑病的传统的系统治疗指南(第4部分)》[1]将他克莫司作为口服治疗银屑病的药物。中华医学会皮肤性病学分会《中国银屑病治疗专家共识(2014版)》[2]推荐他克莫司软膏剂作为治疗银屑病的药物。

美国FDA未批准他克莫司用于治疗成人银屑病。

Micromedex有效性、推荐等级和证据强度：

有效性等级：Class Ⅱa，证据支持有效（Evidence Favors Efficacy）。

推荐等级：Class Ⅱb，在某些情况下推荐使用（Recommended，In Some）。

证据强度：Category B[3]。

摘要：在安慰剂对照试验中，口服他克莫司能有效治疗中、重度顽固性寻常型银屑病。经过 9 周的治疗，他克莫司组有 63.2% 的患者减少了 70% 患病面积和严重程度评分，而安慰剂组只有 25% 的患者减少同样的比率[4]。

一项他克莫司治疗 16 例慢性斑块型银屑病患者的研究结果显示，他克莫司软膏对治疗需去鳞屑和封包处理的银屑病是有效的。患者随机分配到 0.3% 他克莫司软膏组，加或不加渗透增强剂；他克莫司软膏基质组；0.1% 倍他米松软膏组；倍他米松软膏基质组；0.005% 卡泊三醇软膏组。每组在第 0、2、5、7、9 和 12 天加以封包处理。红斑和渗出减少的中位数在第 7 天，他克莫司和倍他米松比卡泊三醇疗效更显著，但在第 14 天，他克莫司和卡泊三醇间的差异不再显著[5]。

【参考文献】

［1］American Academy of Dermatology.Guidelines of care for the management of psoriasis and psoriatic arthritis：section 4. Guidelines of care for the management and treatment of psoriasis with traditional systemic agents.J Am Acad Dermatol，2009，61（3）：451-485.

［2］中华医学会皮肤性病学分会.中国银屑病治疗专家共识（2014 版）.中华皮肤科杂志，2014，47（3）：213-215.

［3］Micromedex（172）.Truven Health Analytics Inc.，2017［2017-04-03］.http：//www.Micromedexsolutions.com.

［4］Systemic tacrolimus（FK 506）is effective for the treatment of psoriasis in a double-blind，placebo-controlled study.The European FK 506 Multicentre Psoriasis Study Group.Arch Dermatol，1996，132（4）：419-423.

［5］REMITZ A，REITAMO S，ERKKO P，et al.Tacrolimus ointment improves psoriasis in a microplaque assay.Br J Dermatol，

1999,141(1):103-107.

泼尼松 Prednisone

【已批准的适应证】

主要用于过敏性与自身免疫性炎症性疾病。适用于结缔组织病、系统性红斑狼疮、重症多肌炎、严重的支气管哮喘、皮肌炎、血管炎、急性白血病、恶性淋巴瘤。

【说明书之外的用法】

1. 簇状痤疮 口服,每日15~30mg。适用于聚合性痤疮的炎症期,严重的结节性和囊肿性可皮损内注射糖皮质激素,泼尼松混悬液0.3~1.0ml加等量2%利多卡因或1%普鲁卡因,每2周1次,给药3~4次后有较好效果,不宜反复长期使用。

2. 系统性硬皮病 口服,每日20~45mg。仅用于疾病早期病情进展较快,皮肤肿胀明显伴有关节、肌肉症状时,病情控制后递减停用,无须长期维持。

3. 带状疱疹 口服,每日30~40mg,分2~3次口服,疗程7~10天,应与有效的抗病毒药合用。主要用于病程7天以内、无禁忌证的老年患者。

【依据等级】

1. 簇状痤疮 中华医学会《临床诊疗指南:皮肤病与性病分册》推荐口服皮质激素药物治疗严重痤疮[1]。

美国FDA未批准泼尼松用于治疗成人簇状痤疮。Micromedex有效性、推荐等级和证据强度:

有效性等级: Class Ⅱb,有效性具有争议(Evidence is Inconclusive)。

推荐等级: Class Ⅱb,在某些情况下推荐使用(Recommended,In Some)。

证据强度: Category C[2]。

摘要:泼尼松能有效清除75%簇状痤疮患者的皮肤丘疹[3]。

成人:泼尼松10mg/d,2周后减量至5mg/d,有效清除75%簇状痤疮患者的皮肤丘疹而不留瘢痕。疾病早期治疗是最有效的。患者在初期症状已持续1~9个月;在此之前,经过包括米诺环素、倍他米松戊酸酯软膏、富马酸酮替芬和丸山疫苗等治疗,但未成功治愈。簇状痤疮的特征在于在眶周区域和眼睑棕红色丘疹,病变通常在 12～24 个月后自然消失;但会留下毁损性瘢痕[3]。

2. 系统性硬皮病　中华医学会《临床诊疗指南:皮肤病与性病分册》推荐口服糖皮质激素药物作为硬皮病的治疗药物[1]。

美国 FDA 未批准泼尼松用于治疗成人系统性硬皮病。Micromedex有效性、推荐等级和证据强度:

有效性等级:Class Ⅱb,有效性具有争议(Evidence is Inconclusive)。

推荐等级:Class Ⅱb,在某些情况下推荐使用(Recommended,In Some)。

证据强度:Category B[2]。

摘要:尽管糖皮质激素已用于硬皮病伴发显著的严重性肌炎、心包炎、胸膜炎或急性间质性炎症或肺血管性疾病。糖皮质激素可能有助于缓解对 NSAIDs 无应答的皮肤受累和肌肉、骨骼或关节的病变。

成人:血浆置换法联合免疫抑制药物可能是中、重度硬皮病患者有效的治疗方法。一项纳入了 15 例硬皮病患者的非对照试验中,血浆置换法联合泼尼松和环磷酰胺减轻了 1 例患者的临床症状。伴有不同程度皮肤和器官受累的患者,泼尼松的起始剂量为 50mg/d,之后减量至隔日服药。环磷酰胺的起始剂量为 2.5mg/(kg·d),2 至 3 个月的治疗后,3 例患者出现白细胞减少或膀胱炎,换药为苯丁酸氮芥0.12mg/(kg·d)[4]。

3. 带状疱疹　中华医学会《临床诊疗指南:皮肤病与性病分册》将糖皮质激素作为带状疱疹的治疗药物,但仍有争议,多数认为及早合理应用能抑制炎症过程,减轻后根神经节的炎症及其后的纤维化[1]。

美国 FDA 未批准泼尼松用于治疗成人带状疱疹。Micromedex有效性、推荐等级和证据强度:

有效性等级:Class Ⅱb,有效性具有争议(Evidence is Inconclusive)。

推荐等级:Class Ⅱb,在某些情况下推荐使用(Recommended,In Some)。

证据强度:Category B[2]。

摘要:糖皮质激素用于无其他疾病的带状疱疹患者

可能有利于减轻初始疼痛和防止带状疱疹后神经痛;然而,对于病情较重的患者的治疗基于一些设计缺陷的试验。

成人:已有的关于评价糖皮质激素治疗带状疱疹后神经痛(PHN)疗效的临床研究是存在设计缺陷的,因此糖皮质激素是否可以治疗 PHN 尚无明确的结论。一般短疗程的泼尼松为 40~60mg/d,疗程 2~4 周。1 名 66 岁正在接受甲氨蝶呤 2.5mg、隔日 1 次治疗的女性类风湿关节炎患者,为了防止 PHN 使用泼尼松 30mg/d 治疗带状疱疹散播性皮损。推荐皮质激素用于预防带状疱疹后神经痛,并建议与阿昔洛韦联合治疗[5]。

【参考文献】

[1] 中华医学会.临床诊疗指南:皮肤病与性病分册.北京:人民卫生出版社,2006.

[2] Micromedex(172).Truven Health Analytics Inc.,2017[2017-04-03].http://www.Micromedexsolutions.com.

[3] UESUGI Y, AIBA S, USUBA M, et al.Oral prednisone in the treatment of acne agminata.Br J Dermatol,1996,134(6):1098-1100.

[4] DAU PC, KAHALEH MB, SAGEBIEL RW.Plasmapheresis and immunosuppressive drug therapy in scleroderma.Arthritis Rheum,1981,24(9):1128-1136.

[5] ANDERSON DJ,JANOFF EN.Herpes zoster infection in a patient on methotrexate given prednisone to prevent postherpetic neuralgia(letter).Ann Intern Med,1987,107(5):783.

四环素 Tetracycline

【已批准的适应证】

1. 作为首选或选用药物应用于下列疾病:

(1)立克次体病,包括流行性斑疹伤寒、地方性斑疹伤寒、落基山热、恙虫病和 Q 热。

(2)支原体属感染。

(3)衣原体属感染,包括鹦鹉热、性病、淋巴肉芽肿、非特异性尿道炎、输卵管炎、宫颈炎及沙眼。

(4)回归热。

(5)布鲁氏菌病。

（6）霍乱。

（7）兔热病。

（8）鼠疫。

（9）软下疳。

治疗布鲁氏菌病和鼠疫时需与氨基糖苷类联合应用。

2. 由于目前常见致病菌对四环素类耐药现象严重,仅在病原菌对本品呈现敏感时,方有指征选用该类药物。本品亦不宜用于治疗溶血性链球菌感染和任何类型的葡萄球菌感染。

3. 本品可用于对青霉素类过敏的破伤风、气性坏疽、雅司、梅毒、淋病和钩端螺旋体病以及放线菌属、单核细胞增多性李斯特菌感染的患者。

【说明书之外的用法】

酒渣鼻。炎症明显者,口服,每日 1.0g,连服 2 周后减为每日 0.5g,总疗程 1 个月。

【依据等级】

中华医学会《临床诊疗指南:皮肤病与性病分册》推荐四环素作为治疗酒渣鼻的首选药物之一[1]。

美国 FAD 未批准四环素用于治疗酒渣鼻。Micromedex 有效性、推荐等级和证据强度:

有效性等级:Class Ⅱa,证据支持有效（Evidence Favors Efficacy）。

推荐等级:Class Ⅱb,在某些情况下推荐使用（Recommended,In Some）。

证据强度:Category B[2]。

摘要:四环素与克林霉素一样可降低丘疹和根瘤数。

成人:酒渣鼻的发病机制目前并不清楚,它与某些微生物的存在并没有一定的相关性。酒渣鼻患者有类似于寻常痤疮的一些症状,包括:皮肤潮红、红斑/发绀,毛细血管扩张,面部水肿,丘疹/脓疱,眼部病变,肥大性酒渣鼻和非面部病变。一项纳入了 43 例酒渣鼻患者的随机双盲试验比较了口服四环素与局部使用克林霉素的效果。治疗 12 周后,发现两种药物的治疗效果并无差异,患者的丘疹和结节数量均有显著减少[3]。

【参考文献】

[1] 中华医学会.临床诊疗指南:皮肤病与性病分册.北

京：人民卫生出版社，2006.

［2］Micromedex（172）.Truven Health Analytics Inc.,2017［2017-04-03］.http://www.Micromedexsolutions.com.

［3］WILKIN JK,DEWITT S.Treatment of rosacea:topical clindamycin versus oral tetracycline.Int J Dermatol,1993,32(1):65-67.

硝苯地平 Nifedipine

【已批准的适应证】

心绞痛：变异型心绞痛、不稳定型心绞痛、慢性稳定型心绞痛；高血压（单独或与其他降压药合用）。

【说明书之外的用法】

冻疮。口服，一次 10~20mg，一日 3 次。

【依据等级】

《皮肤性病学》第 8 版将硝苯地平作为治疗冻疮的药物之一[1]。

美国 FAD 未批准硝苯地平用于治疗成人冻疮。Micromedex有效性、推荐等级和证据强度：

有效性等级：Class Ⅱa，证据支持有效（Evidence Favors Efficacy）。

推荐等级：Class Ⅱb，在某些情况下推荐使用（Recommended,In Some）。

证据强度：Category B[2]。

摘要：非对照试验表明，硝苯地平可使 70% 的难治性冻疮患者的症状得到一定的缓解。

成人：25 例顽固性冻疮患者（因寒冷导致皮肤炎性损伤）给予硝苯地平缓释片 60mg/d 治疗 2 周后，有 17 名患者的症状得到缓解，6 名患者给予低剂量硝苯地平（80mg/d）症状并未得到缓解，此外还有 2 名患者失访。这些数据表明，血管痉挛可能是冻疮的发生机制之一，通过调节血管痉挛对冻疮有一定的疗效。对冻疮的调节机制类似于雷诺综合征[3]。

硝苯地平 10mg，每天 2 次有效治疗一位 35 岁健康女性患者的脚趾冻疮。该患者服用硝苯地平 2 天后症状开始有所好转，服用 7 天后冻疮症状大大改善。但是患者在服用硝苯地平期间出现短暂的头痛和头晕。连续两年在冬季服用硝苯地平可成功预防冻疮的发生,此后患者只需采取一些非药物的预防和治疗措施[4]。

【参考文献】

［1］张学军.皮肤性病学.8 版.北京:人民卫生出版社,2013.

［2］Micromedex(172).Truven Health Analytics Inc.,2017[2017-04-03].http://www.Micromedexsolutions.com.

［3］RUSTIN MH,NEWTON JA,DOWD PM.Nifedipine:a new treatment for perniosis.Br J Dermatol,1987,117(Suppl 32):20-21.

［4］PARLETTE EC,PARLETTE HL.Erythrocyanotic discoloration of the toes.Cutis,2000,65(4):223-224,226.

多塞平 Doxepin

【已批准的适应证】

用于治疗抑郁症及焦虑性神经症。

【说明书之外的用法】

荨麻疹。口服,一次 25mg,一日 3 次。

【特别提示】

治疗严重的抑郁性障碍和其他精神障碍的抗抑郁药会增加儿童、青少年、自杀想法和行为的风险。短期研究表明与安慰剂组相比,这些药物并不增加 24 岁以上的成人自杀风险,还能减少 65 岁以上老年人自杀的风险。在临床应用时应考虑这种风险。医疗工作者应密切关注患者,观察患者行为是否有明显的异常改变,是否有自杀想法和行为。应告知患者家属及护理人员密切关注患者,多与其交流。儿童禁用。

【依据等级】

美国药师协会《药物信息》[1]及《中华人民共和国药典临床用药须知》[2]将多塞平作为荨麻疹的治疗药物。

美国 FDA 未批准多塞平用于成人治疗荨麻疹。Micromedex有效性、推荐等级和证据强度:

有效性等级:Class Ⅱa,证据支持有效(Evidence Favors Efficacy)。

推荐等级:Class Ⅱb,在某些情况下推荐使用(Recommended,In Some)。

证据强度：Category B[3]。

摘要：有效治疗荨麻疹。

成人：口服多塞平 10~30mg/d 可有效治疗特发性寒冷性荨麻疹，有效抑制风团和瘙痒症状，缩短冰块试验中风团反应的持续时间[4]。

一项对照研究，每天 2 次口服多塞平 5mg 可有效治疗慢性特发性荨麻疹。每天 2 次口服美喹他嗪（吩噻嗪类抗组胺药）5mg 同样有效[5]。

一项安慰剂对照试验显示，每天 3 次口服多塞平 25mg 可有效治疗 16 例成年慢性特发性荨麻疹患者[6]。患者被随机分配至 4 周的多塞平治疗组或安慰剂组，4 周后交换药物。与安慰剂治疗组相比，多塞平组的病变发生率、血管性水肿和肿胀等症状的发生率更低。使用多塞平治疗的患者其抗组织胺药物的用量比安慰剂组少。在多塞平治疗期间观察到有嗜睡，但随着药物的持续使用，症状逐渐减少，还报告了口干和便秘。

【参考文献】

［1］American Society of Health System Pharmacists. AHFS Drug Information 2011. Bethesda：American Society of Health System Pharmacists，2011.

［2］国家药典委员会.中华人民共和国药典临床用药须知：化学药和生物制品卷.2010 年版.北京：人民卫生出版社，2011.

［3］Micromedex（172）.Truven Health Analytics Inc.，2017［2017-04-03］.http：//www.Micromedexsolutions.com.

［4］NEITTAANMÄKI H，MYÖHÄNEN T，FRÄKI JE.Comparison of cinnarizine，cyproheptadine，doxepin，and hydroxyzine in treatment of idiopathic cold urticaria：usefulness of doxepin.J Am Acad Dermatol，1984，11（3）：483-489.

［5］HARTO A，SENDAGORTA E，LEDO A.Doxepin in the treatment of chronic urticaria.Dermatologica，1985，170（2）：90-93.

［6］GOLDSOBEL AB，ROHR AS，SIEGEL SC，et al.Efficacy of doxepin in the treatment of chronic idiopathic urticaria.J Allergy Clin Immunol，1986，78（5 Pt 1）：867-873.

（编写：林　茵）

（校对：刘容吉）

第 11 章

耳、鼻、咽喉、眼科疾病用药

碘化钾 Potassium Iodide

【已批准的适应证】

地方性甲状腺肿的预防与治疗,甲状腺功能亢进症手术前准备及甲状腺亢进危象。

【说明书之外的用法】

孢子丝菌病。口服 10% 碘化钾溶液,每次 10ml,每日 3 次。总疗程 3~6 个月。

【特别提示】

碘过敏者禁用。长期或大剂量服用本品,发生甲状腺肿、甲状腺功能减退或甲状腺腺瘤的风险大大增加。

【依据等级】

《孢子丝菌病诊疗指南》将碘化钾作为孢子丝菌病的首选药物[1]。

美国 FDA 未批准碘化钾用于治疗成人皮肤孢子丝菌病。Micromedex有效性、推荐等级和证据强度:

有效性等级:Class Ⅱa,证据支持有效(Evidence Favors Efficacy)。

推荐等级:Class Ⅱb,在某些情况下推荐使用(Recommended,In Some)。

证据强度:Category B[2]。

摘要:碘化钾饱和溶液(SSKI)被推荐作为成人和儿童对伊曲康唑治疗无效的皮肤孢子丝菌病的替代治疗[3]。

成人和儿童:碘化钾饱和溶液(SSKI)被推荐用于对伊曲康唑治疗无效的皮肤孢子丝菌病的替代治疗。所有病灶愈合后应继续治疗 2~4 周,总疗程 3~6 个月。常见不良反应包括金属味、恶心、腹痛和皮疹。在与 SSKI 相关的临床试验和病例报告中,治愈率从 80% 至 100% 不等[3]。

【参考文献】

[1] 中华医学会皮肤性病学分会真菌学组.孢子丝菌病诊疗指南.中华皮肤科杂志,2016,49(7):456-459.

[2] Micromedex(172).Truven Health Analytics Inc.,2017[2017-04-03].http://www.Micromedexsolutions.com.

[3] KAUFFMAN CA,BUSTAMANTE B,CHAPMAN SW, et al.Clinical practice guidelines for the management of sporotrichosis.Clin Infect Dis,2007,45(10):1255-1265.

秋水仙碱 Colchicine

【已批准的适应证】

治疗痛风性关节炎的急性发作,预防复发性痛风性关节炎的急性发作。

【说明书之外的用法】

淀粉样变性。口服,常规剂量每日 0.5~0.6mg,极量每日 2mg,分次服用。

【特别提示】

肝肾功能不全的患者服用本品同时服用 P-糖蛋白或强 CYP3A4 酶抑制剂,会出现致命的秋水仙碱毒性。

【依据等级】

《临床诊疗指南:口腔医学分册》将秋水仙碱作为系统性淀粉样变性的最常用药物,但对本病目前尚无有效治疗方法。药物治疗只能在一定程度上控制或延缓病情发展,而不能治愈[1]。

美国 FDA 未批准秋水仙碱用于治疗成人淀粉样变性。Micromedex有效性、推荐等级和证据强度:

有效性等级:Class Ⅱa,证据支持有效(Evidence Favors Efficacy)。

推荐等级:Class Ⅱb,在某些情况下推荐使用(Recommended,In Some)。

证据强度:Category B[2]。

摘要:研究表明,单用秋水仙碱或与其他药物联用,都有益于治疗原发性淀粉样变性以及伴有家族性地中海热或是银屑病的淀粉样变性。也有研究显示秋水仙碱不能有效治疗原发性淀粉样变性。尽管缺乏证据支持秋水仙碱对治疗其他种类的淀粉样变性有效,秋水仙碱有时也会用在这些情况。

成人:一项回顾性分析发现,68 例家族性地中海热患者在发展到淀粉样变性肾病时开始连续的秋水仙碱治疗,31 例肾病加重,其余患者肾功能稳定或者改善。秋水仙碱起始剂量少于或等于每日 1.5mg,出现肾功能减退,伴有血肌酐水平大于或等于 132.6μmol/L;当剂量大于每日 1.5mg 时,肾功能改善以及存活的可能性增加。情况好转的患者平均剂量是每日 1.74mg,明显大于症状恶化患者所用的剂量每日 1.25mg。治疗伴有家族性地中海热的淀粉样变性,秋水仙碱首选剂量是每日 2mg。病情恶化与下列因素无关:预处理水平或蛋白尿持续时间、肾病综合征、高血压、持续发热、依从性差或性别[3]。

对于 2 例患有肾淀粉样变性合并慢性大肠溃疡,继发严重蛋白尿的患者,秋水仙碱治疗有效。秋水仙碱剂量为每日 0.6mg,分 1 次或者 2 次给药,能显著减少蛋白尿,肾功能维持稳定或有所改善。对于无症状的系统性淀粉样变性合并溃疡性结肠炎的患者,使用秋水仙碱也是一个不错的治疗方案[4]。

1 例肾淀粉样变性的银屑病患者在使用秋水仙碱每日 1.5~2.5mg,长期治疗 57 个月后,肾病综合征和蛋白尿得以逆转[5]。

1 例 28 岁卡斯尔曼病女性患者,每日给予秋水仙碱 1.5mg,淀粉样变性继发的肾病综合征得以好转[6]。

一项涉及 220 例原发性淀粉样变性患者的试验结果表明,秋水仙碱联合美法仑、泼尼松治疗并无任何额外的益处。秋水仙碱单药治疗生存时间中位值 8.5 个月,美法仑与泼尼松联合治疗为 18 个月,3 药联合治疗为 17 个月($P<0.001$)[7]。

一项涉及 100 例原发性淀粉样变性患者的随机研究表明,在改善生存方面,秋水仙碱单药治疗不及美法仑、泼尼松和秋水仙碱联合使用有效。单药治疗组秋水仙碱剂量是每次 0.6mg,每日 2 次。联合治疗组美法仑每日 0.15~0.25mg/kg,泼尼松每日 1.5mg/kg,连用 4 天,每 6 周 1 个疗程直至美法仑总量达 600mg;秋水仙碱每次 0.6mg,每日 2 次,美法仑给药当天除外。接受联合治疗的患者平均生存时间 12.2 个月,而单用秋水仙碱的患者则为 6.7 个月[8]。

【参考文献】

[1] 中华医学会.临床诊疗指南:口腔医学分册.北京:人

民卫生出版社,2005.

[2] Micromedex(172).Truven Health Analytics Inc.,2017 [2017-04-03].http://www.Micromedexsolutions.com.

[3] LIVNEH A,ZEMER D,LANGEVITZ P,et al.Colchicine treatment of AA amyloidosis of familial mediterranean fever:an analysis of factors affecting outcome.Arthritis Rheum,1994,37(12): 1804-1811.

[4] MEYERS S,JANOWITZ HD,GUMASTE VV,et al.Colchicine therapy of the renal amyloidosis of ulcerative colitis.Gastroenterology,1988,94(6):1503-1507.

[5] KAGAN A,HUSZAR M,FRUMKIN A,et al.Reversal of nephrotic syndrome due to AA amyloidosis in psoriatic patients on long-term colchicine treatment.Nephron,1999,82(4):348-353.

[6] PAYDAS S,GONLUSEN G,SAGLIKER Y.Regression of nephrotic syndrome with colchicine therapy secondary to amyloidosis with associated Castleman's disease.Nephron,1995,71 (4):463-464.

[7] KYLE RA,GERTZ MA,GREIPP PR,et al.A trial of three regimens for primary amyloidosis:colchicine alone,melphalan and prednisone,and melphalan,prednisone,and colchicine.N Engl J Med,1997,336(17):1202-1207.

[8] SKINNER M,ANDERSON JJ,SIMMS R,et al.Treatment of 100 patients with primary amyloidosis:a randomized trial of melphalan,prednisone,and colchicine versus colchicine only. Am J Med,1996,100(3):290-298.

环孢素 Cyclosporin

【已批准的适应证】
用于预防和治疗眼角膜移植术后的免疫排斥反应。

【说明书之外的用法】
1. **干燥性角结膜炎**　滴眼,0.05%环孢素眼用乳剂每只眼1滴,每日2次,间隔约12小时。

2. **过敏性结膜炎**　滴眼,0.05%环孢素眼用乳剂每只眼1滴,每日2次,间隔约12小时。

【特别提示】
对环孢素过敏者、对滴眼液中其他成分过敏者禁用。

【依据等级】

1. 干燥性角结膜炎　美国药师协会《药物信息》将环孢素眼用乳剂用于成人干燥性角结膜炎。干燥性角结膜炎导致的眼部炎症可能抑制了泪液分泌,使用环孢素眼用乳剂可增加泪液生成[1]。

美国 FDA 批准环孢素用于治疗干燥性角结膜炎。Micromedex有效性、推荐等级和证据强度:

有效性等级:Class Ⅰ,治疗有效(Effective)。

推荐等级:Class Ⅱa,在大多数情况下推荐使用(Recommended,In Most)。

证据强度:Category B[2]。

摘要:对于因干燥性角膜炎引起眼部炎症,导致泪液产生受到抑制的患者,环孢素可以增加泪液的分泌。

成人:干燥性角结膜炎引起的眼部炎症抑制泪液生成,0.05%环孢素滴眼乳剂对此类患者有效,可增加泪液分泌。在一项随机、安慰剂对照临床研究中,大约 1 200 例中至重度干燥性角结膜炎患者,使用 0.05%环孢素滴眼乳剂治疗 6 个月后,接近 15%的患者 Schirmer 试验结果显著增加。但同时接受局部抗炎药和泪小点封闭的患者,泪液分泌并未增加。

2. 过敏性结膜炎　美国 FDA 未批准环孢素用于过敏性结膜炎。Micromedex有效性、推荐等级和证据强度:

有效性等级:Class Ⅱa,证据支持有效(Evidence Favors Efficacy)。

推荐等级:Class Ⅱb,在某些情况下推荐使用(Recommended,In Some)。

证据强度:Category B[2]。

摘要:一项 meta 分析指出,在 7 项成人过敏性结膜炎的临床随机对照研究(153 例患者,306 只眼睛)中发现,环孢素能显著降低患者的综合征状和体征评分,均值为-1.21(安慰剂为-0.84)。在两项研究中也发现使用环孢素的患者每周糖皮质激素滴眼液使用量也下降 61.2 滴(56 例患者,112 只眼睛)。该研究结果可能会受到研究人群少和不同的环孢素浓度影响(2%或 0.05%)[3]。

【参考文献】

[1] GERALD KM. AHFS Drug Information 2010. Bethesda:

American Society of Health-System Pharmacists,2010.

［2］Micromedex(172).Truven Health Analytics Inc.,2017 ［2017-04-03］.http://www.Micromedexsolutions.com.

［3］WAN KH,CHEN LJ,RONG SS,et al.Topical ciclosporin in the treatment of allergic conjunctivitis:a meta-analysis.Ophthalmology,2013,120(11):2197-2203.

氟尿嘧啶 Fluorouracil

【已批准的适应证】

本品抗瘤谱较广,主要用于治疗消化道肿瘤,或较大剂量氟尿嘧啶治疗绒毛膜上皮癌。亦常用于治疗乳腺癌、卵巢癌、肺癌、宫颈癌、膀胱癌及皮肤癌等。

【说明书之外的用法】

1. 青光眼术中术后抗瘢痕形成 　给药途径为结膜瓣下、巩膜瓣下给药或结膜下注射。

2. 鼻咽癌。

【依据等级】

1. 青光眼术中术后抗瘢痕形成 　《青光眼治疗学》将氟尿嘧啶作为青光眼术中术后抗瘢痕形成的药物[1]。

美国 FDA 未批准氟尿嘧啶用于青光眼。Micromedex有效性、推荐等级和证据强度:

有效性等级:Class Ⅱa,证据支持有效(成人)(Evidence Favors Efficacy)。

推荐等级:成人 Class Ⅱ,在某些情况下推荐使用(Recommended,In Some)。

证据强度:Category B(成人)[2]。

欧洲青光眼指南将抗代谢物氟尿嘧啶用于青光眼术中术后抗瘢痕形成,术中将氟尿嘧啶浸润于海绵或滤纸上给药,推荐浓度为 25mg/ml 或 50mg/ml;术后结膜下注射,给药浓度为 50mg/ml,给药剂量为 5mg[3]。

摘要:青光眼术后早期注射氟尿嘧啶可抑制瘢痕形成,增加手术成功率[4]。

2. 鼻咽癌 　2016 年《NCCN 头颈部肿瘤临床实践指南》[5]及《临床诊疗指南:耳鼻咽喉头颈外科分册》推荐氟尿嘧啶用于中晚期鼻咽癌患者、放疗后未能控制和复发者或放疗、手术前后的辅助性治疗。

美国 FDA 未批准氟尿嘧啶用于治疗鼻咽癌。Micromedex 有效性、推荐等级和证据强度：

有效性等级：Class Ⅱa，证据支持有效（Evidence Favors Efficacy）。

推荐等级：Class Ⅱb，在某些情况下推荐使用（Recommended, In Some）。

证据强度：Category B[2]。

摘要：在中国的一项Ⅱ期研究（$n=95$）显示，一线化疗后转移或者复发的鼻咽癌患者，接受紫杉醇、顺铂、氟尿嘧啶治疗可达到中位总生存期 22.7 个月，中位无进展生存期 8.6 个月，单边整体响应率 78.9%[6]。

另外一项Ⅱ期研究显示，59 例鼻咽癌 3 期或 4 期患者，在没有化疗或放疗之前，使用紫杉醇、氟尿嘧啶和羟基脲联合放疗可以使 3 年总生存率达到 72% 和无进展率达到 54%[7]。

成人：中国一项单中心Ⅱ期临床试验（$n=95$）显示，使用一线化疗药紫杉醇、顺铂、氟尿嘧啶治疗转移或复发型鼻咽癌中位总生存期为 22.7 个月，中位疾病无进展生存期为 8.6 个月，总有效率为 78.9%。患者（WHO Ⅱ型或Ⅲ型 NPC：平均年龄 43 岁，24～70 岁；男性，83.2%；之前放疗史：74.7%；之前铂类为基础的化疗史：51.6%）第 1 天接受紫杉醇 135mg/m² 静脉输注 3 小时；第 1～3 天使用顺铂每日 25mg/m²；第 1～5 天，1 年内放疗患者每日使用氟尿嘧啶（静脉输注时间超过 120 小时）600mg/m²，放疗史超过 1 年患者每日使用氟尿嘧啶 800mg/m²，无放疗史患者每日可使用氟尿嘧啶 1 000mg/m²。该方案每 3 周重复 1 次，共使用 6 个疗程。排除标准：入组前 6 个月使用姑息化疗或新辅助或辅助化疗方法治疗的患者。随访期为 24.8 个月，整体反应率（主要终点）为 78.9%（95% CI：70.7%～87.1%），疾病控制率（完全反应+部分反应+疾病进展）为 93.6%（95%CI：88.6%～98.5%）。中位无进展生存期为 8.6 个月（95%CI：7.7～9.5 个月），总生存期为 22.7 个月（95%CI：18.6～26.9 个月）。局部复发的 17 名患者，整体反应率为 82.3%，中位无进展生存期为 9.1 个月，中位总生存期为 27.2 个月。在所有患者中（$n=95$），66.3% 的患者疾病有进展，90.5% 的疾病进展患者使用了额外的抗肿瘤治疗。比较常见的 3 级及 4 级不良反应事件包括中性粒细胞减少（17.9%）、白细胞减少（14.7%）、呕吐（9.5%）和口炎

（9.5%）。也有报道粒细胞缺乏伴发热（$n=1$）、2 级肾损伤（$n=1$）、乙型肝炎再次活动（$n=1$）[6]。

一项 II 期临床试验，59 例 WHO III 型非分化 3 期或 4 期鼻咽癌患者使用紫杉醇、氟尿嘧啶和羟基脲并同时放疗治疗后，3 年整体生存率为 72%，3 年疾病无进展生存率为 54%，局部及远处转移控制率为 83% 和 64%。75% 的患者为中年男性，平均年龄 47 岁，之前没有头颈部放化疗史。在第 1、4、7 周使用化疗方案，化疗方案包括口服羟基脲一次 500mg，每日 2 次（一共 9 次），同时每日输注氟尿嘧啶 $600mg/m^2$ 和紫杉醇 $20mg/m^2$，共使用 4 天。完全反应被定义为原发肿瘤无进展，局部肿瘤消失，并且没有残留的颈部淋巴结肿大。部分反应定义为原发肿瘤没有进展，有局部肿瘤残存，颈部淋巴结肿最大长度为 1.5cm。疾病进展被定义为肿瘤边界增大 25% 或变大，或出现了新的边界。放化疗 4 个月及 12 个月后，局部肿瘤的完全反应率为 86% 和 71%，部分反应率为 10% 和 2%，疾病进展率为 0 和 8%。中位复发时间为 17 个月，发生率为 39%（$n=23$）。远处转移率 36%（$n=21$），局部转移率 15%（$n=9$），远处转移伴发局部转移 12%（$n=7$），16 例患者死亡。所有患者经历 3 级或 4 级口咽黏膜炎、放射性皮炎、体重减轻的不良反应发生率分别为 81%、63%、32%。其他不良反应包括严重的粒细胞缺乏（22%）、粒细胞缺乏伴发热（14%）、需要管饲（53%）。3 个周期化疗完成率为 59%，2 个周期完成率为 98%，大部分未完成患者主要因毒性反应退出治疗。作者强调该化疗方案具有良好的局部控制率，未来的研究应注重通过以非交叉耐药的顺铂为基础的新辅助治疗来降低远处转移率[7]。

【参考文献】

[1] 张舒心,刘磊,唐炘.青光眼治疗学.2 版.北京:人民卫生出版社,2011.

[2] Micromedex(172).Truven Health Analytics Inc.,2017[2017-04-03].http://www.Micromedexsolutions.com.

[3] European Glaucoma Society.Terminology and Guidelines for Glaucoma.3th ed.Savona:Dogma,2008.

[4] REINTHAL EK, DENK PO, GRÜB M, et al. Dose, timing and frequency of subconjunctival 5-fluorouracil injections after glaucoma filtering surgery.Graefes Arch Clin Exp Ophthal-

mol,2007,245(3):369-375.

[5] NCCN Clinical Practice Guidelines in Oncology Head and Neck Cancers. V.2.2016. Fort Washington：National Comprehensive Cancer Network,Inc.,2016.

[6] CHEN C,WANG FH,AN X,et al.Triplet combination with paclitaxel,cisplatin and 5-FU is effective in metastatic and/or recurrent nasopharyngeal carcinoma. Cancer Chemother Pharmacol,2013,71(2):371-378.

[7] WONG AS,SOO RA,LU JJ,et al.Paclitaxel,5-fluorouracil and hydroxyurea concurrent with radiation in locally advanced nasopharyngeal carcinoma. Ann Oncol, 2006, 17(7): 1152-1157.

贝伐珠单抗 Bevacizumab

【已批准的适应证】

适用于联合以 5-FU 为基础的化疗方案一线治疗转移性结直肠癌。

【说明书之外的用法】

老年性黄斑变性(SMD)引起脉络膜新生血管化(CNV)。玻璃体内注射 1.25mg/0.05ml。

【依据等级】

2015 年《年龄相关性黄斑变性诊疗指南》推荐贝伐珠单抗用于老年性黄斑变性(SMD)引起脉络膜新生血管化(CNV)[1]。美国药师协会《药物信息》将玻璃体内注射贝伐珠单抗用于治疗新生血管性年龄相关性黄斑变性[2]。

美国 FDA 未批准贝伐珠单抗用于治疗老年性黄斑变性引起的继发性脉络膜新生血管化。Micromedex 有效性、推荐等级和证据强度：

有效性等级：Class Ⅱa,证据支持有效(Evidence Favors Efficacy)。

推荐等级：Class Ⅱb,在某些情况下推荐使用(Recommended,In Some)。

证据强度：Category B[3]。

摘要：玻璃体内注射贝伐珠单抗,可改善继发于老年性黄斑变性的脉络膜新生血管化患者的视力,减少中央厚度,降低黄斑总体积,且没有出现明显的眼局部不良反应；然而,一项回顾性研究指出了 4 例血栓栓塞事件。

成人:在一项 51 例回顾性研究中(平均年龄 82 岁;年龄范围:67~99 岁),对于老年性黄斑变性(SMD)引起脉络膜新生血管化(CNV)的患者,玻璃体内注射贝伐珠单抗可改善视力,减少视网膜厚度。患者基线视力等于或大于 20/320(log-MAR 1.2),给予玻璃体内注射贝伐珠单抗 1.25mg(从睫状环注射进入玻璃体腔)。治疗时间由主治医生决定,但大部分患者均每隔 1 个月注射 1 次贝伐珠单抗,直至疾病活动征象消失。当出现以下两种情况时:

(1)之前治疗无法稳定或改善视力。

(2)治疗后证据表明病情迁延。

可由主治医生裁定,可联合光动力疗法或对已接受过玻璃体内注射哌加他尼的患者更换治疗方案。

另外,部分患者局部使用抗生素。患者早期视力检查采用糖尿病视网膜病变治疗研究计划(ET-DRS)量表、眼前段裂隙灯显微检查、眼后极散瞳眼底镜检查,之后(如果可能)每月 1 次光学相干断层成像(OCT)或者荧光素血管造影和/或临床检查。平均随访持续时间 138 天(48~222 天),共 54 只眼玻璃体内注射 178 次贝伐珠单抗,每只眼平均注射 3.3 次(1~7 次)。总体而言,视力显著改善($P=0.01$),从最初平均值 20/125(logMAR 0.8)提高到最终平均值为 20/100(logMAR 0.7);其中 46 只眼(85%)没有变化或者拓宽了至少 1 行视野,12 只眼(22%)拓宽了 3 行甚至更多的视野,8 只眼(15%)至少 1 行视野恶化。36 只眼(67%)最初和随访 OCT 数据显示,随访结束时视网膜中央厚度平均减少 127μm($P<0.000\ 1$)。基线期伴有囊性视网膜增厚、视网膜下积液或色素上皮脱离的患者,随访结束时分别有 69%、69% 和 67% 的患者上述症状消退。此前接受过贝伐珠单抗治疗的患者[38/54 只眼(70%)]和首次接受贝伐珠单抗治疗的患者[16/54 只眼(30%)]之间,视力($P=0.28$)或 OCT 数据($P=0.62$)无显著差异。此外,接受光动力疗法(PDT)治疗[11/54 只眼(20%)]和接受贝伐珠单抗单药治疗[43/54 只眼(80%)]之间,两组视力($P=0.21$)或 OCT 数据($P=0.67$)也无显著差异。本研究未出现全身性(如高血压、脑卒中、心肌梗死)或者眼部(葡萄膜炎、感染性眼内炎、玻璃体出血)不良反应[4]。

在一项前瞻性、无对照病例序列研究中,老年性黄斑变性

(SMD)相关的脉络膜新生血管化(CNV)患者(平均年龄74.8岁,62~82岁;平均病灶大小3 993μm,500~7 500μm),在玻璃体内注射贝伐珠单抗后,视力改善,黄斑中央凹厚度(CFT)和黄斑体积下降。与SMD相关的典型CNV和隐性CNV分别有38例和10例,初始基线视力(VA)≥20/400,先前无治疗记录,经荧光血管造影(FA)和光学相干断层成像(OCT)证实存在活动性渗漏,玻璃体内注射贝伐珠单抗1.25mg(从睫状环进入)。所有患者接受局部和结膜下麻醉。每6周行眼科检查[如VA检查,眼压(IOP)测量,FA、OCT扫描],如随访发现视网膜水肿、视网膜下积液和/或色素上皮脱离,玻璃体内重复注射贝伐珠单抗。在18周随访期内(6~24周,平均随访15.4周),48只眼接受贝伐珠单抗治疗。15例存在渗漏现象的患者需追加注射贝伐珠单抗,其中5例应答。总体上,平均VA显著增加了1.32行视野[基线平均值:20/250+(logMAR 1.078);随访平均值:20/160-(logMAR 0.946);$P=0.001$]。病灶大于6 000μm的患者视力保持稳定,但VA改善没有统计学意义。随访期,平均CFT值(基线值为389μm)明显下降了51μm($P=0.01$),黄斑体积显著减少了0.84mm³(基线值为9.33mm³)($P<0.000\ 1$)。本研究无不良反应报告[如眼毒性、炎症、感染、血栓栓塞事件、视力模糊(持续数日)、白内障进展][5]。

在一项前瞻性、无对照病例序列研究中,老年性黄斑变性(SMD)相关的脉络膜新生血管化(CNV)患者(平均年龄74.5岁,60~84岁;平均病灶的大小3 889μm,700~7 700μm),给予维替泊芬及玻璃体内注射贝伐珠单抗,视力改善,黄斑中央凹厚度(CFT)和黄斑体积下降。与SMD相关的典型CNV和隐性CNV患者分别有36例和10例,初始基线视力(VA)等于或大于20/400[平均值:20/200(-2)(logMAR 1.041)],先前无治疗记录,经荧光血管造影(FA)和光学相干断层成像(OCT)证实活动性渗漏,接受维替泊芬(PDT)光动力疗法(随后20~28小时内行局部和结膜下麻醉)及玻璃体内注射贝伐珠单抗1.25mg(从睫状环进入),6周后重复注射。患者每12周行眼科检查[如VA检查,眼压(IOP)测量,FA、OCT扫描],如任何一次随访观察时发现活动性渗漏,则需重复联合治疗。在24周随访期内(范围:12~36周),46只眼接受PDT和贝伐珠单抗联合治疗(每只眼平均注射1.15次),其中 39 只眼(84.8%)需要 1 次联合治疗,6 只眼(13%)需要 2 次联合治疗,1 只眼(2.1%)需要 3 次联合治疗(以减少渗漏)。总体上,与基线值相比,平均 VA 值显著增加了 1.45 行视野($P=0.001$),典型 CNV 和隐性 CNV 患者的平均 VA 值分别增加了 1.53 行($P<0.001$)和 1.37 行视野($P=0.01$)。病灶大于 5 000μm 的患者保持视觉稳定,但没有统计学意义上的 VA 改善。在随访期,PDT 和贝伐珠单抗联合治疗后,平均 CFT 值(基线值为 384μm)明显下降了 53μm($P=0.03$),典型 CNV 和隐性 CNV 患者的平均 CFT 值也分别下降了 67μm($P=0.01$)和 49μm($P=0.04$)。此外,黄斑体积减少 1.04mm³(基线值为 9.39mm³)($P<0.001$)。本研究无不良反应报告(如炎症、感染、视力模糊、白内障进展)[6]。

　　一项前瞻性、时间序列研究,继发于老年性黄斑变性的脉络膜新生血管化(CNV)患者,玻璃体内注射贝伐珠单抗后,视力和视网膜中央厚度均得到改善。17 例视力少于 20/50 和过去 12 周视网膜下出血和视力下降的隐性 CNV 患者(平均年龄 68.3 岁,59~78 岁),其中 6 例患者不适合光动力疗法,4 例患者对光动力疗法无响应,7 例患者拒绝光动力疗法,玻璃体内注射贝伐珠单抗 2.5mg,每 4 周 1 次,共 3 次注射。注射后患者局部使用抗生素 3 天。应用 Snellen 视力表测量最佳矫正视力(BCVA),光学相干断层成像(OCT)测量视网膜中央厚度(CRT)。其他测试包括眼前段裂隙灯显微检查、眼后极散瞳眼底镜检和荧光素血管造影。BCVA 基线平均值是 20/252(中位值:20/200),CRT 基线平均值是 362μm(中位值为 350μm)。第 12 周时(第 3 次注射后的 4 周),BCVA 平均值是 20/76($P<0.001$),中位值 20/50($P=0.001$),CRT 的平均值和中位值减少了 211μm($P=0.001$)。76%(13/17)只眼视网膜下积液和视网膜色素上皮脱离消退,17 只眼的 CRT 值相对基线均有提高,血管造影术也显示 CNV 的渗漏减少或消失。本研究未发现眼部不良反应以及眼压明显升高或白内障进展,血压无明显升高,未观察到血栓栓塞事件[7]。

　　一项回顾性研究,266 例[(80.3±7.5)岁]伴有典型或隐性 CNV 损害的患者接受玻璃体内注射贝伐珠单抗 1.25mg,每 4 周 1 次,共 3 次注射,其中 175 例(69.7%)先前接受过治疗(光动力疗法 139 例,培加尼布治疗 53 例,其他治疗 43

例)。每次注射后患者均局部使用抗生素 2 天。应用 Snellen 视力表测量最佳矫正视力(BCVA),光学相干断层成像 (OCT)测量视网膜中央厚度(CRT),眼科检查还包括眼前段裂隙灯显微检查。患者基线视力平均值 20/184。214 例患者测得黄斑中央凹厚度(340±206)μm,其中 120 例患有囊样黄斑水肿。经过 1 个月治疗后,244 只眼视力平均值是 20/131 ($P<0.001$),黄斑中央凹厚度(250±190)μm($P<0.001$)。67 例患者(33.5%)视力提高(视角减半),13 例患者(6.1%)视力恶化。80%患者黄斑中央凹厚度减少。2 个月后,222 只眼平均视力 20/122($P<0.001$),17 例患者(8%)视力下降,78 例患者(31.1%)视力改善。第 3 个月随访中,141 只眼平均视力 20/109,54 例患者(38.3%)视力改善,10 例患者(4.7%)视力下降。在第 1、2 和 3 个月的随访观察中,视力改善和黄斑中央凹厚度变化没有关联。视力改善患者与视力没有改善患者,黄斑厚度变化比例相同。第 1 个月的初始治疗后 2 例患者出现轻微玻璃体炎,第 2 个月随访期 1 例曾患葡萄膜炎的患者也出现轻微玻璃体炎。本研究未发现明显的眼部不良反应,包括眼内炎、视网膜裂孔或视网膜脱离,眼压没有明显上升。然而,4 例患者出现血栓栓塞(短暂性脑缺血发作 2 例,心肌梗死 2 例)[8]。

在一项回顾性研究中,因老年性黄斑退化症引起新生血管化的 79 例患者,玻璃体内注射贝伐珠单抗后视力得到短期改善。入组标准:经光动力疗法和/或培加尼布(78%)标准治疗后依然出现持续视力丧失,或血管造影术/光学相干断层成像(OCT)显示出解剖外观恶化的患者(平均年龄 77 岁)。排除标准:未控制的高血压、近期心肌梗死、脑血管意外。患者玻璃体内注射贝伐珠单抗 1.25mg,每月 1 次,直至视网膜水肿、视网膜下积液和/或色素上皮脱离消退。注射后患者局部使用抗生素 3 天。第 1 周,OCT 检查显示 55%(41/75 例)的患者视网膜厚度减少超过 10%,其中部分患者视网膜水肿完全消失。与基线相比,第 1 周视网膜厚度平均减少 61μm($P<0.0001$),第 4 周减少 92μm($P<0.0001$),第 8 周减少 89μm($P<0.0001$),第 12 周减少 67μm($P<0.01$)。治疗 1 个月后,37%(30/81)的患眼视网膜水肿、视网膜下积液 (SRF)和色素上皮脱离(PED)完全消失。第 8 周,49%(25/51)的患眼视网膜增厚,SRF 和 PED 消失。第 12 周,43%(6/

14)的患眼上述症状消失。在第 4 周和第 8 周,平均视力从基线期 20/200 提高到 20/125(*P*<0.000 1),视力中位值从基线期 20/200 提高到 20/80。视力无改善的少数患者,可能是由于疾病恶化,而非药物毒性。在第 8 周,有 3 只视网膜水肿的眼睛未接受重复注射,但在第 12 周接受重复注射后,视网膜水肿在第 15 周消失。注射后患者未出现葡萄膜炎、眼内炎、眼毒性、高血压、血栓栓塞事件[9]。

【参考文献】

[1] Age-Related Macular Degeneration.2014 American Academy of Ophthalmology Updated,January 2015.

[2] GERALD KM.AHFS Drug Information 2010.Bethesda:American Society of Health-System Pharmacists(ASHP),2010.

[3] Micromedex(172).Truven Health Analytics Inc.,2017[2017-04-03].http://www.Micromedexsolutions.com.

[4] GOFF MJ,JOHNSON RN,MCDONALD HR,et al.Intravitreal bevacizumab for previously treated choroidal neovascularization from age-related macular degeneration.Retina,2007,27(4):432-438.

[5] LAZIC R,GABRIC N,DEKARIS I,et al.Intravitreal bevacizumab(Avastin)in treatment of neovascular age-related macular degeneration.Coll Antropol,2007,31(Suppl 1):77-81.

[6] LAZIC R,GABRIC N,DEKARIS I,et al.Photodynamic therapy combined with Intravitreal bevacizumab(Avastin)in treatment of choroidal neovascularization secondary to age-related macular degeneration.Coll Antropol,2007,31(Suppl 1):71-75.

[7] BASHSHUR ZF,BAZARBACHI A,SCHAKAL A,et al.Intravitreal bevacizumab for the management of choroidal neovascularization in age-related macular degeneration.Am J Ophthalmol,2006,142(1):1-9.

[8] SPAIDE RF,LAUD K,FINE HF,et al.Intravitreal bevacizumab treatment of choroidal neovascularization secondary to age-related macular degeneration.Retina,2006,26(4):383-390.

[9] AVERY RL,PIERAMICI DJ,RABENA MD,et al.Intravitreal bevacizumab(Avastin)for neovascular age-related macular degeneration.Ophthalmology,2006,113(3):363-372.

丝裂霉素 Mitomycin

【已批准的适应证】

胃癌、肺癌、乳腺癌，也适用于肝癌、胰腺癌、结直肠癌、食管癌、卵巢癌及癌性腔内积液。

【说明书之外的用法】

青光眼术中术后抗瘢痕形成。给药途径为结膜瓣下、巩膜瓣下给药或结膜下注射。

【特别提示】

水痘或带状疱疹患者、孕妇及哺乳期妇女禁用，用药期间禁用活病毒疫苗接种和避免口服脊髓灰质炎疫苗。

【依据等级】

《青光眼治疗学》将丝裂霉素作为青光眼术中术后抗瘢痕形成的药物[1]。

美国 FDA 批准丝裂霉素用于青光眼手术。Micromedex 有效性、推荐等级和证据强度：

有效性等级：Class Ⅱa，证据支持有效（Evidence Favors Efficacy）。

推荐等级：成人 Class Ⅱa，大多数情况下推荐使用（Recommended，In Most）；儿童 Class Ⅱb，在某些情况下推荐使用（Recommended，In Some）。

证据强度：Category B（成人）、Category C（儿童）[2]。

欧洲青光眼指南将抗代谢物丝裂霉素用于青光眼术中术后抗瘢痕形成，术中将丝裂霉素浸润于海绵或滤纸上给药，推荐浓度为 0.1 ~ 0.5mg/ml，；术后结膜下注射，给药浓度为 0.02mg/ml[3]。

摘要：青光眼术后结膜下放置丝裂霉素浸润的海绵可增大给药面积，降低瘢痕形成引起并发症的风险[4]。

【参考文献】

［1］张舒心，刘磊，唐炘.青光眼治疗学.2 版.北京：人民卫生出版社，2011.

［2］Micromedex（172）.Truven Health Analytics Inc.，2017［2017-04-03］.http：//www.Micromedexsolutions.com.

［3］European Glaucoma Society.Terminology and Guidelines for Glaucoma.3th ed.Savona：Dogma，2008.

［4］LEAHY K，WHITTLES W，WHITE A.Novel technique

for posterior placement of mitomycin-soaked sponges in glaucoma surgery.Clin Exp Ophthalmol,2014,42(9):883.

曲安奈德 Triamcinolone

【已批准的适应证】

1. 过敏性疾病、皮肤结缔组织疾病、眼科及骨关节软组织疾病等。

2. 过敏性疾病　变应性鼻炎、支气管哮喘、花粉症。

3. 皮肤结缔组织疾病　疮、硬皮病、盘状红斑狼疮、神经性皮炎、银屑病、天疱疮、原发性皮肤淀粉样病变、皮肌炎、斑秃、脂溢性皮炎、白癜风、重症药疹、瘢痕疙瘩、结节性痒疹、系统性红斑狼疮、慢性湿疹、接触性皮炎、扁平苔藓、非感染性荨麻疹。

4. 骨关节软组织疾病　类风湿关节炎、肱骨外上髁炎(网球肘)、腕管综合征、棘上、棘间韧带损伤、滑囊炎、狭窄性腱鞘炎、腰腿痛和颈肩痛、骨关节病、肩关节周围炎、腰肌劳损、腱鞘囊肿、痛风性关节炎。

5. 眼科疾病　治疗眼部非特异性炎症及免疫性疾病,防止炎症损害视力;过敏性眼睑炎。

6. 角膜基质炎、虹膜睫状体炎、睑腺炎、巩膜炎、视神经乳头炎、春季结膜炎、视网膜静脉周围炎。

7. 各种脑外伤　脑外伤大多并发脑水肿,进而引起颅内压升高,危及生命。强大抗炎作用,可减轻渗出、水肿以及毛细血管扩张等非特异性炎性变化。

【说明书之外的用法】

视网膜黄斑水肿。

【特别提示】

本品禁用于活动期消化性溃疡、结核病、急性肾小球肾炎、精神病患者,对本品过敏者等。妊娠初期的孕妇禁用本品。

【依据等级】

美国 FDA 未批准曲安奈德用于治疗视网膜黄斑水肿,Micromedex有效性、推荐等级和证据强度:

有效性等级:Class Ⅱa,证据支持有效(成人)(Evidence Favors Efficacy)。

推荐等级:Class Ⅱb,在某些情况下推荐(成人)(Recommended，In Some）。

　　证据强度：Category B（成人）[1]。

　　玻璃体内注射曲安奈德可减少玻璃体切除术后前膜纤维化的发生（$n=158$）。

　　玻璃体内注射曲安奈德后，黄斑水肿的症状及血管造影检查结果均有改善（$n=6$）。

　　成人：玻璃体内注射曲安奈德用于因各种视网膜疾病而进行玻璃体切除术的患者，可减少术后前膜纤维化的发生。一项对术后患者进行的研究，158 名患者共 177 只眼睛因各种视网膜疾病（如糖尿病性黄斑水肿、增生型糖尿病视网膜病变、裂孔性视网膜脱离、黄斑裂孔性视网膜脱离、黄斑和黄斑前膜裂孔形成）而接受了玻璃体切除术，根据是否使用曲安奈德分组为 2 组：辅助使用曲安奈德组[TA（+）]和未使用曲安奈德组[TA（-）]。术后随访 6 个月，因前膜纤维化而进行二次手术的患眼发生率，TA（+）组明显低于 TA（-）组（$P=0.041$）。两组间术后视力及眼压无显著差异[2]。

　　6 例炎症性黄斑水肿患者，对传统治疗方案（眼周或全身使用激素，可能也有使用环孢素）无效，玻璃体内短期注射曲安奈德治疗有效，但有眼压升高和白内障的风险。6 例患者均患有会影响视力的慢性葡萄膜炎和黄斑囊样水肿至少 6 个月，每位患者均接受玻璃体内单次注射曲安奈德 4mg（0.1ml）。所有患者症状及血管造影检查结果均改善。视力的中位值从注射前 6/24 提升至 1 个月时 6/12，3 个月时 6/9。其中 1 位患者 3 个月时出现症状及血管造影结果的反复。4 位患者在第 6 个月时出现反复。5 位患者出现开角型青光眼且继发眼压，并进行了治疗。没有患者出现青光眼视野缺损。2 位患者在第 6 个月时出现包膜白内障。因而，对传统治疗方案无效的视网膜黄斑水肿患者，玻璃体内注射曲安奈德进行治疗尚需进一步的研究[3]。

　　【参考文献】

　　[1] Micromedex（172）.Truven Health Analytics Inc.，2017[2017-04-03].http：//www.Micromedexsolutions.com.

　　[2] ENAIDA H，HATA Y，UENO A，et al.Possible benefits of triamcinolone-assistedpars plana vitrectomy for retinal diseases.Retina，2003，23（6）：764-770.

　　[3] YOUNG S，LARKIN G，BRANLEY M，et al.Safety and

efficacy of intravitreal triamcinolone for cystoid macular oedema in uveitis.Clin Exp Ophthalmol,2001,29(1):2-6.

吲哚菁绿 Indocyanine Green

【已批准的适应证】

用于诊断肝硬化、肝纤维化、韧性肝炎、职业和药物中毒性肝病等各种肝脏疾病，了解肝脏的损害程度及其储备功能；用于脉络膜血管造影，确定脉络膜疾患的位置。

【说明书之外的用法】

眼科手术内界膜染色。

【特别提示】

有碘过敏既往史的患者禁用（本制剂含碘，有可能引起碘过敏）。

【依据等级】

《眼科学》将吲哚菁绿用于眼科脉络膜血管造影，确定脉络膜疾病的位置[1]。

摘要：吲哚菁绿可用于脉络膜血管造影，可提供眼部炎性疾病中脉络膜的受累及程度。

美国 FDA 未批准吲哚菁绿用于成人玻璃体切除术术中染色，Micromedex有效性、推荐等级和证据强度：

有效性等级：Class Ⅱa，证据支持有效（Evidence Favors Efficacy）。

推荐等级：成人 Class Ⅱb，在某些情况下推荐使用（Recommended，In Some）。

证据强度：Category B（成人）[2]。

总结：内界膜（Internal Limiting Membrane，ILM）染色，进而方便内界膜剥脱。

成人：使用吲哚菁绿对 24 只患眼进行内界膜染色极大地方便了黄斑裂孔修补术时进行内界膜剥脱。完成玻璃体切除术后，后玻璃体腔暴露的 3~5 分钟内注射 0.2~0.4ml 0.5% 吲哚菁绿。吲哚菁绿仅对内界膜染色而不会对视网膜染色。因而内界膜和视网膜之间的颜色对比有利于操作医师实施内界膜剥脱及确定操作的完成度。电镜下明确显示被吲哚菁绿染色的组织就是内界膜[3]。

【参考文献】

[1] 葛坚,赵家良,黎晓新.眼科学.2 版.北京:人民卫生

出版社,2010.

［2］Micromedex（172）.Truven Health Analytics Inc.,2017［2017-04-03］.http://www.Micromedexsolutions.com.

［3］DA MATA A,BURK SE,RIEMANN CD,et al.Indocyanine green-assisted peeling of the retinal internal limiting membrane during vitrectomy surgery for macular hole repair.Ophthalmology,2001,108（7）:1187-1192.

雷珠单抗 Ranibizumab

【已批准的适应证】

用于治疗湿性（新生血管性）年龄相关性黄斑变性。

【说明书之外的用法】

1. 糖尿病性黄斑水肿。

2. 病理性近视引起的脉络膜新生血管。

3. 糖尿病视网膜病变合并黄斑水肿。

【特别提示】

治疗期间应每月监测患者视力变化情况,如果出现显著的视力下降,需进一步接受本品注射治疗,两次注射之间的间隔时间不得小于 1 个月。

【依据等级】

1. 糖尿病性黄斑水肿　美国 FDA 批准雷珠单抗用于成人治疗糖尿病性黄斑水肿,未批准用于儿童。Micromedex 有效性、推荐等级和证据强度:

有效性等级:Class Ⅱa,证据支持有效（成人）（Evidence Favors Efficacy）。

推荐等级:Class Ⅱa,大多数情况下推荐（成人）（Recommended,In Most）。

证据强度:Category B（成人）[1]。

欧洲药品管理局批准雷珠单抗用于治疗糖尿病性黄斑水肿。

随机试验结果显示,玻璃体内注射单药雷珠单抗相比假注射可显著改善视力。单药治疗或联用激光相比单用激光治疗也得到同样结论[2-4]。

有关雷珠单抗 0.3mg 与 0.5mg 剂量、按月治疗与按需维持给药的有效性尚无定论[2-4]。研究并未明确显示雷珠单抗联合激光治疗相比仅单药治疗可降低注射给药的频率和次数[3,5]。雷珠单抗(0.3mg 和 0.5mg)和假注射发生血栓栓塞事件和死亡的情况相当。而从人数来看,雷珠单抗 0.5mg 组显著较多[2]。

2. 病理性近视引起的脉络膜新生血管　美国 FDA 批准雷珠单抗用于成人治疗病理性近视引起的脉络膜新生血管。Micromedex有效性、推荐等级和证据强度:

有效性等级: Class Ⅱa,证据支持有效(成人)(Evidence Favors Efficacy)。

推荐等级: Class Ⅱb(成人),在某些情况下推荐(Recommended,In Some)。

证据强度: Category B(成人)[1]。

欧洲药品管理局批准雷珠单抗用于治疗病理性近视并发脉络膜新生血管。

总结:根据一项随机的研究,由糖尿病视网膜病变早期治疗研究组(ETDRS)评估,与维替泊芬光动力疗法(vPDT,$n=55$)相比,单次注射雷珠单抗,之后根据视力(VA)稳定情况($n=106$)或疾病活动标准($n=116$)来确定是否再次给药,3 个月时可显著提高最佳矫正视力(Best-Corrected Visual Acuity,BCVA),根据疾病活动情况进行雷珠单抗再注射,VA 情况(平均 4.6)非劣于较少注射次数(平均3.5)。3 个月时平均中央区视网膜厚度,雷珠单抗组均有下降($-61\mu m$ 和$-77.6\mu m$),12 个月时依然如此。而 vPDT 组 3个月和 12 个月时,平均中央区视网膜厚度下降分别为$-12\mu m$和$-60.8\mu m$[6]。

3. 糖尿病视网膜病变合并黄斑水肿　《我国糖尿病视网膜病变临床诊疗指南(2014 年)》推荐对于糖尿病视网膜病变合并黄斑水肿者,有临床意义黄斑水肿且视力低于0.5,局部光凝治疗联合抗血管内皮细胞生长因子(VEGF)治疗[7]。

美国 FDA 批准雷珠单抗用于成人治疗糖尿病视网膜病变合并黄斑水肿。Micromedex有效性、推荐等级和证据强度:

有效性等级: Class Ⅱa,证据支持有效(成人)(Evidence Favors Efficacy)。

推荐等级: Class Ⅱb(成人),大多数情况下推荐(Recommended,In Most)。

证据强度：Category B(成人)[1]。

随机 RISE($n = 377$)和 RIDE($n = 382$)研究显示，在治疗第 24 个月时，玻璃体内注射雷珠单抗相比假注射可显著改善糖尿病黄斑水肿成人患者的视力[2-3]。

【参考文献】

[1] Micromedex(172).Truven Health Analytics Inc.,2017[2017-04-03].http://www.Micromedexsolutions.com.

[2] BROWN DM,NGUYEN QD,MARCUS DM,et al.Long-term outcomes of ranibizumab therapy for diabetic macular edema：the 36-month results from two phase Ⅲ trials：rise and ride.Ophthalmology,2013,120(10):2013-2022.

[3] NGUYEN QD,BROWN DM,MARCUS DM,et al.Ranibizumab for diabetic macular edema：results from 2 phase Ⅲ randomized trials：rise and ride.Ophthalmology,2012,119(4):789-801.

[4] MASSIN P,BANDELLO F,GARWEG JG,et al.Safety and efficacy of ranibizumab in diabetic macular edema(resolve study)：a 12-month,randomized,controlled,double-masked,multicenter phase Ⅱ study.Diabetes Care,2010,33(11):2399-2405.

[5] MITCHELL P,BANDELLO F,SCHMIDT-ERFURTH U,et al.The restore study：ranibizumab monotherapy or combined with laser versus laser monotherapy for diabetic macular edema.Ophthalmology,2011,118(4):615-625.

[6] WOLF S,BALCIUNIENE VJ,LAGANOVSKA G,et al.Radiance：a randomized controlled study of ranibizumab in patients with choroidal neovascularization secondary to pathologic myopia.Ophthalmology,2014,121(3):682-692.

[7] 中华医学会眼科学会眼底病学组.我国糖尿病视网膜病变临床诊疗指南(2014 年).中华眼科杂志,2014,50(11):851-865.

艾地苯醌 Idebenone

【已批准的适应证】

1. 慢性脑血管病及脑外伤等所引起的脑功能损害。

2. 能改善主观症状、语言、焦虑、抑郁、记忆减退、智能低下等精神行为障碍。

【说明书之外的用法】

与 Leber 遗传性视神经病变有关的视觉障碍。

【特别提示】

长期服用要注意检查 AST、ALT 等肝功能。

【依据等级】

美国 FDA 未批准艾地苯酯用于治疗与 Leber 遗传性视神经病变有关的视觉障碍。Micromedex 有效性、推荐等级和证据强度：

有效性等级：Class Ⅱa，证据支持有效（Evidence Favors Efficacy）。

推荐等级：Class Ⅱb（成人），在某些情况下推荐使用（Recommended，In Some）。

证据强度：Category C（成人）[1]。

艾地苯醌已获欧洲药品管理局批准于欧盟国家可用于治疗 Leber 遗传性视神经病变青少年和成人患者的视觉障碍。

证据（青少年和成人）：一项为期 6 个月的随机研究（RHODOS）（$n=85$，年龄 14～66 岁），有任何一个下列 3 个主要 mtDNA 突变（G11778A、G3460A 或 T14484C），遗传性视神经病变（LHON）病程不超过 5 年，视力的最好恢复情况及最佳视力与基线视力的变化，艾地苯醌组与安慰剂组无显著性差异。而一个预指定的患者亚组，基线视力为 0.5logMAR 以下，艾地苯醌组中 6 例患者无一恶化至 1 logMAR 以上，而安慰剂组中 2 名患者均恶化[2]。

RHODOS（$n=82$）事后分析研究显示，艾地苯醌组患者 6 个月后，视力恢复比例高于安慰剂组（30.2% *vs* 10.3%）。一个扩大受试程序（EAP，$n=62$）中 30.6% 的患者艾地苯醌治疗有效。一个病历记录调查（CRS，$n=94$）中，19.1% 未经治疗的患者有好转。

【参考文献】

［1］Micromedex（172）.Truven Health Analytics Inc.，2017［2017-04-03］.http：//www.Micromedexsolutions.com.

［2］KLOPSTOCK T，YUWAIMAN P，DIMITRIADIS K，et al.A randomized placebo-controlled trial of idebenone in Leber's hereditary optic neuropathy.Brain，2011，134（Pt 9）：2677-2686.

人免疫球蛋白 Human Immunoglobulin

【已批准的适应证】

1. 原发性免疫球蛋白缺乏症　如 X 连锁低免疫球蛋白症,常见变异性免疫缺陷病、免疫球蛋白 G 亚型缺陷病等。

2. 继发性免疫球蛋白缺陷病　如重症感染、新生儿败血症等。

3. 自身免疫性疾病　如特发性血小板减少性紫癜、川崎病。

【说明书之外的用法】

葡萄膜炎。

【特别提示】

本品应单独输注,不得与其他药物混合输用。

【依据等级】

美国 FDA 未批准静脉注射人免疫球蛋白用于治疗葡萄膜炎。Micromedex有效性、推荐等级和证据强度:

有效性等级:Class Ⅱa,证据支持有效(Evidence Favors Efficacy)。

推荐等级:Class Ⅱb(成人),某些情况下推荐使用(Recommended,In Some)。

证据强度:Category B(成人)[1]。

静脉输注免疫球蛋白(IVIG)是一种安全有效的方案,可用于视网膜、脉络膜病变的治疗,一种双侧自身免疫所致葡萄膜炎。作为诱导治疗,患者($n = 18$)每日输注 IVIG 0.4g/kg,每 4 周连续输注 4 天,疗程 6 个月。然后,患者在 2~4 天输注 IVIG 1.2~1.6g/kg,每隔 6~8 周输注 1 次。头 3 个月,患者视野有改善,第 2~6 个月,视力和黄斑水肿情况有改善。6 个月后,26 只视力在 20/30 以下的患眼,14 只眼视力提升了 2 条,2 只眼恶化。5 名患者初始视力为 20/25,4 名提升为 20/20,1 名未改变。5 名患者初始视力为 20/20,4 名患者情况稳定,1 名患者恶化。初始有黄斑水肿的 23 只患眼中,17 只眼在治疗第 6 个月时,经荧光素眼底血管造影显示黄斑水肿有减轻。经过平均 39 周的随访时间,36 只患眼中 33 只视力持续好转或稳定[2]。

【参考文献】

[1] Micromedex(172).Truven Health Analytics Inc.,2017

［2017-04-03］.http://www.Micromedexsolutions.com.

［2］LEHOANG P，CASSOUX N，FRANCOISE G，et al.Intravenous immunoglobulin（IVIG）for the treatment of birdshot retinochoroidopathy.Ocul Immunol Inflamm，2000，8（1）：49-57.

他克莫司滴眼液 Tacrolimus Eye Drops

【已批准的适应证】

适用于抗过敏治疗效果不明显的春季角结膜炎患者。应在观察到眼睑结膜巨大乳头增生时使用。

【说明书之外的用法】

角膜移植术。

【特别提示】

本品使用后出现眼部灼热感、眼刺激等不良反应的发生率较高，应对患者进行说明。

【依据等级】

中华医学会眼科学分会角膜病学组《我国角膜移植手术用药专家共识（2016 年）》推荐他克莫司用于角膜移植手术后抗免疫排斥反应[1]。

美国 FDA 未批准他克莫司用于角膜移植排斥的预防。Micromedex有效性、推荐等级和证据强度：

有效性等级：Class Ⅱa，证据支持有效（Evidence Favors Efficacy）。

推荐等级：Class Ⅱb（成人），在某些情况下推荐使用（Recommended，In Some）。

证据强度：Category B（成人）[2]。

患者（$n=17$）共 23 例角膜移植术，并使用他克莫司，平均日剂量 4.4mg（谷浓度 5.1μg/L）。平均随访时间 24 个月，移植前预防使用他克莫司存活率明显较高［约 65% vs 18%（未预防用药）］。高血压和肾毒性为观察到的主要不良反应。通过减少他克莫司的剂量 3 名患者的肾毒性是可逆的[3]。

【参考文献】

［1］中华医学会眼科学分会角膜病学组.我国角膜移植手术用药专家共识（2016 年）.中华眼科杂志，2016，52（10）：733-737.

［2］Micromedex（172）.Truven Health Analytics Inc.，2017

[2017-04-03].http://www.Micromedexsolutions.com.

[3] SLOPER CM,POWELL RJ,DUA HS.Tacrolimus(FK506) in the management of high-risk corneal and limbal grafts.Ophthalmology,2001,108(10):1838-1844.

（编写：何秋毅　王家伟）

（校对：刘容吉）

第 12 章

抗肿瘤用药

氟达拉滨 Fludarabine

【已批准的适应证】

磷酸氟达拉滨用于治疗 B 细胞性慢性淋巴细胞白血病（CLL），患者在经至少 1 个疗程含标准烷化剂类化疗方案治疗后或在治疗期间，病情没有改善或持续进展。

【说明书之外的用法】

滤泡性淋巴瘤。

【特别提示】

有生育功能的女性或男性在接受治疗期间及治疗后的 6 个月内必须采取避孕措施。

【依据等级】

美国 FDA 未批准氟达拉滨用于治疗成人滤泡性淋巴瘤。Micromedex 有效性、推荐等级和证据强度：

有效性等级：Class IIa，证据支持有效（Evidence Favors Efficacy）。

推荐等级：Class IIa，在大多数情况下推荐使用（Recommended，In Most）。

证据强度：Category B[1]。

治疗滤泡性淋巴瘤，主要的单药治疗包含环磷酰胺、苯丁酸氮芥和氟达拉滨，但并未被 FDA 批准[2]。

成人：一项回顾性分析，17 名滤泡性非霍奇金淋巴瘤患者，曾用烷化剂治疗无效。服用氟达拉滨 $25mg/m^2$，每 28 天连续服用 5 天，总有效率为 53%。其中 1 名患者完全缓解，8 名部分缓解（疾病减轻超过了 50%）。先前曾使用 2 种或更少的化疗药物的患者，比那些使用过 2 种以上化疗药物的患者缓解率更高（78% vs 25%，P = 0.06）。疾病进展的中位时间为 5.4 个月，9 名患者的中位缓解持续时间为 7.2 个月，中位总体存活时间为 15.4 个月。该研究中,65% 的患者发生感染,41% 的患者需要输血支持[3]。

【参考文献】

[1] Micromedex(172). Truven Health Analytics Inc.,2017 [2017-04-03]. http://www.Micromedexsolutions.com.

[2] ANON. Drugs of choice for cancer chemotherapy. Med Lett Drugs Ther,1997,39(996):21-28.

[3] TINMOUTH A,ZANKE B,IMRIE KR. Fludarabine in alkylator-resistant follicular non-Hodgkin's lymphoma. Leuk Lymphoma,2001,41(1-2):137-145.

多西他赛 Docetaxel

【已批准的适应证】

1. **乳腺癌**　适用于局部晚期或转移性乳腺癌的治疗。多西他赛联合曲妥珠单抗,用于 *HER2* 基因过度表达的转移性乳腺癌患者的治疗,此类患者先期未接受过转移性癌症的化疗。多西他赛联合多柔比星及环磷酰胺用于淋巴结阳性的乳腺癌患者的术后辅助化疗。

2. **非小细胞肺癌**　适用于局部晚期或转移性非小细胞肺癌的治疗,即使在以顺铂为主的化疗失败后。

3. **前列腺癌**　多西他赛联合泼尼松或泼尼松龙用于治疗激素难治性转移性前列腺癌。

4. **胃癌**　多西他赛联合顺铂和氟尿嘧啶用于既往未接受过化疗的晚期胃腺癌,包括胃食管结合部腺癌。

【说明书之外的用法】

1. **头颈鳞癌**。

2. **食管癌**。

3. **卵巢癌**。

【依据等级】

1. **头颈鳞癌**　中华医学会《临床诊疗指南:肿瘤分册》头颈部肿瘤部分未提及多西他赛[1]。《NCCN 头颈部肿瘤临床实践指南》将多西他赛联合顺铂和氟尿嘧啶作为头颈部鳞癌诱导化疗用药[2]。

美国 FDA 已批准多西他赛联合顺铂和氟尿嘧啶用于局部进展期头颈部鳞癌诱导化疗用药。Micromedex 有效性、推荐等级和证据强度:

有效性等级：Class Ⅱa，证据支持有效（Evidence Favors Efficacy）。

推荐等级：Class Ⅱa，大多数情况下推荐（Recommended, In Most）。

证据强度：Category B[3]。

多西他赛静脉输注 75mg/m² ，随后给予顺铂 75mg/m²（d1），顺铂输注结束后给予氟尿嘧啶 750mg/m² 持续 24 小时静脉输注，连续 5 天；或多西他赛静脉输注 75mg/m² ，随后给予顺铂 100mg/m²（d1），顺铂输注结束后给予氟尿嘧啶 1 000mg/m² 持续 24 小时静脉输注，连续 4 天。

（1）诱导化疗联合放化疗

摘要：一项随访了至少 2 年的 TAX324 研究结果表明多西他赛、顺铂和氟尿嘧啶（TPF）诱导化疗方案比顺铂和氟尿嘧啶（PF）方案显著改善了局部晚期头颈癌患者的生存获益，2011 年该作者又在 *Lancet Oncol* 上报道了随访 5 年的 TAX324 研究结果，结果显示 TPF 方案延长了局部晚期头颈癌患者的生存期。需要诱导化疗的患者应接受 TPF 方案。

成人：一项开放性Ⅲ期随机临床试验 TAX324 研究，比较三程 TPF 方案［多西他赛 75mg/m² ，之后静脉滴注顺铂 100mg/m² ，氟尿嘧啶 1 000mg/（m²·d），持续 24 小时输注，连续 4 天］和三程 PF 方案［静脉滴注顺铂 100mg/m² ，之后氟尿嘧啶 1 000mg/（m²·d），持续 24 小时输注，连续 5 天］诱导化疗Ⅲ期或Ⅳ期头颈部鳞状细胞癌患者的疗效。诱导化疗结束后进行 7 周同步放化疗，同步化疗方案为每周给予卡铂。随机化由中心使用偏性投币最小化法进行。入组的受试者根据肿瘤的原发部位、淋巴结（N_0 或 N_1 与 N_2 或 N_3）及研究单位进行分层。收集截至 2008 年 12 月 1 日入组的受试者的病历资料进行回顾性长期分析。共纳入 501 例受试者（TPF 组 255 例，PF 组 246 例），研究的主要终点为总生存期（OS）和无进展生存期（PFS）。结果显示中位随访 72.2 个月后（95%CI：68.8～75.5），TPF 组的总生存期显著优于 PF 组（HR：0.74，95%CI：0.58～0.94），TPF 组的 5 年总生存率为 52%，PF 组为 42%。TPF 组的中位生存期为 70.6 个月（95%CI：49.0～89.0），PF 组为 34.8 个月（22.6～48.0）（$P=0.014$）。TPF 组的无进展生存期也显著优于 PF 组（中位 38.1 个月，95%CI：19.3～66.1 个月 *vs* 13.2 个月，95%CI：10.6～20.7；HR：0.75，

95%CI:0.60~0.94）。两组受试者在对胃管进食的依赖与接受的气管造口术方面都没有显著差异。与 PF 诱导化疗方案相比,TPF 方案延长了局部晚期头颈癌患者的生存期。需要诱导化疗的患者应接受 TPF 方案治疗[4]。

（2）诱导化疗联合放疗:一项多中心Ⅲ期随机临床研究（TAX323）,评价了多西他赛、顺铂和氟尿嘧啶（TPF）联合作为诱导化疗方案在局部晚期不可切除的头颈部鳞癌患者中的有效性和安全性。入组患者为Ⅲ期和无远处转移的Ⅳ期患者,应用 TPF（多西他赛 $75mg/m^2$,之后静脉滴注顺铂 $75mg/m^2$,氟尿嘧啶 $750mg/m^2$,持续 24 小时输注,连续 5 天）和 PF 方案（静脉滴注顺铂 $100mg/m^2$,之后氟尿嘧啶 1 000mg/m²,持续 24 小时输注,连续 5 天）,3 周为一周期,进行 4 个周期化疗。化疗结束后疾病无进展者在 4~7 周内行放疗,主要研究终点指标为无进展生存期（PFS）。共入组 358 例患者,TPF 组 177 例,PF 组 181 例。两组缓解率分别为 67.8% 和 53.6%（$P=0.006$）。中位随访 32.5 个月,TPF 组 PFS 显著延长（11 个月 vs 8.2 个月）。TPF 诱导治疗可使死亡风险下降 27%（$P=0.02$）。中位随访 51.2 个月,中位总生存期在 TPF 组显著延长（18.6 个月 vs 14.2 个月）。TPF 组 3 或 4 度白细胞和中性粒细胞减少症发生率明显升高,但由于预防性抗生素的使用,中性粒细胞减少症的发生率仅为 5.3%。PF 组 3 或 4 度血小板减少、恶心、呕吐、胃炎以及听力损害发生率高。治疗相关死亡率 TPF 组为 2.3%,PF 组为 5.5%。研究表明,TPF 方案在生存期、缓解率和毒性方面均显著优于 PF 方案[5]。

2. 食管癌　NCCN 指南推荐此用法[6]。美国 FDA 未批准多西他赛用于治疗食管癌。Micromedex 有效性、推荐等级和证据强度:

有效性等级:Class Ⅱa,证据支持有效（Evidence Favors Efficacy）。

推荐等级:Class Ⅱb,在某些情况下推荐使用（Recommended,In Some）。

证据强度:Category B[3]。

一项Ⅱ期临床研究（$n=52$）评估了多西他赛治疗转移性食管癌患者的有效性和安全性。根据实体肿瘤的疗效评价标准（RECIST）以及组织学检查,入组患者被诊断为食管癌,肿瘤可测量。患者为初次化疗或已经过化疗。多西他赛用量为

$70mg/m^2$,静脉输注(1~2 小时),每 21 天 1 次。研究结果显示中位生存期为 8.1 个月(95%CI:6.6~11.3 个月),1 年生存率为 35%(95%CI:21%~48%)。3~4 度中性粒细胞减少症发生率为 88%(43/49),其中 18%(9/49)出现粒细胞缺乏伴发热。3 度贫血和疲乏发生率分别为 18%(9/49)和 12%(6/49)。该研究显示多西他赛作为单药治疗食管癌是有效的,但需密切关注中性粒细胞减少症的发生[7]。

3. 卵巢癌　NCCN 指南推荐此用法[8]。美国 FDA 未批准多西他赛用于治疗卵巢癌。Micromedex 有效性、推荐等级和证据强度:

有效性等级: Class Ⅱa,证据支持有效(Evidence Favors Efficacy)。

推荐等级: Class Ⅱb,在某些情况下推荐使用(Recommended,In Some)。

证据强度: Category B[3]。

一项Ⅱ期临床研究($n = 25$)探索多西他赛联合卡铂治疗复发性卵巢癌、腹膜癌或输卵管癌的疗效与安全性。纳入患者需无铂类治疗间隔大于 6 个月,体能状态 0~2 度,血液系统、肾功能、肝功能正常。多西他赛 $75mg/m^2$,静脉输注(30 分钟),d1,随后给予卡铂($AUC = 5$),d1,每 3 周 1 次,共进行 6 个疗程。结果显示在意向治疗的患者中,整体治疗反应率是 72.0%,16 例(64.0%)完全缓解,2 例(8.0%)部分缓解。3 例(12.0%)患者病情稳定,其他 2 例(8.0%)患者癌症恶化。2 例(8.0%)患者的反应无法评价。中性粒细胞减少症是最常见的不良反应,15/25(60.0%)例患者出现 3~4 度血液毒性,但在这项试验中没有出现粒细胞减少伴发热的患者。腹泻是最常出现的 3~4 度非血液系统毒性,3/25 例(12.0%)患者中出现 3 度腹泻。2/25 例患者接受了不到 2 个疗程的化疗,1 例发生了超敏反应,而另 1 例出现了严重的抑郁情绪改变。研究认为未经铂类治疗的复发性卵巢癌、腹膜癌或输卵管癌患者使用卡铂联合多西他赛有效性高,耐受性好[9]。

【参考文献】

[1] 中华医学会.临床诊疗指南:肿瘤分册.北京:人民卫生出版社,2005.

[2] National Comprehensive Cancer Network.NCCN clinical practice guidelines in oncology:head and neck cancers.V.2.2016.

https：//www.nccn.org/professionals/physician_gls/pdf/head-and-neck.pdf.

［3］Micromedex（172）.Truven Health Analytics Inc.,2017［2017-04-03］.http://www.Micromedexsolutions.com.

［4］POSNER MR,HERSHOCK DM,BLAJMAN CR,et al. Cisplatin and fluorouracil alone or with docetaxel in head and neck cancer.N Engl J Med,2007,357（17）:1705-1715.

［5］VERMORKEN JB,REMENAR E,VAN HERPEN C.,et al.Cisplatin,fluorouracil,and docetaxel in unresectable head and neck cancer.N Engl J Med,2007,357（17）:1695-1704.

［6］National Comprehensive Cancer Network.NCCN clinical practice guidelines in oncology：esophageal and esophagogastric junction cancers.V.2.2016.https://www.nccn.org/professionals/physician_gls/pdf/esophageal.pdf.

［7］MURO K,HAMAGUCHI T,OHTSU A,et al.A phase Ⅱ study of single-agent docetaxel in patients with metastatic esophageal cancer.Ann Oncol,2004,15（6）:955-959.

［8］National Comprehensive Cancer Network.NCCN clinical practice guidelines in oncology：ovarian cancer.V.1.2016. https://www.nccn.org/professionals/physician_gls/pdf/ovarian.pdf.

［9］STRAUSS HG,HENZE A,TEICHMANN A,et al.Phase Ⅱ trial of docetaxel and carboplatin in recurrent platinum-sensitive ovarian,peritoneal and tubal cancer.Gynecol Oncol,2007,104（3）:612-616.

博来霉素 Bleomycin

【已批准的适应证】

皮肤恶性肿瘤、头颈部肿瘤（上颌窦癌、咽部癌、喉癌，口腔癌如舌癌、唇癌等）、肺癌（特别是原发和转移性鳞癌）、食管癌、恶性淋巴瘤、宫颈癌、神经胶质瘤、甲状腺癌。

【说明书之外的用法】

卵巢恶性生殖细胞性肿瘤。

【特别提示】

使用本药可能出现间质性肺炎、肺纤维化,并有可能引起致命危险。肺功能不全、肝肾功能不全及年龄超过 60 岁的患者应慎用。

【依据等级】

中华医学会《临床诊疗指南:肿瘤分册》对卵巢恶性肿瘤的常用化疗药物包含博来霉素(BLM)等药物。而对生殖细胞性肿瘤的治疗方案有:

(1)BEP 方案:博来霉素(BLM)15~20mg/d,静脉输注,d2、d9、d16(最大剂量每次 30mg);依托泊苷(VP16)100mg,静脉输注,d1~d5;顺铂(DDP)20mg/m²,静脉输注,d1~d5。每3~4 周重复 1 次,共 3 个疗程,必要时可增加 1~3 个疗程,但在增加的疗程中应除去 BLM,仅用 VP16 及 DDP。

(2)VBP 方案:博来霉素(BLM)15mg/d,静脉输注,d2、d9、d16(最大剂量每次 30mg,最大累积量 360mg);长春新碱(VCR)1.5mg/m²,静脉输注,d1、d2(最大剂量每次 2.0mg);顺铂(DDP)20mg/m²,静脉输注,d1~d5。每 3~4 周重复1 次[1]。

美国 FDA 未批准博来霉素用于治疗成人卵巢生殖细胞瘤。Micromedex 有效性、推荐等级和证据强度:

有效性等级:Class Ⅱa,证据支持有效(Evidence favors efficacy)。

推荐等级:Class Ⅱb,在某些情况下推荐使用(Recommended,In Some)。

证据强度:Category B[2]。

预后不佳的卵巢性索间质肿瘤,博来霉素、依托泊苷和顺铂联合方案总响应率高但作用时间短。9 个初次化疗患者,2例为分化不良的 Sertoli-Leydig 细胞瘤,7 例为转移性性索间质肿瘤,接受 3 日化疗方案,共 3~6 个疗程。6 例患有可预测疾病的患者,总响应率为 83%。仅 1 名转移性肿瘤患者有持续缓解,5 例有响应患者中 4 例出现复发[3]。

一项纳入了 97 例卵巢生殖细胞瘤患者的前瞻性研究,联用顺铂、长春新碱和博来霉素 2 年生存率和无疾病生存率分别为 71% 和 51%。该方案中加入顺铂,疗效优于之前含有博来霉素的方案[4]。

【参考文献】

[1] 中华医学会.临床诊疗指南:肿瘤分册.北京:人民卫生出版社,2005.

[2] Micromedex(172).Truven Health Analytics Inc.,2017

[2017-04-03].http://www.Micromedexsolutions.com.

[3] GERSHENSON DM, MORRIS M, BURKE TW, et al. Treatment of poor-prognosis sex cord-stromal tumors of the ovary with the combination of bleomycin, etoposide, and cisplatin. Obstet Gynecol, 1996, 87(4):527-531.

[4] WILLIAMS SD, BIRCH R, EINHORN LH, et al. Treatment of disseminated germ-cell tumors with cisplatin, bleomycin, and either vinblastine or etoposide. N Engl J Med, 1987, 316(23):1435-1440.

长春瑞滨 Vinorelbine

【已批准的适应证】

非小细胞肺癌、转移性乳腺癌。

【说明书之外的用法】

食管癌。

【特别提示】

本品仅供静脉使用,必须溶于生理盐水,并于短时间内(15~20 分钟)输注。

【依据等级】

中华医学会《临床诊疗指南:肿瘤分册》长春瑞滨(NVB)可用于食管癌的一、二线方案[1]。

(1)TAX(或 NVB)-PYM(或 BLM)方案(一线方案):紫杉醇(TAX)80mg/m^2,静脉输注(3 小时),d1、d8[或长春瑞滨(NVB)25~30mg/m^2 静脉快速滴注,d1、d8];平阳霉素(PYM)5mg/m^2,肌内注射,d2、d3、d5、d9、d11、d13[或博来霉素(BLM)10mg/m^2,肌内注射,d2、d3、d5、d9、d11、d13]。

每 21 天为 1 个周期,2 个周期后复查。有效再用 2 个周期;无效则改换治疗方案,不适用于铂类的患者可采用此方案。

(2)NVB-CBP/DDP 方案(二线方案):长春瑞滨(NVB)25~30mg/m^2 静脉快速滴注或冲入,d1、d8;卡铂(CBP)150~200mg/m^2,静脉输注,d1;顺铂(DDP)15~20mg/(m^2·d),静脉输注,d2、d3、d4[或加平阳霉素(PYM)8mg,肌内注射,d1、d4、d7、d10、d13、d16]。

每 21~28 天为 1 个周期,4 个周期为 1 个疗程。

美国 FDA 未批准长春瑞滨用于治疗成人食管癌。Micromedex有效性、推荐等级和证据强度:

有效性等级：Class Ⅱa，证据支持有效（Evidence Favors Efficacy）。

推荐等级：Class Ⅱb，在某些情况下推荐使用（Recommended，In Some）。

证据强度：Category B[2]。

长春瑞滨联合放疗或顺铂（和氟尿嘧啶）对食管癌患者治疗有益。

成人：一项研究（$n=23$）表明，放疗同时给予长春瑞滨对局部晚期食管癌患者有一定获益。试验中患者属于不能手术或无法使用标准的氟尿嘧啶-顺铂方案化疗。其中 20 名患者为鳞状细胞癌，3 名为腺癌。长春瑞滨初始剂量为每周 $10mg/m^2$，共 6 周。对主要肿瘤和淋巴结，以 50Gy/25f 放疗（使用长春瑞滨后 1 小时内）5 周以上，随后以 14Gy 对肿瘤放疗。平均为 5 个周期，长春瑞滨最大耐受剂量为每周 $25mg/m^2$（在此治疗水平上，50% 患者出现发热及感染）。除 10mg 外，所有剂量均可见缓解（一些为完全缓解）。研究者建议使用长春瑞滨每周 $20mg/m^2$[3]。

一项临床Ⅱ期试验（$n=70$）显示：联合使用长春瑞滨和顺铂治疗已经转移的食管鳞状细胞癌患者，可缓解疾病进展。26 名患者总体缓解率为 37%，中位缓解期为 7.7 个月。整组中位总体存活期为 6.8 个月，中位无恶化生存期为 3.7 个月。在顺铂治疗的预水化期给予长春瑞滨，长春瑞滨的初始剂量为 $25mg/m^2$（d1 和 d8，21 天为 1 个周期），输注 5～10 分钟以上。预水化后给予顺铂 $80mg/m^2$，持续输注 30 分钟以上，之后再次水化。给药周期的中位数为 4 个周期。39% 患者发生 3～4 度中性粒细胞减少症，16% 患者发生贫血，此外没有患者发生血小板减少。临床毒性包含 3～4 度呕吐（7%）、心律失常（7%）、3 度感染（16%）、4 度感染（7%）、1 名中毒性死亡、败血症引起休克）和 3 度疲劳（17%）。这种长春瑞滨-顺铂疗法和标准 5 天顺铂-氟尿嘧啶疗法相比，同样有效且毒性较小。另一项试验（$n=12$）显示：使用氟尿嘧啶 $800mg/m^2$（d2、d5）、顺铂 $100mg/m^2$ 和长春瑞滨 $20mg/m^2$（d1、d5）联合治疗，21 天为 1 个疗程，2 名患者完全缓解，2 名部分缓解，1 名中毒性死亡[3]。

【参考文献】

[1] 中华医学会.临床诊疗指南：肿瘤分册.北京：人民卫生出版社，2005.

［2］Micromedex（172）.Truven Health Analytics Inc.,2017［2017-04-03］.http://www.Micromedexsolutions.com.

［3］CONROY T. Activity of vinorelbine in gastrointestinal cancers.Crit Rev Oncol/Hematol,2002,42（2）:173-178.

紫杉醇 Paclitaxel

【已批准的适应证】

1. 进展期卵巢癌的一线和后继治疗。

2. 淋巴结阳性的乳腺癌患者在含多柔比星标准方案联合化疗后的辅助治疗。

3. 转移性乳腺癌联合化疗失败或者辅助化疗 6 个月内复发的乳腺癌患者。

4. 非小细胞肺癌患者的一线治疗。

5. AIDS 相关性卡波西肉瘤的二线方案。

【说明书之外的用法】

1. **胃癌**。

2. **子宫内膜癌**。

3. **小细胞肺癌**。

4. **宫颈癌**。

【依据等级】

1. **胃癌** 中华医学会《临床诊疗指南:肿瘤分册》胃癌的全身化疗常用方案包括 PFC 等方案[1]。

PFC 方案:紫杉醇（PCT）175mg/m^2,静脉滴注 3 小时,d1 先用。氟尿嘧啶（5-FU）750mg/m^2,连续静脉滴注,每 3 周给药 1 次,d1~d5。

美国 FDA 未批准紫杉醇用于治疗成人胃癌。Micromedex 有效性、推荐等级和证据强度:

有效性等级:Class Ⅱa,证据支持有效（Evidence Favors Efficacy）。

推荐等级:Class Ⅱb,在某些情况下推荐使用（Recommended,In Some）。

证据强度:Category B[2]。

一项随机试验表明在日本患者（$n=223$）中,紫杉醇和伊立替康作为胃癌的二线治疗药物,平均存活时间（9.5 个月;8.4 个月）及无疾病进展的中位时间（3.6 个月;2.3 个月）均无显著差异[3]。

一项小型Ⅱ期临床试验表明,紫杉醇治疗转移性胃癌,总缓解率为17%和20%[4-5]。一项Ⅱ期临床试验($n=23$)显示,紫杉醇用于先前未治疗的晚期上消化道腺癌,具有疗效[6]。

成人:15名晚期胃癌患者接受紫杉醇治疗后,总体缓解率达20%。此外也显示紫杉醇与其他药物(如氟尿嘧啶、丝裂霉素C、顺铂和伊立替康)的交叉耐药性较少。一项Ⅱ期临床试验,对适度转移的胃癌患者给予紫杉醇210mg/m²,持续输注3小时,21天给药1次,直至疾病恶化或出现无法耐受的毒性。3名患者得到部分缓解,3名出现疾病恶化,8名没有改变。67%的患者发生4度中性粒细胞减少症;此外,白细胞减少症、脱发、周围神经病变和肌痛等不良反应也有报道[4]。

一项试验($n=30$),受试者为无法切除的化疗初治转移性胃癌患者,给予紫杉醇中位剂量200mg/m²时,总体缓解率为17%(95%CI:6%~35%)。15名患者接受3小时的输注,1名部分缓解,3名轻度缓解,9名出现疾病恶化。在18名输注紫杉醇超过24小时的患者中,4名部分缓解,3名轻度缓解,10名疾病恶化。中位缓解期为6.5个月。也有报道骨髓抑制、疲劳、肌痛、神经病变和恶心呕吐等不良反应[5]。

一项Ⅱ期临床试验显示,紫杉醇单独治疗初治晚期上消化道腺癌患者具有疗效。每位患者紫杉醇初始剂量为250mg/m²,持续输注24小时。输注前预先给予患者地塞米松、苯海拉明和西咪替丁。治疗3个周期后,没有患者完全缓解,且仅有1名达到部分缓解。这位部分缓解的患者疾病恶化并扩大了肝转移[6]。

2. 子宫内膜癌 中华医学会《临床诊疗指南:肿瘤分册》子宫内膜癌部分未提及紫杉醇[1]。《NCCN子宫肿瘤临床实践指南》将紫杉醇作为子宫内膜癌治疗常用化疗药物[7]。

美国FDA未批准紫杉醇用于成人子宫内膜癌治疗。Micromedex有效性、推荐等级和证据强度:

有效性等级: Class Ⅱa,证据支持有效(Evidence Favors Efficacy)。

推荐等级: Class Ⅱb,在某些情况下推荐使用(Recommended,In Some)。

证据强度: Category B[2]。

成人:多项Ⅱ期试验研究了卡铂+紫杉醇两药方案用于晚期或复发子宫内膜癌患者,结果显示紫杉醇联合卡铂(TC)

有效率为 60%~75%,治疗效果优于多柔比星联合顺铂(AP)方案。GOG-209 是一项Ⅲ期大型临床随机对照研究,目前仅以摘要发表,该研究将 1318 名Ⅲ~Ⅳ期患者随机分成 TC 组或紫杉醇联合多柔比星和顺铂方案(TAP)组,进行临床非劣效性评价,两组 PFS 均为 14 个月,总生存期分别为 TC 组 32 个月 vs TAP 组 38 个月(HR:1.01),而 TAP 组二级以上不良反应如感觉异常、代谢紊乱、呕吐、腹泻、血小板减少和其他血液学毒性明显增多,与 TC 组相比具有统计学差异,因此 TC 方案目前是复发或转移性子宫内膜癌一线化疗方案。

3. 小细胞肺癌　NCCN 指南推荐此用法[8]。美国 FDA 未批准紫杉醇用于治疗小细胞肺癌。Micromedex 有效性、推荐等级和证据强度:

有效性等级:Class Ⅱa,证据支持有效(Evidence Favors Efficacy)。

推荐等级:Class Ⅱb,在某些情况下推荐使用(Recommended,In Some)。

证据强度:Category B[2]。

一项Ⅱ期临床研究(n=22)评估了复发和难治的小细胞肺癌(SCLC)患者单独使用紫杉醇每周给药方案的疗效和毒性。紫杉醇 $80mg/m^2$ 静脉滴注 1 小时,每周 1 次,给药 6 周,8 周为 1 个周期。共 22 例患者接受试验,21 例有资格评效,其中 20 例男性,1 例女性,中位年龄 66 岁;19 例体能状态 0/1,5 例体能评分 2。结果显示共有 5 例患者部分缓解。3~4 度白细胞减少症和中性粒细胞减少症的发生率分别有 47.5% 和 64%。其他 3~4 度毒性包括感染、皮疹、神经病变和肺毒性。研究表明每周注射紫杉醇 $80mg/m^2$,能有效治疗复发和难治的小细胞肺癌(SCLC)[9]。

4. 宫颈癌　NCCN 指南推荐此用法[10]。美国 FDA 未批准紫杉醇用于治疗宫颈癌。Micromedex 有效性、推荐等级和证据强度:

有效性等级:Class Ⅱa,证据支持有效(Evidence Favors Efficacy)。

推荐等级:Class Ⅱb,在某些情况下推荐使用(Recommended,In Some)。

证据强度:Category B[2]。

一项Ⅲ期临床研究(n=280)探索了 IVB 阶段复发的或

难治性子宫颈鳞状细胞癌患者应用顺铂联合紫杉醇（C+P）与单独使用顺铂的疗效与安全性。治疗方案：顺铂 $50mg/m^2$ 或顺铂联合紫杉醇（顺铂 $50mg/m^2$，紫杉醇 $135mg/m^2$），每 3 周 1 次，共进行 6 个周期。顺铂（C）组（$n=134$）和顺铂/紫杉醇（C+P）组（$n=130$）的客观反应率分别为 19%（CR：6%，PR：13%）及 36%（CR：15%，PR：21%）（$P=0.002$）。两组的中位 PFS 分别为 2.8 个月和 4.8 个月（$P \leq 0.001$）。两组的中位 OS 分别为 8.8 个月和 9.7 个月，无显著性差异。顺铂联合紫杉醇组 3~4 度中性粒细胞减少症和贫血发生率更高。研究认为顺铂联合紫杉醇方案在有效率、患者生活质量、无恶化生存期等方面优于顺铂单药治疗[11]。

【参考文献】

［1］中华医学会.临床诊疗指南：肿瘤分册.北京：人民卫生出版社，2005.

［2］Micromedex（172）.Truven Health Analytics Inc.，2017［2017-04-03］.http：//www.Micromedexsolutions.com.

［3］HIRONAKA S，UEDA S，YASUI H，et al.Randomized，open-label，phase Ⅲ study comparing irinotecan with paclitaxel in patients with advanced gastric cancer without severe peritoneal metastasis after failure of prior combination chemotherapy using fluoropyrimidine plus platinum：WJOG 4007 trial.J Clin Oncol，2013，31（35）：4438-4444.

［4］OHTSU A，BOKU N，TAMURA F，et al.An early phase Ⅱ study of a 3-hour infusion of paclitaxel for advanced gastric cancer.Am J Clin Oncol，1998，21（4）：416-419.

［5］AJANI JA，FAIRWEATHER J，DUMAS P，et al.Phase Ⅱ study of taxol in patients with advanced gastric carcinoma.Cancer J Sci Am，1998，4（4）：269-274.

［6］EINZIG AI，LIPSITZ S，WIERNIK PH，et al.Phase Ⅱ trial of taxol in patients with adenocarcinoma of the upper gastro-intestinal tract（UGIT）：the Eastern Cooperative Oncology Group（ECOG）results.Invest New Drugs，1995，13（3）：223-227.

［7］National Comprehensive Cancer Network.NCCN clinical practice guidelines in oncology：uterine neoplasms.V.1.2017.https：//www.nccn.org/professionals/physician _ gls/pdf/uterine.pdf.

［8］National Comprehensive Cancer Network.NCCN clinical practice guidelines in oncology：small cell lung cancer.V.2.2017. https：//www. nccn. org/professionals/physician _ gls/pdf/sclc. pdf.

［9］YAMAMOTO N，TSURUTANI J，YOSHIMURA N，et al. Phase Ⅱ study of weekly paclitaxel for relapsed and refractory small cell lung cancer. Anticancer Res，2006，26（1B）：777-781.

［10］National Comprehensive Cancer Network.NCCN clinical practice guidelines in oncology：ovarian cancer.V.1.2016.https：// www.nccn.org/professionals/physician_gls/pdf/ovarian.pdf.

［11］ MOORE DH1，BLESSING JA，MCQUELLON RP，et al.Phase Ⅲ study of cisplatin with or without paclitaxel in stage IVB，recurrent，or persistent squamous cell carcinoma of the cervix：a gynecologic oncology group study.J Clin Oncol，2004，22（15）：3113-3119.

奥沙利铂 Oxaliplatin

【已批准的适应证】

1. 经氟尿嘧啶治疗失败后的转移性结直肠癌。

2. 与氟尿嘧啶和亚叶酸钙联合应用治疗转移性结直肠癌。

3. 辅助治疗原发肿瘤完全切除后的Ⅲ期结肠癌。

【超说明书内容】

1. 胃癌。

2. 胆系肿瘤。

3. 胰腺癌。

4. 卵巢癌。

【依据等级】

1. **胃癌**　NCCN 指南推荐此用法[1]。美国 FDA 未批准奥沙利铂用于治疗胃癌。Micromedex有效性、推荐等级和证据强度：

有效性等级：Class Ⅱa，证据支持有效（Evidence Favors Efficacy）。

推荐等级：Class Ⅱa，大多数情况下推荐（Recommended，In Most）。

证据强度:Category B[2]。

在 3 项Ⅱ期临床研究中,奥沙利铂联合伊立替康或氟尿嘧啶/亚叶酸钙治疗进展期或转移性胃癌的中位 OS 为 7.3~10 个月,中位进展时间为 5.2~5.5 个月。

成人:一项Ⅱ期临床研究($n=41$)探索了奥沙利铂联合氟尿嘧啶/叶酸用于进展期胃癌的疗效及安全性。用药方案:氟尿嘧啶 2.6g/m²(24 小时持续输注),叶酸 500mg/m²(2 小时输注),奥沙利铂 85mg/m²(2 小时输注),每 2 周 1 次,共进行 3 个周期。结果显示总有效率(ORR)为 43%(16/37),中位 OS 为 9.6 个月。3~4 度血液系统毒性包括粒细胞减低及血小板减低。3~4 度非血液系统毒性包括腹泻、呕吐[3]。

一项我国台湾地区的Ⅱ期临床试验($n=55$)也对奥沙利铂每周方案联合氟尿嘧啶/叶酸用于进展期胃癌进行了研究。研究方案:奥沙利铂 65mg/m²(输注 2 小时),氟尿嘧啶 2 600mg/m²(24 小时持续输注),叶酸 300mg/m²(24 小时持续输注)。结果显示,总有效率(ORR)为 56%(95%CI:41.8%~70.3%)。中位疾病进展时间及 OS 分别为 5.2 个月及 10 个月。3~4 度毒性包括中性粒细胞减少症(7.1%)、血小板减低(5%)。研究认为含有奥沙利铂的化疗方案对胃癌有效,且耐受性良好[4]。

一项多中心Ⅱ期临床研究($n=32$)评估了奥沙利铂联合伊立替康作为局部进展期或转移性胃癌一线治疗方案的疗效及安全性。研究方案:伊立替康 200mg/m²(输注 30 分钟),奥沙利铂 85mg/m²(输注 2 小时),每 21 天 1 次。结果显示,总有效率(ORR)为 50%(95%CI:38.7%~72.4%)。中位疾病进展时间为 5.5 个月。3~4 度中性粒细胞减少症发生率为 18.6%(6/31),粒细胞缺乏伴发热发生率为 6.2%(2/31),3 度贫血发生率为 3.1%(1/31),3 度腹泻发生率为 6.2%(2/31)。研究认为奥沙利铂联合伊立替康可作为进展期胃癌的一线治疗方案[5]。

2. 胆系肿瘤　NCCN 指南推荐此用法[6]。美国 FDA 未批准奥沙利铂用于治疗胆系肿瘤。Micromedex 有效性、推荐等级和证据强度:

有效性等级:Class Ⅱa,证据支持有效(Evidence Favors Efficacy)。

推荐等级:Class Ⅱb,在某些情况下推荐使用(Recommended,In Some)。

证据强度: Category B[2]。

一项法国的 Ⅱ 期临床试验($n=70$)探索了吉西他滨和奥沙利铂(GEMOX)用于进展期胆道肿瘤一线治疗的疗效和毒性。入组患者为局部进展期或转移性胆道肿瘤,患者未曾接受过化疗。吉西他滨剂量为 1 000mg/m²,d1;奥沙利铂剂量为 100mg/m²,d2;每 2 周为 1 个周期。OS 和 PFS 中位数分别为 8.8 个月和 3.4 个月。GEMOX 方案对进展期胆道肿瘤具有疗效,且耐受性良好,但对于胆囊癌效果不佳[7]。

德国共有 4 项 Ⅱ 期临床研究探索了奥沙利铂与吉西他滨、氟尿嘧啶等联合应用于胆道肿瘤的治疗。Harder 等的研究($n=31$)中,吉西他滨的剂量为 1 000mg/m²,静脉输注(30 分钟),d1、d8、d15;奥沙利铂的剂量为 100mg/m²,静脉输注,2 小时,d1、d15。入组患者为不可切除的胆道肿瘤。8 名患者(26%)部分缓解,14 名患者(45%)疾病稳定,疾病控制率为 71%。TTP、OS 中位数分别为 6.5 个月及 11 个月[8]。Nehls 等的研究($n=16$)中,入组患者为进展期胆道腺癌。用药方案为:奥沙利铂85mg/m²,静脉输注(2 小时),d1;甲酰四氢叶酸 500mg/m²,静脉输注(2 小时),d1;氟尿嘧啶 1.5~2g/m²,静脉输注(22 小时),d1、d2。研究结果显示疾病控制率为 56%,OS 中位数为 9.5 个月。研究认为该方案对于胆道腺癌有效[9]。Nehls 等的另一项前瞻性多中心研究($n=65$)进一步探索了卡培他滨联合奥沙利铂(CAPOX)用于进展期胆系肿瘤一线治疗的疗效和毒性。奥沙利铂剂量为 130mg/m²,d1;卡培他滨剂量为 1 000mg/m² 每日 2 次,d1~d14,每 3 周 1 次。入组患者根据原发灶位置分为两组,一组包括胆囊癌(GBC)和肝外胆管癌(ECC),另一组包括肝内胆管癌(ICC)。GBC/ECC 组(47 例)反应率为27%,ICC 组(18 例)无反应率,仅有 6 人评效疾病稳定。GBC/ECC 组和 ICC 组 OS 中位数分别 12.8 个月和 5.2 个月。结果显示 CAPOX 方案对进展期 ECC 和 GBC 具有疗效,且耐受良好,但对 ICC 的疗效较差[10]。Wagner 等的研究通过对比两项平行的多中心临床试验评价了吉西他滨/奥沙利铂/氟尿嘧啶三药联合方案用于进展期胆道肿瘤和胆囊肿瘤治疗的疗效和毒性。入组患者分为两组,一组诊断为进展期或转移性胆道肿瘤(BDC),共 37 例;另一组诊断为胆囊癌(GBC),共 35 例。吉西他滨剂量为900mg/m²(静脉注射 30 分钟);奥沙利铂剂量为 65mg/m², d1、d8；氟尿嘧啶剂量为 1 500mg/m²（静脉注射 24 小时），d1、d8，每 21 天 1 次。BDC 组和 GBC 组的反应率分别为 19% 和 23%。OS 中位数分别为 10 个月和 9.9 个月；BDC 组 1 年、2 年生存率分别为 40% 和 23%；GBC 组 1 年、2 年生存率分别为 34% 和 6%。该研究认为三药联合方案可取得与常规治疗方案相似的疗效，但毒性有所增加[11]。

韩国有两项 Ⅱ 期临床研究评价奥沙利铂联合吉西他滨对胆道肿瘤的疗效与安全性。Kim 等的非随机临床试验（n = 40）研究了吉西他滨联合奥沙利铂用于不可切除的胆道肿瘤一线治疗的疗效与毒性。吉西他滨剂量为 1 000mg/m²，d1；奥沙利铂 85mg/m²，d2，每 2 周 1 次。该研究的客观有效率为 15%，疾病控制率为 52.5%，OS 和 TTP 中位数分别为 8.5 个月和 4.2 个月[12]。Jang 等多中心临床研究（n = 53）入组患者为未经治疗的局部进展期或转移性胆道肿瘤，60% 为胆道上皮癌，40% 为胆囊癌。吉西他滨的剂量为 1 000mg/m²，d1、d8；奥沙利铂的剂量为 100mg/m²，d1，每 3 周 1 次。该研究的客观反应率为 18.9%，疾病控制率为 69.8%。PFS 和 OS 中位数分别为 4.8 个月和 8.3 个月[13]。

3. 胰腺癌　NCCN 指南推荐此用法[14]。美国 FDA 未批准奥沙利铂用于治疗胰腺癌。Micromedex 有效性、推荐等级和证据强度：

有效性等级：Class Ⅱa，证据支持有效（Evidence Favors Efficacy）。

推荐等级：Class Ⅱb，在某些情况下推荐使用（Recommended，In Some）。

证据强度：Category B[2]。

一项美国的 Ⅱ 期临床研究（n = 41）探索了奥沙利铂联合卡培他滨（XELOX）用于进展期胰腺癌的二线治疗。入组患者均接受过吉西他滨治疗，年龄小于 65 岁的患者，奥沙利铂的剂量为 130mg/m²，d1；卡培他滨的剂量为 1 000mg/m²，每日 2 次，d1～d14。年龄大于 65 岁的患者，奥沙利铂的剂量为 110mg/m²，d1；卡培他滨的剂量为 750mg/m²，每日 2 次，d1～d14。每 3 周为 1 个疗程。1 例患者部分缓解，10 例患者病情稳定。OS 和 PFS 中位数分别为 23 周及 9.9 周。6 个月及 1 年生存率分别为 44% 及 21%。研究结果表明 XELOX 方案对已接受过吉西他滨治疗的进展期胰腺癌患者有效[15]。

4. **卵巢癌**　NCCN 指南推荐此用法[16]。美国 FDA 未批准奥沙利铂用于治疗卵巢癌。Micromedex 有效性、推荐等级和证据强度：

有效性等级：Class Ⅱa，证据支持有效（Evidence Favors Efficacy）。

推荐等级：Class Ⅱb，在某些情况下推荐使用（Recommended，In Some）。

证据强度：Category B[2]。

奥沙利铂单用或与多西他赛联用治疗卵巢癌。

一项法国的多中心非盲Ⅱ期临床研究探索了奥沙利铂单药用于顺铂、卡铂、紫杉醇耐药的进展期卵巢癌治疗的疗效和毒性。奥沙利铂剂量为 $130mg/m^2$，每 3 周 1 次。反应期中位数为 9.2 个月；PFS 和 OS 中位数分别为 4.3 个月和 15.0 个月。研究表明奥沙利铂对于顺铂、卡铂、紫杉醇耐药的进展期卵巢癌患者具有疗效[17]。

一项意大利的前瞻性Ⅱ期临床研究（$n=43$）探索了奥沙利铂联合多西他赛（DTX/OXA）用于复发的铂敏感型卵巢癌的二线治疗。入组患者无铂治疗间隔大于 12 个月。多西他赛 $75mg/m^2$，静脉输注（60 分钟），d1；奥沙利铂 $100mg/m^2$，静脉输注（2 小时），d1，每 21 天 1 次。患者无铂治疗间隔中位数为 26 个月。TTP 和 OS 中位数分别为 14 个月和 28 个月。研究表明 DTX/OXA 对于铂类敏感型患者的复发性卵巢癌具有疗效，且耐受性良好[18]。

【参考文献】

［1］National Comprehensive Cancer Network.NCCN clinical practice guidelines in oncology：gastric cancer.V.2.2016.https：//www.nccn.org/professionals/physician_gls/pdf/gastric.pdf.

［2］Micromedex（172）.Truven Health Analytics Inc.，2017［2017-04-03］.http：//www.micromedexsolutions.com.

［3］AL-BATRAN SE，ATMACA A，HEGEWISCH-BECKER S，et al.Phase Ⅱ trial of biweekly infusional fluorouracil，folinic acid，and oxaliplatin in patients with advanced gastric cancer.J Clin Oncol，2004，22（4）：658-663.

［4］CHAO Y，YEH KH，CHANG CJ，et al.Phase Ⅱ study of weekly oxaliplatin and 24-h infusion of high-dose 5-fluorouracil and folinic acid in the treatment of advanced gastric cancer. Br J Cancer,2004,91(3):453-458.

[5] SOUGLAKOS J,SYRIGOS K,POTAMIANOU A,et al. Combination of irinotecan (CPT-11) plus oxaliplatin (L-OHP) as first-line treatment in locally advanced or metastatic gastric cancer:a multicentre phase Ⅱ trial. Ann Oncol,2004,15(8): 1204-1209.

[6] National Comprehensive Cancer Network.NCCN clinical practice guidelines in oncology:hepatobiliary cancers. V.2.2016. https://www. nccn. org/professionals/physician _ gls/pdf/hepato-biliary.pdf.

[7] ANDRÉT, REYES-VIDAL JM, FARTOUX L, et al. Gemcitabine and oxaliplatin in advanced biliary tract carcinoma:a phase Ⅱ study.Br J Cancer,2008,99(6):862-867.

[8] HARDER J,RIECKEN B,KUMMER O,et al.Outpatient chemotherapy with gemcitabine and oxaliplatin in patients with biliary tract cancer.Br J Cancer,2006,95(7):848-852.

[9] NEHLS O,KLUMP B,ARKENAU HT,et al.Oxaliplatin, fluorouracil and leucovorin for advanced biliary system adenocarci-nomas:a prospective phase Ⅱ trial. Br J Cancer, 2002, 87(7): 702-704.

[10] NEHLS O,OETTLE H,HARTMANN JT,et al.Capecitabine plus oxaliplatin as first-line treatment in patients with advanced biliary system adenocarcinoma:a prospective multicentre phase Ⅱ trial.Br J Cancer,2008,98(2):309-315.

[11] WAGNER AD,BUECHNER-STEUDEL P,MOEHLER M,et al.Gemcitabine,oxaliplatin and 5-FU in advanced bile duct and gallbladder carcinoma:two parallel,multicentre phase Ⅱ trials. Br J Cancer,2009,101(11):1846-1852.

[12] KIM HJ,LEE NS,LEE SC,et al.A phase Ⅱ study of gemcitabine in combination with oxaliplatin as first-line chemo-therapy in patients with inoperable biliary tract cancer. Cancer Chemother Pharmacol,2009,64(2):371-377.

[13] JANG JS, LIM HY, HWANG IG, et al. Gemcitabine and oxaliplatin in patients with unresectable biliary cancer inclu-ding gall bladder cancer:a Korean Cancer Study Group phase Ⅱ

trial.Cancer Chemother Pharmacol,2010,65(4):641-647.

［14］National Comprehensive Cancer Network.NCCN clinical practice guidelines in oncology:pancreatic adenocarcinoma.V.2. 2016.https://www.nccn.org/professionals/physician_gls/pdf/pancreatic.pdf.

［15］XIONG HQ,VARADHACHARY GR,BLAIS JC,et al. Phase Ⅱ trial of oxaliplatin plus capecitabine（XELOX）as second-line therapy for patients with advanced pancreatic cancer.Cancer, 2008,113(8):2046-2052.

［16］National Comprehensive Cancer Network.NCCN clinical practice guidelines in oncology:ovarian cancer.V.1.2016.https:// www.nccn.org/professionals/physician_gls/pdf/ovarian. pdf.

［17］DIERAS V,BOUGNOUX P,PETIT T,et al.Multicentre phase Ⅱ study of oxaliplatin as a single-agent in cisplatin/carboplatin+/-taxane-pretreated ovarian cancer patients.Ann Oncol, 2002,13(2):258-266.

［18］FERRANDINA G,LUDOVISI M,DE VINCENZO R, et al.Docetaxel and oxaliplatin in the second-line treatment of platinum-sensitive recurrent ovarian cancer:a phase Ⅱ study.Ann Oncol,2007,18(8):1348-1353.

卡铂 Carboplatin

【已批准的适应证】

1. 卵巢癌。

2. 小细胞肺癌、非小细胞性肺癌。

3. 精原细胞瘤、膀胱癌。

4. 头颈鳞癌。

5. 食管癌。

6. 间皮瘤。

【说明书之外的用法】

1. 乳腺癌

（1）与紫杉类抗肿瘤药物及曲妥珠单抗联合应用治疗 HER 过表达的转移性乳腺癌。

（2）与化疗方案联合用于三阴性乳腺癌的新辅助治疗。

2. 子宫内膜癌。

【依据等级】

1. 乳腺癌

(1)*HER2* 过表达的转移性乳腺癌:NCCN 指南推荐此用法[1]。美国 FDA 未批准卡铂用于治疗 *HER2* 过表达的转移性乳腺癌。Micromedex 有效性、推荐等级和证据强度:

有效性等级: Class Ⅱa,证据支持有效(Evidence Favors Efficacy)。

推荐等级: Class Ⅱb,在某些情况下推荐使用(Recommended,In Some)。

证据强度: Category B[2]。

一项随机多中心Ⅲ期临床试验(*n* = 196),探讨了曲妥珠单抗/紫杉醇±卡铂用于 *HER2* 过表达的转移性乳腺癌(MBR)一线治疗的安全性和疗效。治疗方案:①TP 方案:曲妥珠单抗(T)负荷剂量 4mg/kg,维持剂量 2mg/(kg·w);紫杉醇(P)175mg/m²,q3w;②TPC 方案:在 TP 方案基础上加入卡铂(C)*AUC* = 6,q3w,共进行 6 个周期。结果显示 TP 方案及 TPC 方案的中位 PFS 分别为 10.7 个月及 7.1 个月(*P* = 0.03)。TPC 三药方案优于 TP 方案,对 *HER2* 过表达(3+)的患者群体治疗优势更加明显。患者对 TPC 方案和 TP 方案的耐受性良好,粒细胞缺乏伴发热及神经系统毒性发生率并不高;4 度粒细胞缺乏症在 TPC 治疗组中发生率明显高于 TP 组[3]。

Perez 等针对同时进行的两项Ⅱ期临床试验,探讨 TPC 疗法的每周方案(周疗)和三周方案(三周疗)对 *HER2* 过表达 MBC 患者的疗效和耐受性。三周方案(*n* = 43):紫杉醇(P)200mg/m²;卡铂(C)*AUC* = 6;曲妥珠单抗(T)负荷剂量 8mg/kg,维持剂量 6mg/kg,q21d,8 个周期。每周方案(*n* = 48):紫杉醇(P)80mg/m²,进行 3~4 周;卡铂(C)*AUC* = 2,进行 3~4 周;曲妥珠单抗(T)负荷剂量 4mg/kg,维持剂量 2mg/kg,q4w,应用 6 个周期。研究结果表明每周方案从疗效和毒性两方面均优于三周方案[4]。

(2)三阴性乳腺癌:美国 FDA 未批准卡铂用于治疗三阴性乳腺癌。Micromedex 有效性、推荐等级和证据强度:

有效性等级: Class Ⅱa,证据支持有效(Evidence Favors Efficacy)。

推荐等级: Class Ⅱb,在某些情况下推荐使用(Recommen-

ded,In Some)。

证据强度:Category A[2]。

一项大型、随机、开放的Ⅱ期临床研究评价了在三阴性乳腺癌Ⅱ~Ⅲ期患者的新辅助治疗中加入卡铂的有效性和安全性。研究纳入 443 名三阴性乳腺癌患者,共分为 4 个治疗组,所有患者均接受:①紫杉醇 80mg/m²,qw,疗程 12 周;②随后每 2 周接受多柔比星联合环磷酰胺治疗,共 4 个周期。4 组患者中,第 2、4 组患者接受贝伐珠单抗,10mg/kg,q2w,共 9 个周期。第 3、4 组患者接受卡铂 $AUC = 3$,q3w,疗程 4 周。结果显示卡铂的加入可提高乳腺(60% vs 41%,$P = 0.001\ 8$)及淋巴结(54% vs 41%,$P = 0.002\ 9$)病理完全缓解率。但是加入卡铂后,患者的 3 度以上不良反应发生率有所增加,如中性粒细胞减少症等[5]。

2. 子宫内膜癌　NCCN 指南推荐此用法[6]。美国 FDA 未批准卡铂用于治疗子宫内膜癌。Micromedex 有效性、推荐等级和证据强度:

有效性等级:Class Ⅱa,证据支持有效(Evidence Favors Efficacy)。

推荐等级:Class Ⅱb,在某些情况下推荐使用(Recommended,In Some)。

证据强度:Category B[2]。

一项前瞻性研究($n = 47$)探索了卡铂/紫杉醇应用于进展期或转移性子宫内膜癌的疗效和毒性。治疗方案:卡铂 $AUC = 5$,q3w;紫杉醇 175mg/m²,q3w;周期 6~9 周,或应用至病情进展或出现患者不能耐受的毒性反应。研究结果:完全缓解率(ORR)为 62%,PFS 中位数为 15 个月,OS 中位数为 25 个月。主要不良反应主要包括 3~4 度骨髓抑制(粒细胞缺乏症、粒细胞缺乏伴发热、血小板缺乏症、贫血)和感觉神经异常[7]。

另一项前瞻性研究($n = 46$),探索了卡铂/紫杉醇应用于子宫肉瘤的疗效和毒性。治疗方案:紫杉醇 175mg/m²,静脉输注(3 小时);卡铂 $AUC = 6$,静脉输注(30 分钟);每 3 周 1 个疗程直至病程进展或出现严重不良反应。主要不良反应为血液系统毒性,少数患者出现 4 度非血液系统反应(心血管不良反应 1 例,疼痛 1 例)。完全缓解率(CRs)和部分缓解率(PRs)分别为 13% 和 41%,总体缓解率为 54%[8]。

【参考文献】

[1] National Comprehensive Cancer Network.NCCN clinical practice guidelines in oncology：breast cancer. V. 2. 2016. https：//www.nccn.org/professionals/physician_gls/pdf/breast.pdf.

[2] Micromedex(172).Truven Health Analytics Inc.,2017 [2017-04-03].http：//www.micromedexsolutions.com.

[3] ROBERT N, LEYLAND-JONES B, ASMAR L, et al. Randomized phase Ⅲ study of trastuzumab paclitaxel,and carboplatin compared with trastuzumab and paclitaxel in women with HER2-overexpressing metastatic breast cancer. J Clin Oncol, 2006,24(18)：2786-2792.

[4] PEREZ EA, SUMAN VJ, ROWLAND KM, et al. Two concurrent phase Ⅱ trials of paclitaxel/carboplatin/trastuzumab (weekly or every-3-week schedule) as first-line therapy in women with HER2-overexpressing metastatic breast cancer：NCCTG study 983252.Clin Breast Cancer,2005,6(5)：425-432.

[5] SIKOV WM,BERRY DA,PEROU CM,et al.Impact of the addition of carboplatin and/or bevacizumab to neoadjuvant once-per-week paclitaxel followed by dose-dense doxorubicin and cyclophosphamide on pathologic complete response rates in stage Ⅱ to Ⅲ triple-negative breast cancer：CALGB 40603 (Alliance). J Clin Oncol,2015,33(1)：13-21.

[6] National Comprehensive Cancer Network.NCCN clinical practice guidelines in oncology：uterine neoplasms. V. 2. 2016. https：//www. nccn. org/professionals/physician _ gls/pdf/uterine.pdf.

[7] PECTASIDES D,XIROS N,PAPAXOINIS G,et al.Carboplatin and paclitaxel in advanced or metastatic endometrial cancer.Gynecol Oncol,2008,109(2)：250-254.

[8] POWELL MA,FILIACI VL,ROSE PG,et al.Phase Ⅱ evaluation of paclitaxel and carboplatin in the treatment of carcinosarcoma of the uterus：a Gynecologic Oncology Group study.J Clin Oncol,2010,28(16)：2727-2731.

卡培他滨 Capecitabine

【已批准的适应证】

1. 结肠癌辅助化疗。

2. 转移性结直肠癌。

3. 转移性乳腺癌。

4. 晚期或转移性胃癌。

【说明书之外的用法】

1. 食管癌。

2. 转移性肾癌。

3. 胰腺癌。

【依据等级】

1. 食管癌　NCCN 指南推荐此用法[1]。美国 FDA 未批准卡培他滨用于治疗食管癌。Micromedex 有效性、推荐等级和证据强度：

有效性等级：Class Ⅱa，证据支持有效（Evidence Favors Efficacy）。

推荐等级：Class Ⅱb，在某些情况下推荐使用（Recommended, In Some）。

证据强度：Category B[2]。

一项英国的临床试验（$n=1\,002$）探索了卡培他滨联合奥沙利铂代替 5-FU/顺铂方案治疗进展期食管癌的疗效和毒性。患者分别接受 4 组不同的治疗方案。

（1）表柔比星、顺铂、氟尿嘧啶（ECF）。

（2）表柔比星、顺铂、卡培他滨（ECX）。

（3）表柔比星、奥沙利铂、氟尿嘧啶（EOF）。

（4）表柔比星、奥沙利铂、卡培他滨（EOX）。

研究目标是含卡培他滨的治疗方案对含氟尿嘧啶的治疗方案的非劣性研究，以及含奥沙利铂的治疗方案对含顺铂的治疗方案的非劣性研究。卡培他滨在此项研究中的剂量是 625mg/m^2，口服，每日 2 次。结果显示，ECF、ECX、EOF、EOX 的中位生存时间分别为 9.9 个月、9.9 个月、9.3 个月和 11.2 个月。1 年生存率分别为 37.7%、40.8%、40.4% 和 46.8%。研究结论为卡培他滨、奥沙利铂与氟尿嘧啶、顺铂疗效相当[3]。

2. 转移性肾癌　美国 FDA 未批准卡培他滨用于治疗转

移性肾癌。Micromedex 有效性、推荐等级和证据强度：

有效性等级：Class Ⅱa，证据支持有效（Evidence Favors Efficacy）。

推荐等级：Class Ⅱb，在某些情况下推荐使用（Recommended, In Some）。

证据强度：Category B[2]。

两项Ⅱ期临床研究显示卡培他滨对转移性肾癌具有疗效，且耐受性良好。

一项奥地利的前瞻性单中心研究（$n = 23$）应用卡培他滨单药治疗转移性肾癌，卡培他滨剂量为 1 250mg/m²，口服，每日 2 次，d1～d14，每 3 周 1 次。中位疾病复发时间为 9 个月，中位生存期为 13 个月。3 度不良反应仅有手足综合征和贫血。总体来说，患者在治疗过程中耐受性良好[4]。

一项来自德国的Ⅱ期临床研究（$n = 30$）中，卡培他滨剂量为 1 000mg/m²，口服，每日 2 次。研究结果显示完全缓解率（CRs）、部分缓解率（PRs）分别为 7% 和 27% 且耐受性良好[5]。

3. 胰腺癌　NCCN 指南推荐此用法[6]。美国 FDA 未批准卡培他滨用于治疗胰腺癌。Micromedex 有效性、推荐等级和证据强度：

有效性等级：Class Ⅱa，证据支持有效（Evidence Favors Efficacy）。

推荐等级：Class Ⅱb，在某些情况下推荐使用（Recommended, In Some）。

证据强度：Category B[2]。

一项美国的Ⅱ期临床研究（$n = 42$）评价了进展期或转移性胰腺癌采用卡培他滨单药治疗的疗效。卡培他滨剂量为 1 250mg/m²，口服，每日 2 次，d1～d14，每 3 周 1 次。研究结果显示临床获益率为 24%，应用期间患者疼痛级别、止痛药用量、Karnofsky 评分均有所改善。结果显示应用卡培他滨单药治疗可使患者获得肿瘤相关获益，且耐受良好[7]。

【参考文献】

[1] National Comprehensive Cancer Network. NCCN clinical practice guidelines in oncology: gastric cancer. V. 2. 2016. https://www.nccn.org/professionals/physician_gls/pdf/gastric.pdf.

［2］Micromedex（172）.Truven Health Analytics Inc.,2017
［2017-04-03］.http://www.micromedexsolutions.com.

［3］CUNNINGHAM D,STARLING N,RAO S,et al.Capecit-
abine and oxaliplatin for advanced esophagogastriccancer.N Engl J
Med,2008,358(1):36-46.

［4］WENZEL C,LOCKER GJ,SCHMIDINGER M,et al.
Capecitabine in the treatment of metastatic renal cell carcinoma
failing immunotherapy.Am J Kidney Dis,2002,39(1):48-54.

［5］OEVERMANN K, BUER J, HOFFMANN R, et al.
Capecitabine in the treatment of metastatic renal cell carcinoma.
Br J Cancer,2000,83(5):583-587.

［6］National Comprehensive Cancer Network.NCCN clinical
practice guidelines in oncology:pancreatic adenocarcinoma. V. 2.
2016.https://www.nccn.org/professionals/physician_gls/pdf/pan-
creatic.pdf.

［7］CARTWRIGHT TH, COHN A, VARKEY JA, et al.
Phase Ⅱ study of oral capecitabine in patients with advanced or
metastatic pancreatic cancer.J Clin Oncol,2002,20(1):160-164.

西妥昔单抗 Cetuximab

【已批准的适应证】

与伊立替康联合用药治疗表达表皮生长因子受体、伊立
替康治疗失败后的转移性结直肠癌。

【说明书之外的用法】

胃癌：首剂推荐剂量为 $400mg/m^2$，此后剂量为 $250mg/m^2$，每周使用 1 次。

【依据等级】

美国 FDA 未批准西妥昔单抗用于胃癌的治疗。Microme-
dex 有效性、推荐等级和证据强度：

有效性等级：Class Ⅱa，证据支持有效（Evidence Favors
Efficacy）。

推荐等级：Class Ⅱb，在某些情况下推荐使用（Recommen-
ded,In Some）。

证据强度：Category B[1]。

在三项多中心、单臂、开放Ⅱ期临床试验中，针对转移
性或局部进展胃癌、胃食管交界处癌患者的治疗中，西妥

昔单抗的常用剂量为首剂 400mg/m², 随后每周 1 次, 剂量 250mg/m²。西妥昔单抗与氟尿嘧啶类化疗方案联合的总反应率可达 46% 至 65%, 中位 PFS 为 6.5~9 个月, 中位 OS 为 9.5~16.5 个月。常见不良反应包括贫血、腹泻、无力、痤疮样皮疹等[2-4]。

一项德国的研究显示, 48 名转移性胃癌或胃食管交界处癌患者, 接受西妥昔单抗联合伊立替康、氟尿嘧啶、叶酸治疗, 总有效率为 46%。中位 PFS 和 OS 是 9 个月和 16.5 个月[3]。

另一项德国的研究, 入选 52 名转移性胃癌或胃食管交界处癌患者, 西妥昔单抗周疗方案联合奥沙利铂、亚叶酸钙、氟尿嘧啶治疗, 总有效率为 65%。中位疾病进展时间(TTP)和 OS 分别为 7.6 个月及 9.5 个月[4]。

【参考文献】

[1] Micromedex(172). Truven Health Analytics Inc. ,2017 [2017-04-03]. http://www. micromedexsolutions. com.

[2] KIM C, LEE JL, RYU MH, et al. A prospective phase Ⅱ study of cetuximab in combination with XELOX (capecitabine and oxaliplatin) in patients with metastatic and/or recurrent advanced gastric cancer. Invest New Drugs, 2011, 29 (2): 366-373.

[3] MOEHLER M, MUELLER A, TRARBACH T, et al. Cetuximab with irinotecan, folinic acid and 5-fluorouracil as first-line treatment in advanced gastroesophageal cancer: a prospective multi-center biomarker-oriented phase Ⅱ study. Ann Oncol, 2011, 22 (6): 1358-1366.

[4] LORDICK F, LUBER B, LORENZEN S, et al. Cetuximab plus oxaliplatin/leucovorin/5-fluorouracil in first-line metastatic gastric cancer: a phase Ⅱ study of the Arbeitsgemeinschaft Internistische Onkologie (AIO). Br J Cancer, 2010, 102(3): 500-505.

贝伐珠单抗 Bevacizumab

【已批准的适应证】

1. 转移性结直肠癌 贝伐珠单抗联合以氟尿嘧啶为基础的化疗适用于转移性结直肠癌患者的治疗。

2. 晚期、转移性或复发性非小细胞肺癌 贝伐珠单抗联合卡铂与紫杉醇用于不可切除的晚期、转移性或复发性非鳞状细胞非小细胞肺癌患者的一线治疗。

【说明书之外的用法】

1. 宫颈癌。

2. 卵巢癌。

【特别提示】

胃肠道穿孔:使用贝伐珠单抗可能出现胃肠道穿孔,其发生率为 0.3%~2.4%,对于发生了胃肠道穿孔的患者,贝伐珠单抗应永久停药。

手术和伤口愈合并发症:使用贝伐珠单抗可能出现伤口愈合及手术并发症的概率会增加,手术前至少停药 28 天,手术后至少 28 天及伤口完全恢复前不能使用该药。

出血:接受化疗联合贝伐珠单抗治疗的患者出现严重出血或致命性出血的概率最多增至 5 倍,出现严重出血或近期曾有咯血的患者(≥2.5ml 鲜血)不应接受贝伐珠单抗治疗,治疗中出现 NCI-CTC 3 度或 4 度出血的患者应永久停药。

【依据等级】

1. 宫颈癌　贝伐珠单抗为近年来新出现的抗肿瘤药物,中华医学会《临床诊疗指南:肿瘤分册》宫颈癌治疗中未包含贝伐珠单抗[1]。《NCCN 宫颈癌临床实践指南》中将贝伐珠单抗作为宫颈癌的一线治疗药物[2]。贝伐珠单抗 15mg/kg 静脉注射联合紫杉醇/顺铂或紫杉醇/托泊替康,每 3 周 1 次。

NCCN 指南推荐等级为 Class Ⅰ[2]。美国 FDA 批准贝伐珠单抗联合紫杉醇/顺铂或紫杉醇/托泊替康用于治疗成人转移性、复发性宫颈癌。Micromedex 有效性、推荐等级和证据强度:

有效性等级:Class Ⅱa,证据支持有效(Evidence Favors Efficacy)。

推荐等级:Class Ⅱa,大多数情况下推荐(Recommended, In Most)。

证据强度:Category B[3]。

一项随机对照的临床Ⅲ期试验(GOG240 研究),显示在化疗的基础上加用贝伐珠单抗能改善晚期宫颈癌患者的总生存期(17.0 个月 vs 13.3 个月,P=0.004)。

成人：随机对照的Ⅲ期临床试验（GOG240 研究）共纳入 452 名患者，被随机分为 4 组，顺铂（50mg/m²，静脉注射，d1~d2）、紫杉醇（135mg/m²，静脉注射，输注 24 小时或 175mg/m²，静脉注射，输注 3 小时，d1），联合或不联合贝伐珠单抗（15mg/kg，静脉注射，d1~d2）；另两组为紫杉醇（175mg/m²，连续输注 3 小时，d1），托泊替康（0.75mg/m² 输注 30 分钟，d1~d3），联合或不联合贝伐珠单抗（15mg/kg，静脉注射，d1），结果显示与仅接受化疗的患者相比，在化疗的基础上加用贝伐珠单抗能改善晚期宫颈癌患者的总生存期（17.0 个月 *vs* 13.3 个月，*P* = 0.004），试验中观察到的不良反应与贝伐珠单抗用于其他类型癌症的既往经验大体一致[4]。

2. 卵巢癌　中华医学会《临床诊疗指南：肿瘤分册》卵巢癌治疗中未包含贝伐珠单抗，《NCCN 卵巢癌临床实践指南》中将贝伐珠单抗作为铂类耐药的上皮性卵巢癌患者的用药[5]。推荐剂量为贝伐珠单抗 10mg/kg 每 2 周 1 次，联合紫杉醇、多柔比星脂质体或托泊替康（每周给药 1 次）；或贝伐珠单抗 15mg/kg 联合托泊替康每 3 周给药 1 次。

美国 FDA 批准贝伐珠单抗联合紫杉醇或多柔比星脂质体或托泊替康用于治疗成人铂类耐药的上皮性卵巢癌患者。Micromedex 有效性、推荐等级和证据强度：

有效性等级：Class Ⅱa，证据支持有效（Evidence Favors Efficacy）。

推荐等级：Class Ⅱa，大多数情况下推荐（Recommended, In Most）。

证据强度：Category B[3]。

一项开放式、多中心、随机、双臂试验（AURELIA 试验）考察了 361 例铂类耐药的复发性上皮性卵巢癌患者使用贝伐珠单抗联合化疗与单用化疗的差异，结果显示化疗联合贝伐珠单抗能明显提高无进展生存期（PFS）和客观缓解率（ORR），总生存率改变趋势不明显。

成人：AURELIA 试验在 361 例晚期铂类耐药卵巢癌患者中对单纯化疗与贝伐珠单抗联合化疗（多柔比星脂质体、紫杉醇或托泊替康）进行了评估。对于接受贝伐珠单抗/化疗的患者，PFS 的主要终点为 6.7 个月，单纯化疗为

3.4 个月。贝伐珠单抗/化疗组中位总生存期是 16.6 个月,单纯化疗组为 13.3 个月;总生存期危险比为 0.85(95%CI:0.66~1.08;P<0.174)。使用贝伐珠单抗时高血压和蛋白尿(≥2 度)更为常见。贝伐珠单抗组 2.2%的患者发生了胃肠道穿孔[6]。

【参考文献】

[1] 中华医学会.临床诊疗指南:肿瘤分册.北京:人民卫生出版社,2005.

[2] National Comprehensive Cancer Network.NCCN clinical practice guidelines in oncology:cervical cancer.V.1.2017.https://www.nccn.org/professionals/physician_gls/pdf/cervical.pdf.

[3] Micromedex(172).Truven Health Analytics Inc.,2017[2017-04-03].http://www.micromedexsolutions.com.

[4] PENSON RT,HUANG HQ,WENZEL LB,et al.Bevacizumab for advanced cervical cancer:patient-reported outcomes of a randomised,phase 3 trial (NRG Oncology-Gynecologic Oncology Group protocol 240).Lancet Oncol,2015,16(3):301-311.

[5] National Comprehensive Cancer Network.NCCN clinical practice guidelines in oncology:ovarian cancer including fallopian tube cancer and primary peritoneal cancer.V.1.2016.https://www.nccn.org/professionals/physician_gls/pdf/ovarian.pdf.

[6] PUJADE-LAURAINE E,HILPERT F,WEBER B,et al.Bevacizumab combined with chemotherapy for platinum-resistant recurrent ovarian cancer:The AURELIA open-label randomized phase Ⅲ trial.J Clin Oncol,2014,32(13):1302-1308.

托泊替康 Topotecan

【已批准的适应证】

初始化疗或序贯化疗失败的转移性卵巢癌;对化疗敏感,一线化疗失败的小细胞肺癌。

【说明书之外的用法】

宫颈癌。

【特别提示】

托泊替康可引起严重的骨髓抑制,使用前应具有足够的骨髓储备,包括基线中性粒细胞计数大于 $1.5×10^9$/L或血小板计数至少为 $100×10^9$/L。

【依据等级】

中华医学会《临床诊疗指南：肿瘤分册》宫颈癌治疗药物中未包括托泊替康[1]。《NCCN 宫颈癌临床实践指南》中将托泊替康联合顺铂作为复发或转移的宫颈癌患者一线治疗药物[2]。托泊替康 $0.75mg/m^2$ 静脉输注 30 分钟（d1～d3）联合顺铂 $50mg/m^2$（d1），每 21 天重复 1 次。

美国 FDA 批准托泊替康联合顺铂用于治疗Ⅳ-B 期不能手术或放疗的持续性复发性宫颈癌患者。Micromedex 有效性、推荐等级和证据强度：

有效性等级：Class Ⅱa，证据支持有效（Evidence Favors Efficacy）。

推荐等级：Class Ⅱa，大多数情况下推荐（Recommended, In Most）。

证据强度：Category B[3]。

成人：一项对比试验中患者被随机分配至托泊替康/顺铂治疗组（托泊替康 $0.75mg/m^2$，静脉注射，d1～d3，顺铂 $50mg/m^2$，d1，d21 天重复，$n = 147$）和顺铂单药治疗组（$50mg/m^2$，静脉注射，d1，d21 天重复，$n = 146$）。所有患者均为组织学确证的Ⅳ-B 期不可手术或放疗的持续性复发性宫颈癌患者，两组均有 56% 患者曾选用含顺铂的化疗方案作为一线治疗。结果显示托泊替康/顺铂治疗组与顺铂单药治疗组中位生存期分别为 9.4 个月和 6.5 个月（$P = 0.033$），未调整的 OS 风险比为 0.76（95%CI：0.59～0.98）；毒性结果显示联合治疗组中出现更多更严重的 3～4 度血液学毒性，包括 3～4 度中性粒细胞减少症（70% *vs* 1.4%）、3～4 度血小板减少症（31.3% *vs* 3.4%）及发热性中性粒细胞减少症（17.7% *vs* 7.5%）[4]。

【参考文献】

［1］中华医学会.临床诊疗指南：肿瘤分册.北京：人民卫生出版社,2005.

［2］National Comprehensive Cancer Network.NCCN clinical practice guidelines in oncology：cervical cancer.V.1.2017.https：//www.nccn.org/professionals/physician_gls/pdf/cervical.pdf.

［3］Micromedex（172）.Truven Health Analytics Inc.,2017［2017-04-03］.http：//www.micromedexsolutions.com.

[4] LONG HJ,BUNDY BN,GRENDYS EC JR,et al.Randomized phase Ⅲ trial of cisplatin with or without topotecan in carcinoma of the uterine cervix:a gynecologic oncology group study.J Clin Oncol,2005,23(21):4626-4633.

吉西他滨 Gemcitabine

【已批准的适应证】

局部晚期或已转移的非小细胞肺癌;局部晚期或已转移的胰腺癌;吉西他滨与紫杉醇联合,可用于治疗经辅助/新辅助化疗后复发、不能切除的、局部复发或转移性乳腺癌。除非临床上情况紧急必须使用,否则既往化疗中应使用过蒽环类抗生素。

【说明书之外的用法】

1. 卵巢癌。

2. 膀胱癌。

3. 尿路上皮癌　晚期尿路上皮癌的全身治疗、尿路上皮癌的术后辅助治疗($1.0g/m^2$,d1、d8,每 28 天 1 次)。

4. 胆系肿瘤。

5. 淋巴瘤　$1\ 000mg/m^2$ 静脉滴注 30 分钟,每 2 周用药 1 次。

【特别提示】

吉西他滨禁与放射治疗同时联合应用(由于辐射敏化和发生严重肺及食管纤维样变性的危险)。

【依据等级】

1. 卵巢癌　中华医学会《临床诊疗指南:肿瘤分册》卵巢癌治疗中未包含吉西他滨[1]。《NCCN 卵巢癌临床实践指南》将吉西他滨联合卡铂作为首选的铂类敏感的复发性卵巢癌治疗方案[2]。吉西他滨 $1\ 000mg/m^2$ 连续输注 30 分钟,d1、d8,d21 天重复。

美国 FDA 批准吉西他滨联合卡铂用于治疗完成铂类基础治疗至少 6 个月后出现复发进展的卵巢癌患者。Micromedex 有效性、推荐等级和证据强度:

有效性等级:Class Ⅱa,证据支持有效(Evidence Favors Efficacy)。

推荐等级:Class Ⅱa,大多数情况下推荐(Recommended,In Most)。

证据强度:Category B[3]。

成人:2004 年 Pfisterer 报道了一项Ⅲ期随机对照研究结果,该研究共纳入 356 例铂类敏感的复发性卵巢癌患者,随机接受吉西他滨联合卡铂化疗(吉西他滨 1 000mg/m² 连续输注 30 分钟,d1、d8;卡铂 $AUC=4$,d1,21 天重复)或卡铂单药化疗(卡铂 $AUC=5$,d1),两组中位 PFS 分别为 8.6 个月 vs 5.8 个月,缓解率分别为 47% vs 31%,联合组明显优于单药组[4]。

2. **膀胱癌**　《NCCN 膀胱癌临床实践指南》将吉西他滨联合顺铂作为转移性膀胱癌的一线治疗方案[5]。美国 FDA 未批准吉西他滨用于成人膀胱癌治疗。Micromedex 有效性、推荐等级和证据强度:

有效性等级: Class Ⅱa,证据支持有效(Evidence Favors Efficacy)。

推荐等级: Class Ⅱb,在某些情况下推荐使用(Recommended,In Some)。

证据强度: Category B[3]。

《NCCN 膀胱癌临床实践指南》中吉西他滨联合顺铂治疗转移性膀胱癌推荐等级为 Class Ⅰ[5]。

成人:一项比较 GC(吉西他滨联合顺铂)和 MVAC(甲氨蝶呤 MTX、长春碱 VLB、多柔比星 ADM、顺铂 DDP)的Ⅲ期随机临床研究,纳入了 405 例晚期膀胱癌患者,GC 组在第 1、8、15 天给予吉西他滨 1 000mg/m²,第 2 天给予顺铂 70mg/m²,28 天重复。两组的有效率分别为 49% 和 46%,中位生存时间分别为 13.8 个月和 14.8 个月,无显著性差异,而 GC 组的中性粒细胞减少症、黏膜炎、脱发等毒副作用明显少于 MVAC 组[6]。

3. **尿路上皮癌**　NCCN 指南推荐此用法[7]。美国 FDA 未批准吉西他滨用于成人尿路上皮癌的治疗。Micromedex 有效性、推荐等级和证据强度:

有效性等级: Class Ⅱa,证据支持有效(Evidence Favors Efficacy)。

推荐等级: Class Ⅱa,大多数情况下推荐(Recommended,In Most)。

证据强度: Category B[3]。

一项美国的Ⅱ期临床研究($n=46$)探索了吉西他滨联合

顺铂治疗Ⅳ期尿路上皮癌。吉西他滨 1 000mg/m^2,静脉滴注 30~60 分钟,d1、d8、d15,q28d。顺铂在每周期第 1 天吉西他滨用药后给药。最初 11 例患者接受的顺铂初始剂量为 100mg/m^2。由于部分患者出现骨髓毒性,其余 35 例患者顺铂剂量减为 75mg/m^2。研究的总有效率(ORR)为 41%,中位生存期为 14.3 个月,1 年生存率为 54%。血液系统毒性常见,多数可较好控制。研究认为吉西他滨联合顺铂对于未接受过化疗的转移性尿路上皮癌患者有效,临床毒性可以耐受[8]。

4. 胆系肿瘤 NCCN 指南推荐此用法[9]。美国 FDA 未批准吉西他滨用于成人胆系肿瘤的治疗。Micromedex 有效性、推荐等级和证据强度:

有效性等级:Class Ⅱa,证据支持有效(Evidence Favors Efficacy)。

推荐等级:Class Ⅱb,在某些情况下推荐使用(Recommended,In Some)。

证据强度:Category B[3]。

一项英国的Ⅱ期临床研究(n=410)探索了吉西他滨联合顺铂治疗局部晚期或转移性胆管癌、胆囊癌或壶腹部癌的毒性和疗效。顺铂联合吉西他滨组用药方案为顺铂(25mg/m^2),吉西他滨(1 000mg/m^2,d1、d8、q3w,共 8 周期);单药吉西他滨组用药方案为吉西他滨 1 000mg/m^2,d1、d8、d15,q4w,共 6 个周期,连续治疗 24 周。吉西他滨/顺铂组(n=204)的中位总生存时间为 11.7 个月,单药吉西他滨组(n=206)的中位总生存时间为 8.1 个月(95%CI:0.52~0.80,P<0.001)。吉西他滨/顺铂组中位 PFS 为 8.0 个月,单药吉西他滨组为 5.0 个月(P<0.001)。此外吉西他滨/顺铂组的肿瘤控制率显著提高(81.4% vs 71.8%,P=0.049)。两组不良反应相似,吉西他滨/顺铂组的骨髓抑制发生率更高,两组粒细胞缺乏导致感染的发生率相似。该研究表明吉西他滨联用顺铂是晚期胆系肿瘤的有效治疗方案[10]。

5. 淋巴瘤 NCCN 指南推荐此用法[11]。美国 FDA 未批准吉西他滨用于成人淋巴瘤的治疗。Micromedex 有效性、推荐等级和证据强度:

有效性等级:Class Ⅱa,证据支持有效(Evidence Favors Efficacy)。

推荐等级：Class Ⅱb，在某些情况下推荐使用（Recommended，In Some）。

证据强度：Category B[3]。

一项美国的 CALGB59804 研究（$n=91$）探索了霍奇金淋巴瘤患者应用 GVD 方案（吉西他滨、长春瑞滨、多柔比星聚乙二醇脂质体）进行解救治疗。未接受过骨髓移植的患者方案为吉西他滨 1 000mg/m^2、长春瑞滨 20mg/m^2、多柔比星聚乙二醇脂质体 15mg/m^2，接受过骨髓移植的患者方案为吉西他滨 800mg/m^2、长春瑞滨 15mg/m^2、多柔比星聚乙二醇脂质体 10mg/m^2，d1、d8，q21d。未接受骨髓移植组的剂量限制性毒性为口腔黏膜炎，接受骨髓移植组的剂量限制性毒性为粒细胞减少。所有患者中总反应率（RR）为 70%（95%CI：59.8～79.7），完全缓解率 19%。接受骨髓移植组的患者在 GVD 方案后还接受了自体造血干细胞移植，4 年无事件生存与总生存率分别为 52%（95%CI：0.34～0.68）与 70%（95%CI：0.49～0.84），而在前期骨髓移植失败的患者组中，分别为 10%（95%CI：0.03～0.22）与 34%（95%CI：0.17～0.52）。该研究显示 GVD 为复发霍奇金淋巴瘤治疗的安全、有效方案。在骨髓移植失败患者中的高反应率证明该方案在反复治疗患者中仍有效[12]。

【参考文献】

[1] 中华医学会.临床诊疗指南.肿瘤分册.北京：人民卫生出版社，2005.

[2] National Comprehensive Cancer Network.NCCN clinical practice guidelines in oncology：ovarian cancer including fallopian tube cancer and primary peritoneal cancer. V. 1. 2016. https://www.nccn.org/professionals/physician_gls/pdf/ovarian.pdf.

[3] Micromedex（172）.Truven Health Analytics Inc.，2017［2017-04-03］.http://www.micromedexsolutions.com.

[4] PFISTERER J，PLANTE M，VERGOTE I，et al.Gemcitabine plus carboplatin compared with carboplatin in patients with platinum-sensitive recurrent ovarian cancer：an intergroup trial of the AGO-OVAR，the NCIC CTG，and the EORTC GCG.J Clin Oncol，2006，24（29）：4699-4707.

[5] National Comprehensive Cancer Network.NCCN clinical practice guidelines in oncology：bladder cancer.V.1.2016.https://

www.nccn.org/professionals/physician_gls/pdf/bladder.pdf.

［6］VON DER MAASE H,HANSEN SW,ROBERTS JT,et al.Gemcitabine and cisplatin versus methotrexate,vinblastine,doxorubicin,and cisplatin in advanced or metastatic bladder cancer：results of a large,randomized,multinational,multicenter,phase Ⅲ study.J Clin Oncol,2000,18(17)：3068-3077.

［7］National Comprehensive Cancer Network.NCCN clinical practice guidelines in oncology：bladder cancer.V.2.2016.https：//www.nccn.org/professionals/physician_gls/pdf/bladder.pdf.

［8］KAUFMAN D,RAGHAVAN D,CARDUCCI M,et al.Phase Ⅱ trial of gemcitabine plus cisplatin in patients with metastatic urothelial cancer.J Clin Oncol,2000,18(9)：1921-1927.

［9］National Comprehensive Cancer Network.NCCN clinical practice guidelines in oncology：hepatobiliary cancers.V.2.2016.https：//www.nccn.org/professionals/physician_gls/pdf/hepatobiliary.pdf.

［10］VALLE J,WASAN H,PALMER DH,et al.Cisplatin plus gemcitabine versus gemcitabine for biliary tract cancer.N Engl J Med,2010,362(14)：1273-1281.

［11］National Comprehensive Cancer Network.NCCN clinical practice guidelines in oncology：hodgkin lymphoma.V.3.2016.https：//www.nccn.org/professionals/physician_gls/pdf/hodgkins.pdf.

［12］BARTLETT NL,NIEDZWIECKI D,JOHNSON JL,et al.Cancer leukemia group B.Gemcitabine,vinorelbine,and pegylated liposomal doxorubicin(GVD),a salvage regimen in relapsed Hodgkin's lymphoma：CALGB 59804.Ann Oncol,2007,18(6)：1071-1079.

索拉非尼 Sorafenib

【已批准的适应证】

1. 治疗不能手术的晚期肾细胞癌。

2. 治疗无法手术或远处转移的肝细胞癌。

【说明书之外的用法】

1. **甲状腺癌** 索拉非尼 400mg 口服,一日 2 次,不与食物同服。

2. **胃肠道间质瘤** 口服,400mg,每日 2 次。

【特别提示】

索拉非尼与紫杉醇和卡铂联合方案禁用于鳞状细胞肺癌。

【依据等级】

1. **甲状腺癌** 索拉非尼为近年来新出现的肿瘤靶向治疗药物,中华医学会《临床诊疗指南:肿瘤分册》甲状腺癌部分未包括索拉非尼[1]。《NCCN 甲状腺癌临床实践指南》将索拉非尼作为碘-难治性分化型甲状腺癌的治疗用药[2]。

美国 FDA 批准索拉非尼用于成人碘-难治性局部复发/转移的分化型甲状腺癌的治疗。Micromedex 有效性、推荐等级和证据强度:

有效性等级:Class Ⅱa,证据支持有效(Evidence Favors Efficacy)。

推荐等级:Class Ⅱb,在某些情况下推荐使用(Recommended,In Some)。

证据强度:Category B[3]。

成人:一项随机双盲Ⅲ期临床试验纳入 417 名来自北美洲、欧洲和亚洲的成人碘-难治性局部复发/转移的分化型甲状腺癌患者(DECISION 试验),结果显示与安慰剂组相比,索拉非尼显著提高中位无进展生存期(10.8 个月 vs 5.8 个月),客观缓解率索拉非尼组为 12.2%,对照组为 0.5%,两组在总生存时间上无显著性差异。索拉非尼组发生了 1 例与治疗相关的死亡病例。索拉非尼不良反应与既往观察到的一致[4]。

2. **胃肠道间质瘤** NCCN 指南推荐此用法[5]。美国 FDA 未批准索拉非尼用于成人胃肠道间质瘤的治疗。Micromedex 有效性、推荐等级和证据强度:

有效性等级:Class Ⅱa,证据支持有效(Evidence Favors Efficacy)。

推荐等级:Class Ⅱb,在某些情况下推荐使用(Recommended,In Some)。

证据强度:Category B[3]。

一项瑞士的研究(n = 124)回顾性分析了来自欧洲和美国的 12 个癌症中心患者应用索拉非尼的疗效。研究人群均经伊马替尼和/或舒尼替尼治疗失败。索拉非尼的用法为起始剂量 400mg,每日 2 次。结果显示 12 例(10%)患者对索拉非尼有效,70 例(57%)患者病情稳定。56%的患者出现毒性反应,较常发生的不良反应为皮疹、手足口综合征和腹泻。试验过程中,1/3 的患者索拉非尼减量。PFS 中位数为 6.4 个月(95% CI:4.6~8.0),中位总生存期(OS)为 13.5 个月(95% CI:10.0~21.0)。研究结果显示对伊马替尼、舒尼替尼和尼洛替尼耐药的胃肠道间质瘤(GIST)患者应用索拉非尼可产生较好的效果[6]。

【参考文献】

[1] 中华医学会.临床诊疗指南:肿瘤分册.北京:人民卫生出版社,2005.

[2] National Comprehensive Cancer Network.NCCN clinical practice guidelines in oncology:thyroid carcinoma.V.1.2016.https://www.nccn.org/professionals/physician_gls/pdf/thyroid.pdf.

[3] Micromedex(172).Truven Health Analytics Inc.,2017[2017-04-03].http://www.micromedexsolutions.com.

[4] BROSE MS,NUTTING CM,JARZAB B,et al.Sorafenib in radioactive iodine-refractory,locally advanced or metastatic differentiated thyroid cancer:a randomised,double-blind,phase Ⅲ trial.Lancet,2014,384(9940):319-328.

[5] National Comprehensive Cancer Network.NCCN clinical practice guidelines in oncology:soft tissue sarcoma. V. 2. 2016. https://www.nccn.org/professionals/physician_gls/pdf/sarcoma.pdf.

[6] MONTEMURRO M,GELDERBLOM H,BITZ U,et al. Sorafenib as third-or fourth-line treatment of advanced gastrointestinal stromal tumour and pretreatment including both imatinib and sunitinib,and nilotinib:a retrospective analysis. Eur J Cancer, 2013,49(5):1027-1031.

厄洛替尼 Erlotinib

【已批准的适应证】

既往接受过至少一个化疗方案失败后的局部晚期或转移的非小细胞肺癌。

【说明书之外的用法】

局部进展的、不可切除的或转移性胰腺癌。口服 100mg,

每日 1 次,空腹服用。

【特别提示】

吸烟会导致厄洛替尼暴露量降低 50%~60%。吸烟患者的厄洛替尼最大耐受剂量为 300mg。

【依据等级】

厄洛替尼为近年来新出现的肿瘤靶向治疗药物,中华医学会《临床诊疗指南:肿瘤分册》胰腺癌部分未包括厄洛替尼[1]。《NCCN 胰腺癌临床实践指南》推荐厄洛替尼联合吉西他滨作为局部晚期或转移性胰腺癌的治疗用药[2]。

美国 FDA 已批准厄洛替尼联合吉西他滨用于一线治疗局部晚期、不可切除或转移性胰腺癌。Micromedex 有效性、推荐等级和证据强度:

有效性等级:Class Ⅱa,证据支持有效(Evidence Favors Efficacy)。

推荐等级:Class Ⅱa,大多数情况下推荐(Recommended, In Most)。

证据强度:Category B[3]。

NCCN 指南推荐等级为 Class Ⅰ(推荐)[2]。

成人:在一项由 17 个国家、140 个癌症中心参加的Ⅲ期、双盲、安慰剂对照的 NCIC CTG PA.3 试验中,共纳入 569 名晚期或转移性胰腺癌患者,随机分成 2 组,一组接受厄洛替尼联合吉西他滨治疗,另一组只接受吉西他滨治疗。厄洛替尼联合吉西他滨组的总生存期(HR:0.82;$P=0.038$)和无病生存期(HR:0.77;$P=0.004$)显著优于吉西他滨单药治疗组。厄洛替尼联合吉西他滨组的中位生存期是 6.24 个月,1 年生存率是 23%,而吉西他滨单药治疗组的中位生存期是 5.91 个月,1 年生存率 17%。厄洛替尼组的不良反应,如皮疹、腹泻等有所增加,但大多数是 1 度或 2 度。多项研究都表明,皮疹的严重程度与厄洛替尼的疗效和患者总生存期呈正相关[4]。

【参考文献】

[1] 中华医学会.临床诊疗指南:肿瘤分册.北京:人民卫生出版社,2005.

[2] National Comprehensive Cancer Network.NCCN clinical practice guidelines in oncology: pancreatic adenocarcinoma. V.2.

2016. https://www. nccn. org/professionals/physician _ gls/pdf/prostate.pdf.

［3］Micromedex(172).Truven Health Analytics Inc., 2017 ［2017-04-03］.http://www.micromedexsolutions.com.

［4］MOORE MJ，GOLDSTEIN D，HAMM J，et al.Erlotinib plus gemcitabine compared with gemcitabine alone in patients with advanced pancreatic cancer.A phase Ⅲ trial of the National Cancer Institute of Canada Clinical Trials Group. J Clin Oncol, 2007,25(15):1960-1966.

依维莫司 Everolimus

【已批准的适应证】

既往接受舒尼替尼或索拉非尼治疗失败的晚期肾细胞癌患者。

【说明书之外的用法】

乳腺癌。每日 1 次,一次 10mg,与食物同服或不同服皆可。

【特别提示】

依维莫司具有免疫抑制性,因此患者易于感染细菌、真菌、病毒或原虫,包括机会致病菌导致的感染。还应注意,该药可引起非感染性肺炎,而非感染性肺炎是西罗莫司衍生物(包括依维莫司)的类效应,临床试验中有 19% 的患者报告非感染性肺炎。

【依据等级】

依维莫司为近年来新出现的抗肿瘤治疗药物,中华医学会《临床诊疗指南:肿瘤分册》乳腺癌部分未提及依维莫司[1]。《NCCN 乳腺癌临床实践指南》(V.2.2016)将依维莫司联合依西美坦作为绝经后复发的或 Ⅳ 期乳腺癌患者治疗用药[2]。

美国 FDA 已批准依维莫司联合依西美坦用于经来曲唑或阿那曲唑治疗失败的激素受体阳性、*HER2* 阴性的绝经后乳腺癌患者治疗。*Micromedex* 有效性、推荐等级和证据强度:

有效性等级:Class Ⅱa,证据支持有效 (Evidence Favors Efficacy)。

推荐等级:Class Ⅱb,在某些情况下推荐使用(Recommen-

ded,In Some)。

证据强度:Category B[3]。

成人:一项随机双盲多中心Ⅲ期试验(BOLERO-2试验)纳入了724名既往经来曲唑或阿那曲唑治疗的激素受体阳性、*HER2*阴性的复发或进展的绝经后乳腺癌患者,患者以2:1随机分配至依维莫司(10mg/d)联合依西美坦(25mg/d)组和安慰剂联合依西美坦(25mg/d)组。在18个月的随访后,依维莫司组的中位无病生存期显著高于安慰剂对照组(11个月 *vs* 4.1个月)(HR:0.38;95%CI:0.31~0.48;*P* < 0.000 1)。不良反应发生率及严重程度在依维莫司组中更高,对于老年患者的药物安全性和有效性评价表明,老年患者接受含有依维莫司方案治疗,其不良反应发生率是一样的,而年轻患者死亡率更高。因此,NCCN专家组将依维莫司联合依西美坦的治疗方案用于符合BOLERO-2入组标准的患者中[4-5]。

【参考文献】

[1] 中华医学会.临床诊疗指南:肿瘤分册.北京:人民卫生出版社,2005.

[2] National Comprehensive Cancer Network.NCCN clinical practice guidelines in oncology:breast cancer.V.2.2016.https://www.nccn.org/professionals/physician_gls/pdf/breast.pdf.

[3] Micromedex(172).Truven Health Analytics Inc.,2017 [2017-04-03].http://www.micromedexsolutions.com.

[4] BASELGA J,CAMPONE M,PICCART M,et al.Everolimus in postmenopausal hormone-receptor-positive advanced breast cancer.N Engl J Med,2012,366(6):520-529.

[5] PRITCHARD KI,BURRIS HA.Safety and efficacy of everolimus with exemestane vs.exemestane alone in elderly patients with *HER2*-negative,hormone receptor-positive breast cancer in BOLERO-2.Clin Breast Cancer,2013,13(6):421-432.

紫杉醇(白蛋白结合型)
Paclitaxel(Albumin Bound)

【已批准的适应证】

联合化疗失败的转移性乳腺癌或辅助化疗后6个月内复发的乳腺癌。除非有临床禁忌证,既往化疗中应包括一种蒽环类抗癌药。

【说明书之外的用法】

1. 非小细胞肺癌。

2. 胰腺癌。

3. 卵巢癌。

【依据等级】

1. **非小细胞肺癌** 中华医学会《临床诊疗指南:肿瘤分册》肺癌部分未提及白蛋白结合型紫杉醇[1]。《NCCN 非小细胞肺癌临床实践指南》(V. 4. 2016)将白蛋白结合型紫杉醇作为肺癌治疗用药[2]。

美国 FDA 已批准白蛋白结合型紫杉醇联合卡铂作为不能手术或放疗的局部进展或转移的非小细胞肺癌患者的一线治疗。白蛋白结合型紫杉醇 $100mg/m^2$ 静脉滴注 30 分钟,d1、d8、d15,输注结束后给予卡铂,d1,每 3 周给药 1 次。Micromedex有效性、推荐等级和证据强度:

有效性等级:Class Ⅱa,证据支持有效(Evidence Favors Efficacy)。

推荐等级:Class Ⅱb,在某些情况下推荐使用(Recommended,In Some)。

证据强度:Category B[3]。

成人:一项多中心、随机、开放研究($n = 1\ 052$)纳入局部进展期或转移性ⅢB~Ⅳ期非小细胞肺癌患者,对比白蛋白紫杉醇与紫杉醇分别联合卡铂的疗效差异。白蛋白结合型紫杉醇剂量为 $100mg/m^2$,d1、d8、d15,q21d。紫杉醇剂量为 $200mg/m^2$,d1,q21d。卡铂剂量为 $AUC = 6\ mg \cdot min/ml$,d1。白蛋白紫杉醇与紫杉醇组总反应率分别为 33% 及 25%($P = 0.005$)[4]。

2. **胰腺癌** 白蛋白结合型紫杉醇为近年来新出现的抗肿瘤药,中华医学会《临床诊疗指南:肿瘤分册》胰腺癌部分未提及白蛋白结合型紫杉醇。《NCCN 胰腺癌临床实践指南》将白蛋白结合型紫杉醇作为胰腺癌治疗用药[5]。

美国 FDA 已批准白蛋白结合型紫杉醇联合吉西他滨作为转移性胰腺癌患者的一线治疗方案。白蛋白结合型紫杉醇 $125mg/m^2$ 静脉滴注 30~40 分钟,d1、d8、d15,输注结束后立即给予吉西他滨,d1、d8、d15,每 4 周给药 1 次。Micromedex有效性、推荐等级和证据强度:

有效性等级：Class Ⅱa，证据支持有效（Evidence Favors Efficacy）。

推荐等级：Class Ⅱa，大多数情况下推荐（Recommended, In Most）。

证据强度：Category B[3]。

《NCCN 胰腺癌临床实践指南》（V.2.2016）将白蛋白结合型紫杉醇联合吉西他滨作为转移性胰腺癌患者一线治疗，推荐等级为 Class Ⅰ[5]。

成人：一项开放研究（n=861）对比了白蛋白紫杉醇联合吉西他滨与吉西他滨单药治疗转移性胰腺癌患者的疗效及安全性差异。白蛋白紫杉醇剂量为 125mg/m²，d1、d8、d15，q4w；吉西他滨剂量为 1 000mg/m²，d1、d8、d15，q4w。吉西他滨单药剂量为 1 000mg/m²，第一周期连续给药 7 周，停药 1 周，随后在 d1、d8、d15 给药，每 4 周 1 个周期。研究结果显示两组中位 OS 分别 8.5 个月及 6.7 个月，中位 PFS 分别 5.5 个月及 3.7 个月，总反应率分别为 23% 及 7%[6]。

3. **卵巢癌** NCCN 指南推荐此用法[7]。美国 FDA 未批准白蛋白结合型紫杉醇用于治疗卵巢癌。Micromedex 有效性、推荐等级和证据强度：

有效性等级：Class Ⅱa，证据支持有效（Evidence Favors Efficacy）。

推荐等级：Class Ⅱb，在某些情况下推荐使用（Recommended, In Some）。

证据强度：Category B[3]。

一项Ⅱ期临床研究（n=47）纳入铂类耐药的卵巢癌、输卵管癌、原发性腹膜癌患者，应用蛋白结合型紫杉醇治疗。白蛋白紫杉醇剂量为 100mg/m²，d1、d8、d15，每 28 天 1 次。中位 PFS 及 OS 分别为 4.5 个月及 17.4 个月。在试验过程中，有 3 度以上不良反应发生，包括中性粒细胞减少、贫血、胃肠道反应等[8]。

一项Ⅱ期临床研究（n=48）纳入铂类耐药的卵巢癌、原发腹膜癌患者，应用白蛋白紫杉醇联合贝伐珠单抗治疗。白蛋白紫杉醇剂量 100mg/m²，d1、d8、d15，每 28 天 1 次。贝伐珠单抗 10mg/kg，d1、d15。研究结果显示中位 PFS 和 OS 分别为 8.08 个月和 17.15 个月。在治疗过程中，有 2 例患者出现胃肠道穿孔。3~4 度不良反应包括胃肠道反应、中性粒细胞减少症、高血压。研究结果显示白蛋白紫杉醇联合贝伐珠单抗对复发、铂耐药的卵巢癌具有一定疗效，且不良反应可控制[9]。

【参考文献】

［1］中华医学会.临床诊疗指南:肿瘤分册.北京:人民卫生出版社,2005.

［2］National Comprehensive Cancer Network.NCCN clinical practice guidelines in oncology:non-small cell lung cancer. V. 4. 2016. https://www. nccn. org/professionals/physician _ gls/pdf/nscl.pdf.

［3］Micromedex(172).Truven Health Analytics Inc.,2017 ［2017-04-03］.http://www.micromedex.com.

［4］SOCINSKI,MA,BONDARENKO I,KARASEVA NA,et al.Weekly nab-paclitaxel in combination with carboplatin versus solvent-based paclitaxel plus carboplatin as first-line therapy in patients with advanced non-small-cell lung cancer:final results of a phase Ⅲ trial.J Clin Oncol,2012,30(17):2055-2062.

［5］National Comprehensive Cancer Network.NCCN clinical practice guidelines in oncology: pancreatic adenocarcinoma. V. 2. 2016.https://www.nccn.org/professionals/physician_gls/pdf/prostate.pdf.

［6］VON HOFF DD,ERVIN T,ARENA FP,et al.Increased survival in pancreatic cancer with nab-paclitaxel plus gemcitabine. N Engl J Med,2013,369(18):1691-1703.

［7］National Comprehensive Cancer Network.NCCN clinical practice guidelines in oncology:ovarian cancer.V.1.2016.https://www.nccn.org/professionals/physician_gls/pdf/ovarian.pdf.

［8］COLEMAN RL, BRADY WE, MCMEEKIN DS, et al. A phase Ⅱ evaluation of nanoparticle,albumin-bound (nab) paclitaxel in the treatment of recurrent or persistent platinum-resistant ovarian, fallopian tube, or primary peritoneal cancer:a gynecologic oncology group study.Gynecol Oncol,2011,122(1):111-115.

［9］TILLMANNS TD, LOWE MP, WALKER MS, et al. Phase Ⅱ clinical trial of bevacizumab with albumin-bound paclitaxel in patients with recurrent, platinum-resistant primary epithelial ovarian or primary peritoneal carcinoma.Gynecol Oncol，2013，128（2）：221-228.

伊立替康 Irinotecan

【已批准的适应证】

本品适用于晚期大肠癌的治疗，与氟尿嘧啶和亚叶酸钙联合治疗既往未接受化疗的晚期大肠癌患者；作为单一用药，治疗经含氟尿嘧啶化疗方案治疗失败的患者。

【说明书之外的用法】

1. 胃癌。

2. 卵巢癌。

【证据强度】

1. 胃癌　中华医学会《临床诊疗指南·肿瘤分册》将伊立替康联合顺铂作为胃癌全身化疗的常用方案之一，伊立替康（60mg/m^2 静脉注射，d1、d15）联合顺铂（30mg/m^2 静脉注射，d1、d15）每 4 周重复 1 次[1]。

《NCCN 胃癌临床实践指南》将伊立替康联合氟尿嘧啶作为不可切除的、局部进展、复发或转移性胃癌的一线治疗方案之一，推荐等级为 Category Ⅰ[2]。

美国 FDA 未批准伊立替康用于胃癌的治疗。Micromedex 有效性、推荐等级和证据强度：

有效性等级：Class Ⅱa，证据支持有效（Evidence Favors Efficacy）。

推荐等级：Class Ⅱb，在某些情况下推荐使用（Recommended，In Some）。

证据强度：Category B[3]。

成人：在一项前瞻、随机、多中心的 Ⅲ 期临床试验（$n=416$）中，比较了表柔比星（50mg/m^2，静脉注射，d1）联合顺铂（60mg/m^2，静脉注射，d1）、卡培他滨（1g/m^2，每日 2 次，d2~d15）每 3 周重复 1 次，对比伊立替康（180mg/m^2，静脉注射，d1）联合氟尿嘧啶（400mg/m^2，静脉注射，d1，2 400mg/m^2，持续静脉泵入 46 小时）、亚叶酸钙（400mg/m^2，静脉注射，d1）每 2 周重复 1 次，对晚期胃癌和胃食管结合部腺癌的疗效。结果表明伊立替康组和表柔比星组的治疗失败时间分别为 5.1 个月和 4.2 个月，中位无进展生存期分别为 5.3 个月和 5.8 个月，中位总生存期分别为 9.5 个月和 9.7 个月，有效率分别为 39.2% 和 37.8%[4]。

在一项对比伊立替康和紫杉醇作为氟尿嘧啶联合顺铂治疗失败的晚期胃癌二线治疗的试验中（$n = 223$），分别接受伊立替康（150mg/m²，静脉注射，d1、d15，每 4 周重复 1 次）和紫杉醇（80mg/m²，静脉注射，d1、d8、d15，每 4 周重复 1 次）治疗。两组中位总生存期分别为 8.4 个月和 9.5 个月，有效率分别为 13.6% 和 20.9%，中位 PFS 分别为 3.6 个月和 2.3 个月。三者均无统计学差异[5]。

2. 卵巢癌 《NCCN 卵巢癌临床实践指南》V.1.2016 版中将伊立替康作为可以接受的上皮性卵巢癌复发后的可选择方案之一，推荐级别 Category 2A[6]。

共 28 名确诊为上皮型卵巢癌且对顺铂和紫杉类耐药的患者接受伊立替康单药治疗（100mg/m²，静脉注射，d1、d8、d15，每 4 周重复 1 次）。结果发现，总有效率为 29%，其中完全缓解率为 7%，部分缓解率为 22%，中位无进展生存期为 17 周。

美国 FDA 未批准伊立替康用于顺铂耐药的上皮型卵巢癌的治疗。Micromedex 有效性、推荐等级和证据强度：

有效性等级：Class Ⅱa，证据支持有效（Evidence Favors Efficacy）。

推荐等级：Class Ⅱb，在某些情况下推荐使用（Recommended, In Some）。

证据强度：Category B[3]。

在一项前瞻性、多中心的 Ⅱ 期临床研究中评价了多西他赛（60mg/m²，静脉注射，d1，每 3 周 1 次）联合伊立替康（200mg/m²，静脉注射，d1，每 3 周 1 次）治疗对顺铂耐药的卵巢癌的疗效。研究表明，接受多西他赛联合伊立替康治疗的 30 名患者中，2 名患者完全缓解（7%），4 名患者部分缓解（14%），8 名患者疾病稳定（28%），15 名患者疾病出现进展（50%），中位有效期为 4.5 个月，中位无进展期为 5 个月，中位总生存期为 11 个月，1 年生存率为 50%[7]。

在一项 Ⅱ 期临床研究中，伊立替康（120mg/m²，静脉注射，d1、d15，每 4 周重复 1 次）联合丝裂霉素（7mg/m²，静脉注射，d1、d15，每 4 周重复 1 次）用于治疗顺铂耐药的透明细胞或黏液性卵巢癌。在 25 名接受治疗的患者中，总有效率为 52%（5 人完全缓解，8 人部分缓解），中位总生存期为 15.3 个月,有效者和无效者的中位总生存期分别为 33.7 个月和 6.1 个月[8]。

在一项 Ⅱ 期临床研究中,伊立替康单药用于治疗转移性、顺铂耐药的卵巢癌。25 名患者接受伊立替康 $300mg/m^2$ 每 3 周 1 次治疗,6 名 65 岁以上患者接受的剂量为 $250mg/m^2$。在 30 名接受伊立替康治疗的患者中,1 名完全缓解,4 名部分缓解,总有效率为 17.2%,14 名患者疾病稳定(48%),10 名患者出现疾病进展(35%)。中位无进展生存期为 2.8 个月,中位总生存期为 10.1 个月[9]。

【参考文献】

[1] 中华医学会.临床诊疗指南:肿瘤分册.北京:人民卫生出版社,2005.

[2] National Comprehensive Cancer Network.NCCN clinical practice guidelines in oncology:NCCN clinical practice guidelines in oncology-gastric cancer. V.3.2016. https://www.nccn.org/professionals/physician_gls/pdf/gastric.pdf.

[3] Micromedex(172).Truven Health Analytics Inc.,2017 [2017-04-03].http://www.micromedexsolutions.com.

[4] GUIMBAUD R,LOUVET C,RIES P,et al.Prospective, randomized,multicenter,phase Ⅲ study of fluorouracil,leucovorin, and irinotecan versus epirubicin,cisplatin,and capecitabine in advanced gastric adenocarcinoma:A French Intergroup (Fédération Francophone de Cancérologie Digestive, Fédération Nationale des Centres de Lutte Contrele Cancer, and Groupe Coopérateur Multidisciplinaire en Oncologie) Study.J Clin Oncol,2014,32(31): 3520-3526.

[5] HIRONAKA S,UEDA S,YASUI H,et al.Randomized, open-label,phase Ⅲ study comparing irinotecan with paclitaxel in patients with advanced gastric cancer without severe peritoneal metastasis after failure of prior combination chemotherapy using fluoropyrimidine plus platinum:WJOG 4007 trial.J Clin Oncol, 2013,31(35):4438-4444.

[6] National Comprehensive Cancer Network.NCCN clinical practice guidelines in oncology:ovarian cancer including fallopian tube cancer and primary peritoneal cancer. V.1.2016. https:// www.nccn.org/professionals/physician_gls/pdf/ovarian.pdf.

［7］ POLYZOS A,KOSMAS C,TOUFEXI H, et al.Docetaxel in combination with irinotecan（CPT-11）in platinum-resistant paclitaxel-pretreated ovarian cancer. Anticancer Res,2005,25（5）:3559-3564.

［8］ SHIMIZU Y, UMEZAWA S, HASUMI K. A phase Ⅱ study of combined CPT-11 and mitomycin-C in platinum refractory clear cell and mucinous ovarian carcinoma. Ann Acad Med Singapore,1998,27(5):650-656.

［9］ BODURKA DC, LEVENBACK C, WOLF JK, et al. Phase Ⅱ trial of irinotecan in patients with metastatic epithelial ovarian cancer or peritoneal cancer.J Clin Oncol,2003,21（2）:291-297.

替莫唑胺 Temozolomide

【已批准适应证】

用于治疗新诊断的多形性胶质母细胞瘤,开始先与放疗联合治疗,随后作为辅助治疗;用于常规治疗后复发或进展的多形性胶质母细胞瘤或间变性星形细胞瘤。

【说明书之外的用法】

黑色素瘤。

【特别提示】

对于接受 42 天(最多为 49 天)合并治疗的全部患者需要预防肺孢子菌肺炎发生。替莫唑胺具有遗传毒性,接受替莫唑胺治疗有导致不可逆不育的可能,因此在治疗过程及治疗结束后 6 个月之内应避孕。

【依据等级】

中华医学会《临床诊疗指南:肿瘤分册》中未提及替莫唑胺用于黑色素瘤的治疗[1]。《NCCN 黑色素瘤临床实践指南》指出替莫唑胺可用于转移性黑色素瘤的治疗[2]。

美国 FDA 未批准替莫唑胺用于成人黑色素瘤的治疗。Micromedex 有效性、推荐等级和证据强度:

有效性等级:Ⅱa,证据支持有效（Evidence Favors Efficacy）。

推荐等级:Class Ⅱb,在某些情况下推荐使用（Recommended,In Some）。

证据强度:Category B[3]。

成人：一项大型Ⅲ期临床研究，在晚期初治黑色素瘤患者中对照了替莫唑胺[200mg/(m² · d)，连用 5 天，每 4 周重复]和达卡巴嗪[250mg/(m² · d)，连用 5 天，每 3 周重复]，该研究共入组 305 例晚期初治黑色素瘤患者，结果显示替莫唑胺组有效率较高(13.5% *vs* 12.1%，*P* = 0.43)，中位存活期明显延长(7.9 个月 *vs* 5.7 个月，*P* = 0.054)，中位无进展生存期也显著延长(1.9 个月 *vs* 1.5 个月，*P* = 0.012)，而总生存期两者相当(7.7 个月 *vs* 6.4 个月，*P* = 0.2)。结果显示替莫唑胺的疗效与达卡巴嗪类似，且替莫唑胺耐受性较好，常见的非血液学毒性如恶心和呕吐多为轻至重度，易于管理，安全性方面两者无明显差别。因其具有可透过血脑屏障可预防脑转移的出现，同时口服方便等优势，替莫唑胺可能是治疗转移性恶性黑色素瘤的良好口服替代品[4]。

【参考文献】

[1] 中华医学会.临床诊疗指南：肿瘤分册.北京：人民卫生出版社，2005.

[2] National Comprehensive Cancer Network.NCCN clinical practice guidelines in oncology：NCCN clinical practice guidelines in oncology-melanoma Cancer.V.3.2016.https://www.nccn.org/professionals/physician_gls/pdf/melanoma.pdf.

[3] Micromedex(172).Truven Health Analytics Inc.,2017[2017-04-03].http://www.micromedexsolutions.com.

[4] MIDDLETON MR,GROB JJ,AARONSON N,et al.Randomized phase Ⅲ study of temozolomide versus dacarbazine in the treatment of patients with advanced metastatic malignant melanoma.J Clin Oncol,2000,18(1)：158-166.

（编写：唐筱婉　张艳华　李国辉）

（校对：赵蕾蕾　赵　彬）

第13章

儿科用药

吲哚美辛 Indomethacin

【已批准的适应证】

1. 关节炎,可缓解疼痛和肿胀。

2. 软组织损伤和炎症。

3. 解热。

4. 其他　用于治疗偏头痛、痛经、手术后痛、创伤后痛等。

【说明书之外的用法】

早产儿动脉导管未闭。静脉注射,一日 3 次,按体重首次 0.2mg/kg,对于出生 2 天以内、2 天至 7 天、7 天以上的早产儿第二次和第三次剂量分别是:0.1、0.2、0.25mg/kg。

【特别提示】

有下列情况之一者不宜使用:肾功能不全:血清肌酐>159μmol/L,少尿;血小板减少<50×10⁹/L 或有出血倾向者;坏死性小肠结肠炎;高钾血症。

治疗新生儿动脉导管未闭时,若引起尿量少于 0.6ml/(kg·h),则需停用吲哚美辛。肾功能恢复正常时,再恢复治疗。

【依据等级】

中华医学会《临床诊疗指南:小儿内科分册》将吲哚美辛作为治疗新生儿动脉导管未闭的常用药物[1]。

美国 FDA 已批准吲哚美辛钠用于早产儿动脉导管未闭。Micromedex 有效性、推荐等级和证据强度:

有效性等级:Class Ⅰ,治疗有效(Effective)。

推荐等级:Class Ⅰ,推荐(Recommended)。

证据强度:Category B[2]。

吲哚美辛钠被批准用于治疗 48 小时内常规疗法治疗无

效的体重 500~1 750g 的早产儿动脉导管未闭(PDA)。患有 PDA 的早产儿给予吲哚美辛钠治疗,能缩短需要呼吸支持的时间,是手术治疗很好的替代方案。另有研究发现,对于出生 72 小时内的患有 PDA 且无明显症状的早产儿,静脉注射吲哚美辛是初期的药物治疗方式;同时,对于 6 至 24 小时的患有 PDA 且有明显症状的早产儿,吲哚美辛是非甾体类抗炎药物的首选。短期来看,吲哚美辛可以预防性地降低有症状的 PDA 以及肺出血和严重的脑出血的发生率,也可以用于外科结扎牵引。但是,长期来看,其对死亡率和神经系统的影响尚不明确[3-7]。

【参考文献】

[1] 中华医学会.临床诊疗指南:小儿内科分册.北京:人民卫生出版社,2005.

[2] Micromedex(172).Truven Health Analytics Inc.,2017 [2017-04-03].http://www.micromedexsolutions.com.

[3] NEUBAUER A-P,MUELLER-DEILE K.Verschluss des haemodynamisch wirksamen persistierenden Ductus Botalli (PDA) beim Fruehgeborenen unter 1 000g mit indometacin.Monatsschr Kinderheilkd,1995,143:1224-1230.

[4] EllIS LJ.The use of indomethacin in the treatment of patent ductus arteriesus.Neonatal Network,1991,10(3):25-29.

[5] HAMMERMAN C,ARAMBURO MJ.Prolonged indomethacin therapy for the prevention of recurrences of patent ductus arteriosus.J Pediatr,1990,117(5):771-776.

[6] LEONHARDT A,ISKEN V,KUHL PG,et al.Prolonged indomethacin treatment in preterm infants with symptomatic patent ductus arteriosus:efficacy,drug level monitoring,and patient selection.Eur J Pediatr,1987,146(2):140-144.

[7] SALLMON H,KOEHNE P,HANSMANN G.Recent advances in the treatment of preterm newborn infants with patent ductus arteriosus.Clin Perinatol,2016,43(1):113-129.

布洛芬 Ibuprofen

【已批准的适应证】

用于缓解轻至中度疼痛如头痛、偏头痛、牙痛、痛经、关节痛、肌肉痛、神经痛,也用于普通感冒或流行性感冒引起的发热。

【说明书之外的用法】

早产儿动脉导管未闭。静脉给药,每次 10mg/kg,静脉推注 1 分钟,每剂间隔 12 分钟,3 剂为 1 个疗程,疗效与吲哚美辛相似。

【特别提示】

美国 FDA 批准的说明书中黑框警告提示:布洛芬会增加心血管血栓形成、心肌梗死、脑卒中的风险,甚至致命。而且布洛芬也会增加严重的胃肠道不良反应的风险,如出血、溃疡、胃肠穿孔等,甚至会致命。

【依据等级】

中华医学会《临床诊疗指南:小儿内科分册》将布洛芬作为用于新生儿动脉导管未闭的可选药物[1]。

美国 FDA 未批准布洛芬用于早产儿动脉导管未闭。Micromedex 有效性、推荐等级和证据强度:

有效性等级:Class Ⅰ,有效(Effective)。

推荐等级:Class Ⅱa,大多数情况下推荐使用(Recommended,In most)。

证据强度:Category B[2]。

一项包含了 20 个研究的系统评价表明,口服或静脉注射吲哚美辛钠与口服或静脉注射布洛芬相比,动脉导管未闭治疗失败率并没有显著性差异。一项基于 7 项研究的 meta 分析表明口服布洛芬和口服吲哚美辛治疗动脉导管未闭没有明显差别。而口服布洛芬治疗 72 小时后,患儿坏死性小肠结肠炎的风险更低,血清/血浆肌酐比值更低。与静脉注射布洛芬相似,口服布洛芬也能有效治疗动脉导管未闭[3]。

【参考文献】

[1] 中华医学会.临床诊疗指南:小儿内科分册.北京:人民卫生出版社,2005.

[2] Micromedex(172).Truven Health Analytics Inc.,2017 [2017-04-03].http://www.micromedexsolutions.com.

[3] OHLSSON A,WALIA R,SHAH SS.Ibuprofen for the treatment of patent ductus arteriosus in preterm and/or low birth weight infants.Cochrane Database Syst Rev,2013,2013(4):1.

吗替麦考酚酯 Mycophenolate Mofetil

【已批准的适应证】

适用于接受同种异体肾脏或肝脏移植的患者中预防器官的排斥反应,应该与环孢素或他克莫司和糖皮质激素同时应用。

【说明书之外的用法】

治疗儿童狼疮性肾炎。 按体重每天 17~42mg/kg。

【依据等级】

中华医学会《临床诊疗指南:小儿内科分册》将吗替麦考酚酯作为治疗儿童狼疮性肾炎的可选药物[1]。

美国 FDA 未批准吗替麦考酚酯用于儿童狼疮性肾炎。Micromedex 有效性、推荐等级和证据强度:

有效性等级: Class Ⅱa,证据支持有效(Evidence Favors Efficacy)。

推荐等级: Class Ⅱa,在大多数情况下推荐使用(Recommended,In Most)。

证据强度: Category B[2]。

一项开放标签的研究中,伴有难治性、皮质激素依赖性肾炎的狼疮性肾炎患儿($n = 11$,13.3~17 岁),吗替麦考酚酯治疗能有效改善患儿肾功能。治疗后,患儿的症状指数评分下降了 80%(平均从 9.6 降至 3.4),6 名患儿的内生肌酐清除率有所改善。其中 7 名患儿还接受了羟氯喹治疗[3]。

【参考文献】

[1] 中华医学会.临床诊疗指南:小儿内科分册.北京:人民卫生出版社,2005.

[2] Micromedex(172).Truven Health Analytics Inc.,2017 [2017-04-03].http://www.micromedexsolutions.com.

[3] BURATTI S,SZER IS,SPENCER CH,et al.Mycophenolate mofetil treatment of severe renal disease in pediatric onset systemic lupus erythematosus.J Rheumatol,2001,28(9):2103-2108.

缬沙坦 Valsartan

【已批准的适应证】

各类轻至中度高血压,尤其适用于对血管紧张素转化酶抑制剂不耐受的患者。

【说明书之外的用法】

儿童患者高血压(6~16岁)。口服,初始给药剂量为1.3mg/kg,最大剂量40mg,每日1次;维持给药剂量为2.7mg/kg,最大剂量160mg,每日1次,同时测量血压。

【依据等级】

Drug Facts and Comparisons 将缬沙坦作为治疗6~16岁高血压患者的可选药物[1]。

美国FDA已批准缬沙坦用于6~16岁高血压患者的治疗。Micromedex有效性、推荐等级和证据强度:

有效性等级:Class Ⅰ,治疗有效(Effective)。

推荐等级:Class Ⅱa,在大多数情况下推荐使用(Recommended,In Most)。

证据强度:Category B[2]。

每日1次口服缬沙坦能安全有效、剂量依赖性地降低6~16岁患儿的收缩压和舒张压。不推荐在小于6岁的患儿中使用缬沙坦。一项研究证实了在1~5岁的患儿中使用缬沙坦治疗是有效的,但是治疗1年后2名患儿死亡,3名患儿的肝酶升高。然而这些不良事件是否与使用缬沙坦有关尚不清楚。另一项试验表明,缬沙坦在0.25~4mg/kg的日剂量范围内均能明显降低6个月到5岁患儿的收缩压和舒张压,但未见明显的剂量依赖关系。在26周的治疗期间,未见严重的药物相关性的不良反应和肝毒性[3-4]。

【参考文献】

[1] ERWIN KK,PAUL BJ,CHRISTINE MC.Drug facts and comparisons.2014 ed.Missouri:Wolters Kluwer Health,2014.

[2] Micromedex(172).Truven Health Analytics Inc.,2017[2017-04-03].http://www.micromedexsolutions.com.

[3] WELLS T,BLUMER J,MEYERS KE,et al.Effectiveness and safety of valsartan in children aged 6 to 16 years with hypertension.J Clin Hypertens(Greenwich),2011,13(5):357-365.

[4] SCHAEFER F,COPPO R,BAGGA A,et al.Efficacy and safety of valsartan in hypertensive children 6 months to 5 years of age.J Hypertens,2013,31(5):993-1000.

福辛普利 Fosinopril

【已批准的适应证】

适用于治疗高血压和心力衰竭,治疗高血压时,可单独使用作为初始治疗药物,或与其他抗高血压药物联合使用,治疗心力衰竭时,可与利尿剂合用。

【说明书之外的用法】

6~12 岁患者高血压。首次给药 10mg/d,每日 1 次,最大剂量为每日 40mg。对于体重超过 50kg 的儿童高血压患者,口服,初始剂量为 5~10mg/d,每日 1 次,最大剂量为 40mg/d。

【依据等级】

Drug Facts and Comparisons 将福辛普利钠作为治疗 6~12 岁高血压患者的可选药物[1]。

美国 FDA 已批准福辛普利钠治疗 6~12 岁患者高血压。Micromedex 有效性、推荐等级和证据强度:

有效性等级:Class Ⅰ,治疗有效(Effective)。

推荐等级:Class Ⅱa,在大多数情况下推荐使用(Recommended,In Most)。

证据强度:Category B[2]。

福辛普利钠可单独使用或者与噻嗪类利尿剂联合用药,50%~70% 的轻、中度患者症状得到缓解。用血管紧张素抑制剂,非黑人患者(10%~14%)疗效比黑人患者(6%~8%)显著。一项为期 4 周的随机双盲临床研究选取 252 名 6~16 岁高血压患儿,用福辛普利钠治疗后,血压均降低。试验中,受试对象分为 3 个福辛普利钠浓度治疗组:低浓度组 0.1mg/(kg·d),中浓度组 0.3mg/(kg·d)以及高浓度组 0.6mg/(kg·d)。中浓度和高浓度组通过 1 周的治疗后,逐步增加剂量直至目标剂量,最大日剂量为 40mg。4 周之后,3 组患者平均收缩压的减少程度相似,但停用福辛普利钠治疗后 2 周,患者的血压又恢复到治疗前水平。所有患者对福辛普利钠均耐受良好。

【参考文献】

[1] ERWIN KK,PAUL BJ,CHRISTINE MC.Drug Facts and Comparisons.2014 ed.Missouri:Wolters Kluwer Health,2014.

[2] Micromedex(172).Truven Health Analytics Inc.,2017 [2017-04-03].http://www.micromedexsolutions.com.

尼卡地平 Nicardipine

【已批准的适应证】

静脉制剂:手术时异常高血压的急救处置;高血压性急症。

口服制剂:高血压;劳力性心绞痛。

【说明书之外的用法】

儿童高血压。2 天~17 岁的儿童,初始剂量范围为 0.2~$5\mu g/(kg \cdot min)$,维持剂量为 0.15~$6\mu g/(kg \cdot min)$。

【依据等级】

《小儿内科学:上册》将尼卡地平作为治疗儿童高血压的可选药物[1]。《马丁代尔药物大典》指出静脉滴注尼卡地平可用于婴儿和儿童高血压的治疗[2]。

美国 FDA 未批准尼卡地平用于治疗儿童高血压。Micromedex有效性、推荐等级和证据强度:

有效性等级: Class Ⅱa,证据支持有效(Evidence Favors Efficacy)。

推荐等级: Class Ⅱb,在某些情况下推荐使用(Recommended,In Some)。

证据强度: Category B[3]。

美国儿科学会关于儿童和青少年高血压诊断、评估和治疗的第四份报告中推荐静脉滴注尼卡地平[1~$3\mu g/(kg \cdot min)$]治疗儿童重症高血压(1~17 岁),包括高血压危象和高血压急症。当患儿有重症高血压,并且收缩压大于 99 百分位数时,需给予紧急处理,目标是前 8 小时血压降幅不超过 25%,之后 26~48 小时内逐渐降至正常。另有文献资料表明,尼卡地平 0.5~$5\mu g/(kg \cdot min)$ 静脉滴注可用于治疗严重的儿童高血压[4]。

【参考文献】

[1] 吴梓梁.小儿内科学:上册.郑州:郑州大学出版社,2003.

[2] 希恩·C.斯威曼.马丁代尔药物大典.35 版.李大魁,金有豫,汤光,等译.北京:化学工业出版社,2008.

[3] Micromedex(172).Truven Health Analytics Inc.,2017 [2017-04-03].http://www.micromedexsolutions.com.

[4] National Heart, Lung, and Blood Institute. The fourth

report on the diagnosis, evaluation, and treatment of high blood pressure in children and adolescents. Bethesda: National Institute of Health, 2005.

可乐定 Clonidine

【已批准的适应证】

1. 高血压(不作为第一线用药)。

2. 高血压急症。

3. 偏头痛、绝经期潮热、痛经,以及戒绝阿片瘾毒症状。

【说明书之外的用法】

1. 儿童注意缺陷多动障碍(ADHD) 多用于合并有抽动症者,口服,常用量为每日 0.075mg。

2. 儿童抽动障碍 从 0.037 5mg 每日 2 次开始,逐渐加量,常用剂量 0.15~0.30mg/d。

可乐定贴片通过皮肤吸收,每次 1 片,每周 1~2 次。

【特别提示】

美国 FDA 批准的说明书中黑框警告提示:儿童的停药反应可能更明显。

【依据等级】

1. 儿童注意缺陷多动障碍 中华医学会《临床诊疗指南·精神病学分册》将可乐定作为治疗儿童注意缺陷多动障碍的二线药物[1]。

美国 FDA 已批准盐酸可乐定缓释片用于治疗 6 岁及 6 岁以上儿童的注意缺陷多动障碍。Micromedex 有效性、推荐等级和证据强度:

有效性等级:Class Ⅱa,证据支持有效(Evidence Favors Efficacy)。

推荐等级:Class Ⅱb,在某些情况下推荐使用(Recommended, In Some)。

证据强度:Category B[2]。

盐酸可乐定缓释片可单药或联合其他药物治疗儿童注意缺陷多动障碍。一项历时 8 周的随机、双盲、多中心、平行、安慰剂对照的儿童注意缺陷多动障碍研究(n=198)表明,与安慰剂联合精神兴奋药物(哌甲酯或苯丙胺)相比,盐酸可乐定缓释片联合药物治疗 5 周的效果更显著[3]。另一项为期 8 周的随机、双盲、多中心、安慰剂对照的试验(n=236)选取了 6~

17岁的注意缺陷多动障碍患者治疗5周,结果发现,盐酸可乐定缓释片比安慰剂更能提高患者的量表评分,可乐定组的评分提高了15.6~16.5分,安慰剂组只提高了7.5分[4]。在一项历时16周的随机双盲多中心对照试验(n=122)中,可乐定联合哌甲酯能有效治疗不伴抽搐的注意缺陷多动障碍,但与哌甲酯单药治疗无显著差异[5]。另一项多中心、双盲试验(n=136)表明,单独使用可乐定或哌甲酯或是联用可乐定和哌甲酯均能改善7~14岁的儿童注意缺陷多动障碍与抽搐的症状。其中,可乐定和哌甲酯联用能够提供最大的获益[6]。

2. 儿童抽动障碍 中华医学会《临床诊疗指南:精神病学分册》将可乐定作为治疗儿童抽动障碍的可选药物[1]。

美国FDA未批准可乐定用于治疗儿童抽动障碍。Micromedex有效性、推荐等级和证据强度:

有效性等级:Class Ⅱa,证据支持有效(Evidence Favors Efficacy)。

推荐等级:Class Ⅱb,在某些情况下推荐使用(Recommended,In Some)。

证据强度:Category B[2]。

在一项为期4周、随机、双盲、多中心、安慰剂对照的研究中(n=437),可乐定贴片可显著改善Tourette综合征、慢性运动或发声抽动障碍、短暂性抽动障碍患者的症状;可乐定贴片的透皮耐受性良好,但是口服制剂的不良反应使得耐受性减弱。大约50%抽动障碍患者的主观性评价指标有改善,但客观性评价指标未见改善[7-10]。

【参考文献】

[1] Micromedex(172).Truven Health Analytics Inc.,2017 [2017-04-03].http://www.micromedexsolutions.com.

[2] 中华医学会.临床诊疗指南:精神病学分册.北京:人民卫生出版社,2006.

[3] KOLLINS SH,JAIN R,BRAMS M,et al.Clonidine extended-release tablets as add-on therapy to psychostimulants in children and adolescents with ADHD.Pediatrics,2011,127(6):1406-1413.

[4] JAIN R,SEGAL S,KOLLINS SH,et al.Clonidine extended-release tablets for pediatric patients with attention-deficit/

hyperactivity disorder. J Am Acad Child Adolesc Psychiatry, 2011,50(2):171-179.

[5] PALUMBO DR, SALLEE FR, PELHAM WE, et al. Clonidine for attention-deficit/hyperactivity disorder: I. Efficacy and tolerability outcome. J Am Acad Child Adolesc Psychiatry, 2008,47(2):180-188.

[6] Tourette's Syndrome Study Group. Treatment of ADHD in children with tics, a randomized controlled trial. Neurology, 2002,58(4):527-536.

[7] DU YS, LI HF, VANCE A, et al. Randomized double-blind multicentre placebo-controlled clinical trial of the clonidine adhesive patch for the treatment of tic disorders. Aust N Z J Psychiatry,2008,42(9):807-813.

[8] COHEN DJ, YOUNG JG, NATHANSON JA, et al. Clonidine in Tourette's syndrome. Lancet,1979,2(8142):551-553.

[9] MCKEITH IG, WILLIAMS A, NICOL AR. Clonidine in Tourette Syndrome. Lancet,1981,1(8214):270-271.

[10] GANCHER S, CONANT-NORVILLE D, ANGELL R. Treatment of tourette's syndrome with transdermal clonidine: a pilot study. J Neuropsychiatry Clin Neurosci,1990,2(1):66-69.

克拉屈滨 Cladribine

【已批准的适应证】

适用于经干扰素治疗失败后活动性的伴有临床意义的贫血、中性粒细胞减少症、血小板减少症以及疾病相关症状的毛细胞白血病(HCL)治疗。

【说明书之外的用法】

儿童复发性或难治性朗格汉斯细胞组织细胞增生症。 每次 $5mg/m^2$,每天 1 次,用药 3 天后剂量增加为每次 6.5mg/m^2,每天 1 次,再用药 3 天,此 6 天为 1 个疗程,最多可用 6 个疗程。

【依据等级】

美国 FDA 未批准克拉屈滨用于成人及儿童的朗格汉斯细胞组织细胞增生症的治疗。Micromedex 有效性、推荐等级和证据强度:

有效性等级:Class Ⅱa,证据支持有效(Evidence Favors

Efficacy)。

推荐等级：Class Ⅱb，在某些情况下推荐使用（Recommended，In Some）。

证据强度：Category B[1]。

Stine 等用克拉屈滨治疗 10 例复发性或难治性朗格汉斯细胞组织细胞增生症儿童，剂量为每次 5mg/m², 每天 1 次，若耐受好用药 3 天后剂量增加为每次 6.5mg/m², 每天 1 次，再用药 3 天，此 6 天为 1 个疗程，每个患儿最多用 6 个疗程。10 例患儿均显示对治疗有效。观察到的不良反应主要为骨髓抑制。10 名患儿中的 7 名患儿在治疗结束后，不需额外治疗的疾病缓解期中位数为 50 个月。克拉屈滨对朗格汉斯细胞组织细胞增生症患儿的治疗作用尚需进一步研究，其对某些高危患儿可能有效[2]。

加拿大报道了克拉屈滨作为儿童朗格汉斯细胞组织细胞增生症挽救治疗的 Ⅱ 期临床试验结果，试验纳入了 83 例对初始治疗无反应的中高危患儿和低危复发患儿，其中 55%（46 例）有危险器官受累。接受 2~6 个疗程的克拉屈滨治疗后，危险器官受累组有 22% 获得良好反应，44% 有进步；无危险器官受累者组中有 62% 反应良好，11% 有进步；两组的 2 年预期生存率分别为 48% 和 97%；危险器官受累组患儿中发生非危险器官复发的 2 年预期生存率为 100%，无危险器官受累者组患儿中发生危险器官复发的 2 年预期生存率为 67%；对克拉屈滨反应差的患儿死亡率达 73%[3]。

【参考文献】

［1］STINE KC，SAYLORS RL，SACCENTE S，et al.Efficacy of continuous infusion 2-CDA（cladribine）in pediatric patients with Langerhans cell histiocytosis.Pediatr Blood Cancer，2004，43（1）：81-84.

［2］Micromedex（172）.Truven Health Analytics Inc.，2017［2017-04-03］.http://www.micromedexsolutions.com.

［3］WEITZMAN S，BRAIER J，DONADIEU J，et al.2′-Chlorodeoxyadenosine（2-CdA）as salvage therapy for Langerhans cell histiocytosis（LCH）.Results of the LCH-S-98 Protocol of the Histiocyte Society.Pediatr Blood Cancer，2009，53（7）：1271-1276.

普萘洛尔 Propranolol

【已批准的适应证】

1. 作为二级预防,降低心肌梗死死亡率。

2. 高血压(单独或与其他抗高血压药合用)。

3. 劳力性心绞痛。

4. 控制室上性快速心律失常,特别是与儿茶酚胺有关或洋地黄引起心律失常。可用于洋地黄疗效不佳的心房扑动、心房颤动心室率的控制,也可用于顽固性期前收缩,改善患者的症状。

5. 减低肥厚型心肌病流出道压差,减轻心绞痛、心悸与昏厥等症状。

6. 配合 α 受体拮抗药用于嗜铬细胞瘤患者控制心动过速。

7. 用于控制甲状腺功能亢进症的心率过快,也可用于甲状腺危象。

【说明书之外的用法】

血管瘤。国外报道口服普萘洛尔的安全剂量为 $1 \sim 3mg/$ $(kg \cdot d)$,而国内剂量多为 $1 \sim 2mg/(kg \cdot d)$。关于口服普萘洛尔的起始剂量和监测规范,目前尚无临床随机试验证据,但根据一些临床报道及专家观点,<2 个月的患儿口服普萘洛尔需要住院监测,初始剂量从 $0.5mg/(kg \cdot d)$ 开始,分 3 次口服,逐渐增至足量。2012 年世界儿童皮肤病会议专家意见达成共识,认为每日分 2 次服药方法易行。目前认为最佳剂量为 $2mg/(kg \cdot d)$,血压和心率应该在治疗前、治疗后 1 小时和 2 小时监测,患儿应每隔 4~6 小时进食一次。

【依据等级】

美国 FDA 批准普萘洛尔用于小于 1 岁婴儿血管瘤的治疗。Micromedex 有效性、推荐等级和证据强度:

有效性等级:Class Ⅱa,证据支持有效(Evidence Favors Efficacy)。

推荐等级:Class Ⅱa,大多数情况下推荐(Recommended, In Most)。

证据强度:Category A[1]。

《口服普萘洛尔治疗婴幼儿血管瘤中国专家共识》推荐将普萘洛尔用于婴幼儿血管瘤[2]。

一项关于普萘洛尔治疗婴儿血管瘤的临床疗效及安全性的研究结果显示：90例患儿口服普萘洛尔1.5～2.0mg/（kg·d），82例（91.1%）口服24～48小时起效。用药1～10个月的患儿88例，用药后瘤体缩小0～25%或瘤体表面颜色较前变浅7例（8.0%）。瘤体缩小26%～50%或瘤体表面颜色较前明显变浅35例（39.8%），瘤体缩小51%～75%且瘤体表面颜色较前明显变浅23例（26.1%）。瘤体缩小大于75%或瘤体表面颜色消退23例（26.1%）。用药3～4个月疗效均优于1～2个月；用药5～6个月疗效优于3～4个月；用药7～8个月疗效优于5～6个月。初步观察患儿于10个月至1岁4个月间停药后瘤体未见反弹。

一项口服普萘洛尔治疗57例婴幼儿血管瘤的研究结果显示，50.6%完全缓解，49.3%部分缓解。该研究同时推荐普萘洛尔作为婴幼儿血管瘤的一线治疗[3]。

【参考文献】

［1］Micromedex（172）.Truven Health Analytics Inc.，2017[2017-04-03].http://www.micromedexsolutions.com.

［2］郑家伟，王绪凯，秦中平，等.口服普萘洛尔治疗婴幼儿血管瘤中国专家共识.上海口腔医学，2016，25（3）：257-260.

［3］ZEGPI-TRUEBA MS，ABARZÚA-ARAYA A，SILVA-VALENZUELA S，et al.Oral propranolol for treating infantile hemangiomas：a case series of 57 patients. Actas Dermosifiliogr，2012，103（8）：708-717.

柔红霉素 Daunorubicin

【已批准的适应证】

用于急性粒细胞白血病和急性淋巴细胞白血病，以及慢性急变者。

【说明书之外的用法】

儿童恶性淋巴瘤（儿童非霍奇金淋巴瘤）。治疗儿童淋巴母细胞淋巴瘤采用 BFM-90-LBL 治疗方案，即在诱导缓解Ⅰ阶段的第8、15、22、29天静脉滴注柔红霉素30mg/m²。

【特别提示】

美国安全用药规范研究院（ISMP）将本药定位为高警讯药物，使用不当将给患者带来严重危害。

1. 心血管系统　主要表现为心肌毒性，儿童年龄越小发生心肌病的风险越高,心电图变化呈一过性和可逆性。静脉滴注过快时可出现心律失常。2 岁以上儿童累计剂量超过 $300mg/m^2$ 或 2 岁以下儿童超过 $10mg/kg$ 将会增加心肌衰竭的风险,包括致死性的充血性心力衰竭。

2. **血液** 本药骨髓抑制较严重。几乎全部患者出现白细胞减少,白细胞大多在首次用药后 10~14 日降至最低点,在 3 周内逐渐恢复。血小板减少较罕见,且大多不严重。

3. **胃肠道** 较常见食管炎。可见恶心、呕吐、腹泻、口腔炎,口腔炎一般在给药后 5~10 日出现。偶有胃痛、胃肠炎。

4. **皮肤** 常见脱发,停药后可恢复正常。

5. 与其他抗肿瘤药物联用时不能在同一注射器内混用。

6. 若接受过胸部放疗或同时应用环磷酰胺者,总累积量应减至 $450mg/m^2$。

7. 儿童累积剂量不宜超过 $330mg/m^2$(<2 岁者不宜超过 $200~250mg/m^2$)。

8. 用药期间及停用本药后 3~6 个月内禁用病毒疫苗接种。

【依据等级】

美国 FDA 未批准柔红霉素用于儿童恶性淋巴瘤的治疗。Micromedex 有效性、推荐等级和证据强度:

有效性等级:Class Ⅱa,证据支持有效(Evidence Favors Efficacy)。

推荐等级:Class Ⅱb,在某些情况下推荐使用(Recommended,In Some)。

证据强度:Category B[1]。

《NCCN 非霍奇金淋巴瘤临床实践指南(中国版)》推荐 BFM 方案治疗淋巴母细胞淋巴瘤:诱导治疗期联用柔红霉素、甲氨蝶呤、泼尼松、长春新碱等[2]。

一项改良 NHL-BFM-90 方案治疗儿童和青少年淋巴母细胞淋巴瘤患者远期疗效分析结果显示:根据临床分期和早期诱导化疗疗效将患者分为低危、中危和高危组,采用改良 NHL-BFM-90 方案化疗。107 例患者中,24 例患者死亡。5 年无事件生存率和总生存率分别为:全组 75.5% 和 77.8%;低危组 100.0% 和 100.0%;中危组 84.4% 和 87.5%;高危组 44.0% 和 44.0%;T-LBL 患者 72.0% 和 73.5%;B-LBL 患者 86.4% 和 88.5%[3]

中国七中心儿童淋巴母细胞型非霍奇金淋巴瘤临床诊治研究报告中显示：以 BFM-90/95 方案为基本框架改进的化疗方案中。柔红霉素均为主要联用的化疗药物[4]。

【参考文献】

［1］Micromedex（172）.Truven Health Analytics Inc.,2017［2017-04-03］.http://www.micromedexsolutions.com.

［2］NCCN.NCCN 非霍奇金淋巴瘤临床实践指南（中国版）.世界肿瘤杂志,2010,9（3）:200-205,600.

［3］孙晓非,甄子俊,朱佳,等.改良 NHL-BFM-90 方案治疗儿童青少年淋巴母细胞淋巴瘤患者远期疗效分析.中华血液学杂志,2014,35（12）:1083-1089.

［4］中华医学会儿科学分会血液学组淋巴瘤协作组,中国抗癌协会儿科专业委员会淋巴瘤协作组.中国七中心儿童淋巴母细胞型非霍奇金淋巴瘤临床诊治研究报告.中华儿科杂志,2015,53（12）:931-937.

他克莫司 Tacrolimus

【已批准的适应证】

1. 预防肝脏或肾脏移植术后的移植物排斥反应。

2. 治疗肝脏或肾脏移植术后应用其他免疫抑制药物无法控制的移植物排斥反应。

【说明书之外的用法】

儿童激素依赖型肾病综合征、频复发型肾病综合征及病理类型为局灶性节段性肾小球硬化的激素耐药型肾病综合征。剂量:0.10～0.15mg/(kg·d),每 12 小时 1 次,维持谷浓度为 5～10μg/L,总疗程 12～24 个月。

【特别提示】

因本药可致肾间质小管的损伤,用药期间需监测药物浓度。同时建议每 3 个月监测肾功能(包括肾小管功能)1 次,如果血肌酐较基础值增高>30%(即便这种增加在正常范围内)或伴有肾小管功能异常时,应将剂量减少 25%～50%或停药。当肾功能迅速下降、血肌酐增加与尿蛋白减少相分离时应考虑肾活检以及时发现肾毒性的组织学依据。

【依据等级】

中华医学会儿科学分会肾脏病学组《儿童常见肾脏疾病诊治循证指南(试行)》推荐他克莫司用于儿童激素依赖型肾

病综合征、频复发型肾病综合征及病理类型为局灶性节段性肾小球硬化的激素耐药型肾病综合征的治疗[1-2]。

美国 FDA 未批准他克莫司用于成人或儿童的肾病综合征的治疗。Micromedex 有效性、推荐等级和证据强度：

有效性等级：Class Ⅱa，证据支持有效（Evidence Favors Efficacy）。

推荐等级：Class Ⅱb，在某些情况下推荐使用（Recommended，In Some）。

证据强度：Category C[3]。

Loeffler 等用他克莫司 0.1mg/kg，每天 2 次，同时泼尼松口服治疗 16 例激素耐药的肾病综合征患儿（平均年龄为 11.4 岁，其中 13 例为局灶性节段性肾小球硬化症），结果 13 例完全缓解，2 例部分缓解，1 例无效。不良反应包括贫血（1 例）、癫痫发作（1 例）、恶化或新发高血压（5 例）和败血症（1 例）。他克莫司在治疗局灶性节段性肾小球硬化症及防止其发展为终末期肾脏病上有很好的前景[4]。

国内有回顾性研究纵向分析了 21 例使用他克莫司及小剂量泼尼松治疗的激素抵抗型肾病综合征患儿，其中他克莫司初始剂量 0.10~0.15mg/（kg·d），每 12 小时 1 次，泼尼松 0.20~0.75mg/（kg·d）；定期监测他克莫司血药浓度、患儿尿常规、血常规及肝肾功能等指标。结果 1~3 个月后完全缓解者 14 例，部分缓解者 7 例，完全缓解率 66.7%。16 例患儿接受了肾活检，其中 6 例微小病变型肾病患儿中 3 例完全缓解，3 例部分缓解；4 例局灶性节段性肾小球硬化患儿中 2 例完全缓解，2 例部分缓解；5 例 IgM 肾病及 1 例系膜增生性肾小球肾炎患儿均完全缓解。服药期间 6 例患儿出现一过性不良反应，经对症处理后均缓解。20 例患儿获随访，1 年内共 4 例复发，第 2 年共 4 例 6 次出现复发。他克莫司对儿童激素抵抗型肾病综合征有较好的疗效，不良反应较少，大多可耐受，但服药 1~2 年内复发率较高，其长期疗效仍有待于进一步随访观察[5]。

【参考文献】

［1］中华医学会儿科学分会肾脏病学组.儿童常见肾脏疾病诊治循证指南（试行）（三）：激素耐药型肾病综合征诊治指南（试行）.中华儿科杂志，2010，48（1）：72-75.

［2］中华医学会儿科学分会肾脏病学组.儿童常见肾脏

疾病诊治循证指南(试行)(一):激素敏感、复发/依赖肾病综合征诊治循证指南(试行).中华儿科杂志,2009,47(3):167-170.

[3] Micromedex(172).Truven Health Analytics Inc.,2017[2017-04-03].http://www.micromedexsolutions.com.

[4] LOEFFLER K,GOWRISHANKAR M,YIU V.Tacrolimus therapy in pediatric patients with treatment-resistant nephrotic syndrome.Pediatr Nephrol,2004,19(3):281-287.

[5] 姚盛华,毛建华,夏永辉,等.他克莫司联合小剂量激素治疗儿童激素抵抗型肾病综合征 21 例临床分析.中华儿科杂志,2011,49(11):825-828.

(编写:张雅溶 王晓玲)

(校对:赵蕾蕾)

第 14 章

抗感染用药

β-内酰胺类抗菌药

青霉素 Benzylpenicillin

【已批准的适应证】

用于敏感细菌所致各种感染,如脓肿、菌血症、肺炎和心内膜炎等。

其中青霉素为以下感染的首选药物:①溶血性链球菌感染,如咽炎、扁桃体炎、猩红热、丹毒、蜂窝织炎和产褥热等;②肺炎链球菌感染,如肺炎、中耳炎、脑膜炎和菌血症等;③不产青霉素酶葡萄球菌感染;④炭疽;⑤破伤风、气性坏疽等厌氧芽孢梭菌感染;⑥梅毒(包括先天性梅毒);⑦钩端螺旋体病;⑧回归热;⑨白喉;⑩青霉素与氨基糖苷类药物联合用于治疗草绿色链球菌心内膜炎。

青霉素亦可用于治疗:①流行性脑脊髓膜炎;②放线菌病;③淋病;④樊尚咽峡炎;⑤莱姆病;⑥多杀巴斯德菌感染;⑦鼠咬热;⑧李斯特菌感染;⑨除脆弱拟杆菌以外的许多厌氧菌感染。

风湿性心脏病或先天性心脏病患者进行口腔、牙科、胃肠道或泌尿生殖道手术和操作前,可用青霉素预防感染性心内膜炎的发生。

【说明书之外的用法】

1. 口腔溃疡。

2. **分娩期预防婴儿 B 群链球菌感染** 青霉素的推荐剂量为初始 500 万 U,分娩或胎膜早破时静脉注射,之后 250～300 万 U,每 4 小时 1 次,直至分娩。

3. 胎膜早破。

【依据等级】

1. **口腔溃疡** 美国 FDA 未批准青霉素治疗成人和儿童

口腔溃疡。Micromedex 有效性、推荐等级和证据强度：

有效性等级：Class Ⅱa，证据支持有效（成人）（Evidence Favors Efficacy）。

推荐等级：Class Ⅱb（成人），在某些情况下推荐使用（Recommended，In Some）。

证据强度：Category B（成人）[1]。

小规模试验显示，青霉素钾可有效减少轻微口腔溃疡的复发和缓解疼痛。

成人：青霉素钾片可缩短复发性口腔溃疡患者溃疡完全愈合时间和疼痛完全缓解时间。患者随机给予青霉素钾片（$n=31$）、安慰剂（$n=33$）或不予治疗（$n=36$）。青霉素钾片和安慰剂采用双盲法给药。青霉素钾片 55mg 和安慰剂置于溃疡处 5~10 分钟溶解，每日 4 次。每日对患者进行评估，共 6 天。溃疡愈合时间定义为溃疡面积达到 0mm 的时间。第 4 天，青霉素钾片组完全愈合率为 42%，非治疗组为 11%（OR：5.86，95%CI：1.64~20.38），安慰剂组为 15%（OR：4.1，95%CI：1.23~13.29）。第 6 天，青霉素钾片组完全愈合率为 90%，非治疗组为 44%（OR：11.45，95%CI：2.99~45.46），安慰剂组为 55%（OR：7.36，95%CI：1.97~30.72）。疼痛完全缓解率通过疼痛视觉尺测量，第 4 天，青霉素钾片组为 67%，非治疗组为 31%（OR：4.52，95%CI：1.7~13.4），安慰剂组为 48%（OR：2.2，95%CI：0.81~6.2）。青霉素钾片的不良反应有给药后烧灼或疼痛感[2]。

2. 分娩期预防婴儿 B 群链球菌感染　美国 FDA 未批准青霉素用于预防分娩期婴儿 B 群链球菌感染。Micromedex 有效性、推荐等级和证据强度：

有效性等级：Class Ⅰ，治疗有效（成人）（Effective）。

推荐等级：Class Ⅰ（成人），推荐（Recommended）。

证据强度：Category B（成人）[1]。

青霉素是预防分娩期 B 群链球菌感染的可选药物。

成人：推荐所有孕妇应在妊娠 35~37 周筛查是否有阴道和直肠 B 群链球菌（GBS）定植。可选择青霉素或氨苄西林。青霉素过敏但过敏反应风险低的患者推荐使用头孢唑林。过敏反应高风险患者（如使用青霉素或头孢菌素后有神经性水肿、呼吸窘迫或荨麻疹过敏史）如果分离的 GBS 敏感、克林霉素诱导试验阴性时推荐使用克林霉素。如果 GBS 菌株耐药或不能确定敏感性时推荐使用万古霉素。不再推荐红霉素用于分娩期预防 GBS 感染[3]。

3. 胎膜早破　美国 FDA 未批准青霉素用于成人和儿童胎膜早破。Micromedex 有效性、推荐等级和证据强度：

有效性等级：Class Ⅱb，有效性具有争议（成人）（Evidence is Inconclusive）。

推荐等级：Class Ⅱb（成人），在某些情况下推荐使用（Recommended，In Some）。

证据强度：Category B（成人）[1]。

成人：预防性使用青霉素（500 万 U，静脉注射 2 次，间隔 6 小时）可能降低胎膜早破孕妇母亲及新生儿感染的发病率[4]。一项纳入了 7 个临床试验的 meta 分析，结论为未足月早产孕妇给予抗生素并不显著降低新生儿死亡率。试验纳入了 657 名患者，接受多种抗感染方案，包括静脉和口服青霉素。抗生素显著降低新生儿败血症（68%）和脑室出血（50%）风险，但呼吸窘迫综合征、坏死性小肠结肠炎和新生儿存活率无显著差异[5]。

【参考文献】

［1］Micromedex(172).Truven Health Analytics Inc.,2017 ［2017-04-03］.http：//www.micromedexsolutions.com.

［2］KERR A,DREXEL C,SPIELMAN A.The efficacy and safety of 50 mg penicillin G potassium troches for recurrent aphthous ulcers.Oral Surg Oral Med Oral Pathol Oral Radiol Endodontol,2003,96(6)：685-694.

［3］VERANI JR,MCGEE L,SCHRAG SJ,et al.Prevention of perinatal group B streptococcal disease-revised guidelines from CDC,2010.MMWR Recomm Rep,2010,59(RR-10)：1-36.

［4］KURKI T,HALLMAN M,ZILLIACUS R,et al.Premature rupture of the membranes：effect of penicillin prophylaxis and long-term outcome of the children.Am J Perinatol,1992,9(1)：11-16.

［5］EGARTER C,LEITICH H,KARAS H,et al.Antibiotic treatment in preterm premature rupture of membranes and neonatal morbidity：a metaanalysis.Am J Obstet Gynecol,1996, 174(2)：589-597.

阿莫西林 Amoxicillin

【已批准的适应证】

用于敏感菌(不产 β-内酰胺酶菌株)所致的下列感染：

1. 溶血性链球菌、肺炎链球菌、葡萄球菌或流感嗜血杆菌所致中耳炎、鼻窦炎、咽炎、扁桃体炎等上呼吸道感染。

2. 大肠埃希氏菌、奇异变形杆菌或粪肠球菌所致的泌尿生殖道感染。

3. 溶血性链球菌、葡萄球菌或大肠埃希氏菌所致的皮肤软组织感染。

4. 溶血性链球菌、肺炎链球菌、葡萄球菌或流感嗜血杆菌所致急性支气管炎、肺炎等下呼吸道感染。

5. 急性单纯性淋病。

6. 本品尚可用于治疗伤寒、伤寒带菌者及钩端螺旋体病；阿莫西林亦可与克拉霉素、兰索拉唑三联用药根除胃、十二指肠幽门螺杆菌，降低消化性溃疡复发率。

【说明书之外的用法】

1. **放线菌感染**。

2. **皮肤炭疽**。

3. **预防感染性心内膜炎**　美国心脏协会(American Heart Association, AHA)指南推荐牙科、呼吸系统或感染性皮肤/软组织或骨骼肌肉术前 30~60 分钟口服阿莫西林 2g；儿童剂量为 50mg/kg。

4. **衣原体感染**　治疗孕期衣原体感染，美国疾病控制与预防中心推荐口服阿莫西林 500mg，每日 3 次，疗程 7 天。

5. **莱姆病**　治疗早期局部莱姆病、游走红斑相关的早期播散莱姆病、莱姆心脏炎(完成 1 个疗程治疗)、门诊患者、未侵犯中枢的第七对脑神经麻痹或螺旋体性淋巴细胞瘤，阿莫西林的推荐剂量为 500mg，口服，每日 3 次；儿童剂量为每日 50mg/kg，每日 3 次，最大日剂量 1.5g；疗程通常为 14 天(14~21 天)。未侵犯中枢的莱姆关节炎或复发关节炎，疗程通常为 21 天(14~28 天)。

6. **牙周感染**。

7. **未足月胎膜早破**。

【依据等级】

1. **放线菌感染**　美国 FDA 未批准阿莫西林用于治疗成

人和儿童放线菌感染。Micromedex 有效性、推荐等级和证据强度：

有效性等级：Class Ⅰ，治疗有效（成人）（Effective）。

推荐等级：Class Ⅱa（成人），大多数情况下推荐（Recommended，In Most）。

证据强度：Category B（成人）[1]。

阿莫西林可用于放线菌性足菌肿，作为 2 段式联合治疗方案的其中一种药品。

成人：2 段式治疗中，3 药联合方案成功治疗了 7 名放线菌性足菌肿患者。第 1 段需住院治疗，静脉注射青霉素（1MU，每 6 小时 1 次）、庆大霉素（80mg，静脉注射，每日 2 次）和口服复方磺胺甲噁唑（甲氧苄啶 80mg/磺胺甲噁唑 400mg，2 片，每日 2 次），疗程 5~7 周。患者出院后给予阿莫西林（500mg，口服，每日 3 次）和复方磺胺甲噁唑（剂量同前），治疗至损伤部位完全不活动后 2~5 个月。开始治疗后 7~10 天损伤处停止流脓，肿胀在 2 周内显著减小。完成治疗的 5 名患者，总疗程为 6~16 个月（平均 10.7 个月）；5 名患者停止治疗后随访期（达 16 个月）内状态良好。其余 2 人反应显著并继续治疗。其中 2 人因出现不良反应而停用庆大霉素[2]。

2. 皮肤炭疽　美国 FDA 未批准阿莫西林用于治疗成人和儿童皮肤炭疽。Micromedex 有效性、推荐等级和证据强度：

有效性等级：Class Ⅱb，有效性具有争议（成人、儿童）（Evidence is Inconclusive）。

推荐等级：Class Ⅱb（成人、儿童），在某些情况下推荐使用（Recommended，In Some）。

证据强度：Category C（成人、儿童）[1]。

阿莫西林不是皮肤炭疽的一线治疗药物，为皮肤炭疽临床症状改善后完成疗程的可选药物。阿莫西林不适用于治疗吸入性炭疽[3]。

3. 预防感染性心内膜炎　美国 FDA 未批准阿莫西林用于预防成人和儿童感染性心内膜炎。Micromedex 有效性、推荐等级和证据强度：

有效性等级：Class Ⅰ，治疗有效（成人、儿童）（Effective）。

推荐等级：Class Ⅱa（成人、儿童），大多数情况下推荐（Recommended，In Most）。

证据强度：Category C（成人、儿童）[1]。

阿莫西林是高风险人群接受口腔、呼吸道、皮肤及软组织、骨骼肌肉手术操作中预防细菌性心内膜炎的可选药物[4]。

4. 衣原体感染　美国 FDA 未批准阿莫西林用于治疗成人和儿童衣原体感染。Micromedex 有效性、推荐等级和证据强度：

有效性等级：Class Ⅱa，证据支持有效（成人）（Evidence Favors Efficacy）。

推荐等级：Class Ⅱb（成人），在某些情况下推荐使用（Recommended, In Some）。

证据强度：Category C（成人）[1]。

成人：阿莫西林是治疗妊娠期衣原体感染中阿奇霉素的替代药物[5]。

5. 莱姆病　美国 FDA 未批准阿莫西林用于治疗成人和儿童莱姆病。Micromedex 有效性、推荐等级和证据强度：

有效性等级：Class Ⅰ，治疗有效（成人、儿童）（Effective）。

推荐等级：Class Ⅱa（成人、儿童），大多数情况下推荐（Recommended, In Most）。

证据强度：Category B（成人、儿童）[1]。

推荐阿莫西林用于下述情况的成人或儿童莱姆病患者的治疗：有游走性红斑的早期局部或早期播散性莱姆病、不伴有特殊神经系统症状或高度房室传导阻滞、已完成 1 个疗程或急诊莱姆心脏炎患者、未累及中枢的第 7 对脑神经麻痹、没有神经系统受累的莱姆关节炎、疏螺旋体淋巴细胞瘤、慢性萎缩性肢端皮炎[6]。

（1）成人：一项随机双盲双模拟多中心试验，纳入 246 名游走性红斑的成年患者，以游走性红斑急性临床症状完全缓解及开始莱姆病治疗后 180 天内的再复发人数为考察指标，阿莫西林（500mg，每日 3 次，疗程 20 天，$n = 122$）比阿奇霉素（500mg，每日 1 次，疗程 7 天，其他时间均给予安慰剂，$n = 124$）显著有效。患者游走性红斑直径至少大于 5cm，根据有无流感样症状进行分层（如发热、寒战、头痛、萎靡、疲劳、关节痛和肌痛），并随机分组。其中 217 人（阿奇霉素组 111 人，阿莫西林组 106 人）可进行有效性评价。完全反应定义为游走性红斑和客观体征完全消失，且 75% 以上的主要症状缓解。部分反应定义为持续性游走性红斑持续完全清除，且50%~75%的主要症状缓解；或持久性游走性红斑有完全清除的迹象，且75%以上的主要症状缓解。治疗失败定义为存在持续性游走性红斑，或有持续的迹象，且症状缓解小于50%；或在第20天进行复查之前，出现新的疾病体征和症状。第20天，阿莫西林组（$n=106$）93人（88%，95% CI：80%~93%）和阿奇霉素组（$n=111$）84人（76%，95% CI：67%~83%）完全反应（$P=0.024$）。阿奇霉素组复发率显著高于阿莫西林组[16%（95% CI：10%~24%）vs 4%（95% CI：1%~10%）；$P=0.005$]。第20天时部分反应者180天内复发率比完全反应者更高（27% vs 6%；$P<0.001$）。阿奇霉素组中血清反应阳性者（伯氏疏螺旋体）的完全反应率显著高于血清反应阴性者（81% vs 60%；$P=0.043$）。有多个游走性红斑病灶者在纳入研究时抗疏螺旋体 IgG 或 IgM 抗体滴度阳性率显著高于单一病灶者（IgM，63% vs 17%；IgG，39% vs 16%；$P<0.001$）。复发患者中，12人（57%）血清学阴性[7]。

（2）儿童：一项随机非盲试验（$n=43$），头孢呋辛酯和阿莫西林可安全有效治疗儿童（年龄6个月~12岁）游走性红斑。试验比较头孢呋辛酯2个剂量（每日20mg/kg和每日30mg/kg，分2次给药，每组均为15人）和阿莫西林（每日50mg/kg，分3次给药，$n=13$），疗程均为20天。治疗3周，完成治疗者中，阿莫西林组游走性红斑总缓解率为67%，头孢呋辛酯低剂量组为92%，头孢呋辛酯高剂量组为87%；全身症状缓解率分别为100%、69%和87%。所有患者临床结局良好，无莱姆病相关的长期问题。1名患者因出现新的全身症状而给予多西环素。少数患者出现药物不良反应（所有组均有轻度腹泻，仅头孢呋辛酯低剂量组出现呕吐）。因试验人数过少未进行统计学分析[8]。

6. 牙周感染　美国 FDA 未批准阿莫西林用于治疗成人和儿童牙周感染。Micromedex 有效性、推荐等级和证据强度：

有效性等级：Class Ⅱa，证据支持有效（成人）（Evidence Favors Efficacy）。

推荐等级：Class Ⅱb（成人），在某些情况下推荐使用（Recommended，In Some）。

证据强度：Category B（成人）[1]。

一项系统综述和 meta 分析（纳入4个随机对照试验，$n=$

147),治疗慢性牙周炎,阿莫西林/甲硝唑联合洁刮治和根面平整术(scaling root planing,SRP)显著优于单独 SRP。纳入 meta 分析的 4 个试验中有 2 个存在偏倚高风险、多种给药剂量,meta 分析可能不足以评估以探诊出血或化脓为结局的治疗差异。甲硝唑联合阿莫西林全身给药有效治疗 16 名严重牙周炎患者。但单独抗感染治疗在减少探诊出血和牙周探诊深度、改善探诊附着水平方面不优于机械治疗。而联合机械和系统抗感染治疗在改善临床和牙周微生态方面优于机械治疗。重度牙周炎患者给予甲硝唑联合阿莫西林治疗后,牙周状况改善,炎性病灶变小,牙周病原菌(如伴放线放线菌、牙龈卟啉单胞菌、中间普雷沃菌)被清除或抑制。该项研究中 16 名患者随机分组,一组给予甲硝唑(250mg,每日 3 次)和阿莫西林(375mg,每日 2 次)治疗 2 周,另一组给予安慰剂。每组都进一步分组,其中 4 人接受非手术的龈下刮治,另 4 人不进行龈下刮治。基线检查后,两组患者均给予口腔卫生指导和一次龈上洁治。随后的检查包括 2 个月和 12 个月时进行软组织活检(已行刮治术和未行刮治术区域),24 个月时两组均进行刮治。临床参数包括菌斑指数(PI)、探诊出血量(BoP)、牙周袋探诊深度(PPD)和探诊附着水平(PAL)。治疗 2 个月,各组菌斑从平均 70% 降至 10%,整个试验过程保持恒定的卫生水平[9]。

一项随机试验(n=48)显示,刮治术后辅助使用甲硝唑联合阿莫西林全身用药,同时局部使用葡萄糖酸氯己定龈上冲洗治疗,对于未经治疗的成人伴放线放线菌感染所致牙周炎疗效有所提高,但对于牙龈卟啉单胞菌感染所致的牙周炎的患者(无伴放线放线菌感染)可能起到相反作用[10]。

7. 未足月胎膜早破 美国 FDA 未批准阿莫西林用于成人和儿童未足月胎膜早破。Micromedex 有效性、推荐等级和证据强度:

有效性等级: Class Ⅱa,证据支持有效(成人)(Evidence Favors Efficacy)。

推荐等级: Class Ⅱb(成人),在某些情况下推荐使用(Recommended,In Some)。

证据强度: Category B(成人)[1]。

阿莫西林可有效减低未足月胎膜早破相关的婴儿发病率。

成人：未足月胎膜早破（preterm premature rupture of membranes，PPROM）氨苄西林（2g，静脉注射，每 6 小时 1 次）联合红霉素（250mg，每 6 小时 1 次）；48 小时后序贯口服阿莫西林（250mg，每 8 小时 1 次）和红霉素（333mg，每 8 小时 1 次），疗程 5 天，在降低婴儿 PPROM 相关疾病的发病率方面优于安慰剂。抗感染治疗可减少胎儿或婴儿死亡、败血症、坏死性小肠结肠炎、严重颅内出血、呼吸窘迫、肺炎和其他疾病的发病率。可延长 B 群链球菌（group B strepto-coccus，GBS）阴性孕妇的孕期（$P<0.001$）。PPROM 行期待治疗且未达分娩期的孕妇，无论是否存在 GBS，均应给予抗生素以减少婴儿发病率。611 名 PPROM 孕妇，孕周为 24 周 0 天~32 周 0 天，分别给予安慰剂或抗生素，完成试验后，随访评价新生儿临床结局（$n=640$）。该研究禁止使用糖皮质激素。PPROM 且未知 GBS 培养结果的孕妇，建议应进行抗感染治疗[11]。

【参考文献】

［1］Micromedex（172）.Truven Health Analytics Inc.，2017 ［2017-04-03］.http://www.micromedexsolutions.com.

［2］RAMAM M，GARG T，D'SOUZA P，et al.A two-step schedule for the treatment of actinomycotic mycetomas.Acta Derm Venereol，2000，80（5）：378-380.

［3］INGLESBY TV，O' TOOLE T，HENDERSON DA，et al. Consensus Statement：anthrax as a biological weapon，2002，updated recommendations for management.JAMA，2002，287（17）：2236-2252.

［4］WILSON W，TAUBERT KA，GEWITZ M，et al.Prevention of Infective Endocarditis.Guidelines From the American Heart Asso-ciation.A Guideline From the American Heart Association Rheumatic Fever，Endocarditis，and Kawasaki Disease Committee，Council on Cardiovascular Disease in the Young，and the Council on Clinical Cardiology，Council on Cardiovascular Surgery and Anesthesia，and the Quality of Care and Outcomes Research Interdisciplinary Working Group.Circulation，2007，116（15）：1736-1754.

［5］Centers for Disease Control and Prevention.Sexually transmitted diseases（STDs）：prevention.Atlanta：Centers for Dis-ease Control and Prevention，2015.

［6］WORMSER GP，DATTWYLER RJ，SHAPIRO ED，et

al.The clinical assessment,treatment,and prevention of lyme dis-
ease, human granulocytic anaplasmosis, and babesiosis: clinical
practice guidelines by the Infectious Diseases Society of America.
Clin Infect Dis,2006,43(9):1089-1134.

[7] LUFT BJ,DATTWYLER RJ,JOHNSON RC,et al.Az-
ithromycin compared with amoxicillin in the treatment of erythema
migrans. A double-blind, randomized, controlled trial. Ann Intern
Med,1996,124(9):785-791.

[8] EPPES SC,CHILDS JA.Comparative study of cefuroxime
axetil versus amoxicillin in children with early Lyme disease.Pedi-
atrics,2002,109(6):1173-1177.

[9] SGOLASTRA F,GATTO R,PETRUCCI A,et al.Effective-
ness of systemic amoxicillin/metronidazole as adjunctive therapy to
scaling and root planing in the treatment of chronic periodontitis:a
systematic review and meta-analysis.J Periodontol,2012,83(10):
1257-1269.

[10] FLEMMIG TF,MILIA'N E,KARCH H,et al.Differential
clinical treatment outcome after systemic metronidazole and amox-
icillin in patients harboring actinobacillus actinomycetemcomitans
and/or porphyromonas gingivalis.J Clin Periodontal,1998,25(5):
380-387.

[11] MERCER BM,MIODOVNIK M,THURNAU GR,et al.
Antibiotic therapy for reduction of infant morbidity after preterm
premature rupture of the membranes. A randomized controlled
trial.National Institute of Child Health and Human Development
Maternal-Fetal Medicine Units Network.JAMA,1997,278(12):
989-995.

阿莫西林/克拉维酸钾 Amoxicillin/ Clavulanate Potassium

【已批准的适应证】

本品主要用于怀疑由产 β-内酰胺酶的耐阿莫西林的细菌所致感染的短期治疗,其他情况应考虑单独使用阿莫西林。

1. 上呼吸道感染(包括耳、鼻、喉) 鼻窦炎、中耳炎、复发性扁桃体炎。这些感染通常由肺炎链球菌、流感嗜血杆菌、卡他莫拉菌和化脓性链球菌引起。

2. 下呼吸道感染　慢性支气管炎急性发作(特别是严重支气管炎)、支气管肺炎。这些感染通常由肺炎链球菌、流感嗜血杆菌和卡他莫拉菌引起。

3. 泌尿系统感染　膀胱炎(特别是感染反复发作或复杂感染,但不包括前列腺炎)。这些感染通常由肠杆菌科(主要为大肠埃希氏菌)、腐生葡萄球菌和肠球菌属引起。

4. 皮肤和软组织感染　蜂窝织炎、动物咬伤、严重的牙龈脓肿合并颌面部蜂窝织炎。这些感染通常由金黄色葡萄球菌、化脓性链球菌和拟杆菌属引起。

这些菌属中的某些菌株可产生 β-内酰胺酶,因此单用阿莫西林不敏感。

本品可用于治疗阿莫西林敏感菌及对本品敏感的产 β-内酰胺酶的细菌引起的混合感染,治疗这些感染无须增加其他抗 β-内酰胺酶的抗生素。

【说明书之外的用法】

中性粒细胞缺乏伴发热的经验治疗。

【依据等级】

美国 FDA 未批准阿莫西林/克拉维酸用于成人和儿童中性粒细胞缺乏伴发热的经验治疗。Micromedex 有效性、推荐等级和证据强度:

有效性等级:Class Ⅱa,证据支持有效(成人)(Evidence Favors Efficacy)。

推荐等级:Class Ⅱa(成人),大多数情况下推荐(Recommended,In Most)。

证据强度:Category B(成人)[1]。

成人:美国感染病学会(Infectious Diseases Society of America,IDSA)指南推荐阿莫西林/克拉维酸联合口服环丙沙星作为经验性治疗低风险的粒细胞缺乏伴发热患者的可选药物[2]。

【参考文献】

[1] Micromedex(172).Truven Health Analytics Inc.,2017 [2017-04-03].http://www.micromedexsolutions.com.

[2] FREIFELD AG,BOW EJ,SEPKOWITZ KA,et al.Clinical practice guideline for the use of antimicrobial agents in neutropenic patients with cancer:2010 update by the infectious diseases society of

america.Clin Infect Dis,2011,52(4):e56-e93.

苄星青霉素 Benzathine Benzylpenicillin

【已批准的适应证】

主要用于预防风湿热复发,也可用于控制链球菌感染的流行。

【说明书之外的用法】

1. **白塞综合征**(Behcet syndrome)。

2. **非性病性梅毒** 苄星青霉素治疗非性病性梅毒的推荐剂量为 120 万 U,单次肌内注射。

3. **先天性梅毒** FDA 剂量:2 岁以内,5 万 U/kg,单次肌内注射。

美国疾病控制与预防中心指南剂量:1 个月以内,可能或不确定感染,5 万 U/kg,单次肌内注射。

4. **晚期潜伏梅毒或持续时间未知的潜伏梅毒**

(1)成人:苄星青霉素治疗晚期潜伏梅毒或持续时间未知的潜伏梅毒的推荐剂量为 240 万 U,肌内注射,给药间隔为一周,共给药 3 次(共 720 万 U)。

三期梅毒:美国疾病控制与预防中心指南剂量 240 万 U,肌内注射,给药间隔为一周,共给药 3 次(共 720 万 U)。

(2)儿童:推荐剂量为单剂量 5 万 U/kg,肌内注射,给药间隔为一周,共 3 剂。单次最大剂量为 240 万 U。

5. **神经梅毒** 苄星青霉素治疗神经梅毒的推荐剂量为 240 万 U,肌内注射,隔周给药,共给药 3 次(共 720 万 U)。

6. **品他病**(pinta) 苄星青霉素治疗品他病的推荐剂量为单剂量 120 万 U,肌内注射。

7. **梅毒**(一期、二期和早期潜伏)。

(1)成人:推荐剂量为单剂量 240 万 U,肌内注射。

(2)儿童:推荐剂量为单剂量 5 万 U/kg,肌内注射。单次最大剂量为 240 万 U。

8. **雅司病**(yaws) 苄星青霉素治疗雅司病的推荐剂量为单剂量 120 万 U,肌内注射。

【特别提示】

肌内注射(混悬剂)。不可静脉注射或与其他静脉注射液混合使用。已有静脉输注苄星青霉素导致心跳、呼吸停止及死亡的案例。

【依据等级】

1. **白塞综合征**　美国 FDA 未批准苄星青霉素用于治疗成人和儿童白塞综合征。Micromedex 有效性、推荐等级和证据强度:

有效性等级:Class Ⅱb,有效性具有争议(成人)(Evidence is Inconclusive)。

推荐等级:Class Ⅱb(成人),在某些情况下推荐使用(Recommended,In Some)。

证据强度:Category B(成人)[1]。

成人:苄星青霉素可有效改善白塞病的皮肤黏膜症状,可能因为这一疾病主要为链球菌所致。患者(n=104)随机给予秋水仙碱或秋水仙碱联合苄星青霉素(120 万 U,肌内注射,每 3 周给药 1 次)。通过记录口腔溃疡、生殖器溃疡和结节红斑的发作频率、数量、持续时间和严重程度评价疗效。联合用药组口腔溃疡、生殖器溃疡和结节红斑的发作频率显著低于秋水仙碱单药治疗组(P<0.05);口腔溃疡和结节红斑的持续时间也更短(P<0.05)。该研究未规定随访时间,因为白塞病恶化和缓解差异大,随访时间尤为重要[2]。

2. **非性病性梅毒**　美国 FDA 批准苄星青霉素用于治疗成人和儿童非性病性梅毒。Micromedex 有效性、推荐等级和证据强度:

有效性等级:Class Ⅰ,治疗有效(成人)(Effective)。

推荐等级:Class Ⅱa(成人),大多数情况下推荐(Recommended,In Most)。

证据强度:Category B(成人)[1]。

3. **先天性梅毒**　美国 FDA 批准苄星青霉素治疗儿童先天性梅毒。Micromedex 有效性、推荐等级和证据强度:

有效性等级:Class Ⅱa,证据支持有效(儿童)(Evidence Favors Efficacy)。

推荐等级:Class Ⅱb(儿童),在某些情况下推荐使用(Recommended,In Some)。

证据强度:Category B(儿童)[1]。

确诊或高度疑似先天性梅毒的新生儿(体检异常,非梅毒螺旋体血清滴度试验结果高于母亲 4 倍,暗视野或 PCR 阳性),应优先选择青霉素或普鲁卡因青霉素。

可能感染先天性梅毒(体检正常,非梅毒螺旋体血清滴度试验结果低于母亲4倍,母亲未治疗或治疗不充分,治疗距分娩小于4周)或不太可能感染(体检正常,非梅毒螺旋体血清滴度试验结果低于母亲4倍,母亲孕期治疗充分,分娩前至少治疗4周且无再感染或复发)可选择苄星青霉素治疗。

新生儿或1个月以上婴儿可优先选择含水结晶青霉素[3]。

4. 晚期潜伏梅毒或持续时间未知的潜伏梅毒 美国FDA批准苄星青霉素用于治疗成人和儿童晚期潜伏梅毒或持续时间未知的潜伏梅毒。Micromedex有效性、推荐等级和证据强度:

有效性等级: Class Ⅱa,证据支持有效(成人、儿童)(Evidence Favors Efficacy)。

推荐等级: Class Ⅱa(成人、儿童),大多数情况下推荐(Recommended,In Most)。

证据强度: Category B(成人、儿童)[1]。

5. 神经梅毒 美国FDA批准苄星青霉素用于治疗成人和儿童神经梅毒。Micromedex有效性、推荐等级和证据强度:

有效性等级: Class Ⅱa,证据支持有效(成人)(Evidence Favors Efficacy)。

推荐等级: Class Ⅱb(成人),在某些情况下推荐使用(Recommended,In Some)。

证据强度: Category B(成人)[1]。

苄星青霉素每周240万U、共给药3次的方案,对于某些神经梅毒患者可能无效,静脉注射大剂量青霉素(每日2 000万U)对这类患者有效[4]。

6. 品他病 美国FDA批准苄星青霉素用于治疗成人和儿童品他病。Micromedex有效性、推荐等级和证据强度:

有效性等级: Class Ⅰ,治疗有效(成人)(Effective)。

推荐等级: Class Ⅱa(成人),大多数情况下推荐(Recommended,In Most)。

证据强度: Category B(成人)[1]。

7. 梅毒(一期、二期和早期潜伏) 美国FDA批准苄星青霉素用于成人和儿童梅毒(一期、二期和早期潜伏)。Micromedex有效性、推荐等级和证据强度:

有效性等级：Class Ⅰ,治疗有效(成人、儿童)(Effective)。

推荐等级：Class Ⅰ(成人、儿童),推荐(Recommended)。

证据强度：Category B(成人、儿童)[1]。

(1)成人：一项随访了 20 年的研究,纳入了 251 名患者,1943—1950 年联合青霉素治疗一期梅毒期间患者未出现晚期梅毒,1 名患者治疗 6 个月后进展为神经梅毒[5]。

单次注射 240 万 U 苄星青霉素治疗梅毒感染的非洲孕妇,不能预防新生儿梅毒并发症,包括死产、低出生体重($P=0.006$)、早产($28\sim37$ 周,$P=0.02$)和早产($20\sim27$ 周,$P=0.002$),特别是患者首次就诊时即已妊娠 $28\sim32$ 周或分娩前夕。与不进行治疗相比,单次给药并不能改善结局。给药 2 次(至少间隔 1 周),新生儿死亡率下降 78%,早产儿出生率下降 65%。但需开展研究明确合适的剂量和疗程。早期介入和长期治疗方案可能更适于梅毒流行地区和再感染风险高的患者。

一项随访了 26 年的研究,考察了 HIV 血清试验阳性的男性同性恋患者,结果显示苄星青霉素用于二期梅毒的治疗失败。肌内注射苄星青霉素 240 万 U 治疗后 5 个月,患者出现左半球脑血管意外、确诊脑膜血管梅毒和不可逆神经学损伤。推测苄星青霉素治疗失败导致复发,脑脊液中苄星青霉素未能达到杀灭螺旋体的浓度;追踪性接触者不能确定可能的再感染源。研究也认为,采用不合理的治疗方案以期改善 HIV 感染的中枢神经系统症状,反而可能增加复发的可能性。同性恋和双性恋者若同时感染梅毒和 HIV,可导致苄星青霉素治疗失败的可能性增加。该研究指出,目前推荐的二期梅毒治疗方案(肌内注射苄星青霉素 240 万 U)可能并不可靠[6]。

(2)儿童：婴儿和儿童获得性梅毒,包括一期、二期和早期潜伏梅毒,应给予单剂量肌内注射苄星青霉素 5 万 U/kg(单次剂量可达 240 万 U)。对于晚期潜伏(或持续时间未知的潜伏)梅毒,推荐单剂量肌内注射苄星青霉素 5 万 U/kg(单次剂量可达 240 万 U),每周 1 次,疗程 3 周(总剂量可达 720 万 U)。

8. 雅司病　美国 FDA 批准苄星青霉素用于成人和儿童雅司病。Micromedex 有效性、推荐等级和证据强度：

有效性等级：Class Ⅰ,治疗有效(成人)(Effective)。

推荐等级: Class Ⅱa(成人),大多数情况下推荐(Recommended,In Most)。

证据强度: Category C(成人)[1]。

【参考文献】

[1] Micromedex(172).Truven Health Analytics Inc.,2017[2017-04-03].http://www.micromedexsolutions.com.

[2] CALGÜNERI M,ERTENLI I,KIRAZ S,et al.Effect of prophylactic benzathine penicillin on mucocutaneous symptoms in Behcet's disease.Dermatololgy,1996,192(2):125-128.

[3] Centers for Disease Control and Prevention.Sexually transmitted diseases (STDs):prevention.Atlanta:Centers for Disease Control and Prevention,2015.

[4] GREENE BM, MILLER HR, BYNUM TE. Failure of penicillin G benzathine in the treatment of neurosyphilis.Arch Intern Med,1980,140(8):1117-1118.

[5] KAMPMEIER RH,SWEENEY A,QUINN RW,et al.A survey of 251 patients with acute syphilis treated in the collaborative penicillin study of 1943—1950.Sex Trans Dis,1981,8(4):266-278.

[6] BERRY CD,HOOTON TM,COLLIER AC,et al.Neurologic relapse after benzathine penicillin therapy for secondary syphilis in a patient with HIV infection.N Engl J Med,1987,316(25):1587-1589.

氨苄西林 Ampicillin

【已批准的适应证】

适用于敏感菌所致的呼吸道感染、胃肠道感染、尿路感染、软组织感染、心内膜炎、脑膜炎、败血症等。

【说明书之外的用法】

1. 炭疽。

2. 淋病

(1)口服

1)常规剂量:3.5g,口服,单次给药。

2)合并用药:丙磺舒,1g,口服,单次给药,与氨苄西林同服。随访:治疗7~14天后对感染部位进行细菌培养。前列腺炎和附睾炎需长期强化治疗。

3)儿童剂量:体重≤20kg,每日 100mg/kg,每 6 小时 1 次;体重>20kg,3.5g,同时给予丙磺舒 1g。随访:治疗7~14天后对感染部位进行细菌培养。

(2)注射

1)女性:常规剂量,肌内或静脉注射,体重≥40kg,500mg,每 6 小时给药 1 次;体重<40kg,每日 50mg/kg,分次给药,每 6~8 小时给药 1 次。

2)男性:常规剂量,肌内或静脉注射,总剂量 1g,分 2 次给药,间隔 8~12 小时。前列腺炎和附睾炎可能需要长期强化治疗。

3. 术后切口部位感染——局部使用。

4. 胎膜早破 试验剂量:氨苄西林 2g,静脉注射,每 6 小时 1 次,联合红霉素 250mg,每 6 小时 1 次,48 小时后序贯口服阿莫西林(250mg,每 8 小时 1 次)联合红霉素(333mg,每 8 小时 1 次),疗程 5 天,或氨苄西林 1g,静脉注射,每 6 小时 1 次,24 小时后序贯口服 500mg,每 6 小时 1 次,然后静脉注射氨苄西林 1g,每 6 小时 1 次,直至分娩。

5. 预防婴儿 B 群链球菌感染——分娩期 指南推荐剂量:氨苄西林可作为青霉素的替代药物,开始分娩或胎膜破裂时给予负荷剂量 2g,静脉注射;之后每次 1g,每 4 小时 1 次直至分娩。

【依据等级】

1. 炭疽 美国 FDA 未批准氨苄西林用于治疗成人和儿童炭疽。Micromedex 有效性、推荐等级和证据强度:

有效性等级: Class Ⅱb,有效性具有争议(成人、儿童)(Evidence is Inconclusive)。

推荐等级: Class Ⅱb(成人、儿童),在某些情况下推荐使用(Recommended,In Some)。

证据强度: Category C(成人、儿童)[1]。

指南:生物恐怖主义袭击中,辅助静脉注射和口服氨苄西林可用于治疗胃肠道、口咽部炭疽,但有产 β-内酰胺酶炭疽芽孢杆菌存在的风险,所以不应单独使用氨苄西林[2]。

2. 淋病 美国 FDA 批准氨苄西林用于治疗成人和儿童淋病。Micromedex 有效性、推荐等级和证据强度:

有效性等级: Class Ⅰ,治疗有效(成人、儿童)(Effective)。

推荐等级：Class Ⅱb（成人、儿童），在某些情况下推荐使用（Recommended,In Some）。

证据强度：Category B（成人、儿童）[1]。

氨苄西林已批准用于非复杂性淋病奈瑟菌感染。氨苄西林钠已批准用于女性非复杂性淋病奈瑟菌感染和男性急性淋菌性尿道炎。

3. **术后切口部位感染——局部使用**　美国 FDA 未批准氨苄西林局部给药治疗成人和儿童术后切口部位感染。Micromedex有效性、推荐等级和证据强度：

有效性等级：Class Ⅱa，证据支持有效（成人）（Evidence Favors Efficacy）。

推荐等级：Class Ⅱb（成人），在某些情况下推荐使用（Recommended,In Some）。

证据强度：Category B（成人）[1]。

阑尾穿孔或坏疽手术，在关闭切口前，使用氨苄西林 1g 溶于 20ml 生理盐水冲洗皮下组织，与对照组相比，可降低切口感染的发生率；其他急性阑尾切除患者未见获益[3]。

4. **胎膜早破**　美国 FDA 未批准氨苄西林用于治疗成人胎膜早破。Micromedex 有效性、推荐等级和证据强度：

有效性等级：Class Ⅰ，治疗有效（成人）（Effective）。

推荐等级：Class Ⅱa（成人），大多数情况下推荐（Recommended,In Most）。

证据强度：Category B（成人）[1]。

推荐对胎膜早破且未临产孕妇进行抗感染治疗的期待治疗以降低新生儿发病率，无论是否存在 B 群链球菌（GBS）。给药方案包括氨苄西林，可降低胎儿和新生儿死亡、败血症、坏死性小肠结肠炎、严重颅内出血、呼吸窘迫、肺炎和其他疾病的发病率，可显著延长胎膜早破（GBS 阴性）孕妇的妊娠时间（孕妇 $n=611$，新生儿 $n=640$），降低分娩风险及新生儿感染发生率，围生期新生儿死亡率有所下降[4]。

5. **预防婴儿 B 群链球菌感染——分娩期**　美国 FDA 未批准氨苄西林用于预防分娩期 B 群链球菌感染。Micromedex 有效性、推荐等级和证据强度：

有效性等级：Class Ⅰ，治疗有效（成人）（Effective）。

推荐等级：Class Ⅱa（成人），大多数情况下推荐（Recommended，In Most）。

证据强度：Category B（成人）[1]。

GBS 阳性的高危产妇早产或羊膜破裂，在分娩期给予氨苄西林，新生儿 GBS 定植率为 9%，母亲未接受治疗的新生儿定值率为 51%；显著降低菌血症及多部位定植。但是根据分娩期常规使用氨苄西林的数据，青霉素可能优于氨苄西林，因为新生儿发生耐氨苄西林的大肠埃希氏菌感染率有所增加[5]。

指南推荐：氨苄西林是青霉素的替代药物，用于预防围生期 GBS 感染。体重在 1 501~2 500g 的新生儿，大肠埃希氏菌感染率增加，发生感染的新生儿已证实临床症状与早发型 GBS 感染相似，最常出现呼吸窘迫。耐氨苄西林的大肠埃希氏菌感染率有所增加，母亲接受氨苄西林治疗后，新生儿发生耐氨苄西林细菌感染的比例显著增加。30 名新生儿中，6 名死于耐氨苄西林的大肠埃希氏菌所致败血症的并发症[6]。

【参考文献】

［1］Micromedex（172）.Truven Health Analytics Inc.，2017［2017-04-03］.http：//www.micromedexsolutions.com.

［2］INGLESBY TV，O'TOOLE T，HENDERSON DA，et al. Consensus Statement：Anthrax as a biological weapon，2002，updated recommendations for management.JAMA，2002，287（17）：2236-2252.

［3］SECO JL，OJEDA E，REGUILON C，et al. Combined topical and sytemic antibiotic prophylaxis in acute appendicitis. Am J Surg，1990，159（2）：226-230.

［4］MERCER BM，MIODOVNIK M，THURNAU GR，et al. Antibiotic therapy for reduction of infant morbidity after preterm premature rupture of the membranes. A randomized controlled trial.National Institute of Child Health and Human Development Maternal-Fetal Medicine Units Network.JAMA，1997，278（12）：989-995.

［5］BOYER KM，GOTOFF SP. Prevention of early-onset neonatal group streptococcal disease with selective intrapartum chemoprophylaxis.N Engl J Med，1986，314（26）：1665-1669.

［6］VERANI JR，MCGEE L，SCHRAG SJ.Prevention of perinatal

group B streptococcal disease-revised guidelines from CDC,2010.
MMWR Recomm Rep,2010,59(RR-10) :1-36.

氨苄西林/舒巴坦 Ampicillin/Sulbactam

【已批准的适应证】

用于治疗由敏感细菌所引起的感染。典型的适应证包括:鼻窦炎、中耳炎、会厌炎、细菌性肺炎等上、下呼吸道感染;尿路感染、肾盂肾炎;腹膜炎、胆囊炎、子宫内膜炎、盆腔蜂窝织炎等腹腔内感染;细菌性菌血症;皮肤、软组织、骨、关节感染;淋病奈瑟菌感染。

围手术期也可注射本品以降低腹部和盆腔手术后患者伤口感染的发生率,伤口感染可继发腹膜感染。在终止妊娠或行剖宫产手术时,氨苄西林/舒巴坦可作为预防用药,以减少术后发生脓毒血症的风险。

【说明书之外的用法】

1. 感染性心内膜炎

(1)成人

1)产 β-内酰胺酶肠球菌:常规剂量为 3g,静脉注射,每 6 小时 1 次,联合庆大霉素 1mg/kg,肌内或静脉注射,每 8 小时 1 次,疗程 6 周。

2)HACEK 菌群:常规剂量为 3g,静脉注射,每 6 小时 1 次,疗程 4~6 周。

3)培养阴性的天然瓣膜、亚急性心内膜炎:常规剂量为 3g,静脉注射,每 6 小时 1 次,联合万古霉素每日 30mg/kg,静脉注射,分 2 次给药,疗程 4~6 周。

(2)儿童

1)天然瓣膜心内膜炎,经验治疗或培养阴性:常规剂量为每日 200~300mg/kg,静脉注射,分 4~6 次给药;联合庆大霉素 3~6mg/kg,肌内或静脉注射,分 3 次给药;也可联合万古霉素每日 60mg/kg,分 4 次给药。氨苄西林/舒巴坦的最大日剂量为 12g,万古霉素的最大日剂量为 2g。疗程 4~6 周。

2)人工瓣膜心内膜炎,手术 1 年以上,经验治疗或培养阴性:常规剂量为每日 200~300mg/kg,静脉注射,分 4~6 次给药;联合庆大霉素 3~6mg/kg,肌内或静脉注射,分 3 次给药;同时联合利福平每日 15~20mg/kg,静脉注射或口服,分2次给药;也可联合万古霉素每日60mg/kg,分4次给药。氨苄西林/舒巴坦的最大日剂量为12g,利福平的最大日剂量为600mg,万古霉素的最大日剂量为2g。疗程6周。

3)HACEK菌群:常规剂量为每日200~300mg/kg,静脉注射,分4~6次给药,疗程4周。氨苄西林/舒巴坦的最大日剂量为12g。

2. 脑膜炎 儿童剂量:可用于年龄1个月~14岁的脑膜炎患者,舒巴坦每日50mg/kg联合氨苄西林每日400mg/kg。氨苄西林/舒巴坦每4~6小时给药1次,静脉输注30~60分钟。

【依据等级】

1. 感染性心内膜炎 美国FDA未批准氨苄西林/舒巴坦用于治疗成人和儿童感染性心内膜炎。Micromedex有效性、推荐等级和证据强度:

有效性等级: Class Ⅱa,证据支持有效(成人、儿童)(Evidence Favors Efficacy)。

推荐等级: Class Ⅱb(成人、儿童),在某些情况下推荐使用(Recommended,In Some)。

证据强度: Category C(成人、儿童)[1]。

指南推荐氨苄西林/舒巴坦治疗产β-内酰胺酶的肠球菌所致心内膜炎,也可联合其他抗生素治疗HACEK菌所致心内膜炎。与万古霉素联合可用于治疗培养阴性的亚急性天然瓣膜心内膜炎[2]。

氨苄西林/舒巴坦联合其他抗生素治疗天然瓣膜或瓣膜置换术1年以上的人工瓣膜心内膜炎[3]。

2. 脑膜炎 美国FDA未批准氨苄西林/舒巴坦用于治疗成人和儿童脑膜炎。Micromedex有效性、推荐等级和证据强度:

有效性等级: Class Ⅱa,证据支持有效(成人、儿童)(Evidence Favors Efficacy)。

推荐等级: Class Ⅱb(成人),在某些情况下推荐使用(Recommended,In Some)。

证据强度: Category B(成人)[1]。

(1)成人:初步研究数据显示氨苄西林/舒巴坦可有效治疗脑膜炎奈瑟菌、肺炎链球菌和其他敏感菌所致脑膜炎。一项在尼日利亚脑膜炎流行区开展的临床试验,纳入了 60 名有脑膜炎临床症状和体征的患者(10~40 岁),全部给予氨苄西林 1g/舒巴坦 500mg,肌内注射,每 6 小时 1 次,根据患者治疗反应总疗程为 5~10 天。56 人症状和体征完全消退。其他 4 人出现暴发性败血症,入组 6 小时内死亡。不良事件均与药物无关[4]。

(2)儿童:氨苄西林/舒巴坦与氯霉素/氨苄西林治疗婴儿和儿童脑膜炎效果相近。一项随机开放试验,纳入了 81 名脑膜炎患儿(年龄 1 个月~14 岁),随机分组,分别给予氨苄西林(每日 400mg/kg)与舒巴坦(每日 50mg/kg)($n=41$)联用,或氨苄西林(每日 400mg/kg)与氯霉素(每日 100mg/kg)联用,两组给药方式均为静脉注射,疗程 10 天。80%患儿脑脊液分离出病原菌。63 名患儿脑脊液细菌培养阳性且为致病菌,其中 7 人死亡(11%),氨苄西林/舒巴坦组 3%(1/29),氨苄西林/氯霉素组 18%(6/34)。两组脑膜炎神经系统并发症近似,氨苄西林/舒巴坦组 12%,氨苄西林/氯霉素组 18%[5]。

【参考文献】

[1] Micromedex(172).Truven Health Analytics Inc.,2017[2017-04-03].http://www.micromedexsolutions.com.

[2] BADDOUR LM,WILSON WR,BAYER AS,et al.Infective endocarditis in adults:diagnosis,antimicrobial therapy,and management of complications:a scientific statement for healthcare professionals from the American Heart Association.Circulation,2015,132(15):1435-1486.

[3] BALTIMORE RS,GEWITZ M,BADDOUR LM,et al. Infective endocarditis in childhood(2015 update):a scientific statement from the American Heart Association.Circulation,2015,132(15):1487-1515.

[4] DUTSE AI,FAKUNLE YM,OYEYINKA GO,et al.Sulbactam/ampicillin in epidemic meningococcal meningitis in northern Nigeria.Drugs,1988,35(Suppl 7):77-79.

[5] RODRIGUEZ WJ,KHAN WN,PUIG J,et al.Sulbactam/ampicillin vs chloramphenicol/ampicillin for the treatment of meningitis in infants and children. Rev Infect Dis,1986,8(Suppl 5):S620-S629.

哌拉西林 Piperacillin

【已批准的适应证】

用于敏感肠杆菌科细菌、铜绿假单胞菌、不动杆菌属所致的败血症、上尿路及复杂性尿路感染、呼吸道感染、胆道感染、腹腔感染、盆腔感染以及皮肤、软组织感染等。哌拉西林与氨基糖苷类联合应用亦可用于有粒细胞减少的免疫缺陷患者的感染。

【说明书之外的用法】

1. 严重的骨骼肌肉细菌感染。

2. 女性生殖器重度感染。

3. 淋病。

4. 预防术后感染　术前 0.5~1 小时给药,使用不应超过 24 小时。如出现感染迹象应作细菌培养。

【依据等级】

1. 严重的骨骼肌肉细菌感染　美国 FDA 批准哌拉西林用于治疗成人和儿童(12 岁及以上)严重骨骼肌肉细菌感染。Micromedex 有效性、推荐等级和证据强度:

有效性等级: Class Ⅰ,治疗有效(成人、儿童)(Effective)。

推荐等级: Class Ⅱa(成人、儿童),大多数情况下推荐(Recommended,In Most)。

证据强度: Category B(成人、儿童)[1]。

哌拉西林适用于敏感的铜绿假单胞菌、肠球菌、拟杆菌和厌氧菌所致严重骨及关节感染。

2. 女性生殖器重度感染　美国 FDA 批准哌拉西林用于治疗成人和儿童(12 岁及以上)女性生殖器重度感染。Micromedex有效性、推荐等级和证据强度:

有效性等级: Class Ⅰ,治疗有效(成人、儿童)(Effective)。

推荐等级: Class Ⅱa(成人、儿童),大多数情况下推荐(Recommended,In Most)。

证据强度: Category B(成人、儿童)[1]。

哌拉西林适用于敏感的拟杆菌属(包括脆弱拟杆菌)、厌氧球菌、淋病奈瑟菌、肠球菌(粪肠球菌)所致严重妇科感染,包括子宫内膜炎、盆腔炎性疾病、盆腔蜂窝织炎。

3. 淋病　美国 FDA 批准哌拉西林用于治疗成人和儿童(12 岁及以上)淋病。Micromedex 有效性、推荐等级和证据强度：

有效性等级：Class Ⅱa,证据支持有效(成人、儿童)(Evidence Favors Efficacy)。

推荐等级：Class Ⅱb(成人、儿童),在某些情况下推荐使用(Recommended,In Some)。

证据强度：Category B(成人、儿童)[1]。

哌拉西林适用于治疗淋病奈瑟菌所致非复杂性淋菌性尿道炎和其他生殖系统感染。

成人：肌内注射单剂量哌拉西林 2g 可有效治疗非复杂性淋病。对 β-内酰胺酶阳性的淋病奈瑟菌可能有效。与其他治疗方案相比,其优势尚待研究明确[2]。

49 名男性患者肌内注射哌拉西林 2g 联合口服丙磺舒 1g,治疗产青霉素酶淋病奈瑟菌所致非复杂性尿道炎,治愈率 78%。治疗失败与 MIC 值无显著关联性。哌拉西林这一给药方案不优于目前治疗方案[3]。

肌内注射单剂量哌拉西林 2g(同时口服丙磺舒 1g)治疗男性产 β-内酰胺酶的淋病奈瑟菌所致非复杂性淋菌性尿道炎效果相对较差。产青霉素酶的淋病奈瑟菌感染的 33 名患者中仅 25 人临床治愈(76%)。但 49 名不产青霉素酶的淋病奈瑟菌感染的患者,治愈率为 100%。药敏结果显示,产青霉素酶的 34 个淋病奈瑟菌株中 26 个菌株(76%)MIC 值高于 32mg/L,不产青霉素酶的淋病奈瑟菌株中大部分菌的 MIC 值低于 2mg/L。这些数据显示哌拉西林这一剂量在产青霉素酶的淋病奈瑟菌治疗中,有效性不如新型头孢菌素,不推荐哌拉西林作为产青霉素酶菌株高发地区的一线治疗药物[4]。

4. 预防术后感染　美国 FDA 批准哌拉西林用于成人和儿童(12 岁及以上)预防术后感染。Micromedex 有效性、推荐等级和证据强度：

有效性等级：Class Ⅰ,治疗有效(成人、儿童)(Effective)。

推荐等级：Class Ⅱa(成人、儿童),大多数情况下推荐(Recommended,In Most)。

证据强度：Category B(成人、儿童)[1]。

哌拉西林可作为手术预防用药,包括腹腔内(胃肠道和胆道)、经阴道或经腹部子宫切除术和剖宫产术。

成人：

（1）剖宫产术：一项对照研究，纳入了116名接受剖宫产手术的女性患者，夹住脐带后立即静脉注射单剂量哌拉西林4g，或每次2g，共给药3次（夹住脐带即刻、4小时、8小时），两种给药方案在预防术后感染中同样有效。单次给药和多次给药可分别使86.6%和94.6%的患者免于术后手术部位感染。另一类似的研究，比较哌拉西林两个不同给药方案在预防女性择期剖宫产手术围手术期感染中的作用，结果为预防性使用哌拉西林可降低术后发热和子宫内膜炎的发生率。将符合入组条件的女性患者随机分组，一组夹住脐带后单次静脉注射哌拉西林钠4g；第二组夹住脐带后静脉注射哌拉西林钠2g，随后每间隔8小时再重复给药2次；第三组夹住脐带后静脉注射头孢拉定500mg和甲硝唑500mg，随后每间隔8小时再重复给药2次；第四组不进行预防给药。哌拉西林单剂量组术后感染的发生率降低为对照组的14%（RR：0.14，95%CI：0.03~0.58），哌拉西林多剂量组感染率降低为对照组的27%（RR：0.27，95%CI：0.10~0.77）。头孢拉定联合甲硝唑组感染率降低为对照组的50%，但无显著差异。除两个哌拉西林组组合分析外，3个治疗组子宫内膜炎和切口感染的发生率与对照组相比无显著差异[5-6]。

（2）胆管炎：胆管炎是一种严重、很少发生的内镜逆行胰胆管造影（ERCP）的并发症，一项随机双盲、安慰剂对照临床试验评价哌拉西林单剂量给药的预防作用。结石和狭窄患者均纳入研究，因为两个子集的胆管炎预计发生率都很低（分别为2%和7%），因此不确定是否需要预防用药。共入组551名患者，安慰剂组281名患者中17名行ERCP后发生急性胆囊炎（6.0%），哌拉西林组270名患者中12名行ERCP后发生急性胆囊炎（4.4%）。尽管绝对风险降低1.6%，但差异的统计学意义不大。此外抗生素过度使用也会带来风险，故而不推荐ERCP常规使用哌拉西林预防感染[7]。

胆管炎患者当发生梗阻时，胆管压力增大，抗生素分泌减少，可能无法达到杀菌浓度，还可能产生耐药革兰氏阴性菌。1名70岁男性急性胆管炎患者，庆大霉素治疗无效，血培养结果为哌拉西林敏感阴沟肠杆菌。经皮肝穿刺胆道造影显示胆管狭窄，一个部位扩张明显，抽取两个部位的胆汁。一个部位的细菌培养结果为阴沟肠杆菌,与之前的检测一致,但另一部位的病原菌不能确定是否对哌拉西林耐药。环丙沙星治疗有效,8个月随访时患者状况良好。胆道可能存在不同感染,特别是不等扩张,因此应作胆道不同部位的细菌培养[8]。

(3)结直肠手术:研究结果显示结直肠手术预防使用抗生素,哌拉西林单次给药能替代头孢西丁多次给药方案,且能覆盖革兰氏阳性菌、革兰氏阴性菌和厌氧菌。试验比较头孢西丁多剂量和哌拉西林单剂量用于结直肠择期手术患者的效果。43名患者术前1小时给予哌拉西林4g,43名患者术前给予头孢西丁2g并每隔6小时重复给药2次。哌拉西林组4名患者发生感染(9%),头孢西丁组5名患者发生感染(12%),差异无统计学意义[9]。

(4)泌尿道手术:一项随机试验纳入165名接受开放或经尿道的泌尿道手术患者,围手术期使用哌拉西林和头孢噻肟,预防术后感染同样有效。哌拉西林给药方案为静脉注射,2g,术前1小时给药,3小时后再给予2g,头孢噻肟1g同样方式及时间点给药。头孢噻肟组和哌拉西林组术后泌尿系统感染的发生率分别为11%和9%,没有患者进展为败血症[10]。

【参考文献】

[1] Micromedex(172).Truven Health Analytics Inc.,2017 [2017-04-03].http://www.micromedexsolutions.com.

[2] LANDIS SJ,RAMPHAL R,MANSHEIM BJ,et al.Comparative efficacy of piperacillin and penicillin G in treatment of gonococcal urethritis.Antimicrob Agents Chemother,1981,20(5): 693-695.

[3] LANCASTER DJ, WIGNALL FS, KERBS SBJ, et al. Parenteral piperacillin in the treatment of uncomplicated urethritis due to penicillinase-producing neisseria gonorrhoeae. In 21st Intersci Conf Antimicrob Agents and Chemother,Chicago,Illinois, 4-6.Abstr 406,November,1981.

[4] THIRUMOORTHY T, LIM KB, LEE CT, et al. Single dose piperacillin in treating uncomplicated gonococcal urethritis in men.Genitourin Med,1987,63(5):309-311.

[5] GALL SA,HILL GB.Single-dose versus multiple-dose

piperacillin prophylaxis in primary cesarean operation. Am J Obstet Gynecol,1987,157(2):502-506.

［6］SHAH S,MAZHER Y,JOHN IS.Single or triple-dose piperacillin prophylaxis in elective cesarean section.Int J Gynecol Obstet,1998,62(1):23-29.

［7］VAN DEN HAZEL SJ,SPEELMAN P,DANKERT J,et al.Piperacillin to prevent cholangitis after endoscopic retrograde cholangiopancreatography. A randomized, controlled trial. Ann Intern Med,1996,125(6):442-447.

［8］DEMEDIUK B,SPEER AG,HELLYAR A.Induced antibiotic-resistant bacteria in cholangitis with biliary stasis.Aust N Z J Surg,1996,66(11):778-780.

［9］JAGELMAN DG, FAZIO VW, LAVERY IC, et al. Single-dose piperacillin versus cefoxitin combined with 10 percent bowel preparation as prophylaxis in elective colorectal operations. Am J Surg,1987,154(5):478-481.

［10］CHILDS SJ,MIRELMAN S,WELLS G.Role of piperacillin in surgical prophylaxis of genitourinary infections.Urology 1985,26(1 Suppl):43-48.

头孢拉定 Cefradine

【已批准的适应证】

适用于敏感菌所致的急性咽炎、扁桃体炎、中耳炎、支气管炎和肺炎等呼吸道感染,泌尿生殖道感染及皮肤软组织感染等。

【说明书之外的用法】

1. **骨及关节感染** 头孢拉定用于骨感染的常规剂量为 1g,每日 4 次,肌内或静脉注射。

2. **败血症**。

3. **梅毒**。

【依据等级】

1. **骨及关节感染** 美国 FDA 批准头孢拉定注射剂用于成人骨及关节感染的治疗,未批准用于儿童。Micromedex 有效性、推荐等级和证据强度:

有效性等级:Class Ⅰ,治疗有效(成人)(Effective)。

推荐等级:Class Ⅱb(成人),在某些情况下推荐使用

(Recommended,In Some)。

证据强度:Category B(成人)[1]。

静脉注射头孢拉定适用于金黄色葡萄球菌(产与不产青霉素酶菌株)所致骨感染。

2. **败血症** 美国 FDA 批准头孢拉定注射剂用于治疗成人和儿童败血症。Micromedex 有效性、推荐等级和证据强度:

有效性等级:Class Ⅰ,治疗有效(成人、儿童)(Effective)。

推荐等级:Class Ⅱb(成人、儿童),在某些情况下推荐使用(Recommended,In Some)。

证据强度:Category B(成人、儿童)[1]。

头孢拉定适用于敏感的肺炎链球菌、金黄色葡萄球菌(青霉素敏感和耐药菌株)、奇异变形杆菌、大肠埃希氏菌所致败血症。

3. **梅毒** 美国 FDA 未批准头孢拉定用于成人和儿童梅毒的治疗。Micromedex 有效性、推荐等级和证据强度:

有效性等级:Class Ⅰ,治疗有效(成人)(Effective)。

推荐等级:Class Ⅱb(成人),在某些情况下推荐使用(Recommended,In Some)。

证据强度:Category B(成人)[1]。

在某些不适宜使用青霉素的情况下,也可选择头孢拉定。两项有关头孢拉定的研究证实治疗一、二期或潜伏梅毒有效。但与其他头孢类抗生素相比,头孢拉定在梅毒治疗中可能不具优势。

成人:梅毒患者给予头孢拉定 1g,每 12 小时 1 次,肌内注射,疗程 15 天,随访期 2 年。25 名患者为一期梅毒,22 人为二期梅毒。治疗结束前梅毒病灶完全消退,病灶无复发或再次血清学检查阳性。35 人 2 年后随访血清学检查阴性,12 人阳性(滴度减少)[2]。

一项为期 8 年的临床研究显示,头孢拉定治疗一期、二期或潜伏梅毒有效。75 名患者全部临床治愈,给药方案为头孢拉定 1g,肌内注射,每 12 小时 1 次,疗程 15 天。随访期 8 年,血清学检查阴性,未出现复发病灶。建议作为青霉素过敏患者的替代治疗药物[3]。

【参考文献】

[1] Micromedex(172).Truven Health Analytics Inc.,2017

[2017-04-03].http://www.micromedexsolutions.com.

[2] THEODORIDIS A, STRATIGOS J, VARELZIDIS A, et al.Cephradine in the treatment of infectious syphilis. Curr Ther Res,1976,20(3):254-256.

[3] THEODORIDIS A, VAGENA A, VARELZIDIS A, et al. Eight years experience with cephradine in the treatment of syphilis.Curr Ther Res,1984,35(2):184-187.

头孢他啶 Ceftazidime

【已批准的适应证】

1. 下呼吸道感染(包括肺炎)　由铜绿假单胞菌和其他假单胞菌、流感嗜血杆菌(包括耐氨苄西林菌株)、克雷伯菌、肠杆菌、奇异变形杆菌、大肠埃希氏菌、变形杆菌、沙雷菌、枸橼酸菌、肺炎链球菌和金黄色葡萄球菌(甲氧西林敏感菌株)所引起者。

2. 皮肤和皮肤组织感染　由铜绿假单胞菌、克雷伯菌、大肠埃希氏菌、变形杆菌(包括奇异变形杆菌和吲哚阳性变形杆菌)、肠杆菌、沙雷菌、金黄色葡萄球菌(甲氧西林敏感菌株)和化脓性链球菌(A 群 β 溶血性链球菌)所引起者。

3. 尿路感染(无论为单纯性或复杂性)　由铜绿假单胞菌、肠杆菌、变形杆菌(包括奇异变形杆菌和吲哚阳性变形杆菌)、克雷伯菌和大肠埃希氏菌所引起者。

4. 细菌性败血病　由铜绿假单胞菌、克雷伯菌、流感嗜血杆菌、大肠埃希氏菌、沙雷菌、肺炎链球菌和金黄色葡萄球菌(甲氧西林敏感菌株)所引起者。

5. 骨及关节感染　由铜绿假单胞菌、克雷伯菌、肠杆菌和金黄色葡萄球菌(甲氧西林敏感菌株)所引起者。

6. 妇科感染　包括子宫内膜炎、盆腔蜂窝织炎和其他由大肠埃希氏菌引起的女性生殖道感染。

7. 腹腔内感染　包括大肠埃希氏菌、克雷伯菌和金黄色葡萄球菌(甲氧西林敏感菌株)引起的腹膜炎,以及由需氧及厌氧菌和拟杆菌(注意:多数脆弱拟杆菌菌株耐药)引起的多重细菌感染。

8. 中枢神经系统感染　包括流感嗜血杆菌和脑膜炎奈瑟菌所引起的脑膜炎。还成功地用于少数由铜绿假单胞菌和肺炎链球菌所引起的脑膜炎病例。

在严重的和危及生命的感染中，和有免疫损害的患者中，头孢他啶也可以与其他抗生素如氨基糖苷类、万古霉素、克林霉素同时使用。

【说明书之外的用法】

1. 感染性心内膜炎　儿童剂量：经验治疗或培养阴性：

（1）天然瓣膜，导管相关院内感染：指南剂量为每日 100～150mg/kg，静脉注射，分 3 次给药，疗程 4～6 周。头孢他啶最大日剂量 2～4g。联合庆大霉素，每日 3～6mg/kg，静脉注射，分 3 次给药；联合万古霉素，每日 60mg/kg，静脉注射，分 4 次给药，疗程 4～6 周。万古霉素最大日剂量 2g。

（2）人工瓣膜，手术 1 年内：指南剂量为每日 100～150mg/kg，静脉注射，分 3 次给药，疗程 6 周。头孢他啶最大日剂量 2～4g。联合庆大霉素，每日 3～6mg/kg，静脉注射，分 3 次给药；联合万古霉素，每日 60mg/kg，静脉注射，分 4 次给药；联合利福平，每日 20mg/kg，静脉注射或口服，分 3 次给药，疗程 6 周。万古霉素最大日剂量 2g。利福平最大日剂量 900mg。

（3）革兰氏阴性肠杆菌：指南剂量为每日 100～150mg/kg，静脉注射，分 3 次给药，疗程至少 6 周。头孢他啶最大日剂量 2～4g。联合庆大霉素或妥布霉素，每日 3～6mg/kg，静脉注射，分 3 次给药，疗程至少 6 周。根据细菌敏感试验选择氨基糖苷类药物。

2. 支气管扩张　治疗非囊性纤维化支气管扩张（头孢他啶雾化）剂量：长疗程（1 年），头孢他啶 1g，雾化给药，每 12 小时 1 次，联合妥布霉素 100mg，每 12 小时 1 次。目前数据不支持头孢他啶雾化治疗囊性纤维化急性加重。

3. 类鼻疽。

4. 预防新生儿感染性疾病。

【依据等级】

1. 感染性心内膜炎　美国 FDA 未批准头孢他啶治疗成人和儿童感染性心内膜炎。Micromedex 有效性、推荐等级和证据强度：

有效性等级：Class Ⅱa，证据支持有效（儿童）（Evidence Favors Efficacy）。

推荐等级：Class Ⅱb（儿童），在某些情况下推荐使用

(Recommended,In Some)。

证据强度:Category C(儿童)[1]。

头孢他啶联合其他抗生素用于经验性治疗或培养阴性的人工瓣膜(手术 1 年以上)心内膜炎和导管相关院内感染的天然瓣膜心内膜炎。也可用于革兰氏阴性杆菌所致心内膜炎[2]。

头孢他啶成功治疗了 1 例多药耐药的黏质沙雷菌感染及瓣膜置换术后的心内膜炎患儿,患儿为 14 岁黑人儿童。经二次瓣膜置换和头孢他啶(1g,静脉注射,每 8 小时 1 次,疗程大约 6 周)治疗后痊愈[3]。

2. 支气管扩张　美国 FDA 未批准头孢他啶治疗成人和儿童支气管扩张。Micromedex 有效性、推荐等级和证据强度:

有效性等级:Class Ⅱa,证据支持有效(成人)(Evidence Favors Efficacy)。

推荐等级:Class Ⅱb(成人),在某些情况下推荐使用(Recommended,In Some)。

证据强度:Category B(成人)[1]。

吸入头孢他啶和妥布霉素可使非囊性纤维化的支气管扩张和慢性支气管炎铜绿假单胞菌感染患者获益。

成人:与非吸入抗生素比较,吸入头孢他啶和妥布霉素长疗程(12 个月)治疗,可减少非囊性纤维化的支气管扩张和慢性支气管炎铜绿假单胞菌感染患者的住院次数和住院时间。一项前瞻性研究($n = 17$),患者随机给予雾化头孢他啶(1g,每 12 小时 1 次)联合妥布霉素(100mg,每 12 小时 1 次)或不给予抗生素。治疗组平均住院次数和天数分别为 0.6 次和 13.1 天,对照组分别为 2.5 次和 57.9 天($P<0.05$)。两组肺功能均有缓解。12 个月中所有患者痰培养均出现铜绿假单胞菌。2 人终止治疗:治疗组 1 人因支气管痉挛终止治疗,对照组 1 人因呼吸衰竭死亡。需要进一步的对照研究明确抗感染治疗的最佳剂量、给药频率和疗程[4]。

3. 类鼻疽　美国 FDA 未批准头孢他啶治疗成人和儿童类鼻疽。Micromedex 有效性、推荐等级和证据强度:

有效性等级:Class Ⅱa,证据支持有效(成人)(Evidence Favors Efficacy)。

推荐等级:Class Ⅱa(成人),大多数情况下推荐(Recommended,In Most)。

证据强度: Category C(成人)[1]。

头孢他啶有效治疗 2 例铜绿假单胞菌所致类鼻疽(Whit-more 病)患者。

成人:头孢他啶治疗假单胞菌类鼻疽感染中度有效。一项非对照研究,随机给予患者($n=21$)头孢他啶持续输注(负荷剂量 12mg/kg,之后每小时 4mg/kg)或间歇输注(40mg/kg,每 8 小时 1 次)。总体死亡率为 60%,两组间无显著差异[5]。

头孢他啶成功治疗 1 名 66 岁男性急性类鼻疽患者(坏死性肺炎和脑脓肿)。头孢他啶(2g,每日 3 次,静脉注射,疗程 56 天),后序贯口服氧氟沙星(每日 800mg,疗程 8 个月),随访 2 年类鼻疽无复发[6]。

头孢他啶(2g,每日 3 次)成功治疗 1 例 47 岁男性肺部类鼻疽患者[7]。

4. 预防新生儿感染性疾病　美国 FDA 未批准头孢他啶预防新生儿感染性疾病。Micromedex 有效性、推荐等级和证据强度:

有效性等级: Class Ⅱb,有效性具有争议(儿童)(Evidence is Inconclusive)。

推荐等级: Class Ⅱb(儿童),在某些情况下推荐使用(Recommended,In Some)。

证据强度: Category C(儿童)[1]。

头孢他啶有效治疗围生期感染和预防胎膜早破。

儿童:头孢他啶安全治疗 31 例围生期感染和预防 81 例胎膜早破或行剖宫产的孕妇。剂量为 1~2g,每日 1~4 次。在出生后 1 个月内对新生儿进行严密观察,未发生不良反应和实验室检查异常[8]。

【参考文献】

[1] Micromedex(172).Truven Health Analytics Inc.,2017 [2017-04-03].http://www.micromedexsolutions.com.

[2] BALTIMORE RS,GEWITZ M,BADDOUR LM,et al. Infective endocarditis in childhood (2015 update) : a scientific statement from the American Heart Association.Circulation,2015, 132(15):1487-1515.

[3] BERKOWITZ FE,COLSEN P,RAW K.Serratia marcescens endocarditis treated with ceftazidime:a case report. S Afr

Med J,1983,64(3):105-106.

[4] ORRIOLS R,ROIG J,FERRER J,et al.Inhaled antibiotic therapy in non-cystic fibrosis patients with bronchiectasis and chronic bronchial infection by pseudomonas aeruginosa. Respir Med,1999,93(7):476-480.

[5] ANGUS BJ,SMITH MD,SUPUTTAMONGKOL Y,et al. Pharmacokinetic-pharmacodynamic evaluation of ceftazidime continuous infusion vs intermittent bolus injection in septicaemic melioidosis.Br J Clin Pharmacol,2000,49(5):445-452.

[6] PEETERMANS WE, VAN WIJNGAERDEN E, VAN ELDERE J,et al.Melioidosis brain and lung abscess after travel to Sri Lanka.Clin Infect Dis,1999,28(4):921-922.

[7] SAUERWEIN RW, LAMMERS JW, HORREVORTS AM. Ceftazidime monotherapy for pulmonary melioidosis in a traveler returning from Thailand.Chest,1992,101(2):555-557.

[8] MATSUDA S,KASHIWAKURA T,SHIMIZU T,et al. Fundamental and clinical evaluation of ceftazidime in perinatal studies.Biol Res Pregnancy Perinatol,1986,7(2):149-153.

头孢曲松 Ceftriaxone

【已批准的适应证】

用于敏感致病菌引起的感染,如脓毒血症、脑膜炎、播散性莱姆病(早、晚)、腹部感染(腹膜炎、胆道及胃肠道感染);骨、关节、软组织,皮肤及伤口,免疫机制低下患者的感染;肾脏及泌尿道感染;呼吸道感染,尤其是肺炎、耳鼻喉感染;生殖系统感染,包括淋病;术前预防感染。

【说明书之外的用法】

1. 感染性心内膜炎

(1)天然瓣膜,青霉素高度敏感的链球菌

1)成人常规剂量:头孢曲松 2g,静脉注射,每 24 小时 1 次,疗程 4 周。可选方案,头孢曲松 2g,静脉注射,每 24 小时 1 次,同时联用硫酸庆大霉素 3mg/kg,肌内或静脉注射,每日 1 次给药,疗程 2 周。

2)儿童常规剂量:头孢曲松每日 100mg/kg,静脉注射,分 2 次给药;或每日 80mg/kg,静脉注射,每 24 小时 1 次;疗程 4 周;最大日剂量 4g。

(2)天然瓣膜,青霉素相对耐药的链球菌:儿童常规剂量头孢曲松每日 100mg/kg,静脉注射,分 2 次给药;或每日 80mg/kg,静脉注射,每 24 小时 1 次;疗程 4 周;最大日剂量 4g。治疗前 2 周联合硫酸庆大霉素每日 3~6mg/kg,静脉注射,分 3 次给药。

(3)人工瓣膜,青霉素敏感的链球菌

1)成人常规剂量:头孢曲松 2g,静脉注射,每 24 小时 1 次,疗程 6 周;联合或不联合硫酸庆大霉素 3mg/kg,肌内或静脉注射,每日 1 次给药,疗程 2 周。

2)儿童常规剂量:头孢曲松每日 100mg/kg,静脉注射,分 2 次给药;或每日 80mg/kg,每 24 小时 1 次;疗程 6 周;最大日剂量 4g。治疗前 2 周联合硫酸庆大霉素每日 3~6mg/kg,静脉注射,分 3 次给药。

(4)人工瓣膜,青霉素耐药的链球菌

1)成人常规剂量:头孢曲松 2g,静脉注射,分 2 次给药;或每日 80mg/kg,每 24 小时 1 次;疗程 6 周;最大日剂量 4g。联合硫酸庆大霉素每日 3~6mg/kg,静脉注射,分 3 次给药,疗程 6 周。

2)儿童常规剂量:头孢曲松每日 100mg/kg,静脉注射,分 2 次给药;或每日 80mg/kg,每 24 小时 1 次;疗程 6 周;最大日剂量 4g。联合硫酸庆大霉素每日 3~6mg/kg,静脉注射,分 3 次给药,疗程 6 周。

(5)青霉素敏感的肠球菌:成人常规剂量头孢曲松 2g,静脉注射,每 12 小时 1 次,疗程 6 周;联合氨苄西林 2g,静脉注射,每 4 小时 1 次,疗程 6 周。

(6)肠球菌,不能耐受氨基糖苷类抗生素:儿童常规剂量头孢曲松每日 100mg/kg,静脉注射,分 2 次给药;或每日 80mg/kg,每 24 小时 1 次,疗程 4~6 周或更长,最大日剂量 4g。联合氨苄西林每日 200~300mg/kg,静脉注射,分 4~6 次给药,疗程 4~6 周或更长。

(7)HACEK

1)成人常规剂量:头孢曲松 2g,静脉注射,每 24 小时 1 次,疗程 4~6 周。

2)儿童常规剂量:头孢曲松每日 100mg/kg,静脉注射,分 2 次给药;或每日 80mg/kg,每 24 小时 1 次,疗程 4 周,最大日剂量 4g。

（8）其他革兰氏阴性肠杆菌：儿童常规剂量头孢曲松每日 100mg/kg，分 2 次给药；或每日 80mg/kg，每 24 小时 1 次，疗程至少 6 周，最大日剂量 4g。联合庆大霉素或妥布霉素每日 3~6mg/kg，静脉注射，分 2~3 次给药，疗程至少 6 周。应根据细菌敏感性试验选择氨基糖苷类药物。

2. 感染性心内膜炎的预防　指南剂量（高风险患者）：成人 1g，儿童 50mg/kg；肌内或静脉注射；牙科、呼吸系统或感染性皮肤/软组织或骨骼肌肉手术前 30~60 分钟。不应用于对青霉素或氨苄西林有过敏反应史、血管神经性水肿或荨麻疹患者。

3. 神经梅毒　指南剂量：每日 2g，每日 1 次，静脉注射，疗程 10~14 天。

4. 软下疳　指南剂量：250mg，肌内注射，单次给药。

5. 回归热。

6. 沙门氏菌感染。

7. 伤寒热　儿童研究剂量：每日 50~80mg/kg，一般每日 1 次，肌内注射。

【依据等级】

1. 感染性心内膜炎　美国 FDA 未批准头孢曲松治疗成人和儿童感染性心内膜炎。Micromedex 有效性、推荐等级和证据强度：

有效性等级：Class Ⅱa，证据支持有效（成人、儿童）（Evidence Favors Efficacy）。

推荐等级：Class Ⅱb（成人、儿童），在某些情况下推荐使用（Recommended, In Some）。

证据强度：Category B（成人、儿童）[1]。

指南推荐头孢曲松钠用于链球菌所致心内膜炎的治疗（成人、儿童）。青霉素相对耐药的人工瓣膜和天然瓣膜必须联合使用庆大霉素。对氨基糖苷类耐药的肠球菌感染或不能耐受氨基糖苷类药物的患者，可以选择联合氨苄西林。头孢曲松也可用于革兰氏阴性菌所致心内膜炎，包括 HACEK（嗜血杆菌、放线菌、金氏杆菌、人心杆菌、侵蚀艾肯菌）。天然瓣膜感染的治疗疗程通常为 4~6 周，人工瓣膜感染至少 6 周[2]。

2. 感染性心内膜炎的预防　美国 FDA 未批准头孢曲松预防成人和儿童感染性心内膜炎。Micromedex 有效性、推荐

等级和证据强度:

有效性等级:Class Ⅱa,证据支持有效(成人、儿童)(Evidence Favors Efficacy)。

推荐等级:Class Ⅱa(成人、儿童),大多数情况下推荐(Recommended,In Most)。

证据强度:Category C(成人、儿童)[1]。

感染高风险的成人和儿童,对青霉素或氨苄西林过敏,或不能口服药物时,头孢曲松可作为阿莫西林的替代药物[3]。

美国心脏协会(American Heart Association,AHA)推荐肌内或静脉注射头孢曲松用于感染高风险的成人和儿童,接受牙科、呼吸道手术或操作,感染的皮肤及软组织、骨骼肌肉的操作,或对青霉素过敏及无法耐受口服药物时[3]。

3. 神经梅毒　美国 FDA 未批准头孢曲松治疗成人和儿童神经梅毒。Micromedex 有效性、推荐等级和证据强度:

有效性等级:Class Ⅱa,证据支持有效(成人)(Evidence Favors Efficacy)。

推荐等级:Class Ⅱb(成人),在某些情况下推荐使用(Recommended,In Some)。

证据强度:Category C(成人)[1]。

指南推荐头孢曲松作为青霉素的替代药物治疗青霉素过敏患者的神经梅毒,但可能存在交叉过敏[4]。

4. 软下疳　美国 FDA 未批准头孢曲松治疗成人和儿童软下疳。Micromedex 有效性、推荐等级和证据强度:

有效性等级:Class Ⅰ,治疗有效(成人)(Effective)。

推荐等级:Class Ⅱa(成人),大多数情况下推荐(Recommended,In Most)。

证据强度:Category B(成人)[1]。

一项随机试验中,单次肌内注射头孢曲松 0.25g、0.5g、1g 有效治疗软下疳。1g 剂量组中 40 名男性患者临床治愈(40/50);0.5g 剂量组中 43 名男性患者临床治愈(43/44);0.25g 剂量组中 37 名男性患者临床治愈(37/38)[5]。

133 名肯尼亚的男性软下疳患者,给予肌内注射头孢曲松 250mg 单剂量治疗,约 35% 治疗失败。HIV 阳性或未割除包皮患者的治疗失败率更高。

指南:头孢曲松 250mg 单次给药治疗软下疳可能有效。

5. 回归热 美国 FDA 未批准头孢曲松治疗成人和儿童回归热。Micromedex 有效性、推荐等级和证据强度:

有效性等级: Class Ⅱa,证据支持有效(成人)(Evidence Favors Efficacy)。

推荐等级: Class Ⅱb(成人),在某些情况下推荐使用(Recommended,In Some)。

证据强度: Category C(成人)[1]。

头孢曲松可有效治疗回归热螺旋体感染。

成人:有报道使用头孢曲松(1g,每日 2 次,疗程 14 天)成功治疗回归热螺旋体所致回归热。该患者此前使用青霉素治疗无效。头孢曲松可治疗包氏疏螺旋体所致感染(莱姆病),因此可能也是回归热螺旋体感染(回归热)的可选药物[6]。

6. 沙门氏菌感染 美国 FDA 未批准头孢曲松治疗成人和儿童沙门氏菌感染。Micromedex 有效性、推荐等级和证据强度:

有效性等级: Class Ⅱa,证据支持有效(儿童)(Evidence Favors Efficacy)。

推荐等级: Class Ⅱb(儿童),在某些情况下推荐使用(Recommended,In Some)。

证据强度: Category B(儿童)[1]。

头孢曲松可有效治疗沙门氏菌肠热症和沙门氏菌病。但也有报道用于 5 名早产儿沙门氏菌肠炎后治疗失败[7-8]。

儿童:一项非对照研究,头孢曲松(每日 80mg/kg,肌内注射,每日 1 次,疗程 7 天)有效治疗儿童沙门氏菌肠热症。治疗 3 天临床情况改善且血培养阴性,治疗 7 天 15 名儿童全部治愈,无药物不良反应。建议头孢曲松为氯霉素的有效替代药物用于治疗沙门氏菌肠热症[7]。

文献综述评价第三代头孢菌素治疗伤寒和非伤寒沙门氏菌病疗效,3 个报道中 25 名伤寒和副伤寒患者,头孢曲松的总体治愈率为 92%[9]。

有报道使用头孢曲松(每日 50~60mg/kg,疗程 10 天)清除 5 名胃肠道沙门氏菌肠炎早产儿,治疗失败[8]。

7. 伤寒热 美国 FDA 未批准头孢曲松治疗成人和儿童

伤寒热。Micromedex 有效性、推荐等级和证据强度：

有效性等级：Class Ⅰ，治疗有效(儿童)(Effective)。

推荐等级：Class Ⅱa(儿童)，大多数情况下推荐(Recommended，In Most)。

证据强度：Category B(儿童)[1]。

儿童：两项开放性研究分别采取 5 日和 7 日给药方案，证实了阿奇霉素和头孢曲松治疗小儿伤寒有效性相当，但头孢曲松组感染复发率更高[10]。

治疗儿童伤寒热，口服阿奇霉素(每日 20mg/kg，最大日剂量 1g)和静脉注射头孢曲松(每日 75mg/kg，最大日剂量 2.5g)同样有效。一项开放研究纳入了埃及地区患者 68 人，均由实验室证实沙门伤寒菌感染。患者根据年龄分层后随机给予药物治疗 5 天(每日 1 次)。两组平均退热时间无显著差异(阿奇霉素组 4.5 天，头孢曲松组 3.6 天；P>0.05)。患者初始治疗 7 天内伤寒相关症状缓解率，两组间无显著差异(阿奇霉素组 94%，头孢曲松组 97%；P=0.5)。但治疗 3 天持续菌血症发生率，头孢曲松组 0，阿奇霉素组 37.5%(P=0.000 1)，这些患者的临床症状均有改善。头孢曲松组 5 名患者伤寒沙门氏菌感染复发，阿奇霉素组无复发(P<0.05)[10]。

头孢曲松和阿奇霉素治疗非复杂伤寒儿童患者同样有效。一项开放研究纳入 64 名 5～17 岁儿童，均为血培养伤寒沙门氏菌阳性。患者据年龄分层后随机给予阿奇霉素(口服，每日 10mg/kg，最大日剂量 500mg，疗程 7 天)或头孢曲松(静脉注射，每日 75mg/kg，最大日剂量 2.5g)。阿奇霉素组平均退热时间为 4.1 天，头孢曲松组为 3.9 天(P>0.05)。临床治愈定义为治疗 7 天时所有伤寒相关临床症状或体征消失。阿奇霉素组临床治愈率为 91%，头孢曲松组 97%(P>0.05)。治疗后随访 1 个月，阿奇霉素组无伤寒复发，头孢曲松组 6 人复发。阿奇霉素组不良反应有轻度短暂腹泻，头孢曲松组有注射部位疼痛[11]。

一项非对照试验，头孢曲松治疗多重耐药伤寒沙门氏菌所致伤寒热有效。24 名儿童，入院后已接受抗感染治疗，随后给予头孢曲松(每日 100mg/kg，分次给药)，未限定治疗疗程。所有患者均治愈。但未进行长期随访，复发率未知[12]。

头孢曲松(每日50~60mg/kg,静脉注射)治疗14名伤寒菌血症患者,其中13名有效。13名患者每日2次给药,1名患者单剂量给药。随访8个月11人无复发[13]。

头孢曲松(肌内注射,每日2g,疗程5~7天)有效治疗8名伤寒沙门氏菌败血症儿童,治疗2天后临床症状改善,其中7人治疗4天内退热。治疗后第1、2、4天随访,血、尿、便培养阴性,无复发[14]。

【参考文献】

[1] Micromedex(172).Truven Health Analytics Inc.,2017 [2017-04-03].http://www.micromedexsolutions.com.

[2] BALTIMORE RS,GEWITZ M,BADDOUR LM,et al. Infective endocarditis in childhood(2015 update):A scientific statement from the American Heart Association.Circulation,2015, 132(15):1487-1515.

[3] WILSON W,TAUBERT KA,GEWITZ M,et al.Prevention of infective endocarditis.Guidelines from the American Heart Association.A guideline from the American Heart Association Rheumatic Fever,Endocarditis,and Kawasaki Disease Committee,council on cardiovascular disease in the young,and the council on clinical cardiology,council on cardiovascular surgery and anesthesia,and the quality of care and outcomes research interdisciplinary working group.Circulation,2007,116(15):1736-1754.

[4] Centers for Disease Control and Prevention. Sexually transmitted diseases (STDs):prevention.Atlanta:Centers for Disease Control and Prevention,2015.

[5] BOWMER MI,NSANZE H,D'COSTA LJ,et al.Single-dose ceftriaxone for chancroid. Antimicrob Agents Chemother, 1987,31(1):67-69.

[6] NASSIF X,DUPONT B,FLEURY J,et al.Ceftriaxone in relapsing fever (letter).Lancet,1988,2(8607):394.

[7] MELONI T, MARINARO AM, DESOLE MG, et al. Ceftriaxone treatment of Salmonella enteric fever. Pediatr Infect Dis J,1988,7(10):734-735.

[8] EINHORN MS, GRANOFF DM. Failure of ceftriaxone therapy to eradicate Salmonella enteritidis from the gastrointestinal tract of neonates.Pediatr Infec Dis J,1987,6(11):1067-1068.

［9］ SOE GB，OVERTURF GD.Treatment of typhoid fever and other systemic salmonelloses with cefotaxime，ceftriaxone，cefoperazone，and other newer cephalosporins.Rev Infect Dis，1987，9（4）：719-736.

［10］ FRENCK R，MANSOUR A，NAKHLA I，et al.Short-course azithromycin for the treatment of uncomplicated typhoid fever in children and adolescents.Clin Infect Dis，2004，38（7）：951-957.

［11］ FRENCK RW JR，NAKHLA I，SULTAN Y，et al.Azithromycin versus ceftriaxone for the treatment of uncomplicated typhoid fever in children.Clin Infect Dis，2000，31（5）：1134-1138.

［12］ RATHORE MH，BUX D，HASAN M.Multidrug-resistant Salmonella typhi in Pakistani children：clinical features and treatment.South Med J，1996，89（2）：235-237.

［13］ TI TY，MONTEIRO EH，LAM S，et al.Ceftriaxone therapy in bacteremic typhoid fever.Antimicrob Agents Chemother，1985，28（4）：540-543.

［14］ FARID Z，GRIGIS N，ELLA AA.Successful treatment of typhoid fever in children with parenteral ceftriaxone.Scand J Infect Dis，1987，19（4）：467-468.

头孢克洛 Cefaclor

【已批准的适应证】

用于治疗下列敏感菌株引起的感染：

1. 中耳炎 由肺炎链球菌、流感嗜血杆菌、葡萄球菌、化脓性链球菌（A 群 β 溶血性链球菌）和卡他莫拉菌引起。

2. 下呼吸道感染（包括肺炎） 由肺炎链球菌、流感嗜血杆菌、化脓性链球菌（A 群 β 溶血性链球菌）和卡他莫拉菌引起。

3. 上呼吸道感染（包括咽炎和扁桃体炎） 由化脓性链球菌（A 群 β 溶血性链球菌）和卡他莫拉菌引起。

4. 尿道感染（包括肾盂肾炎和膀胱炎） 由大肠埃希氏菌、奇异变形杆菌、克雷伯菌属和凝固酶阴性的葡萄球菌引起。（注：头孢克洛对急性和慢性尿道感染都有效。）

5. 皮肤和皮肤组织感染 由金黄色葡萄球菌和化脓性

链球菌(A 群 β 溶血性链球菌)引起。

6. 鼻窦炎。

7. 淋菌性尿道炎。

【说明书之外的用法】

囊性纤维化。头孢克洛 250～500mg,每 8 小时 1 次,儿童剂量为 10～15mg/kg,每 8 小时 1 次,可用于囊性纤维化患者抑制呼吸道流感嗜血杆菌的长期治疗。

【依据等级】

美国 FDA 未批准头孢克洛用于成人和儿童囊性纤维化的治疗。Micromedex 有效性、推荐等级和证据强度:

有效性等级:Class Ⅱa,证据支持有效(成人、儿童)(Evidence Favors Efficacy)。

推荐等级:Class Ⅱb(成人、儿童),在某些情况下推荐使用(Recommended,In Some)。

证据强度:Category B(成人、儿童)[1]。

儿童:头孢克洛已用于囊性纤维化患者抑制呼吸道流感嗜血杆菌的长期治疗。该方案尚存争议,抗生素长期给药可能增加细菌耐药的发生率,需要进一步研究评价头孢克洛的有效性[2]。

【参考文献】

[1] Micromedex(172).Truven Health Analytics Inc.,2017 [2017-04-03].http://www.micromedexsolutions.com.

[2] RAMSEY BW.Management of pulmonary disease in patients with cystic fibrosis.N Engl J Med,1996,335(3):179-188.

头孢克肟 Cefixime

【已批准的适应证】

用于对头孢克肟敏感的链球菌属(肠球菌除外)、肺炎链球菌、淋病奈瑟菌、卡他莫拉菌、大肠埃希氏菌、克雷伯菌属、沙雷菌属、变形杆菌属及流感嗜血杆菌等引起的下列细菌感染性疾病:

1. 支气管炎、支气管扩张症(感染时)、慢性呼吸系统感染疾病的继发感染、肺炎。

2. 肾盂肾炎、膀胱炎、淋菌性尿道炎。

3. 胆囊炎、胆管炎。

4. 猩红热。

5. 中耳炎、鼻窦炎。

【说明书之外的用法】

1. 咽炎

(1)成人剂量：头孢克肟治疗链球菌所致咽炎的推荐剂量为每日 400mg,每日 1 次或每 12 小时 1 次给药,化脓性链球菌的疗程至少 10 天。

(2)儿童剂量：年龄 6 个月~12 岁且体重小于 45kg,口服混悬剂 8mg/kg,每日 1 次,或 4mg/kg,每 12 小时 1 次。

2. 沙门氏菌感染 儿童沙门氏菌败血症：每日 20mg/kg,每 12 小时 1 次。多重耐药伤寒沙门氏菌败血症疗程最少 12 天。

3. 志贺菌病。

4. 扁桃体炎

(1)成人剂量：头孢克肟治疗链球菌所致扁桃体炎的推荐剂量为每日 400mg,每日 1 次或每 12 小时 1 次给药,化脓性链球菌的疗程至少 10 天。

(2)儿童剂量：年龄 6 个月~12 岁且体重小于 45kg,口服混悬剂 8mg/kg,每日 1 次,或 4mg/kg,每 12 小时 1 次。

年龄大于 12 岁或体重大于 45kg,每日 400mg,每日 1 次或每 12 小时 1 次给药,化脓性链球菌的疗程至少 10 天。

【依据等级】

1. 咽炎 美国 FDA 批准头孢克肟用于治疗成人和儿童(6 个月及以上)咽炎。Micromedex 有效性、推荐等级和证据强度：

有效性等级：Class Ⅰ,治疗有效(成人、儿童)(Effective)。

推荐等级：Class Ⅱa(成人、儿童),大多数情况下推荐(Recommended,In Most)。

证据强度：Category B(成人、儿童)[1]。

头孢克肟适用于敏感的化脓性链球菌所致咽炎。青霉素是化脓性链球菌感染的常用治疗药物,但头孢克肟对于清除鼻咽部化脓性链球菌通常也有效。

儿童：一项开放、多中心临床试验中,头孢克肟有效治疗206 名儿童细菌性咽炎、膀胱炎、肺炎。口服头孢克肟每日8mg/kg,疗程 10~14 天。81% 的患者培养出细菌,化脓性链球菌(74%)和大肠埃希氏菌(9.6%)分别是分离出最多的革兰氏阳性和阴性菌。在符合治疗有效评价标准的 109 人中,膀胱炎或咽炎患者的治愈率分别为 92% 和 99%。但是,206 名患者中有 24% 发生药物不良反应,其中 10%(21/206)为腹泻,皮疹、头痛、呕吐或腹痛的发生率为 2%~3%。头孢克肟治疗儿童呼吸道和泌尿道感染似乎是安全有效的,但由于研究设计问题,47% 的患者未被纳入,其中包括耐药菌感染,很难评价真实的临床治愈率[2]。

2. 沙门氏菌感染　美国 FDA 未批准头孢克肟用于成人和儿童沙门氏菌感染。Micromedex 有效性、推荐等级和证据强度:

有效性等级:Class Ⅱa,证据支持有效(儿童)(Evidence Favors Efficacy)。

推荐等级:Class Ⅱb(儿童),在某些情况下推荐使用(Recommended,In Some)。

证据强度:Category B(儿童)[1]。

一项研究中头孢克肟每日 20mg/kg 可有效治疗沙门氏菌败血症。头孢克肟每日 10mg/kg,分两次给药治疗沙门氏菌肠炎无效。

儿童:根据一项小规模前瞻性研究,头孢克肟和氨曲南治疗儿童非复杂性沙门氏菌肠炎无效。培养证实的沙门氏菌感染儿童随机给予头孢克肟(每日 10mg/kg,分 2 次给药,n=14)或阿奇霉素(每日 10mg/kg,每日 1 次,n=14),或未予抗感染治疗(n=14)。与对照组相比,头孢克肟或阿奇霉素组的腹泻持续时间和粪便中沙门氏菌的清除情况无改善[3]。

50 名多重耐药伤寒沙门氏菌败血症的发热儿童,给予头孢克肟(每日 20mg/kg,分次给药,每 12 小时 1 次)。所有儿童为中度感染且能耐受口服抗生素。所有患儿治疗均有反应,平均退热时间为 5.3 天。两名患儿治疗后再次出现伤寒发热的时间分别为 18 天和 21 天,再次给予 1 个疗程头孢克肟后均治疗成功。研究中给予儿童的头孢克肟剂量高于常规剂量[4]。

3. 志贺菌病　美国 FDA 未批准头孢克肟用于成人和儿童志贺菌感染。Micromedex 有效性、推荐等级和证据强度:

有效性等级:Class Ⅱb,有效性具有争议(儿童)(Evidence is Inconclusive)。

推荐等级：Class Ⅱb（儿童），在某些情况下推荐使用（Recommended，In Some）。

证据强度：Category B（儿童）[1]。

儿童痢疾使用头孢克肟清除志贺菌可能不如阿奇霉素有效。口服头孢克肟 2 天短疗程治疗志贺菌病无效。

儿童：一项针对儿童志贺菌导致腹泻的开放、前瞻性研究显示，阿奇霉素的细菌清除率高于头孢克肟。随机给予患儿（$n = 75$，年龄 6 个月至 5 岁）头孢克肟（8mg/kg，最大剂量 400mg，每日 1 次，疗程 5 天）或阿奇霉素（12mg/kg，最大剂量 500mg，每日 1 次，1 天；之后 6mg/kg，最大剂量 250mg，每日 1 次，4 天）。阿奇霉素组治疗 72 小时临床症状和体征缓解或显著改善率为 93%（$n = 36$），头孢克肟组为 78%（$n = 39$）（$P < 0.1$）。阿奇霉素组腹泻持续的平均时间为 2.5 天，头孢克肟组为 3.9 天（$P < 0.1$）。阿奇霉素组治疗 3 天志贺菌清除率为 93%，头孢克肟组为 59%（$P < 0.1$）。仅 1 人（阿奇霉素组）复发。两药均耐受良好[5]。

口服 5 天头孢克肟可有效清除儿童粪便中宋内志贺菌。但一项随机双盲临床试验显示，口服 2 天头孢克肟（短疗程）无法有效清除粪便志贺菌。便培养宋内志贺菌阳性的患儿（年龄 6 个月~17 岁）口服头孢克肟 5 天（每日 8mg/kg，$n = 15$）或头孢克肟 2 天（每日 8mg/kg，$n = 21$，之后 3 天口服安慰剂）。所有患儿治疗 72 小时主要临床症状均缓解。8 人复发，其中 5 人为头孢克肟 2 日组；治疗 7 天随访，头孢克肟 2 日组的细菌清除失败率显著高于头孢克肟 5 日治疗组（分别为 55% 和 14%，$P < 0.02$），两组均未发生不良反应。研究不推荐口服 2 日头孢克肟（短疗程）方案治疗志贺菌病[6]。

4. **扁桃体炎**　美国 FDA 批准头孢克肟用于成人和儿童（6 个月及以上）扁桃体炎。Micromedex 有效性、推荐等级和证据强度：

有效性等级：Class Ⅰ，治疗有效（成人、儿童）（Effective）。

推荐等级：Class Ⅱa（成人、儿童），大多数情况下推荐（Recommended，In Most）。

证据强度：Category B（成人、儿童）[1]。

头孢克肟适用于敏感的化脓性链球菌所致扁桃体炎。青霉素是治疗化脓性链球菌感染，预防继发风湿热的可选治疗药物。

【参考文献】

[1] Micromedex(172).Truven Health Analytics Inc.,2017 [2017-04-03].http://www.micromedexsolutions.com.

[2] RISSER WL,BARONE JS,CLARK PA,et al.Noncomparative,open label,multicenter trial of cefixime for treatment of bacteria pharyngitis,cystitis and pneumonia in pediatric patients. Pediatr Infect Dis J,1987,6(10):1002-1006.

[3] CHIU CH,LIN TY,OU JT.A clinical trial comparing oral azithromycin,cefixime and no antibiotics in the treatment of acute uncomplicated Salmonella enteritis in children.J Paediatr Child Health,1999,35(4):372-374.

[4] GIRGIS NI, KILPATRICK ME, FARID Z, et al. Cefixime in the treatment of enteric fever in children.Drugs Exp Clin Res,1993,19(1):47-49.

[5] BASUALDO W, ARBO A.Randomized comparison of azithromycin versus cefixime for treatment of shigellosis in children.Pediatr Infect Dis J,2003,22(4):374-377.

[6] MARTIN J,PITETTI R,MAFFEI F,et al.Treatment of shigellosis with cefixime:two days vs five days.Pediatr Infect Dis J,2000,19(6):522-526.

头孢哌酮/舒巴坦 Cefoperazone/Sulbactam

【已批准的适应证】

单独应用本品适用于治疗由敏感细菌引起的下列感染:上、下呼吸道感染;上、下泌尿道感染;腹膜炎、胆囊炎、胆管炎和其他腹腔内感染;败血症;脑膜炎;皮肤和软组织感染;骨骼和关节感染;盆腔炎、子宫内膜炎、淋病和其他生殖系统感染。

联合用药:由于本品具有广谱抗菌活性,因此单用本品就能够治疗大多数感染,但有时也需要本品与其他抗生素联合应用。

【说明书之外的用法】

中性粒细胞缺乏相关感染。

【依据等级】

中性粒细胞缺乏相关感染。

美国 FDA 未批准头孢哌酮/舒巴坦用于治疗成人和儿童中性粒细胞缺乏相关感染。Micromedex 有效性、推荐等级和证据强度：

有效性等级：Class Ⅱa，证据支持有效（成人）（Evidence Favors Efficacy）。

推荐等级：Class Ⅱb（成人），在某些情况下推荐使用（Recommended，In Some）。

证据强度：Category B（成人）[1]。

治疗成功率为 58%~86%，需实验室检查证实发热原因和细菌类型。

成人：32 名肿瘤患者，中性粒细胞缺乏伴发热，假定有感染，给予头孢哌酮 2g/舒巴坦 1g，每 8 小时 1 次，治疗 7~14 天。如果患者治疗反应不佳，加用另一种抗生素治疗。总成功率（头孢哌酮/舒巴坦单药或联合其他抗生素）为 84.4%，头孢哌酮/舒巴坦单药治疗成功率为 56.3%。

一项临床试验，发热一开始即给予头孢哌酮/舒巴坦。共 673 次发热症状，评估其中 545 次发热。未知感染源的发热治疗反应率为 84%，实验室证实为感染的发热治疗反应率为 69%，革兰氏阳性菌感染反应率为 58%，革兰氏阴性菌感染反应率为 86%[2]。

头孢哌酮/舒巴坦（1∶1）用于 76 名中性粒细胞缺乏患者，80% 患者可疑败血症，11 名患者培养出 16 种致病菌。给药剂量为每日 4~6g，分 2~3 次给药，静脉滴注。根据第 3 天或第 7 天感染的症状和体征来判断有效率，该研究的有效率为 53%[3]。

【参考文献】

［1］Micromedex（172）.Truven Health Analytics Inc.，2017［2017-04-03］.http://www.micromedexsolutions.com.

［2］BODEY GP，ELTING LS，NARRO J，et al.An open trial of cefoperazone plus sulbactam for the treatment of fever in cancer patients.J Antimicrob Chemother，1993，32（1）：141-152.

［3］HORIUCHI A，HASEGAWA H，KAGEYAMA T，et al. Efficacy of sulbactam/cefoperazone for the treatment of infections in patients with hematologic diseases.Diagin Microbiol Infect Dis，1989，12（4 Suppl）：215S-219S.

头孢吡肟 Cefepime

【已批准的适应证】

用于治疗成人和 2 个月～16 岁儿童敏感细菌引起的中、重度感染,包括下呼吸道感染(肺炎和支气管炎)、单纯性下尿路感染和复杂性尿路感染(包括肾盂肾炎)、非复杂性皮肤和皮肤软组织感染、复杂性腹腔内感染(包括腹膜炎和胆道感染)、妇产科感染、败血症及中性粒细胞缺乏伴发热患者的经验治疗。也可用于儿童细菌性脑脊髓膜炎。适用于接受腹腔手术的患者的预防性用药。

【说明书之外的用法】

1. 骨及骨关节感染。

2. 感染性心内膜炎。

【依据等级】

1. **骨及骨关节感染** 美国 FDA 未批准头孢吡肟治疗成人和儿童骨及关节感染。Micromedex 有效性、推荐等级和证据强度:

有效性等级: Class Ⅱa,证据支持有效(成人)(Evidence Favors Efficacy)。

推荐等级: Class Ⅱb(成人),在某些情况下推荐使用(Recommended,In Some)。

证据强度: Category C(成人)[1]。

头孢吡肟可有效治疗骨髓炎和化脓性关节炎。

成人:头孢吡肟治疗骨髓炎可能有效,但需开展对照试验来证实使用头孢吡肟的获益。一项开放、非随机试验评价了头孢吡肟(2g,静脉注射,每 12 小时给药 1 次)治疗骨髓炎、化脓性关节炎和其他严重感染的有效性和安全性。总治愈率为85.3%。23 名骨髓炎患者中的 3 人治疗失败,4 名化脓性关节炎患者均治疗成功[2]。

2. **感染性心内膜炎** 美国 FDA 未批准头孢吡肟治疗成人和儿童感染性心内膜炎。Micromedex 有效性、推荐等级和证据强度:

有效性等级: Class Ⅱa,证据支持有效(成人、儿童)(Evidence Favors Efficacy)。

推荐等级: Class Ⅱb(成人、儿童),在某些情况下推荐使用(Recommended,In Some)。

证据强度：Category C(成人、儿童)[1]。

(1)成人:指南推荐头孢吡肟联合其他抗生素治疗严重的天然瓣膜和早期人工瓣膜(手术 1 年内)培养阴性的心内膜炎[3]。

(2)儿童:指南推荐头孢吡肟联合其他抗生素,经验性治疗培养阴性的晚期人工瓣膜(手术 1 年后)心内膜炎,以及导管相关、院内获得性天然瓣膜心内膜炎[4]。

【参考文献】

[1] Micromedex(172).Truven Health Analytics Inc.,2017 [2017-04-03].http://www.micromedexsolutions.com.

[2] JAUREGUI L,MATZKE D,SCOTT M,et al.Cefepime as treatment for osteomyelitis and other severe bacterial infections. J Antimicrob Chemother,1993,32(Suppl B):141-149.

[3] BADDOUR LM,WILSON WR,BAYER AS,et al.Infective endocarditis in adults:diagnosis,antimicrobial therapy,and management of complications:a scientific statement for healthcare professionals from the American Heart Association.Circulation,2015, 132(15):1435-1486.

[4] BALTIMORE RS,GEWITZ M,BADDOUR LM,et al. Infective endocarditis in childhood(2015 update):a scientific statement from the American Heart Association.Circulation,2015, 132(15):1487-1515.

头孢唑林 Cefazolin

【已批准的适应证】

用于治疗敏感细菌所致的中耳炎、支气管炎、肺炎等呼吸道感染,尿路感染,皮肤软组织感染,骨和关节感染,败血症,感染性心内膜炎,肝胆系统感染及眼、耳、鼻、喉科等感染。本品也可作为外科手术前的预防用药。本品不宜用于中枢神经系统感染。对慢性尿路感染,尤其伴有尿路解剖学异常者的疗效较差。本品不宜用于治疗淋病和梅毒。

【说明书之外的用法】

1. 生殖系统感染

(1)成人:头孢唑林治疗轻度生殖系统感染的推荐剂量为 250~500mg,肌内或静脉注射,每 8 小时 1 次。中、重度感染的推荐剂量为 0.5~1g, 肌内或静脉注射, 每 6~8 小时 1 次, 可根据感染的程度和类型确定剂量。

(2)儿童:头孢唑林治疗 1 个月以上儿童轻、中、重度生殖系统感染的推荐剂量为每日 25~50mg/kg, 肌内或静脉注射, 分 3~4 次给药, 可根据感染的程度和类型确定剂量。严重感染可增至每日 100mg/kg, 肌内或静脉注射, 每 6 小时 1 次。

2. 腹膜透析相关腹膜炎 持续非卧床腹膜透析:

(1)间歇给药:根据国际腹膜透析协会(International Society for Peritoneal Dialysis, ISPD)指南, 头孢唑林腹膜内给药治疗无尿患者(每日残余尿量小于 100ml)腹膜透析相关腹膜炎的剂量为每次置换日内 15mg/kg。非无尿患者的剂量为 20mg/kg。

(2)连续给药:根据 ISPD 指南, 头孢唑林腹膜内给药治疗无尿患者(每日残余尿量小于 100ml)腹膜透析相关腹膜炎的负荷剂量为每升置换液 500mg, 维持剂量 125mg。非无尿患者的剂量应增加 25%。

3. 分娩期预防婴儿 B 群链球菌感染 头孢唑林的推荐剂量为静脉注射, 首剂 2g(分娩开始或胎膜破裂时), 之后 1g, 每 8 小时 1 次直至分娩。青霉素为可选药物, 推荐头孢唑林用于青霉素过敏但低过敏风险的患者。

【依据等级】

1. 生殖系统感染 美国 FDA 批准头孢唑林用于成人和儿童(1 个月及以上)生殖系统感染。Micromedex 有效性、推荐等级和证据强度:

有效性等级:Class Ⅰ, 治疗有效(成人、儿童)(Effective)。

推荐等级: Class Ⅱa(成人、儿童), 大多数情况下推荐(Recommended, In Most)。

证据强度:Category B(成人、儿童)[1]。

(1)成人:头孢唑林钠适用于治疗大肠埃希氏菌、奇异变形杆菌、克雷伯菌、某些肠球菌所致生殖系统感染, 如前列腺炎和附睾炎。

(2)儿童:头孢唑林钠适用于治疗儿童(1 个月及以上)大肠埃希氏菌、奇异变形杆菌、克雷伯菌、某些肠球菌所致生殖系统感染, 如前列腺炎和附睾炎。

2. 腹膜透析相关腹膜炎 美国 FDA 未批准头孢唑林用

于治疗成人和儿童透析相关腹膜炎。Micromedex 有效性、推荐等级和证据强度：

有效性等级：Class Ⅱa，证据支持有效（成人）（Evidence Favors Efficacy）。

推荐等级：Class Ⅱb（成人），在某些情况下推荐使用（Recommended，In Some）。

证据强度：Category C（成人）[1]。

推荐头孢唑林间歇或连续给药用于治疗腹膜透析相关腹膜炎[2]。

3. 分娩期预防婴儿 B 群链球菌感染　美国 FDA 未批准头孢唑林用于分娩期预防婴儿 B 群链球菌感染。Micromedex 有效性、推荐等级和证据强度：

有效性等级：Class Ⅱa，证据支持有效（成人）（Evidence Favors Efficacy）。

推荐等级：Class Ⅱa（成人），大多数情况下推荐（Recommended，In Most）。

证据强度：Category C（成人）[1]。

成人：推荐对所有 35～37 周孕妇进行阴道和直肠 GBS 定植的筛查。青霉素是氨苄西林的可选替代药物。青霉素过敏但低过敏风险的患者推荐使用头孢唑林。高过敏风险的患者（如使用青霉素或头孢菌素后有速发型过敏反应、血管神经性水肿、呼吸窘迫、荨麻疹的过敏史），如果分离出的病原菌敏感且克林霉素诱导试验阴性则推荐使用克林霉素。但是，如果分离出的病原菌耐药或 GBS 敏感性未知时，推荐使用万古霉素。不推荐红霉素用于分娩期预防 GBS 感染[3]。

【参考文献】

［1］Micromedex（172）.Truven Health Analytics Inc.,2017 ［2017-04-03］.http：//www.micromedexsolutions.com.

［2］International Society for Peritoneal Dialysis.Adult peritoneal dialysis-related peritonitis treatment recommendations,2000 update.Milton：International Society for Peritoneal Dialysis,2002.

［3］VERANI JR, MCGEE L, SCHRAG SJ. Prevention of perinatal group B streptococcal disease-revised guidelines from CDC,2010.MMWR Recomm Rep,2010,59（RR-10）：1-36.

头孢噻肟 Cefotaxime

【已批准的适应证】

用于敏感细菌所致的肺炎及其他下呼吸道感染、尿路感染、脑膜炎、败血症、腹腔感染、盆腔感染、皮肤软组织感染、生殖道感染、骨和关节感染等。还可作为小儿脑膜炎的可选药物。

【说明书之外的用法】

1. 感染性心内膜炎。

2. 预防剖宫产术后感染　指南推荐剂量为 1g,静脉注射,夹住脐带后立即给药。第 1 剂后 6 小时和 12 小时可肌内或静脉注射追加 2 剂。

3. 预防术后感染

(1)成人

1)指南剂量:术前 60 分钟,单次静脉注射头孢噻肟 1g,肥胖患者可给予 2g;手术超过 3 小时可追加;总疗程不应超过 24 小时。

2)说明书剂量:1g,单次肌内或静脉注射,污染或可能污染手术(经腹或阴道子宫切除、胃肠道和泌尿道手术)前 30~60 分钟。

(2)儿童:指南剂量为 1 岁以上,50mg/kg,术前 60 分钟单次静脉注射;手术超过 3 小时可追加;最大单次剂量为 1g;总疗程不应超过 24 小时。

17 岁以下儿童的最大日剂量为 200mg/kg,静脉注射,不得超过 12g。

4. 沙门氏菌感染。

【依据等级】

1. 感染性心内膜炎　美国 FDA 未批准头孢噻肟治疗成人和儿童感染性心内膜炎。Micromedex 有效性、推荐等级和证据强度:

有效性等级:Class Ⅱa,证据支持有效(成人、儿童)(Evidence Favors Efficacy)。

推荐等级:Class Ⅱa(成人、儿童),大多数情况下推荐(Recommended,In Most)。

证据强度:Category B(成人、儿童)[1]。

(1)成人:美国心脏协会(American Heart Association,

AHA)推荐头孢噻肟或头孢曲松治疗 HACEK(一组苛性培养的革兰氏阴性杆菌,包括副流感嗜血杆菌、嗜沫嗜血杆菌、伴放线放线菌、人心杆菌、啮蚀艾肯菌和金氏杆菌)心内膜炎。患者应治疗 4 周。还可选择氨苄西林/舒巴坦、环丙沙星[2]。

(2)儿童:头孢噻肟成功治疗 7 岁Ⅲ度烧伤女孩沙雷菌心内膜炎。该感染对传统抗生素均耐药(妥布霉素、羧苄西林、苯唑西林、阿米卡星、万古霉素、青霉素、多黏菌素 B)。分离出的黏质沙雷菌只对头孢噻肟敏感。初始给予患者头孢噻肟每日 150mg/kg,治疗 3 周后血培养阳性。停药 2 周后,患者出现发热,再次出现培养阳性。初始给予头孢噻肟每日 150mg/kg,后增加至每日 225mg/kg。治疗 6 周后血培养持续阴性。随访期超声心动图显示残余瓣膜增厚但不需要手术[3]。

2. 预防剖宫产术后感染 美国 FDA 批准头孢噻肟用于预防成人剖宫产术后感染。Micromedex 有效性、推荐等级和证据强度:

有效性等级: Class Ⅰ,治疗有效(成人)(Effective)。

推荐等级: Class Ⅱb(成人),在某些情况下推荐使用(Recommended,In Some)。

证据强度: Category B(成人)[1]。

剖宫产手术术中和术后,夹住脐带后给予头孢噻肟可预防术后感染。

成人:预防剖宫产术后感染中,头孢噻肟单次给药已被证明与给药 3 次方案同样有效。评估头孢噻肟在 100 名接受剖宫产手术患者中的疗效,一组夹住脐带后给予单剂量 1g,另一组术后 6 小时和 12 小时分别追加 2 剂。单剂量组与 3 剂组患者发热或术后子宫内膜炎的发生率无差异。单剂量组发热和子宫内膜炎的发生率分别为 14% 和 10%。3 剂量组发热和子宫内膜炎的发生率分别为 20% 和 14%。数据显示夹住脐带后单次给予头孢噻肟可降低剖宫产术后子宫内膜炎的发生率[4]。

3. 预防术后感染 美国 FDA 批准头孢噻肟用于预防成人和儿童术后感染。Micromedex 有效性、推荐等级和证据强度:

有效性等级: Class Ⅰ,治疗有效(成人、儿童)(Effective)。

推荐等级:Class Ⅱb(成人、儿童),在某些情况下推荐使用(Recommended,In Some)。

证据强度:Category B(成人、儿童)[1]。

头孢噻肟适用于预防污染或可能污染的术后感染,包括经腹或阴道子宫切除术、胃肠道和泌尿道手术。

专家共识推荐 1 岁以上的儿童,头孢噻肟用法同成人。儿童剂量主要根据药动学参数和成人的数据推算而来[5]。

4. **沙门氏菌感染** 美国 FDA 未批准头孢噻肟治疗成人和儿童沙门氏菌感染。Micromedex 有效性、推荐等级和证据强度:

有效性等级:Class Ⅱa,证据支持有效(成人)(Evidence Favors Efficacy)。

推荐等级:Class Ⅱa(成人),大多数情况下推荐(Recommended,In Most)。

证据强度:Category C(成人)[1]。

头孢噻肟可有效治疗沙门氏菌感染,伤寒沙门氏菌除外。

成人:给予 1 名 43 岁沙门氏菌肠炎的男性患者头孢噻肟 4g,每 8 小时 1 次,该患者脑脊液和血培养阳性,其右顶骨叶有明显的脓肿。不能进行外科引流,头孢噻肟治疗 4 天后患者无发热,CRP 正常 2 周。治疗 3 周患者出现皮疹,改为口服环丙沙星治疗 4 个月[6]。

治疗除伤寒沙门氏菌外的沙门氏菌感染,可选药物有头孢噻肟、头孢曲松、氧氟沙星及环丙沙星。伤寒沙门氏菌应使用头孢曲松、氧氟沙星或环丙沙星治疗[7]。

【参考文献】

[1] Micromedex(172).Truven Health Analytics Inc.,2017 [2017-04-03].http://www.micromedexsolutions.com.

[2] BADDOUR LM,WILSON WR,BAYER AS,et al.Infective endocarditis in adults:diagnosis,antimicrobial therapy,and management of complications:a scientific statement for healthcare professionals from the American Heart Association.Circulation,2015,132 (15):1435-1486.

[3] HYAMS KC,MADER JT,POLLARD RB,et al.Serratia endocarditis in a pediatric burn patient. Cure with cefotaxime. JAMA,1981,246(9):983-984.

[4] GONIK B.Single- versus three-dose cefotaxime phophy-

laxis for cesarean section.Obstet Gynecol,1985,65(2):189-193.

［5］PHILLIPS E,LOUIE M,KNOWLES SR,et al.Cost-ef-fectiveness analysis of six strategies for cardiovascular surgery prophylaxis in patients labeled penicillin allergic. Am J Health Syst Pharm,2000,57(4):339-345.

［6］BONVIN P,EJLERTSEN T,DONS-JENSEN H. Brain abscess caused by salmonella enteritidis in an immunocompetent adult patient:successful treatment with cefotaxime and ciprofloxa-cin.Scand J Infect Dis,1998,30(6):632-634.

［7］ANON.The choice of antibacterial drugs.Med Lett Drugs Ther.1996, 38(1):25-34.

头孢西丁 Cefoxitin

【已批准的适应证】

1. 上、下呼吸道感染。

2. 泌尿道感染,包括无并发症的淋病。

3. 腹膜炎以及其他腹腔内、盆腔内感染。

4. 败血症(包括伤寒)。

5. 妇科感染。

6. 骨、关节软组织感染。

7. 心内膜炎。

对厌氧菌有效且对 β-内酰胺酶稳定,故特别适用于需氧及厌氧菌混合感染,以及由产 β-内酰胺酶而对本品敏感的细菌引起的感染。

【说明书之外的用法】

1. 皮肤或软组织感染。

2. 预防术后感染

(1)成人

1)指南剂量:2g,术前 60 分钟,静脉注射;术中 2 小时可重复给药;总疗程不超过 24 小时。

2)说明书剂量:2g,静脉或肌内注射,术前(切皮前 0.5~1 小时),随后每 6 小时给予 2g,不超过 24 小时。

3)说明书剂量:剖宫产术,2g,静脉注射,夹住脐带时立即给药。第 1 剂后的 4 小时和 8 小时分别肌内或静脉注射 2g。

4)说明书剂量:经尿道前列腺切除术,术前给药 1g,之后每 8 小时给药 1g,疗程 5 天。

（2）儿童

1）指南剂量：1 岁以上 40mg/kg，术前 60 分钟，单次静脉注射；术中 2 小时也可追加；每次最大剂量 2g；总疗程应小于 24 小时。

2）说明书剂量：3 个月以上儿童 30～40mg/kg，静脉或肌内注射，切皮前 0.5～1 小时，随后每 6 小时给予 1g，不超过 24 小时。

【依据等级】

1. 皮肤或软组织感染　美国 FDA 批准头孢西丁用于成人和儿童（3 个月及以上）皮肤及软组织感染。Micromedex 有效性、推荐等级和证据强度：

有效性等级：Class Ⅰ，治疗有效（成人、儿童）（Effective）。

推荐等级：Class Ⅱa（成人、儿童），大多数情况下推荐（Recommended，In Most）。

证据强度：Category B（成人、儿童）[1]。

头孢西丁适用于金黄色葡萄球菌、产和不产青霉素酶菌和其他敏感菌所致严重感染。

儿童：头孢西丁（每日 120～160mg/kg，每 6 小时 1 次，静脉注射或肌内注射）可有效治疗儿童蜂窝织炎。最常见病原菌为流感嗜血杆菌、金黄色葡萄球菌和 A 群溶血性链球菌[2]。

2. 预防术后感染　美国 FDA 批准头孢西丁用于成人和儿童（3 个月及以上）预防术后感染。Micromedex 有效性、推荐等级和证据强度：

有效性等级：Class Ⅰ，治疗有效（成人、儿童）（Effective）。

推荐等级：Class Ⅱb（成人、儿童），在某些情况下推荐使用（Recommended，In Some）。

证据强度：Category B（成人），Category C（儿童）[1]。

头孢西丁可作为术前无感染的胃肠道手术、经腹或阴道子宫切除术、剖宫产术的手术预防用药。

（1）成人：头孢西丁的临床试验结果显示头孢西丁可有效预防术后感染。但在预防术后感染方面，第二代头孢菌素未显示出比第一代头孢菌素更有效。因此不推荐头孢西丁常规用于预防术后感染[3-6]。

（2）儿童：指南推荐 1 岁以上儿童头孢西丁的剂量同成人。根据药动学数据，儿童剂量主要基于药动学参数和成人数据推算而来[7]。

（3）指南：头孢西丁可覆盖厌氧菌，因此推荐用于非复杂性阑尾炎、肠梗阻行小肠手术及结直肠手术的预防感染，也可用于选择性高风险腹腔镜检查、经腹或阴道子宫切除术的预防感染，推荐作为头孢唑林的替代药物用于开放性胆道手术[3]。

【参考文献】

［1］Micromedex(172).Truven Health Analytics Inc.,2017［2017-04-03］.http://www.micromedexsolutions.com.

［2］SANTOS JI,JACOBSON JA,SWENSEN P,et al.Cellulitis：treatment with cefoxitin compared with multiple antibiotic therapy.Pediatrics,1981,67(6):887-890.

［3］BRATZLER DW,DELLINGER EP,OLSEN KM,et al.Clinical practice guidelines for antimicrobial prophylaxis in surgery.Surg Infect (Larchmt),2013,14(1):73-156.

［4］SCHOETZ DJ,ROBERTS PL,MURRAY JJ,et al.Addition of parenteral cefoxitin to regimen of oral antibiotics for elective colorectal operations.A randomized prospective study.Ann Surg,1990,212(2):209-212.

［5］DUFF P.Antibiotic prophylaxis for abdominal hysterectomy.Obstet Gynecol,1982,60(1):25-29.

［6］JONAS SK,NEIMARK S,PANWALKER AP.Effect of antibiotic prophylaxis in percutaneous endoscopic gastrostomy.Am J Gastroenterol,1985,80(6):438-441.

［7］PHILLIPS E,LOUIE M,KNOWLES SR,et al.Cost-effectiveness analysis of six strategies for cardiovascular surgery prophylaxis in patients labeled penicillin allergic. Am J Health Syst Pharm,2000,57(4):339-345.

头孢美唑 Cefmetazole

【已批准的适应证】

用于治疗由对头孢美唑钠敏感的金黄色葡萄球菌、大肠埃希氏菌、肺炎克雷伯菌、变形杆菌属、摩氏摩根菌、普罗威登斯菌属、消化链球菌、拟杆菌属、普雷沃菌属（双路普雷沃菌除外）所引起的下述感染：败血症；急性支气管炎、肺炎、肺脓肿、脓胸、慢性呼吸道疾病继发感染；膀胱炎、肾盂肾炎；腹膜炎;胆囊炎、胆管炎;前庭大腺炎、子宫内感染、子宫附件炎、子宫旁组织炎;颌骨周围蜂窝织炎、颌炎。

【特别提示】

头孢美唑与胆红素竞争结合白蛋白,因此建议黄疸新生儿避免使用,可能增加胆红素脑病风险。其他与胆红素竞争结合蛋白的头孢菌素类药物有头孢尼西、头孢替坦、头孢曲松、头孢哌酮。头孢美唑在儿童中的有效性和安全性尚未确立。

【说明书之外的用法】

1. 皮肤及软组织感染　临床试验中静脉注射头孢美唑的剂量范围是每日 1~8g,每 6~12 小时给药 1 次治疗皮肤及软组织感染。

2. 预防术后感染　手术前 30~60 分钟给予单剂量 2g 可减少术后感染的发生率。剖宫产手术也可术前或夹住脐带后给予 1g,随后 8 小时和 16 小时各追加 1g。如果手术时间超过 4 小时应追加剂量。

【依据等级】

1. 皮肤及软组织感染　美国 FDA 批准头孢美唑用于成人皮肤及软组织感染,未批准用于儿童。Micromedex 有效性、推荐等级和证据强度:

有效性等级:Class Ⅰ,治疗有效(成人)(Effective)。

推荐等级:Class Ⅱb(成人),在某些情况下推荐使用(Recommended,In Some)。

证据强度:Category B(成人)[1]。

头孢美唑可用于治疗金黄色葡萄球菌、表皮葡萄球菌、化脓性链球菌、无乳链球菌、大肠埃希氏菌、奇异变形杆菌、普通变形杆菌、摩根菌、普罗威登斯菌、肺炎克雷伯菌、产酸克雷伯菌、脆弱拟杆菌、产气荚膜梭菌所致皮肤及软组织感染。

成人:有研究评价头孢美唑和头孢西丁治疗皮肤及软组织感染。63 名患者给予头孢美唑(2g,静脉注射,每 8 小时 1 次),33 名患者给予头孢西丁(2g,静脉注射,每 6 小时 1 次)。分离出革兰氏阴性菌为大肠埃希氏菌、奇异变形杆菌、普通变形杆菌、摩根菌、普罗威登斯菌、肺炎克雷伯菌、产酸克雷伯菌、黏质沙雷菌、醋酸钙不动杆菌。头孢美唑组患者治愈率为 90%(62/69),其余 7 名感染者临床症状改善(10%);头孢西

丁组治愈率为 91.7%（33/36），其余 3 人临床症状改善
（8.3%）。该研究结论为头孢美唑和头孢西丁治疗皮肤及软
组织感染的疗效无差异[2]。

2. 预防术后感染 美国 FDA 批准头孢美唑用于成人预
防术后感染，未批准用于儿童。Micromedex 有效性、推荐等级
和证据强度：

有效性等级：Class Ⅰ，治疗有效（成人）（Effective）。

推荐等级：Class Ⅱb（成人），在某些情况下推荐使用
（Recommended，In Some）。

证据强度：Category B（成人）[1]。

头孢美唑预防成人术后感染有效，如剖宫产、经腹部或阴
道的子宫切除术、胆囊切除术、结直肠手术。

成人：有研究比较头孢美唑和头孢西丁在腹部手术中的
预防效果，结果显示两种药物同样有效。纳入的病例中第一
位为结直肠手术（49%），第二、三位的是胆囊切除术（26%）、
胃与十二指肠手术（21%）。给药剂量均为 2g，静脉注射 10～
30 分钟。如果手术超过 2 小时追加相同剂量，手术持续 4 小
时以上时所有患者均给予第 2 剂。进行结直肠手术者给予口
服抗生素进行肠道准备（硫酸新霉素加红霉素）。头孢美唑
组切口或腹腔内感染的发生率为 6.5%，头孢西丁组
为 7.7%[3]。

腹部手术前静脉注射头孢美唑和头孢西丁的疗效相
当[4]。头孢美唑和头孢西丁降低剖宫产术后子宫内膜炎发
生率的效果相近[5]。

一项研究结果表明，静脉注射单剂量头孢美唑 2g 与头孢
替坦 2g 在预防剖宫产术后感染中同样有效[6]。

有研究比较头孢美唑和头孢西丁在经腹或阴道子宫切除
术中，对于大多数需氧和厌氧菌，头孢美唑（1g，给药 3 次）比
头孢西丁（2g，给药 3 次）更有效[7]。

【参考文献】

［1］Micromedex（172）.Truven Health Analytics Inc.，2017
［2017-04-03］.http：//www.micromedexsolutions.com.

［2］JONES RN，BARRY AL，FUCHS PC，et al.Antimicrobial
activity of cefmetazole（CS-1170）and recommendations for sus-
ceptibility testing by disk diffusion，dilution，anaerobic methods.J
Clin Microb，1986，24（6）：1055-1059.

[3] DIPIRO JT, WELAGE LS, LEVINE BA, et al. Single-dose cefmetazole versus multiple dose cefoxitin for prophylaxis in abdominal surgery. J Antimicrob Chemother, 1989, 23(Suppl D): 71-77.

[4] GASKILL HV, LEVINE BA. A randomized prospective study of antibiotic prophylaxis during abdominal surgery. J Antimicrob Chemother, 1989, 23(Suppl D): 79-84.

[5] CROMBLEHOLME WR, GREEN JR, OHM-SMITH M, et al. Prophylaxis in Caesarean section with cefmetazole and cefoxitin. J Antimicrob Chemother, 1989, 23(Suppl D): 97-104.

[6] GALASK RP, WEINER C, PETZOLD CR. Comparison of single-dose cefmetazole and cefotetan prophylaxis in women undergoing primary Caesarean section. J Antimicrob Chemother, 1989, 23(Suppl D): 105-108.

[7] ROY S, WILKINS J, GALAIF E, et al. Comparative efficacy and safety of cefmetazole or cefoxitin in the prevention of postoperative infection following vaginal and abdominal hysterectomy. J Antimicrob Chemother, 1989, 23(Suppl D): 109-117.

亚胺培南/西司他丁 Imipenem Cilastatin

【已批准的适应证】

1. 治疗敏感细菌所引起的下列感染　腹腔内感染、下呼吸道感染、妇科感染、败血症、泌尿生殖道感染、骨关节感染、皮肤软组织感染、心内膜炎。

用于治疗由敏感的需氧菌/厌氧菌株所引起的混合感染。这些混合感染主要与粪便、阴道、皮肤及口腔的菌株污染有关。脆弱拟杆菌是这些混合感染中最常见的厌氧菌，它们通常对氨基糖苷类、头孢菌素类和青霉素类抗生素耐药，而对本品敏感。

2. 已经证明本品对许多耐头孢菌素类的细菌，包括需氧和厌氧的革兰氏阳性及革兰氏阴性细菌所引起的感染仍具有强效的抗菌活性；这些细菌耐药的头孢菌素类抗生素包括头孢唑林、头孢哌酮、头孢噻吩、头孢西丁、头孢噻肟、拉氧头孢、头孢孟多、头孢他啶和头孢曲松。同样，许多由耐氨基糖苷类抗生素(如庆大霉素、阿米卡星、妥布霉素)和/或青霉素类(氨苄西林、羧苄西林、青霉素、替卡西林、哌拉西林、阿洛西林、美洛西林)的细菌引起的感染,使用本品仍有效。

3. 不适用于脑膜炎的治疗。

4. 预防术后感染 对那些已经污染或具有潜在污染性外科手术的患者或术后感染一旦发生将会特别严重的操作,本品适用于预防这样的术后感染。

【说明书之外的用法】

1. 囊性纤维化。

2. 中性粒细胞缺乏伴发热 常规剂量:500mg,静脉注射,每 6 小时 1 次。联合万古霉素 1g,静脉注射,每 12 小时 1 次;或替考拉宁每日 400mg,静脉注射。疗程至少 7 天,治疗应持续至最后一次发热后至少 4 天[1]。

【依据等级】

1. 囊性纤维化 美国 FDA 未批准亚胺培南用于治疗成人和儿童囊性纤维化。Micromedex 有效性、推荐等级和证据强度:

有效性等级: Class Ⅰ 治疗有效(成人)(Effective)。

推荐等级: Class Ⅱa(成人),大多数情况下推荐(Recommended,In Most)。

证据强度: Category B(成人)[2]。

易产生高耐药性,推荐联合治疗。

成人:亚胺培南/西司他丁(每日 45mg/kg,静脉注射,治疗 2 周)单药治疗 10 名囊性纤维化伴慢性铜绿假单胞菌感染的患者,临床症状有改善,且不良反应少。但治疗第 2 周所有患者均出现假单胞菌耐药。该情况下不建议药物单独使用,多重耐药假单胞菌感染患者建议联合妥布霉素[3]。

不推荐亚胺培南/西司他丁常规用于囊性纤维化患者铜绿假单胞菌感染的治疗。该项研究中,给予 10 名囊性纤维化伴支气管及肺部铜绿假单胞菌感染患者静脉注射亚胺培南/西司他丁(每日 100mg/kg)联合妥布霉素(每日 15mg/kg)。大部分患者临床症状改善,但所有患者假单胞菌均未清除且快速出现耐药性。治疗期间还出现哌拉西林和头孢他啶的MIC 值增加。7 名患者出现不良反应(主要为胃肠道症状);3名患者因出现皮疹、恶心或呕吐而中断亚胺培南治疗。该项研究不支持亚胺培南/西司他丁用于囊性纤维化患者。亚胺培南/西司他丁的另一个缺点是需要频繁输注(每 6 小时 1次),儿童患者使用不便。

静脉注射亚胺培南/西司他丁每日 30～90mg/kg 可有效治疗囊性纤维化患者急性肺部感染[4-5]。

2. 中性粒细胞缺乏伴发热　美国 FDA 未批准亚胺培南/西司他丁用于成人和儿童中性粒细胞缺乏伴发热。Micromedex 有效性、推荐等级和证据强度：

有效性等级：Class Ⅰ，治疗有效（成人）（Effective）。

推荐等级：Class Ⅱb（成人），在某些情况下推荐使用（Recommended，In Some）。

证据强度：Category B（成人）。

静脉注射亚胺培南/西司他丁已用于中性粒细胞缺乏伴发热患者的经验性治疗[6-14]。

一项多中心观察性、前瞻性研究[15]（$n=428$），设 2 个连续队列组，自体干细胞移植中性粒细胞缺乏伴发热患者使用亚胺培南/西司他丁联合糖肽类药物组治疗成功率更高（不调整初始给药方案），但与亚胺培南/西司他丁单药治疗相比，并不能降低死亡率、突破感染的发生率和住院天数或退热时间。

亚胺培南/西司他丁在血液肿瘤患者中性粒细胞缺乏伴发热的初始治疗中有效[16]。

成人：指南推荐抗假单胞菌的 β-内酰胺类、碳青霉烯类（亚胺培南/西司他丁、美罗培南）或哌拉西林/他唑巴坦单药作为中性粒细胞缺乏伴发热期的一线经验治疗[17]。

一项多中心前瞻性观察研究[15]（$n=428$），设 2 个连续队列组，自体干细胞移植中性粒细胞缺乏伴发热患者使用亚胺培南/西司他丁联合糖肽类药物组治疗成功率更高（不调整初始给药方案），但与亚胺培南/西司他丁单药治疗相比，并不能降低死亡、突破感染的发生率和住院天数或退热时间。第 1 组患者接受亚胺培南/西司他丁 500mg，每 6 小时 1 次的经验性治疗（$n=197$，平均年龄 48.4 岁）。第 2 组患者（$n=231$，平均年龄 51.1 岁）接受亚胺培南/西司他丁 500mg，每 6 小时 1 次，联合万古霉素 1g，每 12 小时 1 次（$n=99$）或替考拉宁每日 400mg（$n=132$）。抗感染疗程为至少 7 天和退热后至少 4 天，单药治疗组患者如果持续发热 72 小时则给予糖肽类治疗。主要疗效结果为不改变治疗方案下，初始抗感染 72 小时后的反应率。单药治疗组 33.5% 患者为不明原因发热，联合方案组为 50%（$P=0.005$），有临床记录的感染人数分别为

66 和 53($P=0.01$)。单药治疗组 29 人发生突破感染,联合方案组 27 人(无显著性差异)。未调整初始给药方案,单药治疗组发热缓解率为 55%($n=108$),联合方案组为 69%($n=159$)($P=0.003$)。微生物培养结果为革兰氏阳性菌感染的患者,联合方案组比单药方案组具有更高的反应率(分别为 68% 和 29%,$P=0.0025$)。死亡率(总体,1.2%,$n=5/428$)、退热中位值(4 天)、住院天数中位值(26 天)、不明原因发热患者反应率(单药组 70%,联合组 74%)两组间无显著差异。

亚胺培南/西司他丁(500mg,每日 4 次,静脉注射)对于血液肿瘤患者中性粒细胞缺乏伴发热的初始治疗有效[16]。

亚胺培南/西司他丁(每日 50mg/kg,静脉注射)用于肿瘤患者中性粒细胞缺乏伴发热的初始治疗有效,79 名发热患者的总体反应率为 67%。45 名经检查证实为感染的患者,反应率为 76%[18]。

亚胺培南(12mg/kg 或 1g,静脉注射,每 6 小时 1 次)用于68 名经检查证实为感染且其他抗感染药物无效的肿瘤患者,治疗有效。68% 的患者亚胺培南治疗有效,但铜绿假单胞菌感染患者仅 50% 治疗有效。中性粒细胞计数上升的患者治疗反应率更高。药物耐受良好[19]。

亚胺培南/西司他丁(500mg,每 6 小时 1 次,静脉注射)是中性粒细胞缺乏伴发热患者初始治疗中联合方案的可选药物。40 名患者的总体反应率为 70%[20]。

【参考文献】

[1] ERWIN KK,PAUL BJ,CHRISTINE MC.Drug Facts and Comparisons.2014 ed.Missouri:Wolters Kluwer Health,2014.

[2] Micromedex(172).Truven Health Analytics Inc.,2017 [2017-04-03].http://www.micromedexsolutions.com.

[3] PEDERSEN SS,PRESSLER T,HØIBY N.Imipenem/cilastatin treatment of multiresistant Pseudomonas aeruginosa lung infection in cystic fibrosis.J Antimicrob Chemother,1985,16(5):629-635.

[4] KRILOV LR,BLUMER JL,STERN RC,et al.Imipenem/cilastatin in acute pulmonary exacerbations of cystic fibrosis.Rev Infect Dis,1985,7(Suppl 3):S482-S489.

[5] STRANDVIK B,MALBORG AS,BERGAN T,et al.Imi-

penem/cilastatin, an alternative treatment of pseudomonas infection in cystic fibrosis. J Antimicrob Chemother, 1988, 21(4):471-480.

[6] RAAD II, WHIMBEY EE, ROLSTON KV, et al. A comparison of aztreonam plus vancomycin and imipenem plus vancomycin as initial therapy for febrile neutropenic cancer patients. Cancer, 1996, 77(7):1386-1394.

[7] RAAD II, ABI-SAID D, ROLSTON KV, et al. How should imipenem/cilastatin be used in the treatment of fever and infection in neutropenic cancer patients? Cancer, 1998, 82(12): 2449-2458.

[8] LASZLO D, BACCI S, BOSI A, et al. Randomized trial comparing netilmicin plus imipenem/cilastatin versus netilmicin plus ceftazidime as empiric therapy for febrile neutropenic bone marrow transplant recipients. J Chemother, 1997, 9(2):95-101.

[9] LACKA J, ORAVCOVA E, SEVCIKOVA L, et al. Vancomycin plus imipenem, ceftazidime or ciprofloxacin in second line therapy in patients with febrile neutropenia not responding to first line therapy. Chemotherapy, 1996, 42(2):146-149.

[10] BODEY G, ABI-SAID D, ROLSTON K, et al. Imipenem or cefoperazone-sulbactam combined with vancomycin for therapy of presumed or proven infection in neutropenic cancer patients. Eur J Clin Microbiol Infect Dis, 1996, 15(8):625-634.

[11] SHAH PM, HELLER A, FUHR HG, et al. Empirical monotherapy with meropenem versus imipenem/cilastatin for febrile episodes in neutropenic patients. Infection, 1996, 24(6): 480-484.

[12] ENGERVALL P, GUNTHER G, LJUNGMAN P, et al. Imipenem/cilastatin monotherapy as salvage treatment in febrile neutropenic patients. J Chemother, 1996, 8(5):382-386.

[13] APARICIO J, OLTRA A, LLORCA C, et al. Randomised comparison of ceftazidime and imipenem as initial monotherapy for febrile episodes in neutropenic cancer patients. Eur J Cancer, 1996, 32A(10):1739-1743.

[14] FREIFELD AG, WALSH T, MARSHALL D, et al. Monotherapy for fever and neutropenia in cancer patients: a randomized comparison of ceftazidime versus Imipenem. J Clin Oncol 1995, 13

(1):165-176.

[15] DE LA RUBIA J,MONTESINOS P,MARTINO R,et al. Imipenem/cilastatin with or without glycopeptide as initial antibiotic therapy for recipients of autologous stem cell transplantation:results of a Spanish multicenter study.Biol Blood Marrow Transplant,2009,15(4):512-516.

[16] HUIJGENS PC,OSSENKOPPELE GJ,WEIJERS TF, et al.Imipenem-cilastatin for empirical therapy in neutropenic patients with fever:an open study in patients with hematologic malignancies.Eur J Haematol,1991,46(1):42-46.

[17] FREIFELD AG, BOW EJ, SEPKOWITZ KA, et al. Clinical practice guideline for the use of antimicrobial agents in neutropenic patients with cancer:2010 update by the infectious diseases society of america.Clin Infect Dis,2011,52(4):e56-e93.

[18] BODEY GP,ALVAREZ ME,JONES PG,et al.Imipenem-cilastatin as initial therapy for febrile cancer patients.Antimicrob Agents Chemother,1986,30(2):211-214.

[19] BODEY GP,ROLSTON K,JONES P,et al.Imipenem/cilastatin as secondary therapy for infections in cancer patients.J Antimicrob Chemother,1986,18(Suppl E):161-166.

[20] LIANG R,YUNG R,CHAU P,et al.Imipenem/cilastatin as initial therapy for febrile neutropenic patients.J Antimicrob Chemother,1988,22(5):765-770.

厄他培南 Ertapenem

【已批准的适应证】

用于治疗成人由下述细菌的敏感菌株引起的中、重度感染。

1. 继发性腹腔感染 由大肠埃希氏菌、厌氧芽孢梭菌、迟缓真杆菌、消化链球菌属、脆弱拟杆菌、吉氏拟杆菌、卵形拟杆菌、多形拟杆菌或单形拟杆菌引起者。

2. 复杂性皮肤及附属器感染 由金黄色葡萄球菌(仅指对甲氧西林敏感菌株)、化脓性链球菌、大肠埃希氏菌、消化链球菌属引起者。

3. 社区获得性肺炎 由肺炎链球菌(仅指对青霉素敏感的菌株,包括合并菌血症的病例)、流感嗜血杆菌(仅指 β-内酰胺酶阴性菌株)或卡他莫拉菌引起者。

4. 复杂性尿道感染,包括肾盂肾炎　由大肠埃希氏菌或肺炎克雷伯菌引起者。

5. 急性盆腔感染,包括产后子宫内膜炎、流产感染和妇产科术后感染　由无乳链球菌、大肠埃希氏菌、脆弱拟杆菌、不解糖卟啉单胞菌、消化链球菌属或双路普雷沃菌属引起者。

6. 菌血症。

【说明书之外的用法】

预防结直肠手术部位感染[1]　　推荐剂量为静脉注射 1g,切皮前 1 小时给药。手术时间长可能需要追加。总预防时间不超过 24 小时。

指南推荐儿童剂量:1 岁以上,15mg/kg,术前 1 小时静脉注射给药,单次最大剂量为 1g,手术时间长可能需要追加。总预防时间不超过 24 小时。

【依据等级】

预防结直肠手术部位感染。　　美国 FDA 批准厄他培南用于预防成人结直肠手术部位感染,未批准用于儿童。Micromedex有效性、推荐等级和证据强度:

有效性等级: Class Ⅱa,证据支持有效(成人、儿童)(Evidence Favors Efficacy)。

推荐等级: Class Ⅱb(成人、儿童),在某些情况下推荐使用(Recommended,In Some)。

证据强度: Category B(成人)、Category C(儿童)[2]。

(1)成人:一项大规模试验,选择性结直肠手术使用厄他培南预防手术部位感染效果优于头孢替坦,但厄他培南可能增加艰难梭菌感染的风险[3]。

(2)儿童:指南推荐 1 岁以上儿童使用剂量同成人。儿童剂量高于根据药动学数据和成人外推的剂量[4]。

厄他培南可用于预防结直肠手术感染,但通常推荐使用具有抗需氧菌和厌氧菌活性的第二代头孢菌素。在第一代和第二代头孢菌素耐药率高的机构,首选头孢曲松联合甲硝唑,而不常规使用碳青霉烯类[4]。

【参考文献】

[1] ERWIN KK,PAUL BJ,CHRISTINE MC.Drug Facts and Comparisons.2014 ed.Missouri:Wolters Kluwer Health,2014.

[2] Micromedex(172).Truven Health Analytics Inc.,2017

［2017-04-03］.http://www.micromedex.com.

［3］ITANI KM，WILSON SE，AWAD SS，et al. Ertapenem versus cefotetan prophylaxis in elective colorectal surgery. N Engl J Med，2006，355（25）：2640-2651.

［4］BRATZLER DW，DELLINGER EP，OLSEN KM，et al. Clinical practice guidelines for antimicrobial prophylaxis in surgery. Surg Infect（Larchmt），2013，14（1）：73-156.

氨曲南 Aztreonam

【已批准的适应证】

用于治疗敏感需氧革兰氏阴性菌所致的各种感染，如尿路感染、下呼吸道感染、败血症、腹腔内感染、妇科感染、术后伤口及烧伤、溃疡等皮肤软组织感染等。亦用于治疗医院内感染中的上述类型感染（如免疫缺陷患者的医院内感染）。

【说明书之外的用法】

1. **细菌性脑膜炎** 氨曲南可作为基于革兰氏染色结果拟诊或实验室证实的成人细菌性脑膜炎的可选治疗方案。推荐给药剂量为每日 6～8g，静脉注射，每 6～8 小时给药 1 次[1]。

2. **囊性纤维化** 囊性纤维化患者铜绿假单胞菌感染，在给予 1 剂支气管扩张剂±黏液溶解剂后使用氨曲南吸入剂，推荐剂量为 75mg（每瓶氨曲南使用附带的 1ml 0.17%氯化钠溶液溶解），通过 Altera 雾化器系统给药，每日 3 次（至少间隔 4 小时），疗程 28 天。

氨曲南吸入剂在第一秒用力呼气量（FEV_1）/预计值低于 25%或高于 75%的患者以及洋葱伯克霍尔德菌感染的患者中使用的安全性和有效性尚未确立。

3. **淋病**。

4. **预防术后感染** 指南剂量：2g，静脉注射，术前 1 小时给药；如需要可每 4 小时重复给药，总疗程不应超过 24 小时[2]。

5. **沙门氏菌携带**。

6. **选择性消化道去污染**。

7. **旅行者腹泻**。

8. **腹膜炎**。

国际腹膜透析学会的指南推荐氨曲南用于无尿患者（每

日残余尿量<100ml)腹膜透析相关腹膜炎,负荷剂量1g,之后每升置换液给药250mg[3]。

【依据等级】

1. 细菌性脑膜炎 美国FDA未批准氨曲南治疗成人和儿童细菌性脑膜炎。Micromedex有效性、推荐等级和证据强度:

有效性等级:Class Ⅱa,证据支持有效(成人、儿童)(Evidence Favors Efficacy)。

推荐等级:Class Ⅱb(成人、儿童),在某些情况下推荐使用(Recommended,In Some)。

证据强度:Category B(成人、儿童)[4]。

氨曲南可作为基于革兰氏染色结果拟诊或实验室证实的成人细菌性脑膜炎的可选治疗方案。氨曲南已用于治疗革兰氏阴性菌脑膜炎[5]。

(1)成人:基于对氨曲南在炎性及非炎性脑膜炎患者的脑脊液研究结果,临床试验中使用氨曲南治疗革兰氏阴性菌所致脑膜炎的剂量是静脉注射2g,每6小时1次。但治疗脑膜炎的经验有限。澳大利亚的氨曲南药品说明书建议氨曲南用于脑膜炎的疗程下:脑膜炎奈瑟菌7~10天;流感嗜血杆菌10~19天[6]。

有报道对于大部分肠杆菌属,无论是炎性或非炎性脑膜炎,氨曲南均能在脑脊液中达到治疗浓度。有限的研究结果显示,氨曲南治疗革兰氏阴性菌所致脑膜炎有效,如沙雷菌、阴沟肠杆菌、肠杆菌属。但有1例个案报道,使用氨曲南治疗铜绿假单胞菌脑膜炎,用药33天后治疗失败。尚需开展更多研究来评估氨曲南治疗脑膜炎的疗效[7-8]。

(2)儿童:氨曲南(50mg/kg,肌内注射,每6小时1次)有效治疗10名革兰氏阴性菌所致脑膜炎患者(铜绿假单胞菌、奇异变形杆菌、伤寒沙门氏菌、肺炎克雷伯菌)[9]。

一项开放、多中心研究,氨曲南治疗77名革兰氏阴性菌脑膜炎患者,包括流感嗜血杆菌40名,肠杆菌属16名,脑膜炎奈瑟菌15名、假单胞菌属6名,其中73名患者微生物学治愈。氨曲南静脉注射的给药剂量分别为,成人1~2g,每6小时1次;2岁以上儿童50mg/kg,每6小时1次;婴儿30mg/kg,每6小时1次[10]。

氨曲南(每日100~200mg/kg,分4次给药,每6小时1

次)治疗 22 名细菌性脑膜炎患儿(3 个月~5 岁),其中 21 名患儿治疗有效。21 名脑脊液分离出流感嗜血杆菌,1 名脑脊液中为海德堡沙门氏菌[11]。

2. 囊性纤维化　美国 FDA 批准氨曲南吸入剂用于治疗成人和儿童(7 岁及以上)囊性纤维化。Micromedex 有效性、推荐等级和证据强度:

有效性等级: Class Ⅰ,治疗有效(成人、儿童)(Effective)。

推荐等级: Class Ⅱb(成人、儿童),在某些情况下推荐使用(Recommended,In Some)。

证据强度: Category B(成人、儿童)。

氨曲南吸入剂(Altera 雾化器给药系统)可改善铜绿假单胞菌囊性纤维化患者的呼吸道症状,静脉注射氨曲南可有效治疗囊性纤维化患者肺部感染。

(1)吸入剂:一项多中心随机双盲安慰剂对照试验($n=164$),与安慰剂相比,使用氨曲南吸入剂治疗 28 天可显著改善铜绿假单胞菌感染的囊性纤维化门诊患者(6 岁及以上)的临床症状[囊性纤维化问卷-呼吸道症状量表(CFQ-R)评分]和肺功能[第一秒用力呼气量(FEV_1)]。患者(6 岁以上,平均年龄为 29.6 岁,77.4%为成年患者)接受标准囊性纤维化治疗,入组标准为 FEV_1 占预计值百分比 25%~75%(平均值 54.6%)。患者随机给予氨曲南 75mg(吸入,Altera 雾化器给药系统)($n=80$)或等体积安慰剂($n=84$),每日 3 次,疗程 28 天。试验药物治疗前,所有患者给予 1 剂 β 受体激动吸入剂扩张支气管。主要终点指标为临床症状改善,使用 CFQ-R 呼吸评分评估,包括患者描述的效果,如饮食、情绪、健康认知、生理功能和呼吸道症状。第 28 天,氨曲南组 CFQ-R 呼吸评分的校正均数增加而安慰剂组降低(差值 9.7 分;95% CI:4.3~15.1,$P<0.001$)。42 天时两组评分均降低,但氨曲南组仍高于基线水平(差值 6.3 分;95% CI:1.2~11.4,$P=0.015$)。肺功能(次要终点指标),氨曲南组增加而安慰剂组减少。第 28 天,氨曲南组的 FEV_1 变化百分率比安慰剂组显著增加,组间 FEV_1 变化百分率的校正均数(基线至终点)的差异为 10.3%(95% CI:6.3%~14.3%,$P<0.001$)。成人和儿童 FEV_1 的改善情况相似。治疗终止 2 周后(第 42 天),氨曲南组和安慰剂组 FEV_1 的差异减少到 5.7%(95% CI:2%~9.4%,$P=0.003$)。第 28 天,成人组和儿童组的呼吸道症状均有显著改

善,儿童改善程度高于成人[12]。

一项多中心随机双盲安慰剂对照试验($n=211$),与安慰剂相比,吸入氨曲南(75mg,每日 2~3 次)28 天可有效延迟成人和儿童囊性纤维化铜绿假单胞菌感染患者因肺部症状恶化而需额外吸入或静脉给予抗假单胞菌药物的时间。与安慰剂相比较,氨曲南吸入剂也可改善临床症状的次要终点,如CFQ-R 呼吸评分、肺功能(FEV_1)。纳入的患者(6 岁及以上,平均年龄为 26.2 岁,成年患者成人占 78%),之前 1 年内接受3 次以上妥布霉素吸入治疗,FEV_1 占预计值百分比为 25%~75%。患者随机分至氨曲南组(吸入,75mg,Altera 雾化器给药系统,每日 2~3 次)或安慰剂组(两组均为 82 人)。随后首先开放式给予妥布霉素(吸入,300mg,每日 2 次),疗程28 天。妥布霉素治疗后,患者进入氨曲南或安慰剂研究阶段。开始之前,患者自行吸入 β 受体激动剂。FEV_1 占预计值百分比的平均基线值为 55.1%,36% 的患者的 FEV_1 占预计值百分比低于 50%。121 名患者中有的 76 名在氨曲南/安慰剂治疗期间或随访期(0~84 天)中断研究,需要静脉或吸入抗假单胞菌治疗,以达到主要研究终点。其中氨曲南组有 17 人($n=32$,每日 2 次给药)、21 人($n=39$,每日 3 次给药),安慰剂组 38 人($n=50$)。达到次要终点的中位时间为 21 天,氨曲南组比安慰剂组时间更长(92 天 vs 71 天,$P=0.007$)。分组评估,每日 2 次给药组需要抗感染治疗的中位时间较安慰剂组显著提高(>92 天以上 vs 71 天,$P=0.002$),但每日 3 次给药组无显著差异(87 天 vs 71 天,$P=0.182$)。氨曲南组和安慰剂组的 CFQ-R 呼吸评分显著提高,第 28 天校正均值增加 5.01 分(95%CI:0.81~9.21,$P=0.02$),但随后的 28 天所有组的评分均增加。同样,第 28天氨曲南组比安慰剂组的 FEV_1 的校正均值提高 6.3%(95%CI:2.5~10.1,$P=0.001$),但随后所有组均增加。吸入氨曲南治疗耐受性更好,最常见不良反应(咳嗽、排痰性咳嗽、哮喘)与囊性纤维化症状一致[13]。

(2)注射剂

1)成人:1 项纳入 30 人的随机研究显示治疗囊性纤维化肺部急性恶化,氨曲南与阿洛西林联合妥布霉素方案同样有效。15 名患者给予氨曲南 50mg/kg,每 6 小时 1 次,静脉注射(输注 30 分钟),另外 15 人静脉注射妥布霉素(血浆峰浓度

$8\sim10\mu g/ml$,谷浓度低于 $2\mu g/ml$)和阿洛西林(每日 350mg/kg,分 4 次给药)。氨曲南组中,痰中分离出或曾经分离出金黄色葡萄球菌的患者静脉注射双氯西林或萘夫西林。氨曲南平均给药时间为 17.2 天,联合用药组为 14.8 天。所有患者临床症状和实验室指标均有改善,2 组间无显著性差异。两组均出现短暂的肝酶升高、皮疹,阿洛西林治疗组 1 名患者出现发热。随着治疗的进行,分离出对 3 种抗生素均耐药的铜绿假单胞菌有所增加,但是两组的耐药发生率相似(氨曲南 56%,妥布霉素 47%,阿洛西林 53%)[17]。

推荐氨曲南联合阿米卡星作为替卡西林联合妥布霉素的替代方案用于治疗囊性纤维化患者铜绿假单菌所致肺部感染。氨曲南的剂量为 2g,每 8 小时 1 次。氨曲南(每日 200mg/kg,静脉注射)可有效治疗囊性纤维化患者的肺部感染。氨曲南治疗囊性纤维化患者的铜绿假单胞菌所致下呼吸道感染安全有效[14-16]。

2)儿童:推荐氨曲南联合阿米卡星作为替卡西林联合妥布霉素的替代方案用于治疗囊性纤维化患者铜绿假单胞菌所致肺部感染,剂量为 50mg/kg,每 6 小时 1 次。基于药动学数据,有研究显示给予儿童氨曲南(50mg/kg,每 6 小时 1 次)后血药浓度通常高于囊性纤维化重要致病菌(铜绿假单胞菌)的 MIC 值。囊性纤维化患者的最大剂量为 50mg/kg,每 6 小时给药 1 次。每日剂量不应超过 $6\sim8g$[18]。

3. 淋病 美国 FDA 未批准氨曲南用于治疗成人和儿童淋病。Micromedex 有效性、推荐等级和证据强度:

有效性等级:Class I,治疗有效(成人)(Effective)。

推荐等级:Class IIb(成人),在某些情况下推荐使用(Recommended,In Some)。

证据强度:Category B(成人)。

氨曲南有效治疗男性和女性非复杂性尿道淋病[19-21]。

61 名男性患者和 26 名女性患者氨曲南单次给药(1g,肌内注射)可清除所有部位的淋病奈瑟菌[19]。

有报道氨曲南(1g,肌内注射)单次给药治疗男性非复杂性尿道淋病与大观霉素(2g,肌内注射)同样有效。氨曲南治疗直肠和子宫颈感染同样有效[20]。

1 项纳入了 112 名男性患者的前瞻性研究,比较氨曲南(1g,肌内注射)与大观霉素(2g,肌内注射)治疗淋菌性尿道炎的有效性。两组对青霉素敏感和不敏感淋病奈瑟菌的治愈率均为 100%[21]。

4. 预防术后感染　美国 FDA 未批准氨曲南用于预防成人和儿童术后感染。Micromedex 有效性、推荐等级和证据强度：

有效性等级：Class Ⅰ,治疗有效(成人)(Effective)。

推荐等级：Class Ⅱb(成人),在某些情况下推荐使用(Recommended,In Some)。

证据强度：Category B(成人)。

4 个多中心研究的初步结果显示,氨曲南短期预防使用可显著降低结直肠和妇科手术(联合克林霉素)、泌尿外科手术(单药)的术后感染发生率[22]。

临床指南推荐氨曲南联合万古霉素或克林霉素作为 β-内酰胺类抗生素过敏患者预防术后感染的可选方案。这一方案应充分考虑 β-内酰胺类抗生素过敏患者可疑存在除葡萄球菌、链球菌外的病原菌感染,如革兰氏阴性菌[4]。

5. 沙门氏菌携带　美国 FDA 未批准氨曲南用于清除成人和儿童沙门氏菌携带。Micromedex 有效性、推荐等级和证据强度：

有效性等级：Class Ⅱa,证据支持有效(成人)(Evidence Favors Efficacy)。

推荐等级：Class Ⅱb(成人),在某些情况下推荐使用(Recommended,In Some)。

证据强度：Category C(成人)。

有个案报道,氨曲南可有效根除沙门氏菌。一名 82 岁女性为沙门氏菌携带状态,静脉注射氨曲南 2g,每 6 小时 1 次,治疗疗程 16 天后有效根除携带状态,该患者对复方磺胺甲噁唑和氨苄西林治疗无反应[23]。

6. 选择性消化道去污染　美国 FDA 未批准氨曲南用于成人和儿童选择性消化道去污染。Micromedex 有效性、推荐等级和证据强度：

有效性等级：Class Ⅱa,证据支持有效(成人)(Evidence Favors Efficacy)。

推荐等级：Class Ⅱb(成人),在某些情况下推荐使用(Recommended,In Some)。

证据强度：Category C(成人)。

数据显示口服氨曲南(和替莫西林)可能有利于免疫移植宿主的选择性消化道去污染。该药也能防止耐药革兰氏阴性菌传播所致院内感染。氨曲南可在有效抑制革兰氏阴性肠杆菌的同时不影响固有和主要的厌氧菌群。但在某些患者中,药物在肠道内失活(可能产酶)影响对革兰氏阴性菌效果,建议在经验性用药前,明确住院患者耐药发生机制和发生率。如果耐药发生率很低,粒细胞缺乏患者可以口服氨曲南100mg,每日 3 次,还可控制革兰氏阴性耐药菌(仅氨曲南敏感菌株)的生长和播散[24]。

健康志愿者口服氨曲南可消化道去污染,建议可使用氨曲南对粒细胞缺乏患者进行选择性消化道去污染。适宜剂量为 100mg,口服,每日 3 次。

7. 旅行者腹泻　美国 FDA 未批准氨曲南用于治疗成人和儿童旅行者腹泻。Micromedex 有效性、推荐等级和证据强度：

有效性等级：Class Ⅰ,治疗有效(成人)(Effective)。

推荐等级：Class Ⅱb(成人),在某些情况下推荐使用(Recommended,In Some)。

证据强度：Category B(成人)。

口服氨曲南可有效治疗细菌感染性腹泻。氨曲南(口服100mg,每日 3 次,疗程 5 天)可有效治疗成人墨西哥旅行时细菌感染性腹泻,并良好耐受[25]。

8. 腹膜炎　美国 FDA 批准氨曲南治疗成人和儿童(9个月以上)腹膜炎。Micromedex 有效性、推荐等级和证据强度：

有效性等级：Class Ⅰ,治疗有效(成人、儿童)(Effective)。

推荐等级：Class Ⅱa(成人、儿童),大多数情况下推荐(Recommended,In Most)。

证据强度：Category B(成人、儿童)。

氨曲南可治疗敏感的革兰氏阴性菌所致腹膜炎,并已成功治疗持续不卧床腹膜透析(continuous ambulatory peritoneal dialysis,CAPD)相关的腹膜炎。

一项开放、多中心研究,氨曲南(第一个腹膜透析袋中加入氨曲南 500mg/L,之后每个透析袋中加入 250mg/L)可有效治疗革兰氏阴性菌所致 CAPD 相关腹膜炎。治愈率为 79.4%

（27/34）。分离出的病原菌包括大肠埃希氏菌、不动杆菌、假单胞菌和克雷伯菌属，且未发生药物不良反应。氨曲南可替代氨基糖苷类药物用于 CAPD 相关腹膜炎的初始治疗，需联合使用抗革兰氏阳性菌的抗生素[26]。

【参考文献】

［1］ERWIN KK，PAUL BJ，CHRISTINE MC.Drug Facts and Comparisons.2014 ed.Missouri：Wolters Kluwer Health，2014.

［2］BRATZLER DW，DELLINGER EP，OLSEN KM，et al. Clinical practice guidelines for antimicrobial prophylaxis in surgery.Surg Infect（Larchmt），2013，14（1）：73-156.

［3］International Society for Peritoneal Dialysis.Adult peritoneal dialysis-related peritonitis treatment recommendations update. http：//www.ispd.org/articles/articles/ISPDperitonitis.htm.

［4］Micromedex（172）.Truven Health Analytics Inc.，2017［2017-04-03］.http：//www.micromedexsolutions.com.

［5］TUNKEL AR，HARTMAN BJ，KAPLAN SL，et al.Practice guidelines for the management of bacterial meningitis.Clin Infect Dis，2004，39（9）：1267-1284.

［6］DUMA RJ，BERRY AJ，SMITH SM，et al.Penetration of aztreonam into cerebrospinal fluid of patients with and without inflamed meninges.Antimicrob Agents Chemother，1984，26（5）：730-733.

［7］DAIKOS GK.Clinical experience with aztreonam in four mediterranean countries.Rev Infect Dis，1985，7（Suppl 4）：S831-S835.

［8］MCKELLAR PP.Clinical evaluation of aztreonam therapy for serious infections due to gram-negative bacteria.Rev Infect Dis，1985，7（Suppl 4）：S803-S809.

［9］KILPATRICK M，GIRGIS N，FARID Z，et al.Aztreonam for treating meningitis caused by gram-negative rods.Scand J Infect Dis，1991，23（1）：125-126.

［10］LENTNEK AL，WILLIAMS RR.Aztreonam in the treatment of gram-negative bacterial meningitis.Rev Infect Dis，1991，13（Suppl 7）：S586-S590.

［11］AYROZA-GALVAO PA，MILSTEIN-KUSCHNAROFF TM，MIMICA IM，et al.Aztreonam in the treatment of bacterial meningitis.Chemotherapy,1989,35(Suppl 1):39-44.

[12] RETSCH-BOGART GZ,QUITTNER AL,GIBSON RL, et al.Efficacy and safety of inhaled aztreonam lysine for airway pseudomonas in cystic fibrosis.Chest,2009,135(5):1223-1232.

[13] MCCOY KS,QUITTNER AL,OERMANN CM,et al. Inhaled aztreonam lysine for chronic airway pseudomonas aeruginosa in cystic fibrosis.Am J Respir Crit Care Med,2008,178(9): 921-928.

[14] RAMSEY BW.Management of pulmonary disease in patients with cystic fibrosis.N Engl J Med,1996,335(3):179-188.

[15] SCULLY BE,ORES CN,PRINCE AS,et al.Treatment of lower respiratory tract infections due to pseudomonas aeruginosa in patients with cystic fibrosis.Rev Infect Dis,1985,7(Suppl 4): S669-S674.

[16] JENSEN T,PEDERSEN SS,HOIBY N,et al.Safety of aztreonam in patients with cystic fibrosis and allergy to betalactam antibiotics.Rev Infect Dis,1991,13(Suppl 7):S594-S597.

[17] BOSSO JA,BLACK PG.Controlled trial of aztreonam vs tobramycin and azlocillin for acute pulmonary exacerbations of cystic fibrosis.Pediatr Infect Dis J,1988,7(3):171-176.

[18] PHELPS SJ,COCHRAN EB.Guidelines for Administration of Intravenous Medications to Pediatric Patients.4th.Bethesda: American Society of Hospital Pharmacists,1993.

[19] EVANS DTP,CROOKS AJR,JONES C,et al.Treatment of uncomplicated gonorrhoea with single dose aztreonam.Genitourin Med,1986,62(5):318-320.

[20] GOTTLIEB A,MILLS J.Effectiveness of aztreonam for the treatment of gonorrhea.Antimicrob Agents Chemother,1985,27 (2):270-271.

[21] MILLER LK,SANCHEZ PL,BERG SW,et al.Effectiveness of aztreonam,a new monobactam antibiotic against penicillin-resistant gonococci.J Infect Dis,1983,148(3):612.

[22] MOZZILLO N,DIONIGI R,VENTRIGLIA L.Multicenter study of aztreonam in the prophylaxis of colorectal,gynecologic and urologic surgery.Chemotherapy,1989,35(Suppl 1):58-71.

[23] RIGHTER J,VAUGHAN-NEIL EF.Treatment of a Sal-

monella carrier with aztreonam (letter).J Antimicrob Chemother, 1984,13(4):403.

[24] VAN DER WAAIJ D.Selective decontamination of the digestive tract with oral aztreonam and temocillin.Rev Infect Dis, 1985,7(Suppl 4):S628-S634.

[25] DUPONT HL, ERICSSON CD, MATHEWSON JJ, et al.Oral aztreonam,a poorly absorbed yet effective therapy for bacterial diarrhea in US travelers to Mexico.JAMA,1992,267(14): 1932-1935.

[26] DRATWA M,GLUPCZYNSKI Y,LAMEIRE N,et al. Treatment of gram-negative peritonitis with aztreonam in patients undergoing continuous ambulatory peritoneal dialysis. Rev Infect Dis,1991,13(Suppl 7):S645-S647.

氨基糖苷类抗菌药

庆大霉素 Gentamicin

【已批准的适应证】

1. 适用于治疗敏感革兰氏阴性杆菌感染 如大肠埃希氏菌、克雷伯菌属、肠杆菌属、变形杆菌属、沙雷菌属、铜绿假单胞菌以及葡萄球菌甲氧西林敏感株所致的严重感染,如败血症、下呼吸道感染、肠道感染、盆腔感染、腹腔感染、皮肤软组织感染、复杂性尿路感染等。治疗腹腔感染及盆腔感染时应与抗厌氧菌药物合用,临床上多采用庆大霉素与其他抗生素联合应用。与青霉素(或氨苄西林)合用可治疗肠球菌属感染(注射剂)。

2. 用于敏感细菌所致中枢神经系统感染 如脑膜炎、脑室炎时,可同时鞘内注射作为辅助治疗(注射剂)。

3. 用于结膜炎、睑缘炎、睑板腺炎(滴眼剂)。

4. 用于治疗细菌性痢疾或其他细菌性肠道感染,亦可用于结肠手术前准备(肠溶片剂)。

5. 用于治疗慢性胃炎,与抗溃疡药物合用于治疗消化性溃疡之幽门螺杆菌感染,另可用于轻型急性肠炎治疗(缓释片剂)。

6. 用于复发性口疮、创伤性口腔溃疡(口腔膜剂)。

【说明书之外的用法】

1. 骨感染

(1)成人

1)FDA 剂量:常规给药剂量,成人的推荐剂量为每日 3mg/kg,分次静脉注射或肌内注射,每 8 小时给药 1 次,威胁生命的严重感染可增加剂量至每日 5mg/kg,肌内注射,每日分 3~4 次给药。疗程通常为 7~10 天。临床改善后应立即降低剂量至每日 3mg/kg。

2)FDA 未批准用法:延长间隔给药,剂量为 5~7mg/kg,静脉注射,每 24 小时给药 1 次,之后根据血药物浓度调整剂量[1-2]。

每日 1 次给药不应用于腹水、烧伤超过体表面积 20%、囊性纤维化、肾病终末期(如需要血液透析)、心内膜炎、婴儿、分枝杆菌感染、妊娠。

(2)儿童

1)FDA 剂量:常规给药剂量,1 岁以上儿童的推荐剂量为每日 6~7.5mg/kg,分次静脉注射或肌内注射,每 8 小时给药 1 次,疗程为 7~10 天。难治或复杂感染可能需要延长疗程,临床改善后应减量。

1 岁以内婴儿或新生儿的推荐剂量为每日 7.5mg/kg,分次静脉注射或肌内注射,每 8 小时给药 1 次,疗程为 7~10 天。

日龄低于 1 周的早产儿或足月儿的推荐剂量为每日 5mg/kg,分次静脉注射或肌内注射,每 12 小时给药 1 次,疗程为 7~10 天。

2)FDA 未批准用法:延长间隔给药,日龄低于 1 周每日 1 次,给药剂量为 5mg/kg,静脉注射,每 24~48 小时给药 1 次;给药间隔取决于第 1 剂给药后 22 小时的庆大霉素血药浓度(血药浓度低于 1.2mg/L,每 24 小时给药 1 次;1.3~2.6mg/L,每 36 小时给药 1 次;2.7~3.5mg/L,每 48 小时给药 1 次;高于 3.6mg/L,停药,24 小时重复测血药浓度)[3]。

1 个月以上婴儿:5~7.5mg/kg,静脉注射,每 24 小时给药 1 次[4-5]。

2. 感染性心内膜炎

(1)成人

1)美国心脏协会指南剂量[6]

①链球菌心内膜炎:常规剂量为 3mg/kg,肌内或静脉注

射,每日给药 1 次(推荐)或每日 3 次,联合其他抗生素。每日 3 次给药时,应调整庆大霉素剂量以达到血浆目标峰浓度 3~4μg/ml,目标谷浓度应小于 1μg/ml(2μmol/ml)。②葡萄球菌心内膜炎:常规剂量为每日 3mg/kg,肌内或静脉注射,分 2~3 次给药,联合其他抗生素。每日 3 次给药时,应调整庆大霉素剂量以达到血浆目标峰浓度 3~4μg/ml,目标谷浓度应小于 1μg/ml。③肠球菌及培养阴性(包括巴尔通体属)的心内膜炎:常规给药剂量 1mg/kg,肌内或静脉注射,每 8 小时给药 1 次,联合其他合适的抗生素,每日 3 次给药时,应调整庆大霉素剂量以达到血浆目标峰浓度 3~4μg/ml,目标谷浓度应小于 1μg/ml。

2)FDA 剂量:常规剂量为每日 3mg/kg,分次肌内或静脉注射,每 8 小时 1 次,疗程 7~10 天。威胁生命的严重感染剂量可增至每日 5mg/kg,肌内或静脉注射,分 3~4 次给药。临床症状缓解后及时减量为每日 3mg/kg。难治或复杂感染可能需要延长疗程。

3)FDA 未批准用法:延长给药间隔,5~7mg/kg,每 24 小时静脉注射 1 次,依据血浆药物浓度调整剂量[1-2]。

(2)儿童

1)美国心脏协会指南剂量[7]

①链球菌心内膜炎:常规剂量 3mg/kg,肌内或静脉注射,每日 1 次或分 3 次给药,联用其他抗生素。每日 3 次给药时,应调整庆大霉素剂量以达到血浆目标峰浓度 3~4μg/ml,目标谷浓度应小于 1μg/ml。②葡萄球菌、肠球菌及培养阴性(包括巴尔通体属)的心内膜炎:常规剂量 1mg/kg,肌内或静脉注射,每 8 小时给药 1 次,联用其他抗生素。每日 3 次给药时,应调整庆大霉素剂量以达到血浆目标峰浓度 3~4μg/ml,目标谷浓度应小于 1μg/ml。

2)FDA 剂量:1 岁以上儿童常规剂量每日 6~7.5mg/kg,分次肌内或静脉注射,每 8 小时给药 1 次,疗程 7~10 天。难治或复杂感染可能需要延长疗程,临床改善后应减量。

1 岁以内婴儿或新生儿的常规剂量为每日 7.5mg/kg,分次肌内或静脉注射,每 8 小时给药 1 次,疗程为 7~10 天。

日龄低于 1 周的早产儿或足月儿的常规剂量为每日 5mg/kg,分次肌内或静脉注射,每 12 小时给药 1 次,疗程为 7~10 天。

3）FDA 未批准用法：延长间隔给药，日龄低于 1 周 5mg/kg，静脉注射，每 24～48 小时给药 1 次；给药间隔取决于第 1 剂给药后 22 小时的庆大霉素血药浓度（血药浓度低于 1.2mg/L，每 24 小时给药 1 次；1.3～2.6mg/L，每 36 小时给药 1 次；2.7～3.5mg/L，每 48 小时给药 1 次；高于 3.6mg/L，停药，24 小时重复测血药浓度）[3]。

1 个月以上婴儿：5～7.5mg/kg，静脉注射，每 24 小时给药 1 次[4-5]。

3. 兔热病　庆大霉素治疗兔热病（生物恐怖袭击）的推荐剂量为成人 5mg/kg，每日 1 次；儿童 2.5mg/kg，每 8 小时 1 次；静脉注射，疗程 10 天，如果需要也可以肌内注射。应根据临床症状序贯口服抗生素。庆大霉素或链霉素是首选治疗药物[8]。

4. 中性粒细胞缺乏伴发热（辅助治疗）

（1）成人：每日 1 次给药方法成功用于混合感染患者，包括手术创伤和粒细胞缺乏。下列方案可用于治疗中性粒细胞缺乏伴发热患者：

谷浓度低于 1mg/L 时可认为剂量正常；谷浓度为 1～2mg/L 时，剂量减半，24 小时后监测谷浓度；谷浓度高于 2mg/L，应停用庆大霉素，使用环丙沙星替代，剂量为 200mg，每 12 小时 1 次；初始谷浓度应在给予第 1 剂庆大霉素后 24 小时监测，如果浓度合适，每周监测 2 次，无须检测峰浓度[2,9]。

（2）儿童：一项针对恶性肿瘤患儿的研究（儿童平均年龄为 7 岁），不同类型恶性肿瘤伴中性粒细胞缺乏，推荐庆大霉素每日 1 次给药优于每日 3 次的常规给药方式。剂量为 5mg/kg，每日给药 1 次。研究显示庆大霉素每日 1 次给药剂量不会降低药效和增加毒性反应[10]。

5. 鼠疫　庆大霉素治疗肺鼠疫病（生物恐怖袭击）的推荐剂量为静脉注射，成人负荷剂量 2mg/kg，之后 1.7mg/kg，每 8 小时 1 次；儿童 2.5mg/kg，每 8 小时 1 次；或每日 1 次给药，成人剂量为 5mg/kg，静脉注射；疗程 10 天。如果需要也可以肌内注射。应根据临床症状序贯口服抗生素。庆大霉素或链霉素是首选治疗药物[11]。

6. 梅尼埃病。

【依据等级】

1. 骨感染　美国 FDA 批准庆大霉素治疗成人和儿童骨

感染。Micromedex 有效性、推荐等级和证据强度：

　　有效性等级：Class Ⅱa，证据支持有效（成人、儿童）（Evidence Favors Efficacy）。

　　推荐等级：Class Ⅱb（成人、儿童），在某些情况下推荐使用（Recommended，In Some）。

　　证据强度：Category C（成人、儿童）[12]。

　　庆大霉素被批准治疗成人和儿童铜绿假单胞菌和不动杆菌（吲哚阳性和吲哚阴性）、大肠埃希氏菌、肺炎克雷伯菌、枸橼酸菌、葡萄球菌（凝固酶阳性和凝固酶阴性）敏感菌株所致严重感染。

　　2. 感染性心内膜炎　美国 FDA 批准庆大霉素治疗成人和儿童感染性心内膜炎。Micromedex 有效性、推荐等级和证据强度：

　　有效性等级：Class Ⅰ，治疗有效（成人、儿童）（Effective）。

　　推荐等级：Class Ⅱa（成人、儿童），大多数情况下推荐（Recommended，In Most）。

　　证据强度：Category B（成人、儿童）。

　　硫酸庆大霉素可用于治疗成人和儿童铜绿假单胞菌和不动杆菌（吲哚阳性和吲哚阴性）、大肠埃希氏菌、肺炎克雷伯菌、枸橼酸菌、葡萄球菌（凝固酶阳性和凝固酶阴性）敏感菌株所致严重感染。

　　指南（成人和儿童）推荐庆大霉素联合 β-内酰胺类抗生素或万古霉素治疗链球菌、葡萄球菌、肠球菌所致心内膜炎。也可用于治疗非 HACEK 的革兰氏阴性菌心内膜炎（如肠杆菌、假单胞菌）或培养阴性的心内膜炎。儿童肌肉量少，因此静脉注射优于肌内注射。

　　3. 兔热病　美国 FDA 未批准庆大霉素治疗成人和儿童兔热病。Micromedex 有效性、推荐等级和证据强度：

　　有效性等级：Class Ⅱa，证据支持有效（成人、儿童）（Evidence Favors Efficacy）。

　　推荐等级：Class Ⅰ（成人、儿童），推荐（Recommended）。

　　证据强度：Category C（成人、儿童）。

　　美国生物防御工作组（Working Group on Civilian Biodefense）推荐庆大霉素治疗蓄意释放生物武器所致兔热病（土拉弗朗西丝菌所致）。庆大霉素成功治疗成人和儿童自然瘟疫。庆大霉素治疗兔热病（生物恐怖袭击）的推荐剂量为静脉或肌内注射(成人 5mg/kg,每日 1 次;儿童 2.5mg/kg,每 8 小时 1 次)疗程 10 天,应根据临床症状序贯口服抗生素。

成人:使用庆大霉素 60mg,每 8 小时 1 次(每日 3mg/kg),肌内注射,疗程 12 天,治疗 1 名 76 岁兔热病老年男性临床反应显著。患者 36 小时内完全无发热。咳嗽停止,精神状态改善,肠梗阻缓解。胸部 X 光透视显示肺部渗液 2 周内逐步消失。随访 1 年,患者状态良好[13]。

4. 中性粒细胞缺乏伴发热(辅助治疗)　美国 FDA 未批准庆大霉素用于成人和儿童中性粒细胞缺乏伴发热的辅助治疗。Micromedex 有效性、推荐等级和证据强度:

有效性等级:Class Ⅰ,治疗有效(成人、儿童)(Effective)。

推荐等级:Class Ⅱa(成人、儿童),大多数情况下推荐(Recommended,In Most)。

证据强度:Category B(成人、儿童)。

推荐庆大霉素选择性用于中性粒细胞缺乏伴发热患者的辅助治疗。庆大霉素联合其他抗生素(第三代头孢菌素或抗铜绿假单胞菌青霉素)有效用于中性粒细胞缺乏伴发热患者的经验治疗。

庆大霉素每日 1 次给药可作为辅助抗生素用于中性粒细胞缺乏伴发热儿童的经验治疗。

(1)成人

1)美国感染病学会指南推荐:抗铜绿假单胞菌 β-内酰胺类、碳青霉烯类或哌拉西林/他唑巴坦作为一线药物用于中性粒细胞缺乏伴发热患者的单药经验用药。如果有其他并发症(如低血压、肺炎),可疑或明确为耐药菌,可以在初始方案中联合其他抗生素(氨基糖苷类、氟喹诺酮类、和/或万古霉素)。氨基糖苷类抗生素不应单独用于粒细胞减少期的经验或抗感染治疗,因为该类药物可快速发生耐药[14]。

2)临床试验:比较庆大霉素联合哌拉西林与亚胺培南治疗 252 名恶性肿瘤患者中性粒细胞缺乏伴发热的效果。治疗结束时亚胺培南组治愈率为 55%,哌拉西林联合庆大霉素组为 53%。亚胺培南组恶心和呕吐的发生率更高;哌拉西林联合庆大霉素组的血肌酐清除率降低患者人数更多[15]。

　　静脉注射庆大霉素(1.6mg/kg,每 8 小时 1 次)联合哌拉西林(每日 8g 或 12g,分 4 次给药)治疗中性粒细胞缺乏患者 127 次发热的效果。总反应率为 56%,哌拉西林不同剂量组间无显著差异。Hickman 导管感染的发生率高;无反应患者给予辅助抗生素后大部分患者临床改善。中性粒细胞缺乏伴发热患者的初始经验治疗中可能无须使用高剂量抗生素[16]。

　　75 名粒细胞减少的恶性肿瘤患者给予庆大霉素治疗。庆大霉素剂量为 80mg,每 6 小时 1 次,肌内注射,17 个月的治疗期内偶尔静脉滴注(60mg,每 6 小时 1 次)。48 名明确感染的患者中 25 人临床改善,3 人暂时改善。21 名铜绿假单胞菌感染患者中 14 人临床改善,3 人暂时改善(之后死于感染)。12 名可能感染患者中 8 人临床改善。8 人发生二重感染。研究认为庆大霉素对其他革兰氏阴性菌感染不太有效,特别是克雷伯菌。所有患者都同时给予羧苄西林。

　　庆大霉素 5mg/kg,每日 1 次给药,治疗血液恶性肿瘤或骨髓发育不良成人患者中性粒细胞缺乏伴发热安全有效。42 名患者中 43% 为明确细菌感染,无患者因感染并发症死亡。3 人出现肾损伤(7%);其中 2 人的肾损伤可逆。

　　(2)儿童:庆大霉素每日 1 次给药经验性治疗儿童肿瘤患者中性粒细胞缺乏伴发热安全有效。庆大霉素(7mg/kg)联合头孢曲松治疗中性粒细胞缺乏患者 113 次发热症状,其中 86 次发热(76%)改善。明确的 29 次发热中,庆大霉素联合头孢曲松对 17 次发热治疗有效;而其他发热患者则需要更换其他适宜抗生素才能改善。研究检测了 110 例患者血清庆大霉素浓度,均无须改变给药间隔。其中 3 名患者发生了高频听力丧失;未发现前庭毒性。庆大霉素每日 1 次给药经验性治疗儿童肿瘤患者中性粒细胞缺乏伴发热安全有效[17]。

　　5. 鼠疫　美国 FDA 未批准庆大霉素治疗成人和儿童鼠疫。Micromedex 有效性、推荐等级和证据强度:

　　有效性等级: Class Ⅱa,证据支持有效(成人、儿童)(Evidence Favors Efficacy)。

　　推荐等级: Class Ⅰ(成人、儿童),推荐(Recommended)。

证据强度：Category B(成人、儿童)。

庆大霉素(或链霉素)是治疗肺炎性鼠疫的首选药物(生物恐怖袭击)。已有报道肌内注射庆大霉素 2.5mg/kg，每日 2 次，可用于治疗鼠疫耶尔森菌所致鼠疫[18]。

庆大霉素单药与多西环素单药治疗鼠疫同样有效。一项随机对照开放性试验，纳入的 65 名患者(年龄 7 个月至 65 岁)均有腹股沟淋巴结炎、败血症或肺鼠疫临床症状，症状持续 3 天以内。患者随机给予肌内注射庆大霉素 2.5mg/kg(n=35)或口服多西环素(成人 100mg，儿童 2.2mg/kg；n=30)，每 12 小时 1 次，疗程 7 天。分离出的鼠疫耶尔森菌(30 名患者)属于安提瓜型(biotype antigua)且对庆大霉素和多西环素均敏感，庆大霉素 MIC 约 0.13mg/L，多西环素为 0.25~0.5mg/L。庆大霉素组响应率为 94%(95%CI:81.1%~99%)，多西环素组为 97%(95%CI:83.4%~99.8%)。庆大霉素和多西环素的血药浓度均在治疗范围。庆大霉素组 7 人发生不良事件(如头痛、惊厥、腹胀、恶心、呕吐、腹泻、咳嗽、上呼吸道感染和口唇疱疹)，多西环素组为 2 人(P>0.05)。初始治疗的第 1 天和第 2 天有 3 人死亡(疾病进展和并发症相关，包括肺炎、败血症、大出血和治疗开始时肾衰竭)，庆大霉素组 2 人，多西环素组 1 人[19]。

美国生物防御工作组推荐庆大霉素治疗蓄意释放生物武器中肺鼠疫(鼠疫耶尔森菌所致)。庆大霉素成功治疗成人和儿童自然瘟疫。庆大霉素治疗肺鼠疫(生物恐怖袭击)的推荐剂量为静脉或肌内注射 5mg/kg，每日 1 次；或负荷剂量 2mg/kg，之后 1.7mg/kg，每 8 小时 1 次，疗程 10 天。儿童推荐剂量为静脉或肌内注射 2.5mg/kg，每 8 小时 1 次，疗程 10 天。临床改善后应改为口服抗生素。

6. 梅尼埃病 美国 FDA 未批准庆大霉素治疗成人和儿童梅尼埃病。Micromedex 有效性、推荐等级和证据强度：

有效性等级：Class IIa，证据支持有效(成人)(Evidence Favors Efficacy)。

推荐等级：Class IIb(成人)，在某些情况下推荐使用(Recommended, In Some)。

证据强度：Category B(成人)。

鼓室内注射庆大霉素可有效治疗难治性梅尼埃病[20]，

但目前尚未明确庆大霉素的标准使用剂量。因此需要更多研究评估鼓室内给予庆大霉素治疗梅尼埃病的远期疗效。

鼓室内注射高剂量庆大霉素成功控制难治性梅尼埃病患者长期眩晕[21]($n=14$)，但 1 例听力完全丧失，长期用药对听力有显著损伤。

一项小规模试验评价鼓室内注射庆大霉素（浓度 40mg/ml）治疗效果。调整给药剂量，最终方案包括每日 2次，连续给药 2 天，间隔 1 周或 2 周后，再重复给药 1 日（每日 2 次）。之后每周给药 1 次直至患者进展为永久性平衡失调。增加庆大霉素剂量可导致听力实质性损伤。

另一项研究使用庆大霉素 18mg（1ml 缓冲液稀释），每日 3 次，疗程 4 天。但 16 人中 12 人出现听阈下降。言语识别评分平均下降 32.9%。

成人：

（1）鼓室内给予高剂量庆大霉素成功控制难治性梅尼埃病患者长期眩晕（$n=14$），但 1 例听力完全丧失，长期用药对听力有显著损伤。梅尼埃病患者（平均年龄 48 岁，28~70 岁），前期治疗失败，内科（$n=12$）或手术（$n=2$），鼓室内给予固定剂量庆大霉素（27.7mg/ml），每次滴定近似体积为 0.6~0.7ml，每日 3 次，共 12 剂。平均随访时间为 10 年。眩晕的控制（分级由 A~F；A＝完全控制；B＝基本控制）采用 1995 年美国头颈外科学会的标准，2 年和 10 年随访时眩晕完全控制率分别为 64.3%（$n=9/14$）和 57.1%（$n=8/14$）；基本控制率均为 28.6%（$n=4/14$）。2 人眩晕未控制，其中 1 人 24 个月内眩晕反复发作，另 1 人 2 年随访时眩晕完全控制，庆大霉素治疗后 4 年眩晕复发。这两个患者再次给予庆大霉素治疗后眩晕控制效果都不满意。1 名患者鼓室内给予庆大霉素后 1 周出现重度感音神经性耳聋（听觉缺失）。除外该名患者，2 年随访时平均听觉丧失 6 分贝（dB，范围为 59~65dB）。10 年随访时，平均纯音听阈较基线值下降，具有统计学显著性差异（$P=0.03$）。6 人听阈平均下降 38dB，7 人无变化。2 人使用庆大霉素挽救治疗未出现显著听力缺失[22]。

（2）鼓室内注射庆大霉素治疗难治的梅尼埃病成功率为 65%。一项小规模试验（22 名成年男性及女性，平均年龄 48

岁)评价鼓室内注射庆大霉素溶液(浓度 40mg/ml)治疗效果。调整给药剂量,最终方案包括每日 2 次,连续给药 2 天,间隔 1 周或 2 周后,再重复给药 1 日(每日 2 次)。之后每周给药 1 次直至患者进展为永久性平衡失调。增加庆大霉素剂量可导致听力实质性损伤。第 2 到 6 剂开始出现,庆大霉素剂量从 12～28mg 或累积剂量达到 24～168mg。19%患者记录有听力丧失;33%患者记录有灼烧感。仍然在测试鼓室内注射庆大霉素的剂量。需要开展更多临床研究来规范最优的给药剂量和评价长期的效果。

(3)氨基糖苷类抗生素已经用于治疗严重的失能性梅尼埃病,破坏前庭功能而抑制眩晕症状的复发。早期研究使用口服链霉素,每日 2～3g,可破坏前庭功能,目前使用鼓室内注射庆大霉素成功治疗该病。

(4)每日局部鼓室内注射庆大霉素 0.5～1ml 缓冲溶液(浓度 40mg/ml),共给药 3～11 次,有效治疗 15 名失能性梅尼埃病患者($n=16$)。类似试验,使用庆大霉素每日 3 次,共给药 12 次,每剂 17.35mg(0.65ml,缓冲液浓度 26.7mg/ml),治疗 45 名单侧梅尼埃病成人患者。不良反应有注射期间灼烧感和轻度疼痛,使用弱镇痛药均可缓解。

【参考文献】

[1] FREEMAN M, NICOLAU DP, BELLIVEAU PP, et al. Once-daily dosing of aminoglycosides: review and recommendations for clinical practice. J Antimicrob Chemother, 1997, 39(6): 677-686.

[2] NICOLAU DP, FREEMAN CD, BELLIVEAU PP, et al. Experience with a once-daily aminoglycoside program administered to 2 184 adult patients. Antimicrob Agents Chemother, 1995, 39(3): 650-655.

[3] DERSCH-MILLS D, AKIERMAN A, ALSHAIKH B, et al. Validation of a dosage individualization table for extended-interval gentamicin in neonates. Ann Pharmacother, 2012, 46(7-8): 935-942.

[4] UIJTENDAAL EV, RADEMAKER CM, SCHOBBEN AF, et al. Once-daily versus multiple-daily gentamicin in infants and children. Ther Drug Monit, 2001, 23(5): 506-513.

[5] BASS KD, LARKIN SE, PAAP C, et al. Pharmacokinetics of once-daily gentamicin dosing in pediatric patients. J Pediatr

Surg,1998,33(7):1104-1107.

[6] BADDOUR LM,WILSON WR,BAYER AS,et al.Infective endocarditis in adults: diagnosis, antimicrobial therapy, and management of complications:a scientific statement for healthcare professionals from the American Heart Association. Circulation, 2015,132(15):1435-1486.

[7] BALTIMORE RS, GEWITZ M, BADDOUR LM, et al. Infective endocarditis in childhood (2015 update): a scientific statement from the American Heart Association.Circulation,2015, 132(15):1487-1515.

[8] DENNIS DT,INGLESBY TV,HENDERSON DA,et al. Tularemia as a biological weapon:medical and public health management.JAMA,2001,285(21):2763-2773.

[9] COOKE RPD,GRACE RJ,GOVER PA,et al.Audit of once-daily dosing gentamicin therapy in neutropenic fever. Int J Clin Pract,1997,51(4):229-231.

[10] POSTOVSKY S,ARUSH MWB,KASSIS E,et al.Pharmacokinetic analysis of gentamicin thrice and single daily dosage in pediatric cancer patients.Pediatr Hematol Oncol,1997,14(6): 547-554.

[11] INGLESBY TV,DENNIS DT,HENDERSON DA,et al. Plague as a biological weapon:medical and public health management.JAMA,2000,283(17):2281-2290.

[12] Micromedex(172).Truven Health Analytics Inc.,2017 [2017-04-03].http://www.micromedexsolutions.com.

[13] ALFORD RH, JOHN JT, BRYANT RE. Tularemia treated successfully with gentamicin.Am Rev Resp Dis,1972,106(2): 265-268.

[14] FREIFELD AG, BOW EJ, SEPKOWITZ KA, et al. Clinical practice guideline for the use of antimicrobial agents in neutropenic patients with cancer: 2010 update by the infectious diseases society of america.Clin Infect Dis,2011,52(4):e56-e93.

[15] LEYLAND MJ, BAYSTON KF, COHEN J, et al. A comparative study of imipenem versus piperacillin plus gentamicin in the initial management of febrile neutropenic patients with haematological malignancies.J Antimicrob Chemother,1992,30(6):

843-854.

[16] BOUGHTON BJ, HARRIS RI, BROWN RM, et al. Gentamicin and low dose piperacillin in febrile neutropenic patients. J Antimicrob Chemother, 1989, 24(1):45-51.

[17] TOMLINSON RJ, RONGHE M, GOODBOURNE C, et al. Once daily ceftriaxone and gentamicin for the treatment of febrile neutropenia. Arch Dis Child, 1999, 80(2):125-131.

[18] MWENGEE W, BUTLER T, MGEMA S, et al. Treatment of plague with gentamicin or doxycycline in a randomized clinical trial in Tanzania. Clin Infect Dis, 2006, 42(5):614-621.

[19] BOULANGER LL, ETTESTAD P, FOGARTY JD, et al. Gentamicin and tetracyclines for the treatment of human plague: review of 75 cases in New Mexico, 1985—1999. Clin Infect Dis, 2004, 38(5):663-669.

[20] RAUCH SD, OAS JG. Intratympanic gentamicin for treatment of intractable Meniere's disease: a preliminary report. Laryngoscope, 1997, 107(1):49-55.

[21] CORSTEN M, MARSAN J, SCHRAMM D, et al. Treatment of intractable Meniere's disease with intratympanic gentamicin: review of the university of Ottawa experience. J Otolaryngol, 1997, 26(6):361-364.

[22] HSIEH LC, LIN HC, TSAI HT, et al. High-dose intratympanic gentamicin instillations for treatment of Meniere's disease: long-term results. Acta Otolaryngol, 2009, 129(12):1420-1424.

阿米卡星 Amikacin

【已批准的适应证】

适用于铜绿假单胞菌及部分其他假单胞菌、大肠埃希氏菌、变形杆菌属、克雷伯菌属、肠杆菌属、沙雷菌属、不动杆菌属等敏感革兰氏阴性杆菌与葡萄球菌属(甲氧西林敏感株)所致严重感染,如菌血症或败血症、细菌性心内膜炎、下呼吸道感染、骨关节感染、胆道感染、腹腔感染、复杂性尿路感染、皮肤软组织感染等。由于本品对多数氨基糖苷类钝化酶稳定,故尤其适用于治疗革兰氏阴性杆菌对卡那霉素、庆大霉素或妥布霉素耐药菌株所致的严重感染。

【说明书之外的用法】

1. 细菌性脑膜炎

（1）成人

1）静脉注射：疑似或确诊细菌性脑膜炎成人患者的推荐治疗剂量为静脉注射，每日剂量 15mg/kg，分次给药，每8 小时 1 次。治疗细菌性脑膜炎不应单独使用阿米卡星[1]。

2）脑室内注射：对静脉注射给药无反应的患者可考虑脑室内注射阿米卡星。推荐剂量为每日 5～50mg。常规剂量为每日 30mg[2]。

（2）儿童：疑似或确诊细菌性脑膜炎的儿童推荐治疗剂量，日龄 0～7 天，静脉注射，每日剂量 15～20mg/kg，分次给药，每 12 小时 1 次；日龄 8～28 天，推荐剂量为每日剂量 30mg/kg，静脉注射，分次给药，每 8 小时 1 次；日龄大于 28 天婴儿及儿童，推荐剂量为每日剂量 20～30mg/kg，分次给药，每 8 小时 1 次。治疗细菌性脑膜炎不应单独使用阿米卡星。

2. 中性粒细胞缺乏伴发热。

3. 分枝杆菌病（非结核分枝杆菌）。

4. 奴卡菌病。

5. 肺结核。

（1）成人

1）年龄≤59 岁：联合其他抗结核药物，基于联合方案中其他药物的治疗反应，阿米卡星的推荐剂量为每日 15mg/kg（每日可达 1g），每日 1 次，每周 5～7 次；初始治疗 2～4 个月后或根据细菌培养结果，减少给药频率为每周 2～3 次[3]。

2）年龄>59 岁：联合其他抗结核药物，基于联合方案中其他药物的治疗反应，阿米卡星的推荐剂量为每日 10mg/kg（每日可达 0.75g），每日 1 次，每周 5～7 次；初始治疗 2～4 个月后或根据细菌培养结果，减少给药频率为每周 2～3 次。

（2）儿童

1）15 岁以下且体重小于 40kg：联合其他抗结核药物，基于联合方案中其他药物的治疗反应，阿米卡星的推荐剂量为每日 15～30mg/kg，每日给药 1 次。

2)15 岁以上或体重大于 40kg:联合其他抗结核药物,基于联合方案中其他药物的治疗反应,阿米卡星的推荐剂量为每日 15mg/kg(每日可达 1g),每日 1 次,每周 5~7 次;初始治疗 2~4 个月后或根据细菌培养结果,减少给药频率为每周 2~3 次。

6. 控制眼内感染　剂量 0.4mg,结膜下注射,联合万古霉素玻璃体注射。

玻璃体腔注射:4g/L 阿米卡星 0.1ml 和 10g/L 万古霉素 0.1ml,吸入 1ml 注射器中,0.1ml 玻璃体内注射[4-5]。

7. 腹腔给药-透析相关腹膜炎　为避免残余肾功能进一步丧失,氨基糖苷类药物应慎用于每日残余尿量小于 100ml 的患者,除非细菌培养和药敏结果显示需使用氨基糖苷类药物。

(1)连续不卧床腹膜透析(CAPD)-间歇给药:根据国际腹膜透析协会 2000 年指南,推荐阿米卡星治疗无尿患者(每日残余尿量小于 100ml)腹膜透析相关腹膜炎的剂量为 2mg/kg,1 次置换/d。非无尿患者剂量应增加 25%。

(2)连续不卧床腹膜透析(CAPD)-连续给药:根据 ISPD2000 年指南,推荐阿米卡星治疗无尿患者(每日残余尿量小于 100ml)腹膜透析相关腹膜炎的剂量为每升置换液 24mg。非无尿患者剂量应增加 25%。

【依据等级】

1. 细菌性脑膜炎　美国 FDA 批准阿米卡星治疗成人和儿童细菌性脑膜炎。Micromedex 有效性、推荐等级和证据强度:

有效性等级: Class Ⅰ,治疗有效(成人、儿童)(Effective)。

推荐等级: Class Ⅱb(成人、儿童),在某些情况下推荐使用(Recommended,In Some)。

证据强度: Category B(成人、儿童)[6]。

推荐阿米卡星联合氨苄西林经验性治疗小于 1 个月的婴儿细菌性脑膜炎,实验室证实的敏感菌株,细菌性脑膜炎不应单药治疗。阿米卡星可用于中枢神经系统严重感染,包括成人和儿童脑膜炎。

儿童:

(1)4 例革兰氏阴性脑膜炎和脑室炎患儿经肠外和脑

室内注射硫酸阿米卡星治疗成功。阿米卡星可静脉注射和经前囟或 Ommaya 储液囊穿刺直接脑室内注射。脑室内给药剂量通过估算脑脊液每 24 小时容量调整为单次 0.1mg/ml。4 名患者都治愈且无耳肾毒性,后续随访中未发生持续感染。

(2)一项前瞻性研究评估脑室内注射阿米卡星治疗婴儿革兰氏阴性菌脑膜炎。初始治疗经脑室储液装置 Rickham 储液囊注射 5mg 阿米卡星,因脑脊液容量不同,脑脊液中药物浓度差异达 10 倍、半衰期达 5 倍差异。8 名患儿中 7 名同时接受肠外给药治疗。脑室内每 24 小时 1 次注射阿米卡星 5mg,药物浓度为 MIC 的 5~100 倍。给药 2~4 小时后脑室内药物水平持续高于 100μg/ml。脑室内注射阿米卡星 2~4 小时后腰椎峰浓度比同期脑室内药物浓度低 2~10 倍[7]。

(3)4 例革兰氏阴性菌脑室炎患儿给予阿米卡星 7.5mg/kg,每 8 小时 1 次,治疗反应良好,3~5 天内细菌量降低 10~100 倍,5~10 天细菌清除。

2. 中性粒细胞缺乏伴发热 美国 FDA 未批准阿米卡星治疗成人和儿童中性粒细胞缺乏伴发热。Micromedex 有效性、推荐等级和证据强度:

有效性等级:Class Ⅱa,证据支持有效(成人、儿童)(Evidence Favors Efficacy)。

推荐等级:Class Ⅱa(成人、儿童),大多数情况下推荐(Recommended,In Most)。

证据强度:Category B(成人、儿童)。

推荐阿米卡星用于中性粒细胞缺乏伴发热的辅助治疗,阿米卡星联合其他抗生素(包括第三代头孢菌素或抗铜绿假单胞菌青霉素类)可有效治疗成人和儿童中性粒细胞缺乏伴发热。

(1)成人

1)美国感染病学会指南推荐:抗铜绿假单胞菌 β-内酰胺类抗生素、碳青霉烯类或哌拉西林/他唑巴坦单药方案是治疗中性粒细胞缺乏伴发热期的一线药物。其他药物(氨基糖苷类、氟喹诺酮类和/或万古霉素)可用于复杂情况下(如低血压和肺炎)的初始治疗方案中,或其他抗生素疑似或确定耐药时。氨基糖苷类药物不应单药用于中性粒细胞缺乏患者的经验覆盖或菌血症,因为本类抗生素可快速出现耐药[8]。

2)临床试验:针对中性粒细胞缺乏的肿瘤患者的几项研究,评价了抗生素经验治疗的有效性。阿米卡星联合其他抗生素(主要为第三代头孢菌素、抗铜绿假单胞菌青霉素类),联合方案有效治疗中性粒细胞缺乏伴发热。

治疗肿瘤和中性粒细胞缺乏患者发热,阿米卡星每日 1 次给药联合头孢曲松,与标准疗法(阿米卡星每日多次给药联合头孢他啶)相比,同样有效。总体有效率,阿米卡星每日 1 次给药联合头孢曲松组为 71%(249/350),与阿米卡星每日多次给药联合头孢他啶组相似(75%;258/344)。两组不良反应(如肾毒性和耳毒性)相近。

头孢吡肟($n=212$)与头孢他啶($n=107$),均联合阿米卡星(7.5mg/kg,每日 2 次)治疗中性粒细胞缺乏伴发热的疗效相似。治疗 4 天后,头孢吡肟组和头孢他啶组反应率分别为 27% 和 21%。治疗失败的患者加用糖肽类药物(主要为万古霉素),使用糖肽类药物后患者的治疗反应率约为 50%[9]。

哌拉西林/他唑巴坦联合阿米卡星治疗中性粒细胞缺乏伴发热,比头孢他啶联合阿米卡星更有效。剂量如下:静脉注射哌拉西林/他唑巴坦,每 6 小时 1 次,成人 4g/0.5g,儿童(80/10)mg/kg;静脉注射头孢他啶,每 8 小时 1 次,成人 2g,儿童 35mg/kg;阿米卡星,20mg/kg,每日 1 次。治疗发热总共706 次,成功治疗率,哌拉西林/他唑巴坦联合阿米卡星组为61%,头孢他啶联合阿米卡星组为 54%。仅发生轻度不良反应,但哌拉西林/他唑巴坦组因皮疹和荨麻疹终止治疗的患者明显更多[10]。

根据一项研究,严重中性粒细胞缺乏患者仅使用阿米卡星,不会导致阿米卡星耐药的革兰氏阴性杆菌的增加。

一项研究分析中性粒细胞缺乏患者的 429 次发热,仅3.7%(16 人)除发热或感染外无其他迹象或症状。半数患者(8/16)适合停用抗生素(阿米卡星和 β-内酰胺类)。抗生素平均治疗时间限制在 2.4 天。该研究的结论为,无论是否存在最轻微感染的迹象,仍需继续抗感染治疗。

阿米卡星每日 1 次给药联合头孢曲松治疗中性粒细胞缺乏伴发热的肿瘤患者,与阿米卡星每日多次给药联合头孢他啶相比同样有效。一项大规模多中心临床试验纳入 858 名发热患者，随机分为两组，阿米卡星每日 1 次给药组（阿米卡星 20mg/kg；头孢曲松，成人 30mg/kg，儿童 80mg/kg）和阿米卡星每日多次给药组（阿米卡星 6.5mg/kg，每 8 小时 1 次；头孢他啶 33mg/kg，每 8 小时 1 次）。两组治疗有效率相似（单次给药和多次给药组分别为 71% 和 74%）。耳毒性和肾毒性发生率相似[11]。

有研究比较头孢他啶联合阿米卡星短疗程（3 天）、头孢他啶联合阿米卡星长疗程（9 天）、阿洛西林联合阿米卡星长疗程（9 天），用于肿瘤患者中性粒细胞缺乏时革兰氏阴性菌感染的经验性治疗。阿洛西林剂量为每日 300mg/kg，头孢他啶为每日 100mg/kg，阿米卡星为每日 15mg/kg，均为静脉注射。阿米卡星短疗程组，给予阿米卡星 3 天总共 6 剂，之后继续给予头孢他啶单药治疗；阿米卡星长疗程组，与头孢他啶或阿洛西林给药时间一样（革兰氏阴性菌感染，治疗有反应的患者，至少 9 天）。单一病原菌感染患者中，头孢他啶联合阿米卡星长疗程组治疗反应率（81%）高于头孢他啶联合阿米卡星短疗程组（48%）或阿洛西林联合阿米卡星组（40%）。治疗持续严重中性粒细胞缺乏的患者（粒细胞计数小于 $0.1 \times 10^9/L$），头孢他啶联合阿米卡星长疗程组同样优于头孢他啶联合阿米卡星短疗程组和阿洛西林联合阿米卡星组（反应率分别为 50%、6% 和 20%）。在这项研究中，根据 logistic 回归分析，头孢他啶联合阿米卡星长疗程组是感染预后最有利的影响因素，存在白血病或休克对良好预后的影响最小。研究数据建议头孢他啶联合长疗程阿米卡星作为中性粒细胞缺乏的肿瘤患者革兰氏阴性菌感染的经验治疗[12]。

（2）儿童：阿米卡星每日 1 次给药联合头孢曲松治疗中性粒细胞缺乏伴发热的肿瘤患者，与阿米卡星每日多次给药联合头孢他啶相比同样有效。一项大规模多中心临床试验纳入 858 名发热患者，随机分为两组，阿米卡星每日 1 次给药组（阿米卡星 20mg/kg；头孢曲松，成人 30mg/kg，儿童 80mg/kg）和阿米卡星每日多次给药组（阿米卡星 6.5mg/kg，每 8 小时 1 次；头孢他啶 33mg/kg，每 8 小时 1 次）。两组治疗有效率相似（单次给药和多次给药组分别为 71% 和 74%）。耳毒性和肾毒性发生率相似。

头孢曲松（80mg/kg）联合阿米卡星（20mg/kg）每日 1 次给药与头孢他啶（50mg/kg）联合阿米卡星（6.5mg/kg）每日 3

次给药治疗粒细胞缺乏伴发热(364次发热)儿童(n=265)同样有效。两个治疗组的完全反应率均为66%[13]。

治疗粒细胞缺乏伴发热,哌拉西林/他唑巴坦联合阿米卡星比头孢他啶联合阿米卡星更有效。剂量如下:静脉注射哌拉西林/他唑巴坦,每6小时1次,成人4g/0.5g,儿童(80/10)mg/kg;静脉注射头孢他啶,每8小时1次,成人2g,儿童35mg/kg;阿米卡星,20mg/kg,每日1次。治疗发热总共706次,成功治疗率,哌拉西林/他唑巴坦联合阿米卡星组为61%,头孢他啶联合阿米卡星组为54%。仅发生轻度不良反应,但哌拉西林/他唑巴坦组因皮疹和荨麻疹终止治疗的患者明显更多。

3. 分枝杆菌病(非结核分枝杆菌)　美国FDA未批准阿米卡星治疗成人和儿童分枝杆菌感染。Micromedex有效性、推荐等级和证据强度:

有效性等级: Class Ⅱa,证据支持有效(成人)(Evidence Favors Efficacy)。

推荐等级: Class Ⅱb(成人),在某些情况下推荐使用(Recommended,In Some)。

证据强度: Category B(成人)。

阿米卡星是治疗分枝杆菌感染多药联合方案中的可选药物。

成人:阿米卡星治疗鸟分枝杆菌复合群感染(mycobacterium avium complex,MAC)与其他一线药物如克拉霉素、利福平、乙胺丁醇、环丙沙星和氯法齐明效果相似。基于药品价格,氨基糖苷类可选择链霉素,之后是卡那霉素和阿米卡星。治疗AIDS相关的鸟分枝杆菌感染,需要检测临床分离菌株,根据体外药敏数据选择和调整给药方案。病情严重的患者初始治疗方案可以选择经验性治疗直至获得药敏结果。

阿米卡星联合乙胺丁醇、利福平和环丙沙星治疗AIDS患者鸟分枝杆菌感染有效。阿米卡星每日1次,7.5mg/kg,静脉注射,疗程4周;之后口服抗生素至少12周,环丙沙星(750mg,每日2次)、乙胺丁醇(1g,每日1次)、利福平(600mg,每日1次)。17名患者中7人因为胃肠道反应或肝毒性退出试验[14-15]。

使用阿米卡星和多西环素单药或联合治疗,或联合手术治疗 10 名偶发分枝杆菌或龟分枝杆菌感染患者。1 人失访,1 人治疗无效。感染部位为骨及软组织、脑膜、肺和角膜[16]。

4. 奴卡菌病 美国 FDA 未批准阿米卡星用于治疗成人和儿童奴卡菌感染。Micromedex 有效性、推荐等级和证据强度:

有效性等级:Class Ⅱa,证据支持有效(成人)(Evidence Favors Efficacy)。

推荐等级:Class Ⅱb(成人),在某些情况下推荐使用(Recommended,In Some)。

证据强度:Category B(成人)。

阿米卡星单药或联合治疗奴卡菌病已证实有效。

成人:一项研究,使用阿米卡星单药(2 人)或联合 SMZ(13 人)治疗 15 名放线菌性足菌肿患者。所有病例均分离出奴卡菌。13 人前次治疗失败。发病期为 1 个月至 18 年。患者接受静脉注射阿米卡星每日 15mg/kg(每日分 2 次给药),1 个疗程为 21 天,间隔 15 天,共 3 个疗程。甲氧苄啶(每日 7mg/kg)-磺胺甲噁唑(每日 35mg/kg),分 3 次给药,在阿米卡星用药期间、间隔期,以及最后 1 个疗程后 2 周使用。所有病例均缓解,随访期为 7 个月~3.75 年。2 名患者因服用 SMZ 出现胃炎[17]。

5. 肺结核 美国 FDA 未批准阿米卡星用于治疗成人和儿童肺结核。Micromedex 有效性、推荐等级和证据强度:

有效性等级:Class Ⅱa,证据支持有效(成人、儿童)(Evidence Favors Efficacy)。

推荐等级:Class Ⅱb(成人、儿童),在某些情况下推荐使用(Recommended,In Some)。

证据强度:Category C(成人、儿童)。

CDC 推荐某些病例(包括复发或前次治疗失败,推测细菌耐药或其他一线药物可能引起明显毒性反应时)使用阿米卡星治疗肺结核。

儿童患者的成年型肺结核,肺上叶渗出、空洞、有痰时,推荐 4 药联合方案治疗。可疑异烟肼耐药时,应使用乙胺丁醇。链霉素、卡那霉素或阿米卡星可作为四线药物使用。

【参考文献】

[1] TUNKEL AR,HARTMAN BJ,KAPLAN SL,et al.Prac-

tice guidelines for the management of bacterial meningitis.Clin Infect Dis,2004,39(9):1267-1284.

[2] WIRT TC,MCGEE ZA,OLDFIELD EH,et al.Intraventricular administration of amikacin for complicated gram-negative meningitis and ventriculitis.J Neuro Surg,1979,50(1):95-99.

[3] American Thoracic Society,Centers for Disease Control and Prevention,Infectious Diseases Society of America.Treatment of tuberculosis.MMWR Recomm Rep,2003,52(RR-11):1-77.

[4] TALAMO JH,D'AMICO DJ,KENYON KR.Intravitreal amikacin in the treatment of bacterial endophthalmitis.Arch Ophthalmol,1986,104(10):1483-1485.

[5] OUM BS,D'AMICO DJ,WONG KW.Intravitreal antibiotic therapy with vancomycin and aminoglycoside. Arch Ophthalmol,1989,107(7):1055-1060.

[6] Micromedex(172).Truven Health Analytics Inc.,2017[2017-04-03].http://www.micromedexsolutions.com.

[7] WRIGHT PF,KAISER AB,BOWMAN CM,et al.The pharmacokinetics and efficacy of an aminoglycoside administered into the cerebral ventricles in neonates:implications for further evaluation of this route of therapy in meningitis.J Infect Dis,1981,143(2):141-147.

[8] FREIFELD AG,BOW EJ,SEPKOWITZ KA,et al.Clinical practice guideline for the use of antimicrobial agents in neutropenic patients with cancer:2010 update by the infectious diseases society of america.Clin Infect Dis,2011,52(4):e56-e93.

[9] CORDONNIER C,HERBRECHT R,PICO JL,et al.Cefepime/amikacin versus ceftazidime/amikacin as empirical therapy for febrile episodes in neutropenic patients:a comparative study.The French Cefeprime Study Group.Clin Infect Dis,1997,24(1):41-51.

[10] COMETTA A,ZINNER S,DE BOCK R,et al.Piperacillin- tazobactam plus amikacin versus ceftazidime plus amikacin as empiric therapy for fever in granulocytopenic patients with cancer.Antimicrob Agents Chemother,1995,39(2):445-452.

[11] MASSIMO L.Efficacy and toxicity of single daily doses of amikacin and ceftriaxone versus multiple daily doses of

amikacin and ceftazidime for infection in patients with cancer and granulocytopenia.The International Antimicrobial Therapy Cooperative Group of the European Organization for Research and Treatment of Cancer.Ann Intern Med,1993,119(7 Pt 1):584-593.

［12］GASPARINI G,BENEDETTI M,FASSIO T,et al. Combination of amikacin and ceftazidime as empiric treatment of febrile leukopenic patients affected by solid tumors. Int J Clin Pharmacol Ther Toxicol,1987,25(2):113-120.

［13］CHARNAS R,LÜTHI AR,RUCH W.Once daily ceftriaxone plus amikacin vs three times daily ceftazidime plus amikacin for treatment of febrile neutropenic children with cancer. Writing Committee for the International Collaboration on Antimicrobial Treatment of Febrile Neutropenia in Children.Pediatr Infect Dis J, 1997,16(4):346-353.

［14］PELOQUIN CA.Controversies in the management of mycobacterium avium complex infection in AIDS patients. Ann Pharmacother,1993,27(7-8):928-937.

［15］CHIU J,NUSSBAUM J,BOZZETTE S,et al.Treatment of disseminated mycobacterium avium complex infection in AIDS with amikacin,ethambutol,rifampin,and ciprofloxacin.Ann Intern Med,1990,113(5):358-361.

［16］DALOVISIO JR,PANKEY GA,WALLACE RJ,et al. Clinical usefulness of amikacin and doxycycline in the treatment of infection due to mycobacterium fortuitum and mycobacterium chelonei.Rev Infect Dis,1981,3(5):1068-1074.

［17］Welsh O,Sauceda E,Gonzalez J,et al.Amikacin alone and in combination with trimethoprim-sulfamethoxazole in the treatment of actinomycotic mycetoma.J Am Acad Dermatol,1987, 17(3):443-448.

链霉素 Streptomycin

【已批准的适应证】

1. 主要与其他抗结核药联合用于结核分枝杆菌所致各种结核病的初治病例,或其他敏感分枝杆菌感染。

2. 可单用于治疗土拉菌病,或与其他抗生素联合用于鼠疫、腹股沟肉芽肿、布鲁氏菌病、鼠咬热等的治疗。

3. 可与青霉素或氨苄西林联合治疗草绿色链球菌或肠球菌所致的心内膜炎。

【说明书之外的用法】

1. **梅尼埃病**　链霉素可用于严重梅尼埃病患者破坏前庭功能,剂量为每日 1~3g,肌内或静脉注射。链霉素与透明质酸混合(浓度 120mg/ml)直接灌注耳迷路。

2. **软下疳**　成人:链霉素治疗软下疳中至重度感染的推荐剂量为每日 1~2g,分次给药,每 6~12 小时 1 次,肌内注射。每日剂量不超过 2g。

儿童:链霉素治疗软下疳中至重度感染的推荐剂量为每日 20~40mg/kg,分次给药,每 6~12 小时 1 次,肌内注射。注意避免儿童超量使用。

3. **革兰氏阴性杆菌败血症**　成人:链霉素联合其他抗生素治疗中至重度革兰氏阴性杆菌所致败血症的推荐剂量为每日1~2g,肌内注射,分次给药,每 6~12 小时 1 次。每日剂量不应超过 2g。

儿童:链霉素联合其他抗生素治疗中至重度革兰氏阴性杆菌所致败血症的推荐剂量为每日 20~40mg/kg,肌内注射,分次给药,每 6~12 小时 1 次。注意避免儿童超量使用[4]。

4. **流感嗜血杆菌感染**　成人:链霉素治疗中至重度流感嗜血杆菌感染的推荐剂量为每日 1~2g,肌内注射,分次给药,每 6~12 小时 1 次。每日剂量不应超过 2g。呼吸系统、心内膜、脑膜感染时,必须联合使用其他抗生素。

儿童:链霉素治疗中至重度流感嗜血杆菌感染的推荐剂量为每日 20~40mg/kg,肌内注射,分次给药,每 6~12 小时 1 次。注意避免儿童超量使用。呼吸系统、心内膜、脑膜感染时,必须联合使用其他抗生素。

5. **肺炎**　成人:链霉素治疗中至重度克雷伯菌所致肺炎的推荐剂量为每日 1~2g,肌内注射,分次给药,每 6~12 小时 1 次。每日剂量不应超过 2g。应联合使用其他抗生素。

儿童:链霉素治疗中至重度克雷伯菌肺炎的推荐剂量为每日 20~40mg/kg,肌内注射,每 6~12 小时 1 次。注意避免儿童超量使用。应联合使用其他抗生素。

6. **泌尿系统感染**　成人:链霉素治疗大肠埃希氏菌、变形杆菌、产气杆菌、肺炎克雷伯菌、粪肠球菌所致中至重度泌尿系统感染的推荐剂量为每日 1~2g，肌内注射，每 6~12 小时 1 次。每日剂量不应超过 2g。

儿童：链霉素治疗大肠埃希氏菌、变形杆菌、产气杆菌、肺炎克雷伯菌、粪肠球菌所致中至重度泌尿系统感染的推荐剂量为每日 20~40mg/kg，肌内注射，每 6~12 小时 1 次。注意避免儿童超量使用。

7. 鼻疽病。

【依据等级】

1. **梅尼埃病**　美国 FDA 未批准链霉素治疗成人和儿童梅尼埃病。Micromedex 有效性、推荐等级和证据强度：

有效性等级：Class Ⅱa，证据支持有效（成人）（Evidence Favors Efficacy）。

推荐等级：Class Ⅱb（成人），在某些情况下推荐使用（Recommended，In Some）。

证据强度：Category C（成人）[1]。

链霉素可用于治疗双侧梅尼埃病。有证据显示该方案可用于双侧活动性梅尼埃病或波动性听力下降、失能性眩晕的患者。肌内注射给药，需进行剂量滴定，以减缓失能性耳聋的发生。治疗方案如下[2]：

基线试验：监测气导和骨导测试、言语测听；眼球震颤电流图（ENG）；血常规（complete blood count，CBC），尿素氮、肌酐；硫酸链霉素 1g，肌内注射，每日 2 次，每周 5 天，治疗 2 周（如总剂量 20g）。

重复试验：监测气导和骨导测试、言语测听；眼球震颤电流图（ENG）；如果患者基线研究无变化且仍有症状，如无药物不良反应，则继续每日给药方案，再增加链霉素剂量 5~10g，肌内注射。

重复试验：监测气导和骨导测试、言语测听；眼球震颤电流图（ENG）；继续肌内注射链霉素，增加 5g 剂量。当症状消失，前庭功能快速减退，听力下降，或患者出现震动幻觉（如有必要随后可再次给药时），停用链霉素。

目前已提出梅尼埃病的另一治疗方案[3]。使用留钾利尿药和地塞米松治疗无效的患者应尝试内淋巴分流。如果不能进入内淋巴管腔，经中耳圆窗膜向迷路灌注链霉素（溶于透明质酸中），同时静脉给予链霉素。使用约 0.5ml（溶于透明质酸中,链霉素浓度为120mg/ml),可治疗95%患者的眩晕($n=24$)。

2. 软下疳 美国 FDA 批准链霉素治疗用于成人和儿童软下疳。Micromedex 有效性、推荐等级和证据强度:

有效性等级:Class Ⅰ,治疗有效(成人、儿童)(Effective)。

推荐等级:Class Ⅱb(成人、儿童),在某些情况下推荐使用(Recommended,In Some)。

证据强度:Category B(成人、儿童)。

链霉素是治疗杜克雷嗜血杆菌(软下疳)感染的二线药物。CDC 推荐阿奇霉素、头孢曲松、环丙沙星、红霉素治疗成人软下疳[4]。

3. 革兰氏阴性杆菌败血症 美国 FDA 批准链霉素用于成人和儿童革兰氏阴性杆菌败血症。Micromedex 有效性、推荐等级和证据强度:

有效性等级:Class Ⅰ,治疗有效(成人、儿童)(Effective)。

推荐等级:Class Ⅱb(成人、儿童),在某些情况下推荐使用(Recommended,In Some)。

证据强度:Category B(成人、儿童)。

链霉素与其他抗生素联合治疗革兰氏阴性杆菌所致中至重度感染。链霉素为治疗革兰氏阴性杆菌菌血症、脑膜炎、肺炎、布鲁氏菌病、腹股沟肉芽肿、软下疳和泌尿系统感染的二线药物。

4. 流感嗜血杆菌感染 美国 FDA 批准链霉素用于成人和儿童流感嗜血杆菌感染。Micromedex 有效性、推荐等级和证据强度:

有效性等级:Class Ⅰ,治疗有效(成人、儿童)(Effective)。

推荐等级:Class Ⅱb(成人、儿童),在某些情况下推荐使用(Recommended,In Some)。

证据强度:Category B(成人、儿童)。

FDA 批准链霉素与其他抗生素联合使用治疗流感嗜血杆菌所致呼吸道、心内膜和脑膜炎。链霉素是治疗肺炎和脑膜炎的二线药物。

儿童:一项纳入 111 例患者的研究中,使用氨苄西林或链霉素和磺胺异噁唑治疗流感嗜血杆菌脑膜炎,试验未随机化。61 名儿童静脉注射氨苄西林,每日 200～400mg/kg,观察到的并发症包括药疹、静脉炎和臀部脓肿。14 名儿童进展为脑膜炎,症状包括短暂共济失调、硬膜下渗出、持续耳聋、癫痫发作。50名儿童鞘内和肌内注射链霉素和口服磺胺甲噁唑,未发生药物相关不良反应。7名患者并发短暂脑膜炎。脑膜炎流感嗜血杆菌对氨苄西林耐药不断增加,链霉素与磺胺甲噁唑联合治疗有效[5]。

5. 肺炎 美国FDA批准链霉素治疗成人和儿童肺炎。Micromedex有效性、推荐等级和证据强度:

有效性等级:Class Ⅰ,治疗有效(成人、儿童)(Effective)。

推荐等级:Class Ⅱb(成人、儿童),在某些情况下推荐使用(Recommended,In Some)。

证据强度:Category B(成人、儿童)。

链霉素是治疗成人肺炎的二线药物,与其他抗生素联合治疗肺炎克雷伯菌敏感菌株所致中至重度肺炎。

6. 泌尿系统感染 美国FDA批准用于治疗成人和儿童泌尿系统感染。Micromedex有效性、推荐等级和证据强度:

有效性等级:Class Ⅰ,治疗有效(成人、儿童)(Effective)。

推荐等级:Class Ⅱb(成人、儿童),在某些情况下推荐使用(Recommended,In Some)。

证据强度:Category B(成人、儿童)。

链霉素是治疗成人大肠埃希氏菌、变形杆菌、产气杆菌、肺炎克雷伯菌、粪肠球菌所致中、重度泌尿系统感染的二线药物。

7. 鼻疽病 美国FDA未批准链霉素治疗成人和儿童鼻疽病。Micromedex有效性、推荐等级和证据强度:

有效性等级:Class Ⅱa,证据支持有效(成人)(Evidence Favors Efficacy)。

推荐等级:Class Ⅱa(成人),大多数情况下推荐(Recommended,In Most)。

证据强度:Category C(成人)。

The Medical Letter推荐链霉素联合四环素治疗成人鼻疽假单胞菌。

【参考文献】

[1] Micromedex(172). Thomson Reuters(Healthcare)Inc.,2017[2017-03-27]. http://www.micromedexsolutions.com.

[2] FELDBAUM JS, SILVERSTEIN H. Streptomycin drug

fever during treatment of bilateral Meniere's disease.Arch Otolaryngol,1984,110(8):538-539.

［3］SHEA JJ JR,GE X.Streptomycin perfusion of the labyrinth through the round window plus intravenous streptomycin. Otolaryngol Clin North Am,1994,27(2):317-324.

［4］Centers for Disease Control and Prevention. Sexually transmitted diseases treatment guidelines 2002.MMWR,2002,51 (RR-6):1-78.

［5］MEADE RH.Streptomycin and sulfisoxazole for treatment of haemophilus influenzae meningitis. JAMA, 1978, 239 (4): 324-327.

奈替米星 Netilmicin

【已批准的适应证】

适用于敏感细菌所引起的包括新生儿、婴儿、儿童等各年龄患者在内的严重或危及生命的细菌感染性疾病的短期治疗。包括:

1. 复杂性泌尿道感染 由大肠埃希氏菌、肺炎克雷伯菌、铜绿假单胞菌、肠杆菌属菌、奇异变形杆菌、变形杆菌属细菌(吲哚阳性)、沙雷菌属和枸橼酸菌属细菌以及金黄色葡萄球菌等引起。

2. 败血症 由大肠埃希氏菌、肺炎克雷伯菌、铜绿假单胞菌、肠杆菌属和沙雷菌属细菌以及奇异变形杆菌等引起。

3. 皮肤软组织感染 由大肠埃希氏菌、肺炎克雷伯菌、铜绿假单胞菌、肠杆菌属和沙雷菌属细菌、奇异变形杆菌、变形杆菌属细菌(吲哚阳性)和金黄色葡萄球菌(青霉素酶和非青霉素酶产酶菌)等引起。

4. 腹腔内感染,包括腹膜炎和腹内脓肿 由大肠埃希氏菌、肺炎克雷伯菌、铜绿假单胞菌、肠杆菌属菌、奇异变形杆菌、变形杆菌属细菌(吲哚阳性)和金黄色葡萄球菌(青霉素酶和非青霉素酶产酶菌)等引起。

5. 下呼吸道感染 由大肠埃希氏菌、肺炎克雷伯菌、铜绿假单胞菌、肠杆菌属和沙雷菌属细菌、奇异变形杆菌、变形杆菌属细菌(吲哚阳性)和金黄色葡萄球菌(青霉素酶和非青霉素酶产酶菌)等引起。

【说明书之外的用法】

1. **淋病**　治疗男性和女性淋病,奈替米星的推荐剂量为300mg,臀部外侧 1/4 处深部肌内注射;每侧臀部各 1/2 剂量。过瘦或过胖的患者需使用去脂体重进行调整。

2. **中性粒细胞缺乏伴发热**　奈替米星每日 1 次给药,联合哌拉西林/他唑巴坦或哌拉西林已用于肿瘤患者中性粒细胞缺乏伴发热的经验性治疗。静脉给药的经验性治疗方案如下:

(1)哌拉西林/他唑巴坦(4.5g,每 8 小时 1 次),联合奈替米星(450mg,每 24 小时 1 次);

(2)哌拉西林(4g,每 8 小时 1 次),联合奈替米星(450mg,每 8 小时 1 次)。

【依据等级】

1. **淋病**　美国 FDA 批准奈替米星用于成人,未批准用于儿童淋病的治疗。Micromedex 有效性、推荐等级和证据强度:

有效性等级:Class Ⅱa,证据支持有效(成人)(Evidence Favors Efficacy)。

推荐等级:Class Ⅱb(成人),在某些情况下推荐使用(Recommended,In Some)。

证据强度:Category B(成人)[1]。

奈替米星 300mg 单次给药治疗成人非复杂性淋病安全有效。一项研究纳入 1 200 名接受上述治疗的患者,结果显示治疗 7 天后所有患者淋病奈瑟菌培养均为阴性[2]。

2. **中性粒细胞缺乏伴发热**　美国 FDA 未批准奈替米星用于成人和儿童粒细胞缺乏伴发热的治疗。Micromedex 有效性、推荐等级和证据强度:

有效性等级:Class Ⅰ,治疗有效(成人)(Effective)。

推荐等级:Class Ⅱb(成人),在某些情况下推荐使用(Recommended,In Some)。

证据强度:Category B。

每日 1 次给药方案有效,成人治疗成功率为 40%~48%。奈替米星联合 β-内酰胺类抗生素(如哌拉西林/他唑巴坦或哌拉西林单药)治疗中性粒细胞缺乏伴发热的肿瘤患者,治疗成功率为 40%~48%。可能影响成功率的因素包括存在革兰氏阴性菌所致菌血症、肿瘤类型、感染类型(肺与肺外感染、不明原因发热或真菌菌血症)。

治疗急性白血病患者中性粒细胞缺乏伴发热,奈替米星联合哌拉西林含 β-内酰胺酶抑制剂(如哌拉西林/他唑巴坦),与联合哌拉西林单药相比,临床结局没有差异。该项回顾性对照研究中经验给药剂量如下:

(1)PTN 方案:哌拉西林/他唑巴坦 4.5g 每 8 小时 1 次,联合奈替米星 450mg 每 24 小时 1 次;

(2)PN 方案:哌拉西林 4g 每 8 小时 1 次,联合奈替米星 450mg 每 8 小时 1 次。对 PTN 组 98 名发热患者和 PN 组 160 名患者进行治疗后评估临床结局。PTN 组退热时间更快,但差异无显著性(4.5 天 *vs* 5 天,*P*=0.19)。

两个方案的成功率(48% *vs* 40%)和治疗失败的中位时间(两组均为 4 天)均没有统计学差异。两种抗感染方案患者均耐受良好。尚需进一步研究来评价在哌拉西林-奈替米星方案中加入 β-内酰胺酶抑制剂的获益[3]。

有研究比较奈替米星每日给药 1 次与每日给药 3 次,两种方案治疗 116 名中性粒细胞缺乏伴发热的肿瘤患者。所有患者均同时给予 β-内酰胺类抗生素和其他抗生素。奈替米星每日给药剂量为 6mg/kg。两种方案均有效,不良反应没有差异。但革兰氏阴性菌菌血症的发生率低(7%),因此难以评价该方案[4]。

【参考文献】

[1] Micromedex (172). Thomson Reuters (Healthcare) Inc.,2017[2017-03-27].http://www.micromedexsolutions.com.

[2] SOLTZ-SZOTS J,KOPP W,GEBHART W,et al.Netilmicin:new approach to treating gonorrhoea.Genitourin Med,1987,63(2):95-97.

[3] KERN WV,MAUTE B,ENGEL A,et al.Piperacillin-tazobactam plus netilmicin as empiric treatment for adult patients with acute leukemia,neutropenia,and fever:single-center experience and retrospective comparison with piperacillin plus netilmicin.Curr Ther Res,1997,58(58):56-69.

[4] ROZDZINSKI E,KERN WV,REICHLE A,et al.Once-daily versus thrice-daily dosing of netilmicin in combination with beta-lactam antibiotics as empirical therapy for febrile neutropenic patients.J Antimicrob Chemother,1993,31(4):585-598.

妥布霉素 Tobramycin

【已批准的适应证】

用于铜绿假单胞菌、变形杆菌属、大肠埃希氏菌、克雷伯菌属、肠杆菌属、沙雷菌属所致：

1. 新生儿脓毒症。

2. 败血症。

3. 中枢神经系统感染（包括脑膜炎）。

4. 泌尿生殖系统感染。

5. 肺部感染。

6. 胆道感染。

7. 腹腔感染及腹膜炎。

8. 骨骼感染。

9. 烧伤。

10. 皮肤软组织感染。

11. 急性与慢性中耳炎。

12. 鼻窦炎等与其他抗生素联合用于葡萄球菌感染（耐甲氧西林菌株无效）。

本品用于铜绿假单胞菌脑膜炎或脑室炎时可鞘内注射给药；用于支气管及肺部感染时可同时气溶吸入本品作为辅助治疗。本品对多数 D 群链球菌感染无效。

滴眼液、眼膏：本品适用于外眼及附属器敏感菌株感染的局部抗感染治疗。应用妥布霉素时，应注意观察细菌感染的控制情况。

【说明书之外的用法】

1. 中性粒细胞减少性发热的辅助用药。

2. 预防腹腔手术后感染。

【证据强度】

1. 中性粒细胞减少性发热的辅助用药　美国 FDA 未批准妥布霉素用于成人及儿童中性粒细胞减少性发热的辅助用药。Micromedex 有效性、推荐等级和证据强度：

有效性等级：Class Ⅰ，治疗有效（成人、儿童）（Effective）。

推荐等级：Class Ⅱb，在某些情况下推荐使用（成人、儿童）（Recommended, In Some）。

证据强度：Category B（成人、儿童）[1]。

妥布霉素推荐用于中性粒细胞减少性发热的经验性治疗

（辅助治疗）。妥布霉素与其他抗生素联合使用，包括第三代头孢菌素或抗假单胞菌青霉素类，可经验性用于中性粒细胞减少性发热的治疗。

（1）成人

1）美国感染病学会（Infectious Diseases Society of America，IDSA）指南推荐：单用一种抗假单胞菌 β-内酰胺类抗生素、碳青霉烯类或哌拉西林他唑巴坦是经验性治疗中性粒细胞减少性发热的首选方案[2]。根据患者并发症情况（如存在低血压和肺炎）或疑似/证实存在抗生素耐药的情况下，其他抗生素（氨基糖苷、喹诺酮和/或万古霉素）可以辅助用于初始治疗方案中。由于可能快速产生耐药，氨基糖苷单药不能用于治疗中性粒细胞减少期间的菌血症，也不能作为初始经验治疗覆盖病原菌。

2）临床研究：52 例免疫抑制患者疑似存在败血症，61 次治疗中随机使用头孢他啶或妥布霉素联合头孢呋辛治疗。妥布霉素加头孢呋辛组 12 次菌培养证实的感染中，10 次临床治愈或缓解；头孢他啶组则是 14 次感染中，11 次临床治愈或缓解。两组均未出现严重的肾功能变化。然而两组丙氨酸氨基肽酶（AAP）的尿排泄均有增加，妥布霉素联合头孢呋辛组更为显著[3]。

研究分析了头孢噻肟、妥布霉素和万古霉素合用对中性粒细胞减少者的治疗作用。治疗成功率 58%，说明该方案对于持续重度中性粒细胞减少的患者是有效的。治疗初期效果不佳及有假单胞菌相关感染时，应将头孢噻肟更换为头孢他啶或亚胺培南等[4]。

粒细胞减少性发热的肿瘤患者中，头孢哌酮联合妥布霉素和替卡西林联合妥布霉素用于不同部位的感染同样有效，且严重不良反应均较少[5]。

研究对比 4 天短疗程和连续使用妥布霉素联合头孢哌酮或美洛西林在粒细胞减少性发热患者中的效果。治疗第 4 天停用氨基糖苷类抗生素后，单用头孢哌酮和全程联合用药效果相当。短疗程使用可以减少费用，降低肾毒性，但尚需进一步开展研究[6]。

（2）儿童：研究对比了 89 例中性粒细胞减少性发热儿童，头孢他啶单药和头孢他啶合用妥布霉素的差异。若换药或加用其他抗生素，或患者无缓解即为治疗失败。头孢他啶组及头孢他啶联合妥布霉素组的治愈率分别为 67% 和 86%，联合用药的疗效显著优于单药治疗，且两组间不良反应无差异[7]。

2. 预防腹腔手术后感染　国 FDA 未批准妥布霉素用于预防腹腔手术后感染。Micromedex 有效性、推荐等级和证据强度：

有效性等级：Class Ⅱa，证据支持有效（成人）（Evidence Favors Efficacy）。

推荐等级：Class Ⅱb，在某些情况下推荐使用（Recommended, In Some）。

证据强度：Category B[1]。

单剂量克林霉素联合妥布霉素可用于预防腹腔手术后感染。结直肠手术前使用单剂量妥布霉素 3.3mg/kg 联合 600mg 克林霉素，感染发生率为 6/55（10.9%）。切口标本的培养阳性率 100%，病原菌最常见大肠埃希氏菌和脆弱拟杆菌。虽然初步研究数据显示，单次给予大剂量预防用抗生素和围手术期多次给药效果相似，但仍需进一步研究以证实该方案在预防腹腔感染方面的疗效[8]。

【参考文献】

［1］Micromedex（172）.Truven Health Analytics Inc.,2017［2017-04-03］.http://www.micromedexsolutions.com.

［2］FREIFELD AG, BOW EJ, SEPKOWITZ KA, et al. Clinical practice guideline for the use of antimicrobial agents in neutropenic patients with cancer：2010 update by the infectious diseases society of america.Clin Infect Dis,2011,52(4)：e56-e93.

［3］RODJER S,ALEStig K,BERGMARK J,et al.Treatment of septicaemia in immunocompromised patients with ceftazidime or with tobramycin and cefuroxime, with special reference to renal effects.J Antimicrob Chemother,1987,20(1)：109-116.

［4］BRUNET F,LANORE JJ,DHAINUT JF,et al.Efficacy of a combination of cefotaxime,tobramycin,and vancomycin as antibiotic therapy for neutropenia.Drugs,1988,35(Suppl 2)：195.

［5］GUCALP R,LIA S,MCKITRICK JC,et al.Cefoperazone plus tobramycin versus ticarcillin plus tobramycin in febrile granulocytopenic cancer patients. Am J Med, 1988, 85 (Suppl 1A)：31-35.

［6］PEGRAM PS,PHAIR JP,MCMAHAN R,et al.Prospective comparative trial of short course (four day) and continuous tobramycin in combination with cefoperazone or mezlocillin in febrile,granulocytopenic patients.J Antimicrob Chemother,1989,24(4):591-604.

［7］JACOBS RF,VATS TS,PAPPA KA,et al.Ceftazidime versus ceftazidime plus tobramycin in febrile neutropenic children. Infection,1993,21(4):223-228.

［8］VANDERVEKEN M,SCHEPENS M,GERARD Y. Prophylactic use of a single dose of tobramycin in elective colorectal surgery.Int Surg,1991,76(2):127-130.

喹诺酮类抗菌药

诺氟沙星 Norfloxacin

【已批准的适应证】

适用于敏感菌所致：

1. 尿路感染。

2. 淋病。

3. 前列腺炎。

4. 胃肠道感染、肠道感染和伤寒及其他沙门氏菌感染。

5. 细菌性痢疾。

6. 胆囊炎。

7. 产前产后感染。

8. 盆腔炎。

9. 中耳炎。

10. 鼻窦炎。

11. 急性扁桃体炎。

12. 皮肤软组织感染等。

13. 可作为腹腔手术的预防用药。

14. 呼吸道感染，如急性支气管炎、慢性支气管炎急性发作、肺炎。

用于敏感菌所致的外眼感染，如结膜炎、角膜炎、角膜溃疡等（滴眼液）。由诺氟沙星敏感菌所引起的细菌性阴道炎（诺氟沙星栓）。

【说明书之外的用法】

1. 免疫缺陷,感染性疾病的预防。

2. 疟疾。

【证据强度】

1. 免疫缺陷,感染性疾病的预防 美国 FDA 未批准诺氟沙星用于免疫缺陷患者感染性疾病的预防。Micromedex 有效性、推荐等级和证据强度:

有效性等级:Class Ⅱa,证据支持有效(成人)(Evidence Favors Efficacy)。

推荐等级:Class Ⅱa,大多数情况下推荐(Recommended, In Most)。

证据强度:Category B[1]。

粒细胞减少患者使用诺氟沙星与安慰剂相比,可推迟首次发热出现的时间,并缩短首次发热的持续时间。一项临床研究中 59 位粒细胞减少患者随机给予诺氟沙星 400mg 每 12 小时 1 次,或安慰剂。所有患者均患有急性白血病,并且接受强化缓解诱导和巩固治疗。每种化疗方案都可导致骨髓再生不良和粒细胞减少(小于 0.1×10^9/L)。粒细胞减少持续时间 16~55 天,平均 32 天。患者在进行化疗的同时开始抗感染治疗。诺氟沙星或安慰剂在化疗期间应持续使用,直至粒细胞计数≥0.5×10^9/L。虽然所有的患者在重度粒细胞减少期间都曾使用过系统性抗生素来经验性处理发热,但使用诺氟沙星的患者相比安慰剂组第一次出现发热的时间较迟且持续时间短。并且多药耐药肠道革兰氏阴性菌发生率,安慰剂组多于诺氟沙星组:安慰剂组 15/33,诺氟沙星组 2/35。诺氟沙星组(4/35)革兰氏阴性菌感染率也低于安慰剂组(13/33)。但本研究未发现两组死亡率方面有差异[2]。

粒细胞减少患者($n=66$)使用诺氟沙星,相比万古霉素/多黏菌素更能减少感染的发生。使用诺氟沙星的患者($n=36$)获得性革兰氏阴性杆菌感染率明显较低($P=0.002$)。诺氟沙星组感染发生率低($P=0.12$),出现败血症的人数较少($P=0.02$)且诺氟沙星组胃肠道不良反应也明显少于万古霉素/多黏菌素组(分别为 8/36 和 14/30,$P=0.07$)[3]。

2. 疟疾 美国 FDA 未批准诺氟沙星用于疟疾。Micromedex 有效性、推荐等级和证据强度:

有效性等级:Class Ⅱa,证据支持有效(成人)(Evidence

Favors Efficacy）。

推荐等级：Class Ⅱb，在某些情况下推荐使用（Recommended，In Some）。

证据强度：Category B[1]。

印度一项小型研究发现诺氟沙星 0.4g，口服每 12 小时 1 次，持续 3 天在治疗恶性疟方面有效。9 名恶性疟原虫感染患者均被治愈，无复发。平均寄生虫清除时间为 46.4 小时，平均退热时间为 40 小时，且没有观察到不良反应。退热时间和寄生虫清除时间与其他抗疟药（甲氟喹、奎宁和青蒿素）具有可比性。需要进一步研究明确诺氟沙星在疟疾治疗中的地位[4]。

【参考文献】

［1］Micromedex（172）.Truven Health Analytics Inc.，2017［2017-04-03］.http：//www.micromedexsolutions.com.

［2］KARP JE，MERZ WG，HENDRICKSEN C，et al. Oral norfloxacin for prevention of gram-negative bacterial infections in patients with acute leukemia and granulocytopenia. A randomized，double-blind，placebo-controlled trial.Ann Intern Med，1987，106（1）：1-7.

［3］WINSTON DJ，HO WG，NAKAO SL，et al.Norfloxacin versus vancomycin/polymyxin for prevention of infections in granulocytopenic patients.Am J Med，1986，80（5）：884-890.

［4］SARMA PS.Norfloxacin：a new drug in the treatment of falciparum malaria.Ann Intern Med，1989，111（4）：336-337.

环丙沙星 Ciprofloxacin

【已批准的适应证】

用于敏感菌引起的：

1. **泌尿生殖系统感染** 包括单纯性、复杂性尿路感染，细菌性前列腺炎，淋菌性尿道炎或宫颈炎（包括产酶株所致者）。

2. **呼吸道感染** 包括敏感革兰氏阴性杆菌所致支气管感染急性发作及肺部感染。

3. **胃肠道感染** 由志贺菌属、沙门氏菌属、产肠毒素大肠埃希氏菌、亲水气单胞菌、副溶血弧菌等所致。

4. **伤寒**。

5. 骨和关节感染。

6. 皮肤软组织感染。

7. 败血症等全身感染。

8. 成人和儿童的吸入性炭疽(暴露后) 降低吸入雾化的炭疽芽孢杆菌后疾病的发病率,延缓疾病的进展。

9. 腹腔内感染 适用于肠杆菌科细菌如大肠埃希氏菌,肺炎克雷伯菌,以及流感嗜血杆菌、铜绿假单胞菌、金黄色葡萄球菌等敏感细菌引起的腹腔内感染。

10. 用于敏感菌引起的外眼部感染(如结膜炎等)。(滴眼液)

11. 适用于敏感菌所致的中耳炎、外耳道炎、鼓膜炎、乳突腔术后感染等。(滴耳液)

环丙沙星在婴幼儿及18岁以下青少年的安全性尚未确定。但本品用于数种幼龄动物时,可致关节病变。因此不宜用于18岁以下的小儿及青少年。风险-收益评估,环丙沙星用于预防儿童吸入性炭疽(暴露后)是适合的。

【说明书之外的用法】

1. 发热性中性粒细胞减少的治疗和预防 成人:每8小时静脉注射400mg,合并使用哌拉西林每4小时50mg/kg(最大量每日24g/d),疗程7~14天。

2. 软下疳 成人:口服500mg,每日2次,共3天。

3. 腹股沟肉芽肿(杜诺凡病) 成人:口服750mg,每日2次,共3周。治疗需持续到所有病变都完全治愈。

4. 感染性心内膜炎

(1)成人:流感嗜血杆菌、副流感嗜血杆菌、嗜沫嗜血杆菌、副嗜沫嗜血杆菌、伴放线放线菌、人心杆菌、啮蚀艾肯氏菌、脱氮金氏菌、金格杆菌(*Haemophilus*, *Aggregatibacter*, and *Kingella* species; *Cardiobacterium hominis*; *Eikanella corrodens*, HACEK),口服每日1 000mg分2次使用,或静脉注射每日800mg分2次使用,自体瓣膜持续治疗4周,人工瓣膜或其他心脏人工植入物6周。氟喹诺酮治疗仅用于不能耐受头孢菌素和氨苄西林的患者,左氧氟沙星、加替沙星、莫西沙星都可以作为替代。

培养阴性的心内膜炎,包括巴尔通体自体瓣膜感染:口服每日1 000mg分2次使用,或静脉注射800mg分2次使用,持续4~6周,合并使用万古霉素或庆大霉素。

（2）儿童或青少年：HACEK 每天 20～30mg/kg，分 2 次使用，静脉注射或口服给药，自体瓣膜持续治疗 4 周，人工瓣膜或其他心脏人工植入物 6 周。氟喹诺酮治疗仅用于不能耐受头孢菌素和氨苄西林的患者，左氧氟沙星、加替沙星、莫西沙星都可以作为替代。氟喹诺酮类不常规推荐于小于 18 岁的患者。

培养阴性的心内膜炎，包括巴尔通体自体瓣膜感染：每天 20～30mg/kg，分 2 次使用，静脉注射或口服给药，持续 4～6 周，合并使用万古霉素或庆大霉素。

5. **瘟疫**　成人：500mg 口服每日 2 次或 400mg 静脉注射每日 2 次，预防用药应在最后一次已知或可能暴露后持续使用 7 天，直到暴露的可能性被排除。治疗可疑或确诊的病例需要持续用药 10～14 天。

儿童：10～20mg/kg 口服每日 2 次或 10～15mg/kg 静脉注射每日 2 次。预防用药应在最后一次已知或可能暴露后持续使用 7 天，直到暴露可能性被排除。治疗可疑或确诊的病例需要持续用药 10～14 天。

6. **兔热病**

（1）成人：集体事故管理或暴露预防：500mg 口服每日 2 次持续 14 天。

个体治疗：400mg 静脉注射每日 2 次持续 10 天。

（2）儿童：集体事故管理或暴露预防，15mg/kg 口服每日 2 次，不能超过每日 1g，持续 14 天。

个体治疗：15mg/kg 静脉注射每日 2 次，不能超过每日 1g，持续 10 天。

7. **非典型分枝杆菌感染**。

8. **细菌性脑膜炎**　推荐剂量：800～1 200mg/d 静脉给药，分为每 8～12 小时 1 次。

根据一项案例报道，环丙沙星 400mg，每 8 小时 1 次静脉给药，可以使得脑脊液穿透足量药物，难治性耐药铜绿假单胞菌脑膜炎患者临床症状改善。

9. **肺结核**。

【证据强度】

1. **发热性中性粒细胞减少的治疗和预防**　美国 FDA 未批准环丙沙星用于发热性中性粒细胞减少的治疗和预防。Micromedex 有效性、推荐等级和证据强度：

有效性等级：Class Ⅰ，治疗有效（Effective）。

推荐等级：Class Ⅱa，大多数情况下推荐（Recommended, In Most）。

证据强度：Category B[1]。

环丙沙星静脉给药联合阿莫西林/克拉维酸可用作中性粒细胞减少性发热低危患者的经验性治疗。口服氟喹诺酮类抗生素可成功用于低危儿科肿瘤患者中性粒细胞减少伴发热的经验治疗。

一项 meta 分析结果显示，恶性肿瘤化疗导致粒细胞减少的患者单独使用氟喹诺酮类抗生素预防革兰氏阴性菌菌血症有效（OR：0.09；95% CI：0.05～0.16；$P<0.001$），但不能预防革兰氏阳性菌菌血症（OR：1.05；95% CI：0.76～1.45；$P=0.7$），及发热相关死亡（OR：0.76；95% CI：0.56～1.04；$P=0.09$），或感染相关死亡（OR：0.79；95% CI：0.47～1.34；$P=0.4$）。有关口服环丙沙星用于预防癌症导致的中性粒细胞减少患者的感染，美国国立综合癌症网络（National Comprehensive Cancer Network，NCCN）指南建议对于高危肿瘤患者（预期白细胞减少时间至少 7 天）预防性使用氟喹诺酮类抗生素可减少发热和感染并发症的风险。在选择抗生素时应注意当地药敏情况[2]。

（1）成人

1）NCCN 指南推荐：高危患者使用氟喹诺酮类抗生素预防感染，应考虑到中性粒细胞减少程度和可能持续的时间（中性粒细胞绝对值小于 $0.1×10^9$/L，时间 ≥7 天）。左氧氟沙星和环丙沙星的研究最为全面，两者被认为大致等效，左氧氟沙星在口腔黏膜炎相关草绿色链球菌感染风险增加时反应更佳。使用氟喹诺酮类抗生素在早期无发热阶段进行预防的高危患者，经验性治疗阶段不能再选择氟喹诺酮类，而应使用 β-内酰胺类。建议中性粒细胞减少性发热低危患者口服环丙沙星联合阿莫西林/克拉维酸进行经验性治疗。没有足够数据支持氟喹诺酮单药经验性治疗中性粒细胞减少性发热[3]。

2）临床试验：使用环丙沙星和罗红霉素预防小细胞肺癌（small cell lung cancer，SCLC）化疗（使用环磷酰胺、多柔比星、依托泊苷）导致的白细胞减少性发热有效。一项随机双盲的Ⅲ期临床研究中，SCLC（病变局限或广泛）患者预防性使用抗生素治疗(化疗周期第 4 ~ 13 天),使用环丙沙星(750mg,每日 2 次)联合罗红霉素(150mg,每日 2 次)(n = 83)或安慰剂(n = 80)。由于担心对照组患者发生白细胞减少性发热,在纳入 163 名患者后,而提前停止招收患者。实验组根据化疗强度进行分层(标准治疗和强化治疗)。第一个化疗周期,预防性使用环丙沙星/罗红霉素组白细胞减少性发热的发生率比安慰剂组降低大于 50%(11% vs 25%,P = 0.010)。整个治疗周期,预防性使用环丙沙星/罗红霉素组白细胞减少性发热的发生率比安慰剂组降低将近 50%(24% vs 43%,P = 0.007)。致命的感染仅发生在安慰剂组中(6% vs 0;P = 0.022)。由于白细胞减少性发热而导致住院的患者所占的比例,环丙沙星/罗红霉素组明显低于对照组(21% vs 39%,P = 0.013);两组总的中位住院天数无显著性差异(6 天 vs 9 天;P = 0.05)。相比对照组,环丙沙星/罗红霉素组更少的患者需要使用静脉抗生素治疗感染性疾病(38% vs 54%;P = 0.013)。通常是进行强化化疗导致骨髓抑制较为严重的患者需使用抗生素来预防白细胞减少性发热[4]。

一项包含了 2 部分的 meta 分析中,恶性肿瘤化疗导致粒细胞减少的患者单独使用氟喹诺酮预防革兰氏阴性菌菌血症有效(OR:0.09;95%CI:0.05 ~ 0.16;P < 0.001),但不能预防革兰氏阳性菌菌血症(OR:1.05;95%CI:0.76 ~ 1.45;P = 0.7)、发热相关死亡(OR:0.76;95%CI:0.56 ~ 1.04;P = 0.09)或感染相关死亡(OR:0.79;95%CI:0.47 ~ 1.34;P = 0.4)。该 meta 分析的第一部分对比了单独使用氟喹诺酮和对照药物(复方磺胺甲噁唑、口服不吸收的抗生素或安慰剂)(n = 13),第二部分对比氟喹诺酮类联合治疗革兰氏阳性菌菌血症的抗生素和对照药物(氟喹诺酮或口服不吸收抗生素)(n = 6),研究从 1984 年 1 月进行到 1994 年 10 月。第二部分的 meta 分析显示氟喹诺酮联合革兰氏阳性菌菌血症预防治疗(青霉素、万古霉素或大环内酯),可显著减少革兰氏阳性菌菌血症的发生(OR:0.46;95%CI:0.33 ~ 0.63;P < 0.001),但对发热相关疾病的发病率(OR:0.83;95%CI:0.62 ~ 1.13;P = 0.2)和发热相关死亡率(OR:0.74;95%CI:0.4 ~ 1.38;P = 0.3)无影响[5]。

口服环丙沙星联合阿莫西林/克拉维酸治疗肿瘤化疗过

程中发热和中性粒细胞减少是安全有效的。一项中性粒细胞减少[定义为绝对中性粒细胞计数(ANC)<$0.5×10^9$/L]合并发热的低危患者(年龄5~74岁)随机、双盲、安慰剂对照研究中,84名患者每日接受30mg/kg的环丙沙星,分3次给药(最大750mg每8小时1次)联合阿莫西林/克拉维酸每日40mg/kg,分3次给药(最大500mg每8小时1次);同时79名患者接受静脉头孢他啶每日90mg/kg,分3次给药(最大2g每8小时1次)。研究共发生了116次发热。低危患者定义为预期发热小于10天且没有其他急性疾病状态。71%的发热口服治疗成功,67%的发热静脉治疗成功($P=0.48$)。口服治疗组13%的发热治疗失败并需要改变治疗方案,静脉治疗组为32%($P<0.001$)。口服治疗组16%的发热由于药物不耐受治疗失败,静脉组仅1%($P=0.07$)。环丙沙星和阿莫西林/克拉维酸口服治疗对于需要节约费用和提高生活质量的患者,是一种安全有效的替代治疗方案。类似的结果在一项353例低危肿瘤粒细胞减少患者中得到证实。患者接受环丙沙星(750mg,每日2次)联合阿莫西林/克拉维酸(625mg,每日3次)或阿米卡星联合头孢曲松。治疗成功率分别为86%和84%($P=0.02$)。不良反应发生频率类似但类型不同(分别为胃肠道不良反应和血管内导管并发症、肾毒性、低钾血症)[6]。

(2)儿童和青少年:治疗低危儿童肿瘤患者的中性粒细胞减少性发热可以在门诊使用环丙沙星成功治疗。32名癌症儿童纳入口服环丙沙星的前瞻性研究,在门诊环境下治疗中性粒细胞减少性发热。满足如下条件的儿童和青少年入选:年龄1~21岁,绝对白细胞计数(RFC)大于$0.1×10^9$/L,恶性肿瘤缓解期,距开始化疗的时间大于7天,家长支持该研究。在基线和研究中每日都进行全血细胞计数和培养。环丙沙星每日20mg/kg,分2次给药(最大剂量500mg),直至发热停止24小时,血培养阴性,骨髓造血恢复(RFC连续2日升高或为入院时的2倍)。如持续5天发热或发生革兰氏阴性菌血症,则暂停研究,入院治疗。没有儿童需要住院治疗视为中性粒细胞减少性发热的管理有效。89%的患者(40次,共45次发热)的管理成功[7]。

口服氟喹诺酮,特别是环丙沙星和氧氟沙星,可作为经验性治疗低危癌症患儿中性粒细胞减少伴发热,低危一般指预期中性粒细胞减少小于10天,门诊患者,没有严重的并发症如血流动力学不稳定、胃纳不足、精神状态改变、腹痛、急性肾或呼吸系统衰竭或代谢性疾病。氟喹诺酮类的治疗疗程在低危患者中常为10~14天,一项国家癌症学院随机双盲研究正在进行。对比研究口服环丙沙星联合阿莫西林/克拉维酸和静脉给予头孢他啶单药治疗低危中性粒细胞减少性发热的住院患者的效果,该研究纳入将近230例患者,也包括儿童[8]。

2. 软下疳　美国FDA未批准环丙沙星用于软下疳的治疗。Micromedex有效性、推荐等级和证据强度:

有效性等级: Class Ⅰ,治疗有效(成人)(Effective)。

推荐等级: Class Ⅱb,在某些情况下推荐使用(Recommended,In Some)。

证据强度: Category B[1]。

美国疾病控制与预防中心(Centers for Disease Control,CDC)指南推荐环丙沙星用于软下疳的治疗,然而一些分离菌已经表现出中介耐药。在用于软下疳的初始治疗时,应考虑到潜在的耐药问题。

3. 腹股沟肉芽肿(杜诺凡病)　美国FDA未批准环丙沙星用于腹股沟肉芽肿的治疗。Micromedex有效性、推荐等级和证据强度:

有效性等级: Class Ⅱa,证据支持有效(成人)(Evidence Favors Efficacy)。

推荐等级: Class Ⅱb,在某些情况下推荐使用(Recommended,In Some)。

证据强度: Category C[1]。

CDC指南建议当多西环素不适用时,环丙沙星可作为替代药物治疗腹股沟肉芽肿,妊娠期患者禁用环丙沙星。

4. 感染性心内膜炎　美国FDA未批准环丙沙星用于感染性心内膜炎的治疗。Micromedex有效性、推荐等级和证据强度:

有效性等级: Class Ⅱa,证据支持有效(Evidence Favors Efficacy)。

推荐等级: Class Ⅱb,在某些情况下推荐使用(Recommended,In Some)。

证据强度: Category B[1]。

（1）成人

1）环丙沙星单药治疗是不能耐受头孢曲松或其他第三、四代头孢菌素治疗 HACEK 相关心内膜炎的替代方案。也可以联用 β-内酰胺类用于治疗其他革兰氏阴性菌心内膜炎。

2）文献报道：口服环丙沙星（750mg，每日 2 次）联合利福平（300mg，每日 2 次）治疗右心葡萄球菌性心内膜炎有效，且比苯唑西林（2g，每 4 小时 1 次）或万古霉素（1g，每 12 小时 1 次）联合庆大霉素（2mg/kg，每 8 小时 1 次）静脉注射更安全。然而试验初始纳入的使用静脉药物的发热患者（$n=573$）中，仅有 40 和 45 名右心心内膜炎患者分别使用口服和静脉疗法，而其中仅分别有 19 和 25 名患者完成了治疗和随访。在上述小样本人群中，口服和静脉治疗的治愈率（血培养阴性）分别为 94.7% 和 88%，静脉治疗的药物不良反应发生率（62%）相比口服治疗（3%）更常见（$P<0.05$），静脉治疗常见药物不良反应为肝酶升高。两种疗法的等效性需更大规模、设计更好的临床试验进行评估[9]。

（2）儿童：环丙沙星联合万古霉素和庆大霉素，可作为不耐受青霉素且培养结果阴性的自体瓣膜心内膜炎患儿的经验性治疗药物[10]。

5. 瘟疫　美国 FDA 未批准环丙沙星用于成人及儿童瘟疫的治疗。Micromedex 有效性、推荐等级和证据强度：

有效性等级：Class Ⅱa，证据支持有效（成人、儿童）（Evidence Favors Efficacy）。

推荐等级：成人 Class Ⅱa，大多数情况下推荐（Recommended，In Most）；儿童 Class Ⅱa，在某些情况下推荐使用（Recommended，In Some）。

证据强度：Category B[1]。

环丙沙星推荐用于治疗肺鼠疫及生物恐怖事件的暴露后预防[11]。成人及儿童：

（1）环丙沙星是美国生物防御工作组（Working Group on Civilian Biodefense）推荐的治疗肺鼠疫（由鼠疫耶尔森菌引起）的药物之一，用于蓄意（生物武器）泄漏的情况。环丙沙星也用于上述情况下的暴露后预防。体外条件下环丙沙星对鼠疫耶尔森菌活性好，但并无临床试验研究氟喹诺酮在人类瘟疫的作用。

（2）环丙沙星是意外事故（生物恐怖）肺鼠疫的替代治疗药物，链霉素或庆大霉素为首选治疗药物。环丙沙星（或多西环素）更推荐用于群体意外事故（生物恐怖）或暴露后预防肺鼠疫。

6. 兔热病　美国 FDA 未批准环丙沙星用于成人及儿童兔热病的治疗。Micromedex 有效性、推荐等级和证据强度：

有效性等级：Class Ⅰ,治疗有效（成人、儿童）（Effective）。

推荐等级：Class Ⅰ（成人、儿童），推荐（Recommended）。

证据强度：Category C（成人、儿童）[1]。

环丙沙星推荐用于治疗兔热病及生物恐怖事件的暴露后预防[12]。成人及儿童：

（1）环丙沙星是生物防御工作组推荐的治疗兔热病（土拉弗朗西斯菌引起）的药物之一，用于国际（生物武器）泄露的情况。环丙沙星也用于上述情况下的暴露后预防。环丙沙星也可成功治疗自然情况下发生的成人及儿童兔热病。

（2）静脉环丙沙星治疗意外事故（生物恐怖）兔热病的推荐剂量为 400mg（儿童 15mg/kg），每 12 小时 1 次持续 10 天，当临床状态允许时应将抗生素改为口服治疗。在上述情况下链霉素或庆大霉素为首选治疗药物，环丙沙星可作为替代治疗。在群体意外事故（生物恐怖）兔热病暴露后预防的口服剂量为 500mg（儿童 15mg/kg）每日 2 次持续 14 天。环丙沙星（或多西环素）在上述情况下为首选药物。

7. 非典型分枝杆菌感染　美国 FDA 未批准环丙沙星用于成人及儿童非典型分枝杆菌感染的治疗。Micromedex 有效性、推荐等级和证据强度：

有效性等级：Class Ⅰ,治疗有效（成人）（Effective）。

推荐等级：Class Ⅱa，大多数情况下推荐（成人）（Recommended，In Most）。

证据强度：Category B（成人）[1]。

已有研究确证氟喹诺酮可作为非 HIV 患者鸟分枝杆菌复合群（MAC）单药治疗和艾滋病患者播散性 MAC 感染的四药联合方案中的一个药物。环丙沙星总体的可耐受程度和其他的抗分枝杆菌二线治疗药物相比相似或更佳。

利福布汀、乙胺丁醇和克拉霉素三药治疗相比利福平、乙胺丁醇、氯法齐明和环丙沙星四药治疗 MAC 菌血症治愈成功率更高[13]。

阿米卡星、乙胺丁醇、利福平和环丙沙星四药联合可有效治疗艾滋病患者鸟分枝杆菌感染[14]。

成人：

(1)MAC：公共卫生服务专责小组对 MAC 感染的艾滋病患者的治疗制订了一些基本的推荐意见，需待进一步试验结果得出后，才能给出具体的推荐意见。基本共识内容包括：①应使用至少 2 种抗分枝杆菌药物；②每种疗法都应包括克拉霉素或阿奇霉素，推荐乙胺丁醇作为第二个药物，第三或第四个药物包括利福布汀、利福平或环丙沙星，某些情况下也可使用阿米卡星；③如果患者对治疗有响应，应终身维持治疗；④没有证据表明如果患者利福布汀预防用药失败，利福布汀就会耐药，因此利福布汀仍应包含在治疗方案中；⑤如果使用利福布汀的患者发生结核分枝杆菌感染，那么该结核分枝杆菌对利福布汀耐药；⑥MAC 药敏实验有效性尚未确证，故不推荐常规进行敏感性试验。

已有研究证实氟喹诺酮可作为非 HIV 患者 MAC 感染单药治疗和艾滋病患者播散性 MAC 感染四药联合治疗中的一个药物。环丙沙星总体的可耐受程度和其他的抗分枝杆菌二线治疗药物相比相似或更佳。氟喹诺酮用于非 HIV 患者 MAC 感染的有效性需要多数据佐证。这些药物在 MAC 预防中可能也占有一席之地，药物达到一定浓度时可以防范系统感染，但仍需进一步评估。

利福布汀、乙胺丁醇和克拉霉素三药治疗相比利福平、乙胺丁醇、氯法齐明和环丙沙星四药治疗 MAC 菌血症治愈成功率更高。该研究纳入 229 名 MAC 菌血症的艾滋病患者随机使用利福平(每天 600mg)、乙胺丁醇(每天 15mg/kg)、氯法齐明(每天 100mg)和环丙沙星(750mg 每日 2 次)；或利福布汀(每天 600mg)、乙胺丁醇(每天 15mg/kg)和克拉霉素(1 000mg 每日 2 次)。第 12 周时，三药组和四药组 MAC 菌血症清除率分别为 79% 和 22%。结果发现三药组比四药组生存时间延长(分别为 8.6 个月比 5.2 个月)，研究还发现当三药组中利福布汀剂量减为 300mg 每日 1 次，治疗有效性降低。

阿米卡星、乙胺丁醇、利福平和环丙沙星四药联合治疗艾滋病患者鸟分枝杆菌感染有效。每日 7.5mg/kg 阿米卡星持续 4 周后,环丙沙星 750mg 每日 2 次,乙胺丁醇 1 000mg 每日 1 次和利福平每日 600mg 治疗 12 周,17 名患者中 7 人因为胃肠道不耐受或肝毒性退出研究[15]。

艾滋病患者环丙沙星联合利福平、乙胺丁醇、氯法齐明和阿奇霉素可有效减少鸟分枝杆菌复合群感染的菌落数,并控制菌血症。给药剂量为环丙沙星 750mg 每日 2 次,利福平每日 10mg/kg,乙胺丁醇每日 15mg/kg,氯法齐明每日 100 ~ 200mg。4 周的口服治疗后,一部分患者使用阿米卡星每日 7.5mg/kg 持续治疗 4 周。虽然所有患者对治疗都有响应,但因死亡或失访而无法数据追踪。其他研究证实可使用环丙沙星单药治疗非 HIV 患者 MAC 感染或环丙沙星合并其他药物(利福平、乙胺丁醇和氯法齐明)治疗艾滋病患者播散性 MAC 感染[16]。

(2)龟分枝杆菌:某些龟分枝杆菌感染对环丙沙星也有反应。一案例报道多西环素和红霉素治疗无效后,使用环丙沙星治疗有效。另一案例环丙沙星治疗基础上联合克拉霉素后患者治愈。环丙沙星和克拉霉素的 MIC 值分别为 $4\mu g/ml$ 和 $0.5\mu g/ml$。第三个例子为龟分枝杆菌角膜炎,局部使用环丙沙星治疗有效[17]。

(3)堪萨斯分枝杆菌:联合使用环丙沙星-乙胺丁醇治疗堪萨斯分枝杆菌感染有效。

8. 细菌性脑膜炎 美国 FDA 未批准环丙沙星用于成人及儿童细菌性脑膜炎的治疗。Micromedex 有效性、推荐等级和证据强度:

有效性等级:Class Ⅱa,证据支持有效(成人)(Evidence Favors Efficacy)。

推荐等级:Class Ⅱb,在某些情况下推荐使用(成人)(Recommended,In Some)。

证据强度:Category C(成人)[1]。

环丙沙星推荐用于多药耐药革兰氏阴性杆菌脑膜炎,或标准抗菌治疗方案无效的细菌性脑膜炎的治疗[18]。

一案例报道环丙沙星治疗复发性耐药铜绿假单胞菌脑膜炎,脑脊液培养结果和临床症状有改善[19]。

成人:一案例报道,患者 68 岁女性,复发性铜绿假单胞菌脑膜炎，头孢他啶加庆大霉素治疗无效，静脉给予环丙沙星后，脑脊液培养结果和临床均有好转。在头孢他啶每 8 小时 2g 并加用庆大霉素的情况下，患者病情仍在恶化，直到治疗方案变为头孢他啶加每 8 小时 400mg 环丙沙星。环丙沙星对该病原菌的 MIC 值为 0.094mg/L。环丙沙星开始用药 15 小时后，患者脑脊液药物水平增加，之后稳定在约 0.9mg/L(存在峰谷波动)，脑脊液 AUC_{24h} 为 22mg×h/L。血液中相应峰浓度为 10.29mg/L，平均 AUC_{8h} 为 22mg×h/L。

9. 肺结核 美国 FDA 未批准环丙沙星用于结核。Micromedex有效性、推荐等级和证据强度：

有效性等级: Class Ⅰ,治疗有效(成人)(Effective)。

推荐等级: Class Ⅱa,大多数情况下推荐(Recommended, In Most)。

证据强度: Category B[1]。

成人:包含环丙沙星的多药联合方案在肺结核杀菌(即微生物治愈)方面弱于标准多药疗法(即异烟肼、利福平、吡嗪酰胺、乙胺丁醇)。一项临床研究表明,异烟肼(300mg)、利福平(600mg)和环丙沙星(750mg)(HRC)联用治疗肺结核和标准治疗方案异烟肼(300mg)、利福平(600mg)、吡嗪酰胺(25mg/kg)和乙胺丁醇(15mg/kg)(HRZE)相比,临床响应情况相似,然而 HRC 组更多患者复发(培养证实)(分别为 9.3% *vs* 0,P=0.005)。发生复发的主要是合并 HIV 的肺结核患者。服药方式均为每日早晨顿服,HRC 组(n=82),环丙沙星最初 4 个月服用,另外两种药物则持续使用 6 个月;HRZE 组(n=86),乙胺丁醇最初 2 个月使用,吡嗪酰胺最初 4 个月使用,异烟肼和利福平则持续使用 6 个月。结束 6 个月的治疗后,HRZE 和 HRC 组分别有 81 和 75 人进行了培养。需进一步研究确定环丙沙星在肺结核多药治疗中的地位,包括最佳剂量[20]。

一项决策分析推荐环丙沙星 750mg 每日 2 次和吡嗪酰胺每日 25~30mg/kg 分 3 次使用,持续 6~12 个月治疗非 HIV 的多药耐药结核感染的医务工作者。该分析也推荐使用该预防用药方案[21]。

环丙沙星不常规推荐用于预防肺结核。异烟肼(每日 300mg)是预防肺结核的推荐用药。但对于可能初次感染多药耐药结核(MDR-TB)并高度可能演变为活动性疾病的患者,需要使用吡嗪酰胺合用乙胺丁醇及氧氟沙星或合用环丙沙星预防。环丙沙星剂量 750mg,每日 2 次。非 HIV 感染者疗程为 6 个月,HIV 感染者 12 个月。一项 31 名抗结核治疗专家的调查研究发现,关于哪种药物最适用于 MDR-TB 暴露的皮肤试验阳性患者,尚无共识。联用吡嗪酰胺每日 1 500mg 及环丙沙星 750mg 每日 2 次,持续治疗 4 个月的方案被多于 50% 的专家认可。

【参考文献】

［1］Micromedex(172).Truven Health Analytics Inc.,2017 ［2017-04-03］.http://www.micromedexsolutions.com.

［2］ERWIN KK,PAUL BJ,CHRISTINE MC.Drug facts and comparisons.2014 ed.Missouri:Wolters Kluwer Health,2014.

［3］FREIFELD AG,BOW EJ,SEPKOWITZ KA,et al. Clinical practice guideline for the use of antimicrobial agents in neutropenic patients with cancer:2010 update by the infectious diseases society of america.Clin Infect Dis,2011,52(4):e56-e93.

［4］TJAN-HEIJNEN VCG,POSTMUS PE,ARDIZZONI A,et al.Reduction of chemotherapy-induced febrile leucopenia by prophylactic use of ciprofloxacin and roxithromycin in small-cell lung cancer patients:an EORTC double-blind placebo-controlled phase Ⅲ study.Ann Oncol,2001,12(10):1359-1368.

［5］CRUCIANI M,RAMPAZZO R,MALENA M,et al,Prophylaxis with fluoroquinolones for bacterial infections in neutropenic patients:a meta-analysis.Clin Infect Dis,1996,23(4):795-805.

［6］FREIFELD A,MARCHIGIANI D,WALSH T,et al.A double-blind comparison of empirical oral and intravenous antibiotic therapy for low-risk febrile patients with neutropenia during cancer chemotherapy.N Engl J Med,1999,341(5):305-311.

［7］AQUINO VM,HERRERA L,SANDLER ES,et al.Feasibility of oral ciprofloxacin for the outpatient management of febrile neutropenia in selected children with cancer.Cancer,2000,88(7):1710-1714.

［8］FREIFELD A,PIZZO P.Use of fluoroquinolones for empirical management of febrile neutropenia in pediatric cancer patients.Pediatr Infect Dis J,1997,16(1):140-145.

［9］HELDMAN AW, HARTERT TV, RAY SC, et al. Oral antibiotic treatment of right-sided Staphylococcal endocarditis in injection drug users: prospective randomized comparison with parenteral therapy. Am J Med, 1996, 101(1): 68-76.

［10］BALTIMORE RS, GEWITZ M, BADDOUR LM, et al. Infective endocarditis in childhood (2015 update) a scientific statement from the American Heart Association. Circulation, 2015, 132(15): 1487-1515.

［11］INGLESBY TV, DENNIS DT, HENDERSON DA, et al. Plague as a biological weapon: medical and public health management. JAMA, 2000, 283(17): 2281-2290.

［12］DENNIS DT, INGLESBY TV, HENDERSON DA, et al. Tularemia as a biological weapon: medical and public health management. JAMA, 2001, 285(21): 2763-2773.

［13］SHAFRAN SD, SINGER J, ZAROWNY DP, et al. A comparison of two regimens for the treatment of mycobacterium avium complex bacteremia in AIDS: rifabutin, ethambutol, and clarithromycin versus rifampin, ethambutol, clofazimine, and ciprofloxacin. Canadian HIV Trials Network Protocol 010 Study Group. N Engl J Med, 1996, 335(6): 377-383.

［14］CHIU J, NUSSBAUM J, BOZZETTE S, et al. Treatment of disseminated mycobacterium avium complex infection in AIDS with amikacin, ethambutol, rifampin, and ciprofloxacin. Ann Intern Med, 1990, 113(5): 358-361.

［15］KEMPER CA, MENG TC, NUSSBAUM J, et al. Treatment of mycobacterium avium complex bacteremia in AIDS with a four-drug oral regimen. Ann Intern Med, 1992, 116(6): 466-472.

［16］GUTKNECHT DR. Treatment of disseminated mycobacterium chelonae infection with ciprofloxacin. J Am Acad Dermatol, 1990, 23(6 Pt 1): 1179-1180.

［17］ZAHID MA, KLOTZ SA, GOLDSTEIN E, et al. Mycobacterium chelonae (chelonae subspecies chelonae): report of a patient with a sporotrichoid presentation who was successfully treated with clarithromycin and ciprofloxacin. Clin Infect Dis, 1994, 18(6): 999-1001.

［18］TUNKEL AR, HARTMAN BJ, KAPLAN SL, et al. Practice guidelines for the management of bacterial meningitis. Clin Infect Dis,2004,39(9):1267-1284.

[19] LIPMAN J,ALLWORTH A,WALLIS SC.Cerebrospinal fluid penetration of high doses of intravenous ciprofloxacin in meningitis.Clin Infect Dis,2000,31(5):1131-1133.

[20] KENNEDY N,BERGER L,CURRAN J,et al.Randomized controlled trial of a drug regimen that includes ciprofloxacin for the treatment of pulmonary tuberculosis.Clin Infect Dis,1996, 22(5):827-833.

[21] STEVENS JP,DANIEL TM.Chemoprophylaxis of multidrug-resistant tuberculous infection in HIV-uninfected individuals using ciprofloxacin and pyrazinamide. A decision analysis.Chest, 1995,108(3):712-717.

左氧氟沙星 Levofloxacin

【已批准的适应证】

本品适用于敏感细菌引起的下列轻、中、重度感染:

1. 呼吸系统感染　急性支气管炎、慢性支气管炎、慢性支气管炎急性发作、弥漫性细支气管炎、支气管扩张合并感染、肺炎、咽喉炎、扁桃体炎(扁桃体周脓肿)。

2. 泌尿系统感染　肾盂肾炎、复杂性尿路感染等;淋病奈瑟菌、沙眼衣原体所致的尿道炎等。

3. 生殖系统感染　(急性)前列腺炎、(急性)附睾炎、宫腔感染、子宫附件炎、盆腔炎(疑有厌氧菌感染时可合用甲硝唑);淋病奈瑟菌、沙眼衣原体所致的宫颈炎等。

4. 皮肤软组织感染　传染性脓疱病、蜂窝织炎、淋巴管(结)炎、皮下脓肿、肛周脓肿等。

5. 肠道感染　细菌性痢疾、感染性肠炎、沙门氏菌属肠炎、伤寒及副伤寒等。

6. 其他感染　外伤、烧伤及手术后伤口感染,腹腔感染(必要时合用甲硝唑),乳腺炎、胆囊炎、胆管炎、骨与关节感染以及五官科感染等。

7. 吸入性炭疽(暴露后)。

【说明书之外的用法】

1. **瘟疫**　500mg,静脉输注 60 分钟,每 24 小时口服或静脉注射 1 次,持续 10~14 天。若病情需要也可使用更高剂量来针对性地治疗肺炎。怀疑或确定鼠疫耶尔森菌暴露时应尽早开始治疗。

2. **肺结核** 成人，500~1 000mg，口服每日 1 次。

3. **导管相关菌血症** 推荐用于金黄杆菌属细菌引起的导管相关血流感染，静脉给药，750mg，每 24 小时 1 次。

4. **儿童急性中耳炎（复发或持续）** 6 个月~5 岁：口服 10mg/kg，每 12 小时 1 次，持续 10 天，口服最大剂量 500mg/d。

5. **儿童社区获得性肺炎** 6 个月~5 岁：口服 10mg/kg 或静脉注射，每 12 小时 1 次。

5~12 岁：常用剂量 10mg/kg 口服或静脉注射，每 24 小时 1 次，最大剂量 500mg/d。

【证据强度】

1. **瘟疫** 美国 FDA 批准左氧氟沙星用于成人及≥6 个月儿童瘟疫的治疗。Micromedex 有效性、推荐等级和证据强度：

有效性等级：Class Ⅱa，证据支持有效（成人及≥6 个月儿童）（Evidence Favors Efficacy）。

推荐等级：Class Ⅱb，在某些情况下推荐使用（成人及≥6 个月儿童）（Recommended，In Some）。

证据强度：Category C（成人及≥6 个月儿童）[1]。

左氧氟沙星可用于预防和治疗瘟疫，包括鼠疫耶尔森菌引起的肺型或败血症型瘟疫，可用于成人和 6 个月以上的儿童，推荐基于动物实验的结果。由于可行性和伦理因素，无法开展肺鼠疫临床试验。

2. **肺结核** 美国 FDA 未批准左氧氟沙星用于成人及儿童肺结核的治疗。Micromedex 有效性、推荐等级和证据强度：

有效性等级：Class Ⅱa，证据支持有效（成人）（Evidence Favors Efficacy）。

推荐等级：Class Ⅱa，大多数情况下推荐（成人）（Recommended，In Most）。

证据强度：Category C（成人）[1]。

耐药结核分枝杆菌应优先考虑口服药物治疗。

成人：当菌株可能或明确敏感的情况下，左氧氟沙星是治疗耐药结核的首选口服药物。对于药物敏感性结核，本品不是一线用药,应仅在一线药物不耐受的情况下使用[2-3]。

3. 导管相关菌血症 美国 FDA 未批准左氧氟沙星用于导管相关血流感染。Micromedex 有效性、推荐等级和证据强度:

有效性等级: Class Ⅱa,证据支持有效(成人)(Evidence Favors Efficacy)。

推荐等级: Class Ⅱb,在某些情况下推荐使用(成人)(Recommended,In Some)。

证据强度: Category C(成人)[1]。

在金黄杆菌(黄杆菌)属细菌导致的导管相关血流感染中,左氧氟沙星是一线用药[4]。

4. 儿童急性中耳炎(复发或持续) 美国 FDA 未批准左氧氟沙星用于儿童复发或持续性急性中耳炎的治疗。Micromedex有效性、推荐等级和证据强度:

有效性等级: Class Ⅰ,治疗有效(儿童)(Effective)。

推荐等级: Class Ⅱb,在某些情况下推荐使用(儿童)(Recommended,In Some)。

证据强度: Category B(儿童)[1]。

口服左氧氟沙星治疗儿童复发或持续性急性中耳炎效果并不弱于阿莫西林/克拉维酸。

(1)左氧氟沙星不是一线推荐用药,但对于反复治疗失败的儿童可以考虑使用,最好在鼓膜穿刺术后进行细菌涂片、培养、敏感性试验等细菌学检查完善后使用。非常规使用左氧氟沙星前建议请儿科专家会诊。治疗团队需包括耳鼻喉科专家及感染学专家,进行鼓膜穿刺术、引流、培养[5]。

(2)文献研究:一项关于 6 个月~5 岁儿童急性复发或持续性中耳炎治疗效果的随机非劣效研究中,口服左氧氟沙星与阿莫西林/克拉维酸效果相似(治愈率 72.4% *vs* 69.9%,*n*=1 650)。儿童口服左氧氟沙星混悬液治疗 10 天(10mg/kg,每日 2 次,最大剂量每日 500mg),或使用阿莫西林/克拉维酸(阿莫西林 45mg/kg,每日 2 次,阿莫西林最大日剂量 3 600mg)。左氧氟沙星组和对照组总体治愈率分别为 74.9% 和 73.9%,临床治疗成功率分别为 83.6% 和 80.4%,非劣效分析无差异。治疗第 4~6 天,治疗失败率分别为 0.3% 和 1%，第三次就诊仍持续渗液者分别占 16% 和 20%[6]。

5. 儿童社区获得性肺炎 美国 FDA 未批准左氧氟沙星用于儿童社区获得性肺炎的治疗，Micromedex 有效性、推荐等级和证据强度：

有效性等级：Class Ⅱa，证据支持有效（儿童）（Evidence Favors Efficacy）。

推荐等级：Class Ⅱb，在某些情况下推荐使用（儿童）（Recommended,In Some）。

证据强度：Category B（儿童）[1]。

疑似严重急性呼吸综合征的经验性治疗：左氧氟沙星可作为已发育成熟或不能耐受大环内酯类药物的住院患者的替代治疗药物，包括免疫抑制和免疫健全的患者[7]。

疑似细菌性肺炎的经验性治疗：左氧氟沙星可作为有免疫缺陷或来自耐青霉素侵袭性肺炎链球菌高检出率地区的住院患者的替代治疗，当疑似存在社区获得性耐甲氧西林金黄色葡萄球菌时应联合万古霉素或克林霉素。

肺炎链球菌(青霉素 MIC 值≥4μg/ml)：静脉左氧氟沙星可作为替代药物，口服左氧氟沙星可作为降阶梯治疗或轻度社区获得性肺炎（CAP）治疗的可选药物。

肺炎链球菌(青霉素 MIC 值≤2μg/ml)：口服左氧氟沙星可作为降阶梯治疗或轻度社区获得性肺炎（CAP）治疗的可选药物[8]。

流感嗜血杆菌：静脉左氧氟沙星可作为替代药物。

肺炎支原体、沙眼衣原体、肺炎衣原体：静脉左氧氟沙星可作为替代治疗药物。对于骨骼已发育成熟的青少年，左氧氟沙星口服可作为降阶梯治疗或轻度 CAP 的可选治疗药物[9]。

儿童：一项纳入了 539 例 CAP 患儿的研究发现，左氧氟沙星不劣于标准治疗（如阿莫西林/克拉维酸、克拉霉素、头孢曲松）。两项回顾性研究（n_1=492，年龄 2 个月～18 岁；n_2=15 564，年龄 6 个月～18 岁），未发现使用窄谱或广谱抗生素经验性治疗住院患儿 CAP 在住院时间、重复入院率、发热时间和辅助吸氧治疗方面的差异[10]。

【参考文献】

[1] Micromedex(172).Truven Health Analytics Inc.,2017

[2017-04-03] .http://www.micromedexsolutions.com.

[2] American Thoracic Society, Centers for Disease Control and Prevention, Infectious Diseases Society of America. Treatment of tuberculosis. MMWR Recomm Rep, 2003, 52(RR-11) : 1-77.

[3] BERNING SE, CHERRY TA, ISEMAN MD. Novel treatment of meningitis caused by multidrug-resistant mycobacterium tuberculosis with intrathecal levofloxacin and amikacin: case report. Clin Infect Dis, 2001, 32(4) : 643-646.

[4] MERMEL LA, ALLON M, BOUZA E, et al. Clinical practice guidelines for the diagnosis and management of intravascular catheter-related infection: 2009 update by the Infectious Diseases Society of America. Clin Infect Dis, 2009, 49(1) : 1-45.

[5] NOEL GJ, BLUMER JL, PICHICHERO ME, et al. A randomized comparative study of levofloxacin versus amoxicillin/clavulanate for treatment of infants and young children with recurrent or persistent acute otitis media. Pediatr Infect Dis J, 2008, 27 (6) : 483-489.

[6] LIEBERTHAL AS, CARROLL AE, CHONMAITREE T, et al. The diagnosis and management of acute otitis media. Pediatrics, 2013, 131(3) : e964-e999.

[7] BRADLEY JS, BYINGTON CL, SHAH SS, et al. The management of community-acquired pneumonia in infants and children older than 3 months of age: clinical practice guidelines by the Pediatric Infectious Diseases Society and the Infectious Diseases Society of America. Clin Infect Dis, 2011, 53(7) : e25-e76.

[8] BRADLEY JS, ARGUEDAS A, BLUMER JL, et al. Comparative study of levofloxacin in the treatment of children with community-acquired pneumonia. Pediatr Infect Dis J, 2007, 26 (10) : 868-878.

[9] QUEEN MA, MYERS AL, HALL M, et al. Comparative effectiveness of empiric antibiotics for community-acquired pneumonia. Pediatrics, 2014, 133(1) : e23-e29.

[10] WILLIAMS DJ, HALL M, SHAH SS, et al. Narrow vs broad-spectrum antimicrobial therapy for children hospitalized with pneumonia. Pediatrics, 2013, 132(5) : e1141-e1148.

莫西沙星 Moxifloxacin

【已批准的适应证】

盐酸莫西沙星氯化钠注射液用于成人（≥18岁）上呼吸道和下呼吸道感染，如急性窦炎、慢性支气管炎急性发作、社区获得性肺炎，以及皮肤和软组织感染。复杂腹腔感染包括混合细菌感染，如脓肿。

莫西沙星片的适应证为治疗患有上呼吸道和下呼吸道感染的成人（≥18岁），如急性窦炎、慢性支气管炎急性发作、社区获得性肺炎，以及皮肤和软组织感染。

【说明书之外的用法】

1. 结核（成人）　400mg，静脉注射或口服，每日1次。

2. 瘟疫的治疗与预防　400mg，口服或静脉持续输注60分钟，每24小时1次，疗程10~14天。在怀疑或明确暴露后尽快开始用药。

【证据强度】

1. 结核（成人）　美国胸科协会（American Thoracic Society，ATS）、CDC、美国感染病学会（IDSA）指南推荐口服或静脉莫西沙星400mg每日1次作为结核的二线治疗。FDA未批准莫西沙星用于结核的治疗。指南表明氟喹诺酮类抗生素中，左氧氟沙星、莫西沙星和加替沙星对结核分枝杆菌作用最好。莫西沙星长期用药的安全性和可耐受性证据支持有限，特别日剂量超过400mg时，当一线治疗不能耐受或耐药结核可能对氟喹诺酮敏感时可选用莫西沙星[1]。

美国FDA未批准莫西沙星用于成人及儿童结核的治疗。Micromedex有效性、推荐等级和证据强度：

有效性等级：Class Ⅰ，治疗有效（成人）（Effective）。

推荐等级：Class Ⅱa，大多数情况下推荐（成人）（Recommended，In Most）。

证据强度：Category C（成人）[2]。

莫西沙星被认为是结核治疗的二线药物，可用于耐药结核。

成人：对于已知敏感或可能敏感的菌株，莫西沙星是治疗耐药结核的二线药物。对一线治疗药物不耐药的结核患者不推荐使用莫西沙星作为一线治疗药物。

合并使用莫西沙星、异烟肼和利福平(或利福布汀)可治疗无法耐受标准疗法的结核患者。患者的疾病受累情况包括惰性、粟粒性、结节性、局部肺叶受累或肺外结核。20 名患者中 11 位痊愈,所有患者经过 6 个月的治疗后都得到临床改善[3]。

2. 瘟疫的治疗与预防 美国 FDA 仅批准莫西沙星用于成人瘟疫的治疗与预防,未批准用于儿童。Micromedex 有效性、推荐等级和证据强度:

有效性等级: Class Ⅱa,证据支持有效(成人)(Evidence Favors Effective)。

推荐等级: Class Ⅱb,在某些情况下推荐(成人)(Recommended,In Some)。

证据强度: Category C(成人)[2]。

莫西沙星可用于预防和治疗疑似鼠疫耶尔森菌所致瘟疫。

尚无关于莫西沙星治疗瘟疫的临床研究。因此有效性结果仅从动物研究推测得到。与安慰剂相比,经过 30 天的治疗,莫西沙星可显著增加因接触鼠疫耶尔森菌而患有肺鼠疫的非洲绿猴的生存率(100% *vs* 66.3%)。

【参考文献】

[1] American Thoracic Society,Centers for Disease Control and Prevention,Infectious Diseases Society of America:Treatment of tuberculosis.MMWR Recomm Rep,2003,52(RR-11):1-77.

[2] Micromedex(172).Truven Health Analytics Inc.,2017[2017-04-03].http://www.micromedexsolutions.com.

[3] VALERIO G,BRACCIALE P,MANISCO V,et al.Long-term tolerance and effectiveness of moxifloxacin therapy for tuberculosis:preliminary results.J Chemother,2003,15(1):66-70.

大环内酯类抗菌药

红霉素 Erythromycin

【已批准的适应证】

本品主要用于治疗儿童和成人的下列疾病:

1. β-溶血性链球菌、肺炎链球菌、流感嗜血杆菌引起的轻度或中度的呼吸道感染。

2. β-溶血性链球菌、肺炎链球菌引起的轻度或中度的下呼吸道感染。

3. 肺炎支原体引起的呼吸道感染。

4. 百日咳鲍特菌引起的百日咳 红霉素可有效消除患者咽喉部的百日咳病菌,临床研究表明红霉素能够预防易感人群感染百日咳。

5. 白喉 白喉是由于白喉棒状杆菌产生毒素所致,红霉素可以预防易感人群成为白喉带菌者或根除带菌者体内病菌。

6. 微小棒状杆菌引起的红癣病。

7. 溶组织阿米巴引起的肠道内阿米巴。

8. 李斯特菌引起的单核细胞增多症。

9. 化脓性链球菌和金黄色葡萄球菌引起的皮肤、软组织的轻度、中度感染。

10. 梅毒螺旋体引起的初期梅毒 对于青霉素过敏的患者口服红霉素可以作为治疗初期梅毒的一种选择药物,在治疗初期梅毒前,必须进行脑脊液的检查。子宫内梅毒不建议使用红霉素来治疗。

11. 沙眼衣原体引起的以下疾病 新生儿结膜炎、幼儿肺炎、怀孕期间的泌尿生殖系统感染。当四环素禁忌或不能耐受时,红霉素可用于治疗沙眼衣原体引起的成人泌尿、子宫颈内、直肠的感染。

12. 嗜肺军团菌引起的军团病。

13. 溶血性链球菌所致猩红热、蜂窝织炎。气性坏疽、炭疽、破伤风。放线菌病。

14. 淋病奈瑟菌感染。

15. 厌氧菌所致口腔感染。

16. 空肠弯曲菌肠炎。

17. 用于沙眼、结膜炎、睑缘炎及眼外部感染。(眼膏)

【说明书之外的用法】

1. **软下疳** 成人:口服 500mg,每日 3 次,持续 7 天。治疗直到溃疡和淋巴结都痊愈。

2. **腹股沟肉芽肿** 成人:口服 500mg,每日 4 次,持续至少 3 周,所有病灶完全消退前不能停药。

3. **莱姆病** 对于表现为游走性红斑、包柔螺旋体淋巴细

胞瘤的早期局限性或早期播散性莱姆病,红霉素推荐剂量为
500mg 口服每日 4 次,持续 14～21 天。红霉素为不能耐受或
不能使用一线药物(多西环素、阿莫西林或头孢呋辛酯)患者
的替代治疗药物。

4. HIV 感染者巴尔通体病　红霉素治疗 HIV 感染个体
巴尔通体感染(包括杆菌性血管瘤病、肝紫癜、菌血症和骨髓
炎)的推荐剂量为 500mg,每日 4 次,静脉或口服,持续至少 3
个月。初始治疗后,需要使用大环内酯类或多西环素进行长
期抑制治疗,直至 CD4$^+$细胞计数持续 6 个月超过 200/μl。一
些专家建议仅当巴尔通体滴度降低四分之三才可以停止长期
抑制治疗。

5. 中耳炎。

6. 胎膜早剥　超说明书剂量为口服 250mg,每日 4 次,
持续 10 天,或直到分娩。

7. 早产。

8. 胃轻瘫综合征。

【证据强度】

1. 软下疳　基于美国 CDC 指南,红霉素是软下疳的推
荐治疗药物。然而一些病原菌表现出红霉素中介耐药。在
选择红霉素作为软下疳的初始治疗药物时应考虑潜在耐药
问题。

美国 FDA 未批准红霉素用于成人及儿童软下疳的治疗。
Micromedex 有效性、推荐等级和证据强度:

有效性等级:Class Ⅰ,治疗有效(成人)(Effective)。

推荐等级:Class Ⅱa,大多数情况下推荐(成人)(Recom-
mended,In Most)。

证据强度:Category C(成人)[1]。

一项研究中,杜克嗜血杆菌培养阳性的男性患者使用红
霉素(500mg,每日 4 次,持续 7 天)治疗,其中 89% 溃疡完全
治愈。对照药物为阿奇霉素,其治疗响应率为 95%[2]。

2. 腹股沟肉芽肿　当不适于使用多西环素时,美国 CDC
建议红霉素作为腹股沟肉芽肿的替代治疗药物,红霉素也是
妊娠、哺乳期妇女的推荐治疗药物。

美国 FDA 未批准红霉素用于成人及儿童腹股沟肉芽肿
的治疗。Micromedex 有效性、推荐等级和证据强度:

有效性等级:Class Ⅱa,证据支持有效(成人)(Evidence

Favors Effective)。

推荐等级：Class Ⅱb，某些情况下推荐使用（成人）（Recommended，In Some）。

证据强度：Category C（成人）[1]。

3. **莱姆病** 由伯氏疏螺旋体引起，IDSA 推荐大环内酯类仅作为不能耐受一线治疗（阿莫西林、多西环素、头孢呋辛酯）患者的替代治疗药物。

美国 FDA 未批准红霉素用于成人及儿童莱姆病的治疗。Micromedex 有效性、推荐等级和证据强度：

有效性等级：Class Ⅱa，证据支持有效（成人、儿童）（Evidence Favors Effective）。

推荐等级：Class Ⅱb，某些情况下推荐使用（成人、儿童）（Recommended，In Some）。

证据强度：Category C（成人、儿童）[1]。

多西环素、阿莫西林和头孢呋辛酯都是莱姆病的治疗药物。口服红霉素可用于无法耐受或无法使用一线药物的患者的替代治疗[3]。

成人、儿童：推荐用于成人或儿童早期局限性或早期播散性莱姆病的治疗，包括游走性红斑、伯氏疏螺旋体淋巴细胞瘤。

4. **HIV 感染者巴尔通体病** 美国 FDA 未批准红霉素用于成人及儿童 HIV 感染患者巴尔通体病的治疗。Micromedex有效性、推荐等级和证据强度：

有效性等级：Class Ⅱa，证据支持有效（成人、儿童）（Evidence Favors Effective）。

推荐等级：Class Ⅱb，某些情况下推荐使用（成人、儿童）（Recommended，In Some）。

证据强度：Category C（成人、儿童）[1]。

红霉素作为一线药物，推荐用于治疗 HIV 感染的青少年和成人的巴尔通体感染，包括杆菌性血管瘤病、肝紫癜、菌血症和骨髓炎；也可以治疗 HIV 感染的儿童患者巴尔通体感染，包括皮肤杆菌性血管瘤病[4]。

（1）成人：在病例分析研究的基础上，红霉素或多西环素持续用药至少 3 个月被推荐作为 HIV 感染患者巴尔通体感染的一线治疗。巴尔通体感染的表现包括杆菌性血管瘤病、肝紫癜、菌血症和骨髓炎。替代药物包括阿奇霉素和克拉霉素,治疗均有效。多西环素或红霉素每日多次给药依从性不佳的患者可使用阿奇霉素。累及中枢神经系统的巴尔通体病或其他严重的巴尔通体感染应使用多西环素,联用或不联用利福平,治疗应持续 4 个月。有中枢神经系统受累或眼部受累的患者应持续治疗 2~4 周后再开始抗反转录病毒治疗,防止出现免疫重建炎症综合征(IRIS)。巴尔通体病初始治疗3~4 个月后,推荐使用多西环素或一种大环内酯进行长期抑制治疗,治疗需持续到CD4$^+$细胞计数持续 6 个月超过 200/μl。有专家建议,仅在巴尔通体滴度减少四分之三的时候才可停止长期抑制治疗。

(2)儿童:红霉素或多西环素持续治疗至少 3 个月,是HIV 感染患儿系统性巴尔通体感染的一线治疗方案。阿奇霉素或克拉霉素可作为替代治疗药物。累及中枢神经系统的巴尔通体病、杆菌性紫癜、骨髓炎或其他严重的巴尔通体感染应使用多西环素治疗至少 4 个月。利福平可联合多西环素或红霉素治疗急性、危及生命的感染。对于中枢神经系统巴尔通体感染,包括视网膜炎患者,推荐联合使用多西环素和利福平治疗。怀疑巴尔通体感染所致的培养阴性的心内膜炎患者,推荐氨基糖苷联合头孢曲松治疗 14 天,也可加用多西环素。培养阳性的巴尔通体心内膜炎推荐使用多西环素治疗 6 周,治疗的前 14 天需合用庆大霉素。巴尔通体感染复发的患者治疗需持续 4~6 个月。频繁或严重的复发患者,推荐使用多西环素长期抑制治疗,终身治疗或治疗直至 CD4$^+$计数持续 6 个月大于 200/μl。长期抑制治疗的替代药物为大环内酯类抗生素,如阿奇霉素、克拉霉素或红霉素。

5. **中耳炎** 美国 FDA 未批准红霉素用于成人及儿童中耳炎的治疗。Micromedex 有效性、推荐等级和证据强度:

有效性等级:Class Ⅱb,有效性具有争议(儿童)(Evidence is Inconclusive)。

推荐等级:Class Ⅱb,某些情况下推荐使用(儿童)(Recommended,In Some)。

证据强度:Category B(儿童)[1]。

红霉素治疗慢性和分泌性中耳炎成功率有限[5]。

美国儿科学会(American Academy of Pediatrics, AAP)

指南认为红霉素在治疗流感嗜血杆菌和肺炎链球菌方面有效性有限。因此不推荐用于(初始治疗或延期治疗)青霉素过敏,或初始治疗失败的儿科患者急性中耳炎的治疗[6]。

红霉素被用于治疗中耳炎,但阿莫西林仍是首选方案。

儿童中耳炎的治疗:诊断后立即使用红霉素进行中耳炎的早期治疗,并没有提高治愈率。而对于慢性中耳炎的患儿(持续时间长于3个月),红霉素可增加痊愈率。中位随访时间2年,多数接受治疗的患儿(25/72,$n=72$)痊愈,非治疗组($n=72$)仅6名痊愈。

对于中耳炎病程长于3个月,在进行鼓膜造孔术或穿刺术前服用红霉素10天。用红霉素的患者缓解率(45%,12/26)明显高于不用红霉素的患者(15%,11/72)。红霉素可作为鼓膜造孔术的替代治疗药物。

红霉素10日疗法可降低难治性分泌性中耳炎患儿($n=119$)外科手术率。病程超过3个月的分泌性中耳炎患儿($n=47$)使用红霉素(每日40~60mg/kg,分2次给药,10天)治疗,缓解率达45%;对照组($n=72$)治愈率15%。

6. 胎膜早剥 美国FDA未批准红霉素用于胎膜早剥的治疗。Micromedex有效性、推荐等级和证据强度:

有效性等级:Class Ⅱa,证据支持有效(成人)(Evidence Favors Effective)。

推荐等级:Class Ⅱb,某些情况下推荐使用(成人)(Recommended,In Some)。

证据强度:Category B(成人)[1]。

胎膜早剥患者使用红霉素可改善新生儿预后。

成人:一项双盲多中心研究(ORACLE Ⅰ,$n=4\ 826$)发现母体使用红霉素相比安慰剂可改善新生儿的健康状况。早产和胎膜早剥的患者使用红霉素相比阿莫西林/克拉维酸,新生儿安全性更好。研究纳入的受试者发生胎膜早剥时孕龄都小于37周(中值孕龄32周)。受试者随机分为4组,红霉素250mg组(ERY,$n=1\ 190$),阿莫西林250mg/克拉维酸125mg组(AMOXCLAV,$n=1\ 205$),红霉素和阿莫西林/克拉维酸联合使用组($n=1\ 189$)以及安慰剂组($n=1\ 225$)。试验过程中因未遵循试验协议或随访中止而排除17名受试者。每日服用4次,持续给药10天或直到分娩。红霉素组48小时分娩者显著少于安慰剂组($P=0.004$),且任一红霉素组相比非红霉素组妊娠时间延长 7 天($P=0.05$)。红霉素组比安慰剂组新生儿主要复合终点事件发生率低($P=0.08$)。新生儿主要终点事件包括新生儿死亡、慢性肺疾病,或分娩前超声提示存在主要脑部异常。单胎患者中,使用红霉素治疗的患者发生主要终点事件的人数显著少于安慰剂组($P=0.02$)。阿莫西林/克拉维酸组、红霉素联合阿莫西林/克拉维酸组和安慰剂组,主要复合终点事件发生率没有显著性差异。红霉素的其他优势包括减少新生儿表面活性物质治疗,降低日龄 28 天以上患儿对氧疗的依赖性,减少感染相关血培养阳性的发生率。阿莫西林/克拉维酸组、红霉素联合阿莫西林/克拉维酸组相比红霉素组或安慰剂组,新生儿坏死性结肠炎发生率高($P<0.0005$)[7]。

7. 早产　美国 FDA 未批准红霉素用于早产。Micromedex 有效性、推荐等级和证据强度:

有效性等级:Class Ⅱb,有效性具有争议(成人)(Evidence is Inconclusive)。

推荐等级:Class Ⅱb,某些情况下推荐使用(成人)(Recommended,In Some)。

证据强度:Category B(成人)[1]。

尚无充分证据证明使用红霉素后可降低新生儿死亡率和患病率。

成人:一项包含了 7 项研究的 meta 分析得出如下结论,早产母亲服用抗生素并不能减少新生儿死亡率。研究纳入了 657 名患者,涉及的药物包括口服红霉素等一系列抗生素。抗生素可显著减少新生儿败血症(68%)和脑室内出血(50%),然而在呼吸窘迫综合征、坏死性结肠炎和新生儿生存率方面并无差异[8]。

阴道细菌感染女性,在孕中期使用甲硝唑和红霉素进行治疗,可减少早产的发生。存在早产风险的怀孕妇女($n=624$)在平均 22.9 孕周时进行细菌性阴道炎的筛查。随后随机给予甲硝唑(250mg,每日 3 次,7 天)和红霉素(333mg,每日 3 次,14 天)或安慰剂。在明确存在阴道炎的患者中,49% 的安慰剂组患者在 37 周前生产,而抗生素组只有 31% 在 37 周前生产[9]。

一项前瞻性随机双盲研究纳入了 58 名孕周小于 34 周的

女性,考察红霉素(333mg,每日 3 次)治疗的有效性。研究对象无其他产科的并发症,因为子宫收缩或宫颈改变(小于 5)而使用安胎药物,随机分为 7 天治疗组和安慰剂组。在治疗开始时子宫颈已扩张大于 1cm 的患者,红霉素组平均分娩时间为 32.5 天以后,而安慰剂组为 22.4 天以后(P=0.027)。研究者总结,孕周小于 34 周有早产迹象的患者,辅助使用红霉素可延长孕期,只有子宫颈扩张的患者可以达到 37 周分娩[10]。

8. 胃轻瘫综合征　美国 FDA 未批准红霉素用于成人及儿童胃轻瘫综合征的治疗。Micromedex 有效性、推荐等级和证据强度:

有效性等级:Class IIa,证据支持有效(成人)(Evidence Favors Effective)。

推荐等级:Class IIb,某些情况下推荐使用(成人)(Recommended,In Some)。

证据强度:Category B(成人)[1]。

成人单剂量静脉给予红霉素(200mg,乳糖醛酸盐)可增加食管胃切除术后胃排空。纳入 24 名胃食管切除术后 11 天的患者,进行对照研究。放射标记餐食用后 90 分钟红霉素组 37% 的食物仍在胃部,对照组为 88%。需要开展对照研究进一步确定口服红霉素对术后胃轻瘫,特别是有慢性症状的患者的疗效[11]。

使用红霉素单剂量 200mg 鼻胃管灌输 20 分钟,10 位下鼻胃管的重症患者中 9 位胃排空得到改善,对照组 10 位患者只有 5 位改善。所有纳入研究的患者均不能耐受鼻饲,定义为进餐后 6 小时胃引流物多于 250ml。患者未进行胃部手术,未使用促动力药,没有肝脏疾病,没有使用其他可能与红霉素存在相互作用的药物。根据试验方案,胃内容物通过引流抽出后,以固定速度给予食物。进食 3 小时后,患者使用安慰剂或红霉素 200mg 进行灌注,4 小时时胃内容物再次引流,如引流的内容物小于 250ml 则治疗成功。平均排空体积(4 小时内平均鼻饲量-残余引流量),红霉素组为+139ml,对照组为-2ml(P=0.027)。上述干预措施的远期获益还需进一步论证[12]。

【参考文献】

[1] Micromedex(172).Truven Health Analytics Inc.,2017

［2017-04-03］.http：//www.micromedexsolutions.com.

［2］TYNDALL MW,AGOKI E,PLUMMER FA,et al.Single dose azithromycin for the treatment of chancroid：a randomized comparison with erythromycin. Sex Transm Dis, 1994, 21（4）：231-234.

［3］WORMSER GP, DATTWYLER RJ, SHAPIRO ED, et al.The clinical assessment,treatment,and prevention of lyme disease, human granulocytic anaplasmosis, and babesiosis：clinical practice guidelines by the Infectious Diseases Society of America. Clin Infect Dis,2006,43（9）：1089-1134.

［4］Centers for Disease Control and Prevention,National Institutes of Health,HIV Medicine Association of the Infectious Diseases Society of America,et al.Guidelines for the prevention and treatment of opportunistic infections among HIV-exposed and HIV-infected children.Recommendations from CDC, the National Institutes of Health, the HIV Medicine Association of the Infectious Diseases Society of America, the Pediatric Infectious Diseases Society, and the American Academy of Pediatrics. MMWR Recomm Rep,2009,58（RR-11）：1-166.

［5］ERNSTSON S, SUNDBERG L. Erythromycin in the treatment of otitis media with effusion（OME）.J Laryngol Otol, 1984,98（8）：767-769.

［6］LIEBERTHAL AS,CARROLL AE,CHONMAITREE T, et al：Antibiotic treatment of secretory otitis media. Pediatrics 2013,131（3）：e964-e999.

［7］KENYON SL,TAYLOR DJ,TARNOW-MORDI W.Broad-spectrum antibiotics for preterm, prelabour rupture of fetal membranes：the ORACLE I randomised trial,the ORACLE Collaborative Group.Lancet,2001,357（9261）：979-988.

［8］EGARTER C,LEITICH H,KARAS H,et al.Antibiotic treatment in preterm premature rupture of membranes and neonatal morbidity：a meta-analysis. Am J Obstet Gynecol, 1996, 174（2）：589-597.

［9］HAUTH JC, GOLDENBERG RL, ANDREWS WW, et al.Reduced incidence of preterm delivery with metronidazole and erythromycin in women with bacterial vaginosis. N Engl J Med,

1995,333(26):1732-1736.

[10] MCGREGOR JA,FRENCH JI,RELLER LB,et al.Adjunctive erythromycin treatment for idiopathic preterm labor: results of a randomized, double-blinded, placebo-controlled trial. Am J Obstet Gynecol,1986,154(1):98-103.

[11] BURT M,SCOTT A,WILLIARD WC,et al.Erythromycin stimulates gastric emptying after esophagectomy with gastric replacement:a randomized clinical trial.J Thorac Cardiovasc Surg,1996,111 (3):649-654.

[12] CHAPMAN MJ,FRASER RJ,KLUGER MT,et al.Erythromycin improves gastric emptying in critically ill patients intolerant of nasogastric feeding.Crit Care Med,2000,28(7):2334-2337.

阿奇霉素 Azithromycin

【已批准的适应证】

本品适用于敏感细菌所引起的下列感染:

1. 支气管炎、肺炎等下呼吸道感染。

2. 皮肤和软组织感染。

3. 急性中耳炎。

4. 鼻窦炎、咽炎、扁桃体炎等上呼吸道感染(青霉素是治疗化脓性链球菌咽炎的常用药,也是预防风湿热的常用药。阿奇霉素可有效清除口咽部链球菌,但目前尚无阿奇霉素治疗和预防风湿热疗效的资料)。

5. 阿奇霉素可用于男女性传播疾病中由沙眼衣原体所致的单纯性生殖器感染。

6. 阿奇霉素亦可用于由非多重耐药淋病奈瑟菌所致的单纯性生殖器感染及由杜克嗜血杆菌引起的软下疳(须排除梅毒螺旋体的合并感染)。

7. 盆腔炎性疾病 由沙眼衣原体、淋病奈瑟菌或人型支原体所致,且起初治疗需静脉给药的患者。若怀疑可能合并厌氧菌感染,需加用一种抗厌氧菌的药物与本药联合治疗。

【说明书之外的用法】

1. HIV 进展期的患者,预防或治疗播散性 MAC

(1)成人

1)预防:一级预防,口服,1 200mg,每周 1 次;或 600mg,

每周 2 次。二级预防,500~600mg,每日 1 次联合乙胺丁醇 15mg/kg,口服每日 1 次,合用或不合用利福布汀 300mg,口服每日 1 次。

2)治疗:500~600mg,每日 1 次联合乙胺丁醇 15mg/kg,口服每日 1 次,合用或不合用利福布汀 300mg,口服每日 1 次。

(2)儿童

1)预防:一级预防,常用 20mg/kg,口服每周 1 次,最大剂量 1 200mg,可以选用 5mg/kg,口服每日 1 次(最大 250mg);二级预防,常用 5mg/kg,每日 1 次(最大 250mg)联合乙胺丁醇 15~25mg/kg,口服每日 1 次(最大 2.5g),合用或不合用利福布汀 5mg/kg,口服每日 1 次(最大 300mg)。

2)治疗:常用剂量 10~12mg/kg,口服每日 1 次最大日剂量 500mg,联用乙胺丁醇 15~25mg/kg,口服每日 1 次(最大 2.5g),严重案例合用利福布汀 10~20mg/kg,口服每日 1 次(最大 300mg)。

2. 巴贝西虫病(口服)　成人:第一日口服 500~1 000mg,随后每日 250mg,再持续 7~10 天。免疫抑制的患者可能需要更大的剂量(600~1 000mg,每日 1 次)。

儿童:口服,每日 1 次,第一日 10mg/kg(最大剂量 500mg),之后 5mg/kg(最大剂量 250mg)。

3. 预防细菌性心内膜炎　推荐口腔、呼吸道或感染皮肤软组织或骨骼肌组织操作前 30~60 分钟口服 500mg。

4. 腹股沟肉芽肿　成人:每周 1 次,口服 1g,持续 3 周,在所有病灶完全消退前不能停药。WHO 指南推荐第一日使用 1g,随后 500mg/d,直到完全上皮化。

5. 幽门螺杆菌感染(口服)　成人:口服 500mg/d,持续 3~7天,同时使用抑酸治疗和其他抗生素。

6. 旅行者腹泻(口服)　单剂量,口服 1g;或 500mg,每日 1 次,连续 3 天。

7. HIV 感染者巴尔通体病　杆菌性血管瘤病、肝紫癜、菌血症和骨髓炎:500mg,每日 1 次,治疗至少持续 3 个月。

8. 霍乱　单剂量,1g 口服。

9. 伤寒　口服,第一天 1g,随后 6 天,500mg 每日 1 次。

10. HIV 感染患者弓形虫脑炎　替代治疗:900~

1 200mg,每日 1 次,联合单剂量 200mg 的乙胺嘧啶[随后 50mg(体重<60kg)或 75mg(体重≥60kg),每日 1 次口服]。加用亚叶酸,口服,每日 10~25mg(可以加量到 50mg),持续治疗至少 6 周。若治疗效果不充分,也可延长疗程。

11. 百日咳 第一天口服 500mg;随后第 2~5 天,250mg,每日 1 次。

12. 莱姆病 作为早期局部病变或早期播散性莱姆病(游走性红斑或伯氏疏螺旋体淋巴细胞瘤)一线治疗的替代药物:口服 500mg,每日 1 次,持续 7~10 天。

13. 痢疾。

14. 斑疹热。

15. 沙眼。

16. 隐孢子虫感染。

17. 青霉素、磺胺过敏者风湿热的二级预防。

18. 药物相关性牙龈增生。

【证据强度】

1. HIV 进展期的患者,预防或治疗播散性 MAC 美国 FDA 未批准阿奇霉素用于成人/儿童 HIV 进展期患者预防播散性 MAC 疾病。Micromedex 有效性、推荐等级和证据强度:

有效性等级:Class Ⅰ,治疗有效(成人)(Effective);Class Ⅱa,证据支持有效(儿童)(Evidence Favors Effective)。

推荐等级:Class Ⅱa,大多数情况下推荐(成人、儿童)(Recommended,In Most)。

证据强度:Category B(成人、儿童)[1]。

(1)阿奇霉素被推荐作为成人及儿童 HIV 患者鸟分枝杆菌复合群(MAC)播散性感染的一级预防药物。阿奇霉素被推荐作为克拉霉素的替代药物,与其他抗分枝杆菌药物合用,用于鸟分枝杆菌复合群(MAC)播散性感染的二级预防。

1)成人

一级预防:CD4 细胞计数小于 50/μl 可开始一级预防。当患者对高效抗反转录病毒治疗(highly active antiviral therapy,HAART)有反应,同时 CD4 细胞计数持续至少 3 个月大于 100/μl,可停用一级预防。对 HIV 感染的患者,阿奇霉素是一个较好的播散性鸟分枝杆菌复合群感染的一级预防药物。

艾滋病患者长期预防性使用阿奇霉素,平均 57 周,1 200mg 每周 1 次,可以有效预防鸟分枝杆菌复合群感染。在一项意向治疗分析中,研究观察患者直至最后一次给药后 30 天,播散性 MAC 感染的发生率,阿奇霉素组为 10.6% ($n = 85$),安慰剂组为 24.7% ($n = 89$)($P = 0.004$)。阿奇霉素使绝对风险下降 65%。两组总生存率相似,而阿奇霉素治疗可显著降低因 MAC 感染导致的死亡率(阿奇霉素组 10.5% 比安慰剂组 21.6%,两组 $n = 39$)。此外阿奇霉素组相比安慰剂组减少了非 MAC 细菌感染。阿奇霉素组不良反应发生率为 78.9% ($n = 90$),安慰剂组为 27.5% ($n = 91$)。阿奇霉素最常见的不良反应为腹泻、恶心和腹痛。阿奇霉素组和安慰剂组分别有 4.8% 和 2.4% 的患者肝功能指标升高[2]。

一项纳入了 693 例 HIV 感染患者(CD4 计数小于 100/μl)的研究中,每周一次使用 1 200mg 阿奇霉素相比每日口服 300mg 利福布汀在预防 MAC 感染方面更有效。患者随机分组为,每周使用阿奇霉素,或每日使用利福布汀,或联合使用上述两种治疗方案。观察 514 天(中位数),利福布汀组发生 MAC 感染者占 15.3%,阿奇霉素组 7.6%,联合治疗组 2.8%。相比利福布汀组,阿奇霉素使得 MAC 的感染风险降低 47% ($P = 0.03$),而联合治疗组使风险降低 72% ($P = 0.008$)。研究中发生的不良反应,主要是胃肠道反应,联合治疗组或阿奇霉素组均大于利福布汀组($P < 0.001$)。但因不良反应而退出研究的患者人数在两组间相似[3]。

二级预防:二级预防是指对明确播散性疾病患者进行终身用药。而当患者完成了至少 12 个月的治疗后仍没有任何分枝杆菌感染的症状和体征,同时对 HAART 有响应,且 CD4 计数大于 100/μl 持续 6 个月,可考虑停用二级预防。二级预防需包含克拉霉素(也可用阿奇霉素替代)和乙胺丁醇,有时还需联用利福布汀。

2)儿童

一级预防:克拉霉素或阿奇霉素被推荐用于 HIV 感染儿童,作为 MAC 播散性感染的预防用药。≥6 岁的儿童可以使用利福布汀替代治疗。是否开始预防应根据 CD4 细胞计数来确定(表 14-1)。

表 14-1 年龄与 CD4 细胞计数

年龄	CD4 细胞计数
≥6 岁	<50/μl
2~5 岁	<75/μl
1~2 岁	<500/μl
<12 个月	<750/μl

两岁以上儿童,接受 HAART 治疗至少 6 个月后,对治疗有持续响应(超过 3 个月),且 CD4 细胞计数大于年龄对应的开始用药的 CD4 细胞计数指标(如≥6 岁儿童,CD4 细胞计数大于 100/μl;2~5 岁儿童,CD4 细胞计数大于 200/μl),如果≥6 岁儿童 CD4 降至小于 100/μl,2~5 岁儿童 CD4 降至小于 200/μl,需重新开始一级预防。

二级预防:克拉霉素联合乙胺丁醇,合用或不合用利福布汀是 HIV 儿童预防播散性 MAC 复发(二级预防)的推荐用药。二级预防需终身治疗,而当两岁以上儿童完成 12 个月 MAC 用药,仍没有 MAC 感染的症状和体征,且对 HARRT 治疗有响应,2~5 岁 CD4 计数大于 200/μl,≥6 岁 CD4 计数大于 100/μl 持续至少 6 个月可以考虑停用二级预防。如果≥6 岁儿童 CD4 计数小于 100/μl,2~5 岁儿童 CD4 计数小于 200/μl 需要重新开始二级预防。

(2)HIV 患者胞内鸟分枝杆菌播散性感染:美国 FDA 未批准推荐阿奇霉素用于成人/儿童 HIV 患者治疗播散性 MAC 疾病。Micromedex 有效性、推荐等级和证据强度:

有效性等级: Class Ⅱa,证据支持有效(成人、儿童)(Evidence Favors Effective)。

推荐等级: Class Ⅱb,某些情况下推荐使用(成人、儿童)(Recommended,In Some)。

证据强度:(成人、儿童)Category B[1]。

阿奇霉素被推荐作为克拉霉素的替代药物与其他抗分枝杆菌药物合用,用于成人和儿童 HIV 患者鸟分枝杆菌复合群(MAC)的治疗。

1)成人:CDC,美国国立卫生研究院和美国传染病学会艾滋病分协会联合发布的防治艾滋病患者机会性感染的指南推荐,乙胺丁醇合用克拉霉素(推荐)或阿奇霉素,加用或不加用利福布汀是治疗鸟分枝杆菌复合群播散性感染的推荐用药。一般地,在 CD4 细胞计数小于 50/μl,高分枝杆菌载量,或者未进行有效抗反转录病毒治疗的患者需要考虑加用第三种或第四种药物,如阿米卡星、链霉素或者一种喹诺酮类(环丙沙星、左氧氟沙星、或莫西沙星)[31]。

临床研究:克拉霉素(500mg 每日 2 次)合用乙胺丁醇(小于 60kg 的患者 800mg 每日 1 次,大于 60kg 的患者 1 200mg每日 1 次)比阿奇霉素(600mg 每日 1 次)合用乙胺丁醇能够更有效地清除血流感染(85.7% *vs* 37.5% *P* = 0.28)。克拉霉素/乙胺丁醇(C/E)合用在第 8 周(*P* = 0.006)和第 16 周(*P* = 0.028)也更有效,菌血症清除的估计中位时间 C/E 为 4.38 周,阿奇霉素组要大于 16 周(*P* = 0.001 8)。37 位可以评价的患者随机分配到两个治疗组,这些患者为 HIV-1 血清反应阳性,且鸟分枝杆菌复合群感染阳性。两组间的不良反应类似,最常见的不良反应包括恶心和胃肠道不耐受。大环内酯为基础的治疗在加用乙胺丁醇后疗效加强。合用克拉霉素和乙胺丁醇相比阿奇霉素加乙胺丁醇更有效,前者培养阴性比例更高[4]。

阿奇霉素治疗男性艾滋病患者鸟分枝杆菌复合群(MAC)感染有效。阿奇霉素的剂量是 500mg 每日 1 次持续 10、20 或 30 天。治疗 20 或 30 天的患者约 75%的患者感染症状得到控制。需要进行长期的研究评估这种单药治疗产生耐药的情况[5]。

2)儿童:CDC,美国国立卫生研究院和美国传染病学会艾滋病分协会联合发布的防治艾滋病儿童机会性感染的指南推荐,治疗儿童 HIV 患者鸟分枝杆菌复合群(MAC)疾病的初始治疗应使用克拉霉素或阿奇霉素加用乙胺丁醇。在不能耐受或因药物相互作用不能使用克拉霉素的患者应考虑使用阿奇霉素。在严重感染的患者需要加用第三种药物利福布汀。如果利福布汀不能使用或者病情更严重,播散性感染需要加用第四种药物则考虑加用环丙沙星、左氧氟沙星或阿米卡星。为防止耐药至少使用两种药物,因大环内酯单药治疗很快会产生耐药。应开始 HAART 治疗或使用更好的 HARRT 治疗来改善患者的免疫状态。如果抗分枝杆菌治疗 8~12 周没有临床响应,分枝杆菌血症持续,应使用两种或更多的之前没用过的药物进行治疗。利福布汀、阿米卡星和一种喹诺酮类都可以考虑选择。MAC初始治疗后，推荐开始慢性抑制治疗（即二级预防）[6]。

2. **巴贝西虫病**(口服)　美国FDA未批准阿奇霉素治疗成人巴贝西虫病。Micromedex有效性、推荐等级和证据强度：

有效性等级：Class Ⅱa，证据支持有效(成人、儿童)(Evidence Favors Effective)。

推荐等级：Class Ⅱa，大多数情况下推荐(成人、儿童)(Recommended,In Most)。

证据强度：Category B(成人)；Category C(儿童)[1]。

巴贝西虫病患者可使用阿托伐醌联合阿奇霉素或克林霉素联合奎宁，持续7~10天。严重者推荐使用克拉霉素联合奎宁。

不危及生命的巴贝西虫病患者使用阿托伐醌加阿奇霉素和克林霉素加奎宁的标准治疗方案同样有效。阿托伐醌加阿奇霉素比标准治疗方案克林霉素加奎宁耐受性更好。

成人或儿童巴贝西虫病患者可使用阿托伐醌加阿奇霉素或克林霉素加奎宁，持续7~10天。严重者推荐使用克拉霉素加奎宁。对于血清存在巴贝西虫抗体，但血涂片、PCR检测巴贝西虫DNA缺少确定的巴贝西虫寄生虫证据，但有症状者不建议治疗。无症状患者即使血清学检测、血涂片或PCR检测结果阳性，也不应进行治疗。巴贝西虫涂片和/或PCR阳性但无症状的患者，需重复进行检测，若寄生虫血症持续存在超过3个月，应进行1个疗程的治疗。在初始治疗3个月或更长时间后，如果巴贝西虫或扩增的巴贝西虫DNA浓度增加，无论是否有症状，都应考虑重新开始治疗。

有正常免疫力的巴贝西虫病患者，在不危及生命的情况下，使用阿托伐醌加阿奇霉素(AA)(阿托伐醌每12小时750mg，阿奇霉素每日1次初始剂量500mg，随后250mg，均口服7天)和克林霉素加奎宁(CQ)(克林霉素600mg加奎宁650mg每8小时1次，均口服7天)的标准治疗方案同样有效。40名患者随机分到AA组，18人分到CQ组，未采用盲法。患者一半为男性，年龄25~85岁。约0.5%(中位值)的红细胞存在寄生虫，巴贝西虫抗体滴度至少升高4倍。治疗后CQ和AA组分别在第7天和第8天退热。第3个月，CQ

和 AA 组分别有 73% 和 65% 的患者不再有巴贝西虫病相关的症状,所有患者的症状均未持续到 6 个月以上。4 位 CQ 组患者在治疗前几天因症状严重而入院治疗,AA 组没有类似情况发生。3 周后两组显微镜下均未见梨形虫,12 周后巴贝西虫 DNA 均未测出。接受克林霉素加奎宁治疗的患者,72% 发生奎宁相关不良反应(听力减退、耳鸣、眩晕),阿奇霉素加阿托伐醌组患者 15% 出现不良反应。

3. 预防细菌性心内膜炎 美国 FDA 未批准阿奇霉素预防成人及儿童细菌性心内膜炎,Micromedex 有效性、推荐等级和证据强度:

有效性等级: Class Ⅱa,证据支持有效(成人、儿童)(Evidence Favors Effective)。

推荐等级: Class Ⅱa,大多数情况下推荐(成人、儿童)(Recommended,In Most)。

证据强度: Category C(成人、儿童)[1]。

青霉素或氨苄西林过敏患者建议使用阿奇霉素作为阿莫西林的替代治疗。

成人及儿童:

为预防高危患者口腔、呼吸系统感染,皮肤软组织或肌肉骨骼组织操作导致的细菌性心内膜炎,首选药物为阿莫西林。青霉素或氨苄西林过敏患者可使用阿奇霉素作为替代治疗药物。

4. 腹股沟肉芽肿 美国 FDA 未批准阿奇霉素用于成人及儿童腹股沟肉芽肿的治疗。Micromedex 有效性、推荐等级和证据强度:

有效性等级: Class Ⅱa,证据支持有效(成人)(Evidence Favors Effective)。

推荐等级: Class Ⅱa,大多数情况下推荐(成人)(Recommended,In Most)。

证据强度: Category C(成人)[1]。

推荐阿奇霉素用于腹股沟肉芽肿的治疗,替代治疗药物包括多西环素、环丙沙星、红霉素或复方磺胺甲噁唑。

5. 幽门螺杆菌感染(口服) 美国 FDA 未批准阿奇霉素用于成人及儿童幽门螺杆菌感染。Micromedex 有效性、推荐等级和证据强度:

有效性等级: Class Ⅱa,证据支持有效(成人)(Evidence

Favors Effective)。

推荐等级: Class Ⅱa, 大多数情况下推荐 (成人) (Recommended, In Most)。

证据强度: Category B (成人)[1]。

一项随机对照研究表明,当一线治疗失败后,阿奇霉素为基础的四药联合治疗比克拉霉素为基础的四药联合治疗,在清除幽门螺杆菌方面更有效 ($n=220$)。

92 例消化性溃疡或非溃疡性消化不良患者的对照研究中,阿奇霉素、奥美拉唑、阿莫西林三药联合疗效优于奥美拉唑加阿莫西林两药联合。

一项在活动性或非活动性十二指肠或胃溃疡患者中开展的研究发现,4 天兰索拉唑加阿奇霉素加替硝唑三药联合与 1 周奥美拉唑加克拉霉素加替硝唑三药联合对比,治疗幽门螺杆菌感染同样有效。

阿奇霉素、甲硝唑和奥美拉唑三药联合方案比阿奇霉素、甲硝唑和枸橼酸铋钾三药联合方案,治疗幽门螺杆菌感染疗效更好。

成人:

(1)阿奇霉素、氧氟沙星、铋剂和奥美拉唑:伊朗一项纳入 220 例患者随机双盲对照研究发现,当一线治疗失败后,阿奇霉素为基础的四药联合方案比克拉霉素为基础的四药联合方案在清除幽门螺杆菌方面更有效。研究纳入了使用一线治疗(2 周甲硝唑、阿莫西林、奥美拉唑和铋剂)清除幽门螺杆菌失败(通过尿素酶试验或组织学或尿素呼气试验证实)的患者[平均年龄,(33 ± 7.4)岁;功能性消化不良,$n=129$;消化性溃疡,$n=71$;其他适应证,$n=20$]。患者随机分组,进行为期 2 周,每日 2 次的四药联合治疗:第一组($n=110$)使用阿奇霉素 250mg+奥美拉唑 20mg+枸橼酸铋钾 240mg+氧氟沙星 200mg (AzOBO);第二组($n=110$)使用阿莫西林 1g+克拉霉素 500mg+枸橼酸铋钾 240mg+奥美拉唑 20mg(ACBO)。治疗结束 4～6 周后,进行尿素呼气试验,结果阴性则认为幽门螺杆菌已清除。意向治疗分析发现,以阿奇霉素为基础的联合治疗方案比以克拉霉素为基础的联合治疗方案,幽门螺杆菌清除率高(AzOBO,$n=85/110$,77.3%;ACBO,$n=71/110$,64.5%;$P=0.027$)。不良反应包括腹泻(AzOBO,$n=2$;ACBO,$n=3$)、皮疹(AzOBO,$n=2$;ACBO,$n=1$)和恶心(ACBO,$n=1$)。12 例

AzOBO组患者和14例ACBO组患者没有完成实验或失访[7]。

(2)阿奇霉素、奥美拉唑和阿莫西林:92例消化性溃疡或非溃疡性消化不良患者的对照研究中,阿奇霉素、奥美拉唑、阿莫西林三药联合方案疗效优于奥美拉唑加阿莫西林两药联合方案。组1(n=48):奥美拉唑20mg,每日2次联合阿莫西林1g,每日2次,治疗持续14天,前3天加用阿奇霉素500mg,每日1次。组2(n=44):奥美拉唑20mg,每日2次联合阿莫西林1g,每日3次,治疗持续14天。治疗结束时,组1和组2分别有44例(91.6%)和26例(59.1%)患者感染得到清除(P<0.004)。吸烟是组2治疗失败的一个风险因素,而非组1治疗失败的风险因素(P=0.05)。8周随访时进行内镜检查,所有溃疡均已痊愈。两种治疗方案耐受性均可,组1中1名患者(过敏性皮疹),组2中2名患者(1过敏性皮疹,1口腔炎)终止治疗[8]。

(3)阿奇霉素、替硝唑和兰索拉唑:一项研究发现4天的三药联合治疗方案为第1~3天,兰索拉唑30mg,每日2次;第2~4天,阿奇霉素500mg,每日1次;第3天替硝唑2 000mg(LAT疗法)。1周的三药联合治疗方案为第1~7天,奥美拉唑20mg,每日1次;克拉霉素250mg,每日2次;替硝唑500mg,每日2次(OCT疗法)。两种方案在治疗活动性或非活动性十二指肠或胃溃疡患者幽门螺杆菌感染方面同样有效。患者随机分配使用4天的LAT疗法(n=80)或7天的OCT疗法(n=80)。活动性胃或十二指肠溃疡患者,使用兰索拉唑30mg每日1次,或使用奥美拉唑20mg每日1次,再持续治疗4周。两组的HP清除率相当(78.7%和83.7%)。吸烟并不显著影响上述结果[9]。

(4)阿奇霉素、甲硝唑、奥美拉唑或铋剂:一项研究纳入132例消化不良患者,对比阿奇霉素+甲硝唑+奥美拉唑和阿奇霉素+甲硝唑+枸橼酸铋钾两种方案治疗胃部幽门螺杆菌感染的疗效。治疗组A(n=63):枸橼酸铋钾120mg,每日4次,持续14天;治疗前3天合用阿奇霉素500mg,每日1次;前7天合用甲硝唑250mg,每日4次。治疗组B(n=69):奥美拉唑40mg,持续14天;治疗前3天合用阿奇霉素500mg,每日1次;前7天合用甲硝唑250mg,每日4次。治疗结束2个月后,A组和B组幽门螺杆菌清除率分别为58.9%和

72.3%,两组间无统计学差异。需进一步研究证实阿奇霉素的疗效[10]。

一篇综述对已发表研究进行分析,发现包含阿奇霉素和咪唑类衍生物的三药治疗表现出协同效果,清除率可超过90%。该综述所包含的研究中,质子泵抑制剂最常使用兰索拉唑或泮托拉唑。

6. 旅行者腹泻(口服)　美国 FDA 未批准阿奇霉素用于成人及儿童旅行者腹泻的治疗。Micromedex 有效性、推荐等级和证据强度:

有效性等级:Class Ⅱa,证据支持有效(成人、儿童)(Evidence Favors Effective)。

推荐等级:Class Ⅱa,大多数情况下推荐(成人、儿童)(Recommended,In Most)。

证据强度:Category B(成人),Category C(儿童)[1]。

一项随机对照双盲的临床研究中($n=207$),单剂量阿奇霉素和左氧氟沙星,均联用洛哌丁胺,治疗旅行者腹泻的有效性没有差异。

一项随机双盲研究发现,阿奇霉素比左氧氟沙星治疗旅行者腹泻 72 小时治愈率更高。

阿奇霉素可作为左氧氟沙星的替代药物,用于美国旅行者急性腹泻的治疗。

阿奇霉素推荐用于儿童旅行者腹泻的治疗。

(1)成人:一项随机双盲临床研究考查联合洛哌丁胺治疗旅行者腹泻,单剂量阿奇霉素和左氧氟沙星无有效性差异。本研究是在土耳其军事基地完成的,纳入的受试者为美军基地的军人[$n=207$;年龄 31 岁(中位数)],由于急性非炎性腹泻就诊于空军医院,24 小时内至少腹泻 3 次或腹泻 2 次加 1 次相关主诉,症状出现到就诊的时间间隔小于 96 小时。所有患者均给予首剂 4mg 洛哌丁胺,随后每次按需使用 2mg,最大剂量 16mg/d。同时,患者随机分到阿奇霉素 1 000mg 单剂量组($n=106$)或左氧氟沙星 500mg 单剂量组($n=101$)。24 小时治愈率(腹泻和所有相关症状缓解)的统计分析需要每组有 102 名患者,才可能有排除大于 15% 的差异。入组前患者平均腹泻时间为 25 小时[四分位距(IQR),9.75~41 小时],最近 24 小时平均腹泻 7 次。阿奇霉素组患者中使用过洛哌丁胺的人数(17.9%)显著多于左氧氟沙星组(7.9%)($P=$

0.03)。临床治愈率方面,两组没有显著性差异($P=0.4$),24小时内阿奇霉素组治愈率 33.3%,左氧氟沙星组 38.6%。症状缓解(出现最后一次不成形便)的中位时间,左氧氟沙星组 3 小时(IQR,0~21 小时),阿奇霉素组 13 小时(IQR,0~27 小时),两者差异仅存在非显著性趋势($P=0.1$)。两组临床治愈的中位时间都是 2 天。用药后阿奇霉素组(7.6%)恶心的发生率显著多于左氧氟沙星组(1%)($P=0.04$)。接近半数的患者肠道病原菌鉴定结果,肠产毒性大肠埃希氏菌(ETEC)是最常见的病原菌,第二位的病原菌为弯曲菌属。阿奇霉素组和左氧氟沙星组 ETEC 的清除率分别是 85.4% 和 81%($P=0.8$);而弯曲菌属清除率,阿奇霉素组为 66.6%,左氧氟沙星组为 0[11]。

一项在泰国军队中开展的随机双盲研究发现,旅行者腹泻患者使用单剂量阿奇霉素比使用 3 天阿奇霉素或 3 天左氧氟沙星,72 小时临床治愈率(腹泻和其他相关症状的缓解)更好。中位年龄 26 岁,24 小时内急性腹泻(≥3 次稀便,或≥2 次稀便且同时存在以下一种症状:腹部绞痛、恶心、呕吐或发热),患者随机分为 3 组,或使用 1 000mg 单剂量阿奇霉素($n=52$);或阿奇霉素每日 500mg,给药 3 日($n=51$);或左氧氟沙星每日 500mg,给药 3 日($n=53$)。意向治疗分析中,单剂量阿奇霉素组 72 小时临床治愈率为 96%(95%CI:86.5%~99.5%),3 日阿奇霉素组 85%(95%CI:72.2%~93.6%),左氧氟沙星组 70%(95%CI:56.9%~82.9%,$P=0.001$)。弯曲菌属是最常见的病原体,64% 的患者分离出该病原体,且未发现阿奇霉素耐药菌株,但 50% 的菌株对左氧氟沙星耐药。3日阿奇霉素组有 2 例患者疾病复发。疾病持续的时间,通过最后一次不成形便(TLUS)的平均时间衡量。左氧氟沙星组 TLUS 平均为 56 小时(95%CI:42~71 小时,$P=0.03$),单剂量阿奇霉素组平均为 39 小时(95%CI:31~47 小时),3 日阿奇霉素组 43 小时(95%CI:34~51 小时)。首次用药 30 分钟后及用药后 3 天观察期间,单剂量阿奇霉素组恶心的发生率显著较高,分别为 14% 和 17%。3 日阿奇霉素组分别为 5.9% 和 8.2%,左氧氟沙星组分别为 1.9% 和 5.7%[12]。

研究者认为阿奇霉素是比左氧氟沙星更安全有效的治疗美国旅行者急性腹泻的药物。在一项双盲研究中,217 名患者随机使用单一剂量阿奇霉素($n=108$)1 000mg 或左氧氟沙星($n=109$)500mg。期间不允许使用任何治疗腹泻的药物。治疗前留取粪便标本,阿奇霉素组大肠埃希氏菌($E. coli$)占51%,左氧氟沙星组占55%。其他病原体如志贺菌、沙门氏菌和隐孢子虫(混合或不混合大肠埃希氏菌感染),阿奇霉素组和左氧氟沙星组分别占13%和18%。经过 4 天的随访,最后一次稀便的中位时间,阿奇霉素组为 22.3 小时,左氧氟沙星组为 21.5 小时($P=0.16$)。第一个 24 小时稀便平均次数和96 小时后稀便的平均次数两组均相似($P>0.1$)。4 天后细菌清除情况阿奇霉素组和左氧氟沙星组也近似(58% vs 69%;$P=0.1765$)。左氧氟沙星组服药后更容易达到临床治愈(21% vs 8%;$P=0.0108$)。第 4 天评估,阿奇霉素组 9.5%,左氧氟沙星组 7.5%的患者治疗失败($P=0.6079$)。阿奇霉素组较常见轻度的腹部疼痛和排便迫切,左氧氟沙星组较常见发热、里急后重和头痛[13]。

(2)儿童:阿奇霉素治疗儿童旅行者腹泻的临床研究数据缺乏。然而推荐使用阿奇霉素治疗儿童旅行者腹泻,主要基于专家建议和从成人数据外推得到[14]。

7. HIV 患者-巴尔通体病 美国 FDA 未批准阿奇霉素用于成人及儿童 HIV 患者巴尔通体病的治疗。Micromedex 有效性、推荐等级和证据强度:

有效性等级: Class Ⅱa, 证据支持有效(成人、儿童)(Evidence Favors Effective)。

推荐等级: Class Ⅱb,某些情况下推荐使用(成人、儿童)(Recommended, In Some)。

证据强度: Category C(成人、儿童)[1]。

推荐阿奇霉素作为多西环素或红霉素的替代药物,治疗 HIV 感染的青少年和成人的巴尔通体感染的治疗,包括杆菌性血管瘤病、肝紫癜、菌血症和骨髓炎。也推荐阿奇霉素作为 HIV 患儿巴尔通体感染的替代治疗,包括杆菌性血管瘤病。

(1)成人:在一系列案例数据的基础上,红霉素或多西环素持续用药至少 3 个月被推荐作为 HIV 患者巴尔通体感染的一线治疗。巴尔通体感染的表现包括杆菌性血管瘤病、肝紫癜、菌血症和骨髓炎。替代药物包括阿奇霉素和克拉霉素。无法耐受多西环素或红霉素每日多次给药的患者可选择使用阿奇霉素。累及中枢神经系统的巴尔通体病或其他严重的巴尔通体感染应使用多西环素,联用或不联用利福平,治疗应持续 4 个月。有中枢神经受累或眼部受累的患者应持续治疗 2~4 周后再开始抗反转录病毒治疗,防止出现免疫重建炎症综合征(IRIS)。巴尔通体病初始治疗 3~4 个月后,推荐使用多西环素或一种大环内酯类抗生素进行长期抑制治疗,治疗需要持续到 CD4$^+$细胞计数超过 200/μl 至少持续 6 个月。一些专家建议仅在巴尔通体滴度降低 3/4 的情况下才可以停止长期抑制治疗。

(2)儿童:红霉素或多西环素持续治疗至少 3 个月,是 HIV 感染患儿系统性巴尔通体感染的一线治疗方案。阿奇霉素或克拉霉素可以作为替代治疗。累及中枢神经系统的巴尔通体病、杆菌性紫癜、骨髓炎或其他严重的巴尔通体感染应使用多西环素治疗至少 4 个月。利福平可联合多西环素或红霉素治疗急性、危及生命的感染。对于中枢神经系统巴尔通体感染,包括视网膜炎患者,推荐多西环素和利福平联合治疗。怀疑巴尔通体感染所致的培养阴性的心内膜炎患者,需联合多西环素和 14 天的氨基糖苷类抗生素加头孢曲松。培养阳性的巴尔通体心内膜炎推荐使用 6 周的多西环素,治疗的前 14 天需合用庆大霉素。巴尔通体感染复发的患者治疗需持续 4~6 个月。对于频繁或严重的复发患者,推荐使用多西环素长期抑制治疗、终身治疗或治疗直至 CD4$^+$计数回升至大于 200/μl 持续 6 个月。长期抑制治疗的替代药物为大环内酯类抗生素,如阿奇霉素、克拉霉素或红霉素。

8. 霍乱 美国 FDA 未批准阿奇霉素用于成人及儿童霍乱的治疗。Micromedex 有效性、推荐等级和证据强度:

有效性等级: Class Ⅱa,证据支持有效(成人、儿童)(Evidence Favors Effective)。

推荐等级: Class Ⅱb,某些情况下推荐使用(成人、儿童)(Recommended,In Some)。

证据强度: Category B(成人、儿童)[1]。

单剂量阿奇霉素比单剂量环丙沙星在治疗成人男性严重霍乱方面更为有效。环丙沙星霍乱弧菌最小抑菌浓度升高是使其临床治疗失败的可能原因[15]。

儿童患者中单剂量阿奇霉素和标准治疗(3 天红霉素)同样有效。

(1)成人:在孟加拉国一个腹泻治疗中心进行的一项随机双盲研究中,成年男性使用单剂量阿奇霉素治疗严重霍乱相比单剂量环丙沙星更为有效。18~60 岁男性(中位年龄 25 岁;$n=198$),水样腹泻持续 ≤24 小时,严重脱水,高清除率($\geqslant 20ml/kg$),霍乱弧菌 O1 或 O139 粪便或直肠拭子阳性,随机分配使用单一口服剂量的阿奇霉素 1g($n=99$)或环丙沙星 1g($n=99$)。患者入院 5 天,每日评估生命体征、水样便情况、出入量平衡,进行粪便或直肠拭子培养。主要终点是临床治疗成功,定义为水样便停止和细菌学治疗成功(接受治疗 48 小时内不能分离出霍乱弧菌菌株)。两组治疗前数据存在小而显著的差异,如疾病持续时间(中位数,10 vs 7 小时;$P=0.01$)和便次数(中位数,12 vs 10;$P=0.03$),两组分离出霍乱弧菌的患者所占比例相似。意向治疗分析发现阿奇霉素组临床治疗成功率 73%(71/97),环丙沙星组 27%(26/98)(绝对差:47%;95%CI:33%~58%;$P<0.001$)。阿奇霉素组 78%($n=76/97$)和环丙沙星组 10%($n=10/98$)细菌学检查证实治疗成功(绝对差:68%;95%CI:56%~77%;$P<0.001$)。按方案分析完成试验的患者,结果相似。临床治疗成功率阿奇霉素组 81%(71/88),环丙沙星组 28%(26/94)(绝对差:53%;95%CI:39%~64%),细菌学检查证实治疗成功的比例,阿奇霉素组 86%(76/88),环丙沙星组 11%(10/94)(绝对差:75%;95%CI:64%~83%)。分析次要终点,阿奇霉素组比环丙沙星组腹泻持续时间显著缩短(中位数,30 vs 78 小时;$P<0.001$),大便次数显著减少(中位数,36 vs 52;$P<0.001$),大便量显著少(中位数,114ml/kg vs 322ml/kg;$P<0.001$),呕吐发生率显著降低(43% vs 67%;$P=0.002$)。1 周随访时,两组均未出现腹泻复发或粪便、直肠拭子培养霍乱弧菌 O1 或 O139 阳性的患者。虽然所有的分离株对环丙沙星都敏感,但通过平板扩散法和 E test 测得环丙沙星对霍乱弧菌 O1 的最小抑菌浓度(MIC)为 0.25μg/ml,比该治疗中心之前研究记录的 MIC 值高 11~83 倍,说明环丙沙星的疗效已下降。多元 logistic 回归分析发现,曾使用环丙沙星治疗是治疗失败的预测因子之一(OR:10.2;95%CI:4.8~21.5;$P<0.001$)。

(2)儿童:单剂量阿奇霉素在治疗儿童霍乱方面是有效的。在一项随机双盲研究中持续 ≤24 小时水样便、粪便霍乱弧菌阳性的孟加拉儿童或使用单剂量 20mg/kg 阿奇霉素(最大量 1g)（$n=63$）或持续 3 天，每 6 小时给药 1 次，共 12 剂红霉素（12.5mg/kg，最大剂量 500mg）的标准治疗（$n=65$）。在第 1 剂之前，所有儿童都接受了 2~4 小时的静脉补液治疗。首剂 48 小时后，阿奇霉素组 76% 和红霉素组 65% 的患儿临床治疗成功（水样便停止）（$P=0.244$）。治疗第 3 天及之后，阿奇霉素组 71% 和红霉素组 82%（$P=0.261$）细菌学检查证实治疗成功。水样便持续的中位时间，阿奇霉素组短于红霉素组（24 *vs* 42 小时，$P=0.019$）。阿奇霉素组呕吐的发生率显著低于红霉素组（57% *vs* 77%，$P=0.035$）。单剂量给药依从性较好，且可减少细菌耐药的发生[16]。

9. 伤寒　美国 FDA 未批准阿奇霉素用于成人及儿童伤寒的治疗。Micromedex 有效性、推荐等级和证据强度：

有效性等级：Class Ⅱa，证据支持有效（成人、儿童）（Evidence Favors Effective）。

推荐等级：Class Ⅱb，某些情况下推荐使用（成人、儿童）（Recommended，In Some）。

证据强度：Category B（成人、儿童）[1]。

在治疗伤寒方面，阿奇霉素和环丙沙星同样有效。

两个开放标签研究发现，5 天和 7 天疗程的阿奇霉素和头孢曲松在治疗儿童伤寒方面均有效，但头孢曲松组复发率更高。

（1）成人：一项治疗成人伤寒的开放标签研究发现，经过 7 天口服治疗后，阿奇霉素和环丙沙星都能够达到症状控制和细菌学清除。患者（$n=68$）年龄 18~32 岁（平均 20.3 岁），血或便培养为伤寒沙门氏菌或副伤寒沙门氏菌，随机分配到 7 天阿奇霉素组（第 1 天 1g，随后 6 天 500mg，每日 1 次）或环丙沙星（500mg，每日 2 次）。分离出的菌株对两种抗生素都敏感，然而 21 株对至少两种药物耐药（氯霉素、氨苄西林和/或磺胺甲噁唑/甲氧苄啶）。两组所有患者都达到临床治愈，定义为在治疗结束时症状均消除。治疗第 4 天，环丙沙星组的血培养均无细菌，阿奇霉素组除 1 例外其他患者的血培养无细菌。第 10 天所有患者的血培养标本均无细菌。两组退热平均时间没有显著性差异（环丙沙星组 3.3 天，阿奇霉素组 3.8 天，$P>0.05$）。治疗后 1 个月内没有微生物学或临床复发[17]。

（2）儿童：口服阿奇霉素每日 20mg/kg（最大日剂量

1 000mg)和静脉头孢曲松(每日 75mg/kg;最大日剂量 2.5g)在治疗儿科伤寒方面均有效。埃及一项开放标签研究中,有明确伤寒沙门氏菌感染的患者($n=68$),通过年龄分层,随机分组分别使用两种药物持续治疗 5 天。两组退热时间没有显著差异(阿奇霉素 4.5 天,头孢曲松 3.6 天;$P>0.05$)。用药 7 天内,两组间所有伤寒相关症状都得到控制的患者比例也没有显著性差异(阿奇霉素组 94%,头孢曲松组 97%;$P=0.5$)。第 8 天阿奇霉素组 100%、头孢曲松组 97%的患者血培养无菌($P=0.5$)。然而治疗第 3 天,头孢曲松组 0、阿奇霉素组 37.5%存在持续菌血症($P=0.000 1$);这些患者已有临床症状改善。头孢曲松组有 5 人复发伤寒沙门氏菌感染,阿奇霉素组没有($P<0.05$)[18]。

头孢曲松和阿奇霉素在治疗儿童非复杂性伤寒方面都有效。一项开放标签研究纳入了 64 名 5~17 岁伤寒沙门氏菌血培养阳性的儿童。患者根据年龄分层,随机口服阿奇霉素每日 10mg/kg(最大日剂量 500mg)7 日或静脉输注头孢曲松每日 75mg/kg(最大日剂量 2.5g)7 日。阿奇霉素组和头孢曲松组平均退热时间分别为 4.1 天和 3.9 天($P>0.05$)。临床治愈定义为所有的伤寒相关症状和体征经 7 天治疗后都得到解决,阿奇霉素组占 91%,头孢曲松组占 97%($P>0.05$)。微生物学治愈,定义为第 4 天和第 10 天的血培养阴性,阿奇霉素组占 97%,头孢曲松组 97%($P>0.05$)。治疗后随访的 1 个月内,阿奇霉素组没有患者出现伤寒复发,头孢曲松组 6 名患者复发。阿奇霉素组治疗期间不良反应报道有轻度和短暂性的恶心,头孢曲松组报道有注射部位疼痛[19]。

10. HIV 感染患者弓形虫脑炎 美国 FDA 未批准阿奇霉素用于成人及儿童 HIV 感染患者弓形虫脑炎的治疗。Micromedex 有效性、推荐等级和证据强度:

有效性等级:Class Ⅱa,证据支持有效(成人)(Evidence Favors Effective)。

推荐等级:Class Ⅱb,某些情况下推荐使用(成人)(Recommended,In Some)。

证据强度:Category C(成人)[1]。

阿奇霉素联合乙胺嘧啶及亚叶酸为 HIV 感染成人、青少年弓形虫脑炎治疗的可选替代治疗药物。

成人:弓形虫脑炎(toxoplasmic encephalitis,TE)初始治疗

推荐乙胺嘧啶、磺胺嘧啶和亚叶酸三药联合，对于不能耐受一线治疗或一线治疗无效的患者，推荐替代治疗为合用乙胺嘧啶、克林霉素和亚叶酸。也可选用阿奇霉素合用乙胺嘧啶和亚叶酸。若临床和放射线检查均支持有缓解，则急性期疗程至少 6 周。如果临床或放射线检查发现病变范围广，或 6 周治疗效果不完全，则需延长疗程。患者完成 TE 初始治疗后需进行终身抑制治疗（即二级预防或慢性维持治疗），除非通过 HAART 治疗达到免疫重建。

11. 百日咳　美国 FDA 未批准阿奇霉素用于成人及儿童百日咳的治疗。Micromedex 有效性、推荐等级和证据强度：

有效性等级：Class Ⅰ，治疗有效（成人、儿童）（Effective）。

推荐等级：Class Ⅱb，某些情况下推荐使用（成人、儿童）（Recommended，In Some）。

证据强度：Category B（成人、儿童）[1]。

阿奇霉素是大环内酯类的首选药物，用于 1 个月以上儿童或成人治疗或暴露后预防百日咳。阿奇霉素也可用于 1 个月以内患儿暴露后预防百日咳。

建议暴露后预防症状性（如咳嗽）亲密接触，结果显示患者在开始咳嗽后 21 天内服用，可预防无症状家人间相互接触的症状性感染。建议在暴露环境中进行暴露后预防，包括高危接触者（如 12 个月以下的婴儿及妊娠晚期）。治疗和暴露后预防的方案是相同的。

儿童：阿奇霉素和红霉素在治疗百日咳方面同样有效且耐受性良好。一项随机平行多中心研究，纳入患者为年龄 6 个月~16 岁的儿童（$n=477$），使用阿奇霉素[第 1 天 10mg/kg（最大剂量 500mg），第 2~5 天 5mg/kg（最大剂量 250mg）]或使用红霉素[每日 40mg/kg（最大剂量 1g），分 3 次给药，持续 10 天]治疗疑似或确诊的百日咳。在根据方案研究，仅纳入培养阳性的患者，研究发现在培养结果可知的患者中红霉素和阿奇霉素在清除百日咳鲍特菌（*Bordetella pertussis*）方面同样有效（53/53 vs 53/53，清除率：100%；95% CI：93.3%~100%）。而且治疗后 1 周进行培养，阿奇霉素组（0/51；95%CI：0~7%）和红霉素组（0/53；95%CI：0~6.7%）均无复发。意向治疗研究结果显示，红霉素和阿奇霉素细菌清除率都较高（分别为 93.2% vs 94.6%，95% CI：83.5%~98.1% vs 85.1%~98.9%）。治疗 1 周后复发率，阿奇霉素组比红霉素组略高(分别为 10.2% *vs* 5.4%,95% CI:3.9% ~ 20.8% *vs* 1.1% ~ 14.9%)。胃肠道不良反应如恶心、呕吐、腹泻,阿奇霉素组显著低于红霉素组(分别为 18.8% *vs* 41.2%,90% CI: -29% *vs* -15.7%)[20]。

在一项开放标签、非对比性、前瞻性研究发现,治疗 2 ~ 3 天后百日咳鲍特菌微生物学清除率,阿奇霉素组是 97%,14 ~ 21 天随访时达到 100%。大于 6 个月的患者(*n* = 34)第 1 天阿奇霉素 10mg/kg(最大剂量 1 000mg),随后 4 天 5mg/kg(最大剂量 500mg)。多数患者年龄在 6 个月 ~ 10 岁(50%),35% 的患者年龄在 10 ~ 20 岁。还有 5 例患者是患儿家长。患者的症状在使用阿奇霉素后平均 16 天得到改善(范围 2 ~ 45 天)。平均 28 天可以达到完全缓解(范围 5 ~ 90 天)。10% 的患者出现不良反应包括恶心、胃肠道不适、稀便[21]。

12. 莱姆病　美国 FDA 未批准阿奇霉素用于成人及儿童莱姆病的治疗。Micromedex 有效性、推荐等级和证据强度:

有效性等级:Class Ⅱa,证据支持有效(成人、儿童)(Evidence Favors Effective)。

推荐等级:Class Ⅱb,某些情况下推荐使用(成人、儿童)(Recommended,In Some)。

证据强度:Category B(成人),Category C(儿童)[1]。

多西环素、阿莫西林和头孢呋辛酯是治疗莱姆病的可选药物。口服阿奇霉素可作为不能耐受或无法获得一线治疗药物的替代选择。

一项随机双盲双模拟多中心研究中,246 名游走性红斑患者使用阿莫西林持续治疗 20 天,在游走性红斑急性症状完全治愈及预防莱姆病感染后 180 天内的复发率方面,显著优于阿奇霉素 7 天治疗方案[22]。

(1)成人:多西环素、阿莫西林和头孢呋辛酯是治疗莱姆病的可选药物。口服阿奇霉素可用于不能耐受或无法获得一线治疗药物的替代选择。该建议为治疗成人或儿童早期局限性或伴有游走性红斑和伯氏疏螺旋体淋巴细胞瘤的早期播散性莱姆病。

在一项随机双盲双模拟多中心研究中,纳入 246 名成年游走性红斑患者,阿莫西林(500mg,每日 3 次,持续 20 天;*n* = 122)在完全控制游走性红斑急性症状并防止莱姆病感染后 180 天内复发方面有效性显著优于阿奇霉素(500mg,每日 1

次,持续 7 天,安慰剂与阿莫西林的给药方案和疗程一致;$n=$ 124)。游走性红斑病灶至少直径 5cm 的患者,根据是否有流感样症状(如发热、寒战、头痛、不适、劳累、关节痛和肌痛)分层并随机分为 2 组。最终 246 名患者中 217 名(阿奇霉素组 111 名,阿莫西林组 106 名)可进行有效性评估。完全响应定义为游走性红斑及其客观体征完全清除,主诉减轻至少 75%。部分响应定义为游走性红斑完全清除但仍有持续体征,症状减轻 50%~75%;或游走性红斑持续存在但客观体征完全消失,症状减轻 75%。治疗失败定义为游走性红斑持续,体征持续同时症状减轻小于 50%;或在第 20 天检查时出现新的症状和体征。第 20 天,阿莫西林组 106 名患者中 93 名[88%(95%CI:80%~93%)]和阿奇霉素组 111 名患者中 84 名[76%(95%CI:67%~83%)]出现完全响应($P=0.024$)。阿奇霉素组比阿莫西林组明显有较多患者复发[16%,95% CI:10%~24%)比(4%,95%CI:1%~10%);$P=0.005$]。第 20 天时,部分响应的患者比完全响应的患者更易发生复发(部分响应者27%,108 天内复发;完全响应者6%,108 天内复发;$P<0.001$)。阿奇霉素组血清反应阳性(伯氏疏螺旋体)患者比血清阴性的患者更易完全响应(81%血清阳性的患者达到临床响应,60%血清阴性的患者达到临床响应;$P=0.043$)。有多个游走性红斑病灶的患者比只有 1 个病灶的患者,在试验开始时伯氏疏螺旋体 IgG 或 IgM 抗体更易阳性(IgM 阳性 63% vs 17%,IgG 阳性 39% vs 16%;$P<0.001$)。一共 12 名复发患者(57%),复发时血清阴性。

(2)儿童:多西环素、阿莫西林和头孢呋辛酯是治疗莱姆病的可选药物。口服阿奇霉素可用于不能耐受或无法获得一线治疗药物的替代选择。该建议为治疗成人或儿童早期局限性或伴有游走性红斑和伯氏疏螺旋体淋巴细胞瘤的早期播散性莱姆病。

13. 痢疾 美国 FDA 未批准阿奇霉素用于痢疾的治疗。Micromedex 有效性、推荐等级和证据强度:

有效性等级:Class Ⅱa,证据支持有效(成人)(Evidence Favors Effective)。

推荐等级:Class Ⅱb,某些情况下推荐使用(成人)(Recommended,In Some)。

证据强度:Category B(成人)[1]。

阿奇霉素比头孢克肟能够更有效清除痢疾腹泻患儿的志贺菌。

儿童:在一项开放标签前瞻性研究中,志贺菌导致的痢疾腹泻患儿使用阿奇霉素相比头孢克肟有更高的细菌学清除率。患者($n=75$)年龄6个月~5岁随机分配使用头孢克肟8mg/kg每日1次连续5天(最大剂量400mg)或阿奇霉素12mg/kg第1天(最大剂量500mg)随后4天6mg/kg每日1次(最大剂量250mg),治疗72小时内症状体征得到控制或显著好转者在阿奇霉素组占93%($n=36$),头孢克肟组占78%($n=39$)($P<0.1$)。腹泻症状阿奇霉素组平均持续2.5天,头孢克肟组平均持续3.9天($P<0.1$)。治疗第3天志贺菌达到细菌学清除者头孢克肟组为59%,阿奇霉素组为93%($P<0.01$)。临床复发仅出现在1例阿奇霉素治疗的患者中。两种治疗方案耐受性良好。

14. 斑疹热 美国FDA未批准阿奇霉素用于斑疹热。Micromedex有效性、推荐等级和证据强度:

有效性等级: Class Ⅱb,有效性具有争议(儿童)(Evidence is Inconclusive)。

推荐等级: Class Ⅱb,某些情况下推荐使用(Recommended, In Some)。

证据强度: Category B[1]。

儿童:随机、开放标签研究($n=87$)发现口服阿奇霉素每日1次连续3天和7天疗程的克拉霉素口服在治疗儿童地中海斑疹热同样有效(Mediterranean spotted fever, MSF)。纳入研究的受试者为年龄小于等于14岁,确诊(即,根据Raoult等人的1992年的研究,评分大于25)MSF的儿童(范围0.5~14年),随机分配到克拉霉素15mg/kg每日分2次使用持续7天($n=45$)或分配到阿奇霉素10mg/kg每日1次持续3天($n=42$)。所有受试者都使用对乙酰氨基酚,两组间该药的使用没有显著性差异。克拉霉素组退热时间为46.2小时,而阿奇霉素组为39.3小时(没有显著性差异,$P=0.34$)。所有受试者的发热都在7天之内消失,两组疹子均持续中位时间3天。两组白细胞减少和血小板减少平均6天恢复正常。随访期间没有发现复发的病例。两组治疗耐受性良好,没有重要的不良反应发生,没有中途退出的病例。笔者分析说明,阿奇霉素每日1次,疗程较短,相比克拉霉素有更高的细胞内浓度,这些方面都存在优势。在≤8 岁的儿童中两种药物都比氯霉素和四环素(有显著的不良反应)更有优势[23]。

15. 沙眼　美国 FDA 未批准阿奇霉素用于成人及儿童沙眼的治疗。Micromedex 有效性、推荐等级和证据强度：

有效性等级：Class Ⅰ,治疗有效(成人、儿童)(Effective)。

推荐等级：Class Ⅱb,某些情况下推荐使用(成人、儿童)(Recommended,In Some)。

证据强度：Category B(成人、儿童)[1]。

在沙眼(沙眼衣原体反复感染导致的慢性角膜结膜炎)高发地区,数据表明可每年群体性使用单剂量口服阿奇霉素(持续几年),清除沙眼衣原体感染。在沙眼为地方病时,当地可群体性使用单剂量口服阿奇霉素切断眼部沙眼衣原体感染的传播。

(1)成人：在沙眼高发的地方,单剂量群体使用阿奇霉素可显著减少沙眼衣原体的流行,效果持续 18 个月。然而活动性沙眼的发生率在治疗 12 个月后就开始增加,治疗后 6、12、18 个月传染性载量随时间延长增加。在坦桑尼亚一个乡村,总人口的 38% 患有活动性沙眼($n=1\ 017$),大于 8 岁的儿童 77% 患活动性沙眼($n=271$)。基线调查结束后,所有的大于 6 个月的非怀孕村庄居民单剂量口服阿奇霉素 20mg/kg,最大剂量 1g;治疗覆盖面 86%。2 个月时通过沙眼衣原体眼拭子阳性率来判定感染的患病率,从基线的 57%(495/871)下降到 12%(85/705)。第 6、12 和 18 个月仍然保持下降趋势。基线时每个阳性的眼拭子中位感染载量为 19(4~2 000 874)*omp1* 拷贝数,治疗后 2 个月降至 10(4~415 351)*omp1* 拷贝数,随后治疗后 6、12、18 个月又分别升至 19(4~2 292 274)、128(4~16 823)和 225(4~3 460 754)*omp1* 拷贝数。治疗后 6 个月,如果家庭成员 2 个月时有高感染载量(大于总中位值 19 *omp1* 拷贝数),感染风险增加(OR：3.84;95% CI：2~7.39)。治疗后 6 个月的感染风险与出外旅行或家内接待旅行者无关。每年群体性地使用单剂量阿奇霉素持续几年可能是清除沙眼衣原体感染的可行方法[24]。

坦桑尼亚沙眼流行地区 956 名患者群体性使用单剂量阿奇霉素以切断沙眼(沙眼衣原体反复感染导致的慢性角膜结膜炎)的传播。年龄 1 岁以上、非妊娠期的当地居民口服阿奇霉素 20mg/kg(最大剂量 1g),通过直接观察在第 6、12、18 个月,有活动性病变的患者(定义为出现炎症、增厚、形成瘢痕、倒睫或结膜不透明)用 1% 四环素眼膏(每日 2 次,持续 6 周)。采用标准结膜拭子取样技术判定是否有眼部衣原体感染。有感染定义为拭子培养阳性。2 个月时感染的患病率(2.1%)相比基线(9.5%)显著降低($P < 0.001$)。6 个月(1.5%)、12 个月(0.9%)、18 个月(0.6%)和 24 个月(0.1%)随访时,患病率仍然保持显著低于基线的状态。活动性疾病的患病率在上述时间点相比基线也显著较低($P < 0.001$)。研究局限性包括本研究的患病率(9.5%)低于世界其他地方的患病率(某些地方高达 80%),故其他高患病率地区不能复制本研究的结果。SAFE 策略(surgery, antibiotics, facial cleanliness, environmental improvement),即手术、抗生素、清洁面部、环境改善在消除沙眼致盲中的作用仍然非常重要[25]。

(2)儿童:单剂量阿奇霉素(20mg/kg)在 14 名活动性沙眼学龄儿童中有效率为 100%。这项研究证明阿奇霉素眼泪浓度足以清除沙眼衣原体(沙眼的病原微生物)。第 6 个月随访进行眼科检查,所有患者均未患病[26]。

6~14 岁儿童使用单剂量阿奇霉素(20mg/kg)和局部使用四环素眼膏 6 周,在治疗沙眼衣原体所致结膜炎方面同样有效。阿奇霉素组和四环素组分别有 63.3% 和 65.4% 的患者疾病得到控制。

单剂量阿奇霉素和土霉素/多黏菌素眼膏在治疗活动性地区性沙眼方面同样有效。研究分析了 168 名埃及农村儿童。分别使用阿奇霉素混悬液 3 种剂量:单剂量 20mg/kg($n = 40$);每周 1 次(20mg/kg),持续 3 周($n = 43$);每 4 周 1 次(20mg/kg),共 6 次($n = 42$)。眼膏(1% 土霉素 + 10 000IU/g 多黏菌素),每 28 天连续使用 5 天,每日 1 次,共 6 个 5 天的疗程($n = 43$)。1 年后,各治疗组临床治愈率没有显著性差异,均约为 47%。阿奇霉素是地方性沙眼治疗的可选药物。

阿奇霉素 20mg/kg 给予 130 名儿童及其日常接触的其他儿童,可暂时性降低肺炎链球菌携带率。沙眼患儿鼻咽部肺炎链球菌的携带情况如下:阿奇霉素治疗前 67% 的患者携带,2~3 周后降为 29%,2 个月后 78%,6 个月后 87%。然而,与此同时肺炎链球菌血清型发生改变,阿奇霉素耐药菌株(血清型 10F、23A 和 45)增加。耐药菌株分离情况如下:阿奇霉素治疗开始前占 1.3%,第 2 个月后占 21.3%,第 6 个月后占 6%。该研究表明使用阿奇霉素治疗沙眼,原本存在的肺炎链球菌耐药菌株的选择优势增加[27]。

16. 隐孢子虫感染 美国 FDA 未批准阿奇霉素用于隐孢子虫感染。Micromedex 有效性、推荐等级和证据强度:

有效性等级: Class IIa,证据支持有效(儿童)(Evidence Favors Effective)。

推荐等级: Class IIb,某些情况下推荐使用(Recommended, In Some)。

证据强度: Category C[1]。

案例报道表明阿奇霉素治疗隐孢子虫感染严重腹泻的患儿有效。

儿童:阿奇霉素通过鼻胃管给药,可以有效治疗隐孢子虫感染导致的严重腹泻。在这篇案例报道中,一名 4 岁男性患儿严重腹泻 2 个月入院,体重严重减轻,虚弱。培养和内镜检查发现隐孢子虫散布。受累组织包括十二指肠、降结肠、乙状结肠和直肠。进行了 3 天阿奇霉素治疗 33mg/(kg·d)(500mg/d)粪便变稠。14 天后分辨隐孢子虫培养阴性。患者持续至少 1 年无症状,也有案例报道阿奇霉素可有效清除患儿粪便中的隐孢子虫[28]。

17. 青霉素、磺胺过敏患者风湿热的二级预防 美国 FDA 未批准阿奇霉素用于青霉素、磺胺过敏成人及儿童风湿热的二级预防。Micromedex 有效性、推荐等级和证据强度:

有效性等级: Class IIa,证据支持有效(Evidence Favors Effective)。

推荐等级: Class IIb,某些情况下推荐使用(Recommended, In Some)。

证据强度: Category C[1]。

阿奇霉素或一种口服大环内酯(红霉素或阿奇霉素)推荐用于对青霉素和磺胺异噁唑都过敏的患者风湿热的二级预防。

成人及儿童:美国推荐风湿热二级预防使用苄星青霉素肌内注射每 3~4 周 1 次,口服剂型(青霉素 V 或磺胺异噁唑,penicillin V or sulfadiazine)可能适用于风湿热复发低危人群。

对于青霉素 V 或磺胺异噁唑都过敏的患者,推荐使用口服红霉素、克拉霉素或阿奇霉素。

18. 药物相关性牙龈增生　美国 FDA 未批准阿奇霉素用于成人及儿童药物相关性牙龈增生的治疗。Micromedex 有效性、推荐等级和证据强度:

有效性等级: Class Ⅱa,证据支持有效(成人)(Evidence Favors Effective)。

推荐等级: Class Ⅱa,大多数情况下推荐(成人)(Recommended,In Most)。

证据强度: Category B(成人)[1]。

早期治疗可减轻环孢素导致的牙龈增生。

阿奇霉素治疗环孢素导致的牙龈增生,比甲硝唑有效性研究结果更一致。

成人:阿奇霉素和甲硝唑都可改善环孢素导致的牙龈增生。然而阿奇霉素研究结果更为一致。一项双盲研究中,25 名患者随机第 1 天使用阿奇霉素 10mg/kg(最大剂量 500mg),第 2~5 天每日 5mg/kg(最大剂量 250mg);或甲硝唑每日 45mg/kg,分 3 次使用,持续 7 天。在基线及第 2、4、6、12、26 周对患者进行评估。阿奇霉素组各时间点相比基线都有显著性差异(所有时间点 $P<0.0004$),甲硝唑则是在第 2、6、26 周时有显著性差异(这些时间点 $P<0.0001$)。对比两种治疗方案,2~12 周阿奇霉素在改善牙龈增生方面较有优势($P<0.05$),而在 26 周时没有显著差异($P=0.8422$)[29]。

阿奇霉素每日 500mg,连续治疗 3 天可改善环孢素相关牙龈增生(ciclosporin-associated gingival hyperplasia,CAGH)。如下评分系统用于描述牙龈增生的情况:0 = 无增生;1 = 轻度;2 = 中度;3 = 重度。31 名 CAGH 患者纳入研究,并观察阿奇霉素治疗对牙龈增生的效果。开始治疗前,分别有 35.5%、55% 和 9.5% 的患者增生评分分别为 3、2 和 1。所有患者使用阿奇霉素治疗后均好转。开始治疗后 7 天,0 的患者评分为 3,11% 的患者评分为 2,所有评分为 1 的患者都好转为 0(无增生)。长期随访时(治疗后 180 天),每组大部分患者评分均为 0。口腔卫生状况也会影响阿奇霉素对 CAGH 的治疗效果,口腔卫生越好阿奇霉素效果越佳。阿奇霉素耐受性良好,无不良反应报道。需进一步研究来全面评估阿奇霉素治疗药物所致牙龈增生的效果[30]。

一篇案例报道,使用阿奇霉素成功治疗环孢素所致牙龈增生。阿奇霉素 500mg 负荷剂量,随后 250mg 每日 1 次,连续治疗 5 天。1 个月后明显好转,2 个月牙龈几乎正常。

【参考文献】

[1] Micromedex(172).Truven Health Analytics Inc.,2017 [2017-04-03].http://www.micromedexsolutions.com.

[2] OLDFIELD EC,FESSEL WJ,DUNNE MW,et al.Once weekly azithromycin therapy for prevention of Mycobacterium avium complex infection in patients with AIDS:a randomized, double-blind,placebo-controlled multicenter trial.Clin Infect Dis, 1998,26(3):611-619.

[3] HAVLIR DV,DUBE MP,SATTLER FR,et al.Prophylaxis against disseminated mycobacterium avium complex with weekly az-ithromycin daily rifabutin,or both.N Engl J Med,1996,335(6): 392-398.

[4] WARD TT,RIMLAND D,KAUFFMAN C,et al.Ran-domized,open-label trial of azithromycin plus ethambutol vs Clar-ithromycin plus ethambutol as therapy for Mycobacterium avium complex bacteremia in patients with human immunodeficiency virus infection.Clin Infect Dis,1998,27(5):1278-1285.

[5] YOUNG LS,WIVIOTT L,WU M,et al.Azithromycin for treatment of mycobacterium avium-intracellulare complex infection in patients with AIDS.Lancet,1991,338(8775):1107-1109.

[6] KRAUSE PJ,LEPORE T,SIKAND VK,et al.Atovaquone and azithromycin for the treatment of babesiosis.N Engl J Med, 2000,343(20):1454-1458.

[7] MINAKARI M,JAZI AHD,SHAVAKHI A,et al.A ran-domized controlled trial:efficacy and safety of azithromycin,oflox-acin,bismuth,and omeprazole compared with amoxicillin,clar-ithromycin,bismuth,and omeprazole as second-line therapy in patients with helicobacter pylori infection.Helicobacter,2010,15 (2):154-159.

[8] BERTONI G,SASSATELLI R,NIGRISOLI E,et al. Triple therapy with azithromycin,omeprazole,and amoxicillin is highly effective in the eradication of helicobacter pylori:a controlled

trial versus omeprazole plus amoxicillin.Am J Gastroenterol,1996,91 (2):258-263.

［9］TREVISANI L,SARTORI S,CASELLI M,et al.A four-day low dose triple therapy regimen for the treatment of Helicobacter pylori infection.Am J Gastroenterol,1998,93(3):390-393.

［10］DI MARIO F,DAL BÓN,GRASSI SA,et al.Azithromycin for the cure of Helicobacter pylori infection.Am J Gastroenterol,1996,91(2):264-267.

［11］SANDERS JW,FRENCK RW,PUTNAM SD,et al.Azithromycin and loperamide are comparable to levofloxacin and loperamide for the treatment of traveler's diarrhea in United States military personnel in Turkey.Clin Infect Dis,2007,45(3):294-301.

［12］TRIBBLE DR,SANDERS JW,PANG LW,et al. Traveler's diarrhea in Thailand:randomized,double-blind trial comparing single-dose and 3-day azithromycin-based regimens with a 3-day levofloxacin regimen.Clin Infect Dis,2007,44(3): 338-346.

［13］ADACHI J,ERICSSON C,JIAN Z,et al.Azithromycin found to be comparable to levofloxacin for the treatment of US travelers with acute diarrhea acquired in Mexico.Clin Infect Dis, 2003,37(9):1165-1174.

［14］MACKELL S.Traveler's diarrhea in the pediatric population:etiology and impact.Clin Infect Dis,2005,41(Suppl 8): S547-S552.

［15］SAHA D,KARIM MM,KHAN WA,et al.Single-dose azithromycin for the treatment of cholera in adults.N Engl J Med, 2006,354(23):2452-2462.

［16］KHAN WA,SAHA D,RAHMAN A,et al.Comparison of single-dose azithromycin and 12-dose erythromycin for childhood cholera:a randomised,double-blind trial.Lancet,2002,360(9347): 1722-1727.

［17］GIRGIS N,BUTLER T,FRENCK R,et al.Azithromycin versus ciprofloxacin for treatment of uncomplicated typhoid fever in a randomized trial in Egypt that included patients with multidrug resistance.Antimicrob Agents Chemother,1999,43(6):1441-1444.

［18］FRENCK RW JR,MANSOUR A,NAKHLA I,et al.

Short-course azithromycin for the treatment of uncomplicated typhoid fever in children and adolescents.Clin Infect Dis,2004,38 (7):951-957.

[19] FRENCK RW JR,NAKHLA I,SULTAN Y,et al.Azithromycin versus ceftriaxone for the treatment of uncomplicated typhoid fever in children.Clin Infect Dis,2000,31(5):1134-1138.

[20] LANGLEY JM,HALPERIN SA,BOUCHER FD,et al. Azithromycin is as effective as and better tolerated than erythromycin estolate for the treatment of pertussis.Pediatrics,2004,114 (1):e96-e101.

[21] PICHICHERO M,HOEGER W,CASEY J.Azithromycin for the treatment of pertussis.Pediatr Infect Dis J,2003,22(9): 847-849.

[22] LUFT BJ,DATTWYLER RJ,JOHNSON RC,et al. Azithromycin compared with amoxicillin in the treatment of erythema migrans. A double-blind,randomized,controlled trial. Ann Intern Med,1996,124(9):785-791.

[23] CASCIO A,COLOMBA C,ANTINORI S,et al.Clarithromycin versus azithromycin the treatment of Mediterranean spotted fever in children:a randomized controlled trial.Clin Infect Dis,2002,34(2):154-158.

[24] WEST SK,MUNOZ B,MKOCHA H,et al.Infection with Chlamydia trachomatis after mass treatment of a trachoma hyperendemic community in Tanzania:a longitudinal study.Lancet, 2005,366(9493):1296-1300.

[25] SOLOMON AW,HOLLAND MJ,ALEXANDER NDE, et al.Mass treatment with single-dose azithromycin for trachoma.N Engl J Med,2004,351(19):1962-1971.

[26] KARCIOGLU ZA, EL-YAZIGI A,JABAK MH,et al. Pharmacokinetics of azithromycin in trachoma patients:serum and tear levels.Ophthalmol,1998,105(4):658-661.

[27] DAWSON CR,SCHACHTER J,SALLAM S,et al. A comparison of oral azithromycin with topical oxytetracycline/polymyxin for the treatment of trachoma in children.Clin Infect Dis, 1997,24(3):363-368.

[28] RUSSELL TS,LYNCH J,OTTOLINI MG.Eradication

of Cryptosporidium in a child undergoing maintenance chemotherapy for leukemia using high dose azithromycin therapy.J Ped Hematol Oncol,1998,20(1):83-85.

［29］CHAND DH,QUATTROCCHI J,POE S,et al.Trial of metronidazoleazithromycin for treatment of ciclosporin-induced gingival overgrowth.Pediatr Transplant,2004,8(1):60-64.

［30］GÓmez E,SÁNCHEZ-NUÑEZ M,SÁNCHEZ JE,et al. Treatment of cyclosporin-induced gingival hyperplasia with azithromycin.Nephrol Dial Transplant,1997,12(12):2694-2697.

［31］AIDSinfo:Guidelines for prevention and treatment of opportunistic infections in HIV-infected adults and adolescents: recommendations from the Centers for Disease Control and Prevention,the National Institutes of Health,and the HIV Medicine Association of the Infectious Diseases Society of America. AIDSinfo.Rockville,MD.2017.Available from URL:https://aidsinfo…As accessed 2018-04-16.

克拉霉素 Clarithromycin

【已批准的适应证】

适用于敏感菌所引起的下列感染。

1. 鼻咽感染 扁桃体炎、咽炎、鼻窦炎。

2. 下呼吸道感染 急性支气管炎、慢性支气管炎急性发作、细菌性肺炎、严重急性呼吸综合征。

3. 皮肤软组织感染 脓疱病、丹毒、毛囊炎、疖和伤口感染。

4. 急性中耳炎、肺炎支原体肺炎、沙眼衣原体引起的尿道炎及宫颈炎等。

5. 军团菌感染。

6. 与其他药物联合应用于鸟分枝杆菌感染,由鸟分枝杆菌或胞内分枝杆菌引起的局部或弥漫的感染;由龟分枝杆菌、偶发分枝杆菌或堪萨斯分枝杆菌引起的局部感染。克拉霉素适用于 CD4 淋巴细胞计数小于或等于 100/μl 的 HIV 患者,预防由弥散性鸟分枝杆菌引起的混合感染。

7. 幽门螺杆菌感染的治疗 在胃酸受抑制的情况下,克拉霉素适合于根除幽门螺杆菌,从而降低十二指肠溃疡的复发率;可与阿莫西林、奥美拉唑等伍用,治疗幽门螺杆菌相关的疾病,以根除幽门螺杆菌。

8. **泌尿生殖道感染**　克拉霉素在体外对淋病奈瑟菌和沙眼衣原体有抗菌活性。治疗淋病奈瑟菌建议疗程为 7~10天,衣原体疗程为 14 天。

9. 牙源性感染的治疗。

【说明书之外的用法】

1. **细菌性心内膜炎的预防**　成人口服 500mg,术前 30~60 分钟使用,儿童常规剂量每日 15mg/kg,口腔或呼吸道操作前 30~60 分钟口服,最大剂量 500mg。

2. **百日咳**　成人或青少年 500mg,每日 2 次,持续 7 天;年龄大于 1 月龄的婴儿或儿童,常规剂量 7.5mg/kg,每 12 小时 1 次,持续 7 天,最大日剂量 1g。

3. **莱姆病**(早期)　用于有游走性红斑或伯氏疏螺旋体淋巴细胞瘤的早期局限性或早期播散性莱姆病,克拉霉素可用于不耐受或无法获得一线治疗药物(多西环素、阿莫西林或头孢呋辛酯)的患者,作为替代治疗药物。推荐剂量:成人 500mg,每日 2 次,持续 14~21 天;儿童常规剂量 7.5mg/kg,每日 2 次,持续 14~21 天,每次最大剂量 500mg。

4. **HIV 患者巴尔通体病**　杆菌性血管瘤、肝紫癜、菌血症和骨髓炎:口服 500mg,每日 2 次,至少服用 3 个月。儿童HIV 感染患者巴尔通体病:(皮肤杆菌性血管瘤)口服,每日 15mg/kg(每日最大剂量 1g),分 2 次服用,疗程 3 个月。

5. **杆菌性血管瘤病**。

6. **猫抓病**。

7. **炭疽**。

8. **斑疹热**。

9. **弓形虫脑炎**。

【证据强度】

1. **细菌性心内膜炎的预防**　美国 FDA 未批准克拉霉素用于成人及儿童细菌性心内膜炎的预防,Micromedex 有效性、推荐等级和证据强度:

有效性等级:Class Ⅱa,证据支持有效(成人、儿童)(Evidence Favors Efficacy)。

推荐等级:Class Ⅱa,大多数情况下推荐(成人、儿童)(Recommended,In Most)。

证据强度: Category C(成人、儿童)[1]。

对于青霉素或氨苄西林过敏的患者,建议替代阿莫西林进行治疗。

成人及儿童:对于进行口腔、呼吸道、感染皮肤/皮肤结构或骨骼肌肉组织手术的高危患者,预防细菌性心内膜炎,阿莫西林是首选药物。对于青霉素或氨苄西林过敏的患者,建议用克拉霉素替代治疗。

2. 百日咳 美国FDA未批准克拉霉素用于成人及儿童百日咳。Micromedex有效性、推荐等级和证据强度:

有效性等级: Class Ⅰ,有效(成人)(Effective);Class Ⅱa,证据支持有效(儿童)(Evidence Favors Efficacy)。

推荐等级: Class Ⅱa,大多数情况下推荐(成人、儿童)(Recommended,In Most)。

证据强度: Category B(成人、儿童)[1]。

克拉霉素是1个月以上百日咳患者治疗或暴露后预防的首选大环内酯类药物。不建议1个月以下的婴儿使用克拉霉素。

建议用于症状性(如咳嗽)亲密接触的暴露后预防,在源头患者开始咳嗽的21天内服用,可预防无症状家庭接触者的症状性感染。建议以下情况需进行暴露后预防,包括高危接触者(如12个月以下的婴儿及妊娠晚期)。治疗和暴露后预防的给药方案相同。

儿童:一项随机、研究者设盲的试验中,口服克拉霉素和红霉素治疗小儿百日咳,结果显示两者疗效相当;在不良反应和依从性方面,克拉霉素更优。研究人员计划招收300名受试者,但纳入工作过早结束了,因依托红霉素——本研究中使用的红霉素制剂,1997年厂商从加拿大市场撤市。安全分析纳入了153名儿童(平均3.5岁,1~16岁),意向治疗(ITT)包括62人,协议人数为54人。克拉霉素组受试者口服含有克拉霉素颗粒的混悬液(125mg/5ml),每日2次,7.5mg/kg(每天2次,最多500mg),疗程7天。依托红霉素(125mg/5ml),每天3次,13.3mg/kg(最大剂量,每天3次,每次333mg),疗程14天。在开始给药约1个月后,克拉霉素和红霉素组的微生物清除和临床治愈率分别为100%和96%。利用ITT值,两种的微生物清除率均为89%,克拉霉素和红霉素治疗受试者的临床治愈率分别为94%和89%。克拉霉素和红霉素组的不良反应发生率分别为 45% 和 62%（P=0.035）。中耳炎有时是由对红霉素不敏感却对克拉霉素敏感的病原菌引起的，红霉素组中有 6 名儿童出现中耳炎，而克拉霉素组中未出现。根据研究结束时返回的药量，服用 7 天克拉霉素的受试者似乎依从性更好（P<0.001）[2]。

3. **莱姆病**（早期）　美国 FDA 未批准克拉霉素用于成人和儿童莱姆病的治疗。Micromedex 有效性、推荐等级和证据强度：

有效性等级：Class Ⅱa，证据支持有效（成人、儿童）（Evidence Favors Efficacy）。

推荐等级：Class Ⅱb，在某些情况下推荐使用（成人、儿童）（Recommended,In Some）。

证据强度：Category C（成人、儿童）[1]。

多西环素、阿莫西林、头孢呋辛酯是治疗莱姆病的首选药物。不耐受或无法获得一线药物的患者，可以口服克拉霉素替代。建议用于治疗患有早期局限性或早期散播性迁徙性红斑和伯氏疏螺旋体淋巴细胞瘤的成人或儿童患者[3]。

4. **HIV 患者巴尔通体病**　美国 FDA 未批准克拉霉素用于成人和儿童 HIV 感染者巴尔通体病的治疗。Micromedex 有效性、推荐等级和证据强度：

有效性等级：Class Ⅱa，证据支持有效（成人、儿童）（Evidence Favors Efficacy）。

推荐等级：Class Ⅱb，在某些情况下推荐使用（成人、儿童）（Recommended,In Some）。

证据强度：Category C（成人、儿童）[1]。

建议用克拉霉素替代多西环素或红霉素治疗巴尔通体感染，包括患有杆菌性血管瘤、肝紫癜、菌血症和骨髓炎的 HIV 成人和青少年，也建议替代治疗巴尔通体感染，包括患有皮肤性杆菌性血管瘤的 HIV 儿童患者。

（1）成人：根据病例资料，对于患有巴尔通体感染的 HIV 患者，包括杆菌性血管瘤、肝紫癜、菌血症和骨髓炎，建议服用红霉素或多西环素至少 3 个月。阿奇霉素或克拉霉素可作为这些感染的替代药物。不耐受多西环素或红霉素的患者可用阿奇霉素治疗。涉及中枢神经系统（CNS）的巴尔通体病或其他严重的巴尔通体感染应使用多西环素治疗 4 个月，可加或不加利福平。患有中枢神经系统巴尔通体病或眼部病变的患者在进行抗反转录病毒治疗前应接受 2~4 周的治疗,预防产生免疫重建炎症综合征(IRIS)。治疗巴尔通体病 3~4 个月后,建议用多西环素或大环内酯类抗生素进行长期抑制性治疗,直到 CD4$^+$细胞数保持在 200/μl 以上至少 6 个月;一些专家建议只有当巴尔通体滴度减少到 1/4 时才能停用长期抑制药物。

(2)儿童:对于患有全身巴尔通体感染的 HIV 患者,建议服用红霉素或多西环素作为一线治疗药物,时间为至少 3 个月。阿奇霉素或克拉霉素可作为替代药物使用。涉及中枢神经系统(CNS)的巴尔通体病、杆菌性紫癜、骨髓炎或其他严重的巴尔通体感染应使用多西环素进行治疗,疗程 4 个月。对于急性、致命性感染患者,可在多西环素或红霉素基础上加用利福平。对于中枢神经系统巴尔通体感染,包括视网膜炎,建议用多西环素和利福平进行治疗。可能由巴尔通体引起的培养阴性的感染性心内膜炎,可在 14 天的氨基糖苷类和头孢曲松方案中加入多西环素。培养阳性的巴尔通体心内膜炎,建议在 6 周的多西环素方案中前 14 天加入庆大霉素。复发性巴尔通体感染,应治疗 4~6 个月。如果频繁复发或复发严重,应选用多西环素进行长期抑制,终身使用,直到 CD4$^+$升至 200/μl 以上至少 6 个月。长期抑制替代药物为大环内酯类抗生素,如阿奇霉素、克拉霉素或红霉素。

5. **杆菌性血管瘤病** 美国 FDA 未批准克拉霉素用于杆菌性血管瘤病。Micromedex 有效性、推荐等级和证据强度:

有效性等级:Class IIb,有效性具有争议(成人)(Evidence is Inconclusive)。

推荐等级: Class IIb,在某些情况下推荐使用(成人)(Recommended,In Some)。

证据强度:Category C(成人)[1]。

可有效治疗亨氏罗卡利马氏体菌(杆菌性血管瘤病)感染,去除症状。

成人:亨氏罗卡利马体菌为立克次体,可以引起杆菌性血管瘤病。据报道已有免疫功能低下的患者如艾滋病患者发生立克次体感染。可选择的抗生素有红霉素、多西环素、利福平、氯霉素和克拉霉素。用克拉霉素治疗患有支气管肺炎杆菌性血管瘤病的艾滋病患者1例,该患者开始服用克拉霉素(500mg,每日2次)和乙胺丁醇治疗鸟分枝杆菌复合群感染。1个月后停用乙胺丁醇,再继续使用克拉霉素1个月,患者症状完全消除[4]。

6. 猫抓病 美国FDA未批准克拉霉素用于成人及儿童猫抓病的治疗。Micromedex有效性、推荐等级和证据强度:

有效性等级:Class Ⅱb,有效性具有争议(成人)(Evidence is Inconclusive)。

推荐等级:Class Ⅱb,在某些情况下推荐使用(成人)(Recommended,In Some)。

证据强度:Category C(成人)[1]。

成人:一位22岁的女性患有猫抓病(卡里翁病,汉氏巴尔通体),用克拉霉素治疗6周,每天500mg,之后用利福平治疗2个月,每日600mg,治疗有效[5]。

7. 炭疽 美国FDA未批准克拉霉素用于成人及儿童炭疽的治疗。Micromedex有效性、推荐等级和证据强度:

有效性等级:Class Ⅱa,证据支持有效(成人)(Evidence Favors Efficacy)。

推荐等级:Class Ⅱa,大多数情况下推荐(成人)(Recommended,In Most)。

证据强度:Category C(成人)[1]。

美国CDC和生物防御工作组推荐克拉霉素,在故意释放(生物恐怖)的情况下作为多药治疗方案中一种抗生素,对吸入性、胃肠道或口咽炭疽进行初始药物治疗[6]。

8. 斑疹热 美国FDA未批准克拉霉素用于成人和儿童斑疹热的治疗。Micromedex有效性、推荐等级和证据强度:

有效性等级:Class Ⅱa,证据支持有效(儿童)(Evidence Favors Efficacy)。

推荐等级:Class Ⅱb,在某些情况下推荐使用(儿童)(Recommended,In Some)。

证据强度:Category B(儿童)[1]。

在一项随机前瞻性试验中,与氯霉素相比,克拉霉素具有等效(或更好)的疗效。在一项随机前瞻性试验中,克拉霉素与阿奇霉素具有相同的疗效。

儿童:在一项随机开放式试验($n=87$)中,患地中海斑疹热(MSF)的儿童每天口服1次阿奇霉素疗程3天与口服克拉霉素疗程7天的疗效相当。受试者为确诊患有MSF(即根据Raoult等人1992年制定的标准,分数大于25)的14岁或以下(0.5~14岁)的儿童。随机服用克拉霉素,每天用量15mg/kg,分2次服用,疗程7天($n=45$)或阿奇霉素10mg/kg,每天1次,疗程3天($n=42$)。所有受试者均服用对乙酰氨基酚,组间无显著差异。克拉霉素治疗儿童患者的退热时间为46.2小时,阿奇霉素治疗儿童的退热时间为39.3小时,无显著性差异($P=0.34$)。所有受试者均在7日内退烧。两组皮疹持续中位数为3天。平均6天后两组白细胞减少和血小板减少症状恢复正常。随访未观察到复发的情况。两种药物均耐受良好,未出现严重不良反应,无患者退出试验。结果显示,与克拉霉素相比,阿奇霉素的优点为每日给药1次,治疗时间更短,细胞内浓度更高。对于年龄在8岁以下的儿童,两种药物均优于氯霉素和四环素类抗生素(有明显不良反应)[7]。

对于治疗患有地中海斑疹热的14岁及以下住院儿童($n=51$),与氯霉素相比,口服克拉霉素7天的疗效相同或可能更好。受试者随机服用克拉霉素,每日15mg/kg,分2次服用($n=25$),或服用氯霉素,每日50mg/kg,分4次服用($n=25$)。克拉霉素组的平均退热时间为36.7小时(3~84小时),氯霉素组的平均退热时间为47.1小时(12~96小时)($P=0.047$)。两组皮疹的中位时间均为3天。对乙酰氨基酚的使用情况,两组间无显著性差异。两种药物都未出现严重不良反应,克拉霉素和氯霉素组呕吐的患者数分别为2人和1人[8]。

9. 弓形虫脑炎 美国FDA未批准克拉霉素用于成人及儿童弓形虫脑炎。Micromedex有效性、推荐等级和证据强度:

有效性等级:Class Ⅱa,证据支持有效(成人)(Evidence Favors Efficacy)。

推荐等级:Class Ⅱb,在某些情况下推荐使用(成人)(Recommended,In Some)。

证据强度:Category B(成人)[1]。

使用乙胺嘧啶-克拉霉素联合治疗艾滋病患者的有效性数据有限,建议作为替代药物;还需进行更多研究[9]。

成人:弓形虫脑炎(TE)是免疫功能低下患者中获得性弓形虫病最常见的临床表现。TE 的标准疗法是乙胺嘧啶-磺胺药物联合治疗。但由于有毒性,乙胺嘧啶-磺胺药物治疗仅限用于免疫功能低下的患者。一项纳入了 13 名患有急性 TE 的艾滋病患者的试点研究中,发现乙胺嘧啶-克拉霉素联合治疗对部分患者有效。该研究中使用的乙胺嘧啶剂量为 75mg/d,克拉霉素为 2g/d,服用 6 周。在完成研究的 8 名患者中,分别观察到 80% 和 50% 的患者在 6 周时出现临床和计算机断层扫描反应。遗憾的是 2 名患者中断了后续治疗(一个是因为 TE,另一个是因为乙胺嘧啶引起的血小板减少)。其他个案报道也表明了用乙胺嘧啶-克拉霉素方案治疗患有 TE 的艾滋病患者是有效的。对于不能接受磺胺治疗的患者,乙胺嘧啶-克拉霉素联合用药可能是一种有效的替代治疗方案。还需进行更大样本量的研究来评估克拉霉素治疗 TE 的效果。

单用克拉霉素预防患有 TE 的艾滋病患者,结果显示无效。与其他药物联合使用可能是有效的,但尚无与乙胺嘧啶加磺胺嘧啶或克林霉素传统治疗方案比较的研究。临床试验中,有少部分艾滋病患者,使用克拉霉素-乙胺嘧啶联合方案对于 TE 是有效的。而另一项试验,10 名使用克拉霉素预防鸟分枝杆菌复合群(MAC)感染的艾滋病患者中,有 3 名患者在使用克拉霉素时感染 TE。两项研究中克拉霉素的用量均为每日 2 次,每次 1 000mg。

【参考文献】

[1] Micromedex(172).Truven Health Analytics Inc.,2017[2017-04-03].http://www.micromedexsolutions.com.

[2] LEBEL MH,MEHRA S.Efficacy and safety of clarithromycin versus erythromycin for the treatment of pertussis:a prospective,randomized,single blind trial.Pediatr Infect Dis J,2001,20(12):1149-1154.

[3] WORMSER GP,DATTWYLER RJ,SHAPIRO ED,et al.The clinical assessment,treatment,and prevention of lyme disease,human granulocytic anaplasmosis,and babesiosis:clinical practice guidelines by the Infectious Diseases Society of America.Clin Infect Dis,2006,43(9):1089-1134.

[4] FOLTZER MA,GUINEY WB JR,WAGER GC,et al.

Bronchopulmonary bacillary angiomatosis. Chest, 1993, 104(3): 973-975.

[5] HEIZMANN WR, SCHALASTA G, MOLING O, et al. Katzenkratzkrankheit.Bartonella-henselae-Antikoerper und Nuklein-saeurenachweis bei regionaler Lymphadenopathie.Dtsch Med Wochenschr, 1996, 121(19):622-626.

[6] INGLESBY TV, O'TOOLE T, HENDERSON DA, et al. Anthrax as a biological weapon, 2002: updated recommendations for management.JAMA, 2002, 287(17):2236-2252.

[7] CASCIO A, COLOMBA C, ANTINORI S, et al. Clarithromycin versus azithromycin in the treatment of Mediterranean spotted fever in children: a randomized controlled trial.Clin Infect Dis, 2002, 34(2):154-158.

[8] CASCIO A, COLOMBA C, DI ROSA D. Efficacy and safety of clarithromycin as treatment for Mediterranean spotted fever in children: a randomized controlled trial. Clin Infect Dis, 2001, 33(3):409-411.

[9] GEORGIEV VS. Management of toxoplasmosis. Drugs, 1994, 48(2):179-188.

酰胺醇类抗菌药

氯霉素 Chloramphenicol

【已批准的适应证】

1. 伤寒和其他沙门氏菌属感染为敏感菌株所致伤寒、副伤寒的选用药物,由沙门氏菌属感染的胃肠炎一般不宜应用本品,如病情严重,有合并败血症可能时仍可选用;在成人伤寒、副伤寒沙门氏菌感染中,以氟喹诺酮类药物为首选(孕妇及小儿不宜用该类药)。

2. 耐氨苄西林的 b 型流感嗜血杆菌或对青霉素过敏患者的肺炎链球菌、脑膜炎奈瑟菌、敏感的革兰氏阴性杆菌所致脑膜炎,本品可作为选用药物之一。

3. 脑脓肿,尤其耳源性,常为需氧菌和厌氧菌混合感染。

4. 严重厌氧菌感染,如脆弱拟杆菌所致感染,尤其适用于病变累及中枢神经系统者,可与氨基糖苷类抗生素联合应用治疗腹腔感染和盆腔感染,以控制同时存在的需氧和厌氧菌感染。

5. 无其他低毒性抗生素可替代时治疗敏感细菌所致的各种严重感染,如由流感嗜血杆菌、沙门氏菌属及其他革兰氏阴性杆菌所致败血症及肺部感染等,常与氨基糖苷类合用。

6. 立克次体感染,可用于 Q 热、落基山斑点热、地方性斑疹伤寒等的治疗。

7. 用于对氯霉素类抗生素敏感细菌所引起的脂溢性皮炎、毛囊炎(搽剂)。

8. 用于治疗敏感细菌感染引起的外耳炎、急慢性中耳炎(滴耳液)。

9. 用于治疗由大肠埃希氏菌、流感嗜血杆菌、克雷伯菌属、金黄色葡萄球菌、溶血性链球菌和其他敏感菌所致眼部感染,如沙眼、结膜炎、角膜炎、眼睑缘炎等(滴眼液、眼膏)。

10. 非特异性阴道炎(软胶囊)。

【说明书之外的用法】

1. 鹦鹉热衣原体感染 成人:静脉注射,每日 50～100mg/kg,分次给药,每 6 小时 1 次,依据感染类型和严重程度调整剂量。

儿童:小于等于 14 天的新生儿,静脉注射,每日剂量 25mg/kg,分次给予,每 6 小时 1 次;出生超过 14 天新生儿,静脉注射,每日剂量最高 50mg/kg,分次给予,每 6 小时 1 次,可依据感染类型和感染程度调整。婴儿和儿童,静脉注射,每日剂量 50～100mg/kg,分次给予,每 6 小时 1 次,依据感染类型和感染程度调整。

2. 性病淋巴肉芽肿 成人:静脉注射,每日 50～100mg/kg,分次给药,每 6 小时 1 次,依据感染类型和严重程度调整剂量。

儿童:小于等于 14 天的新生儿,静脉注射,每日剂量 25mg/kg,分次给予,每 6 小时 1 次;出生超过 14 天新生儿,静脉注射,每日剂量最高 50mg/kg,分次给予,每 6 小时 1 次,可依据感染类型和感染程度调整。婴儿和儿童,静脉注射,每日剂量 50～100mg/kg,分次给予,每 6 小时 1 次,依据感染类型和感染程度调整。

3. 耐万古霉素屎肠球菌感染。

4. 土拉菌病。

5. 呼吸道感染。

6. 耐氨苄西林的化脓性关节炎。

7. 瘟疫。

8. 莱姆病。

9. 细菌性心内膜炎-副流感嗜血杆菌性感染。

10. 炭疽热。

【依据等级】

1. **鹦鹉热衣原体感染** 美国 FDA 批准氯霉素用于成人及儿童鹦鹉热衣原体感染。Micromedex 有效性、推荐等级和证据强度：

有效性等级：Class Ⅰ,治疗有效(Effective)。

推荐等级：Class Ⅱb,在某些情况下推荐使用(Recommended,In Some)。

证据强度：Category C[1]。

适用于治疗淋巴肉芽肿鹦鹉热组病原体引起的严重感染。

成人：治疗鹦鹉热衣原体感染一线选择为四环素。四环素不能用于妊娠期妇女或小于 8 岁的儿童。替代治疗为氯霉素。考虑到氯霉素严重的不良反应,仅用于其他风险较低的药物不能使用的严重感染。

2. **性病淋巴肉芽肿** 美国 FDA 批准氯霉素用于成人及儿童性病淋巴肉芽肿。Micromedex 有效性、推荐等级和证据强度：

有效性等级：Class Ⅰ,治疗有效(Effective)。

推荐等级：Class Ⅱb,在某些情况下推荐使用(Recommended,In Some)。

证据强度：Category C[1]。

3. **耐万古霉素屎肠球菌感染** 美国 FDA 未批准氯霉素用于成人耐万古霉素屎肠球菌感染。Micromedex 有效性、推荐等级和证据强度：

有效性等级：Class Ⅱa,证据支持有效(成人)(Evidence Favors Efficacy)。

推荐等级：Class Ⅱb(成人),在某些情况下推荐使用(Recommended,In Some)。

证据强度: Category C(成人)[1]。

一项回顾性研究表明,对于中性粒细胞减少患者,氯霉素能够有效消除耐万古霉素肠球菌引起的菌血症[2]。

成人:对于正在接受抗肿瘤治疗的患者,尽管持续保留中心静脉导管,氯霉素也能够有效治疗其菌血症,6 位患者中(所有患者的血培养,耐万古霉素肠球菌 2 次及以上呈现阳性)有 5 位患者共 7 次感染,耐万古霉素肠球菌被有效清除。一项回顾性案例综述显示,给予血液或恶性实体瘤患者静脉注射氯霉素,0.75~1g,每 6 小时 1 次(没有指定治疗时长),用于治疗耐万古霉素肠球菌血症。3 位患者出现严重的、绝对的中性粒细胞减少症(小于 $0.1×10^9$/L),4 位患者抗生素治疗过程中依然保留中心静脉导管。6 次微生物评价均对氯霉素有良好响应(血液培养阴性),然而,7 次病程中只有 4 次对氯霉素有良好临床反应(体征和症状改善、支持出院的实验室参数)。3 名患者去世,其中 2 名患者是由于恶性肿瘤导致的,另 1 名患者接受氯霉素初始治疗 48 小时内持续耐万古霉素肠球菌血症,无不良反应上报。

4. **土拉菌病**　美国 FDA 未批准氯霉素用于成人及儿童土拉菌病。Micromedex 有效性、推荐等级和证据强度:

有效性等级: Class Ⅰ,治疗有效(Effective)。

推荐等级: Class Ⅱa,大多数情况下推荐(Recommended,In Most)。

证据强度: Category C[1]。

建议使用氯霉素治疗土拉菌病。

成人及儿童:对于作为生化武器蓄意释放的土拉热弗朗西丝菌引起的土拉菌病,生物防御工作组建议将氯霉素作为备选抗生素。氯霉素能够成功治愈自然发生土拉菌病的成人和儿童患者,但比氨基糖苷类抗生素治疗失败或复发的频率更高。

对于生物恐怖袭击伤员中的土拉菌病患者,建议静脉注射氯霉素 15mg/kg,每 6 小时 1 次,持续 14~21 天。临床指征允许时可改为口服抗生素。这些情况下氯霉素仅作为备选,链霉素和庆大霉素是更为优先的选择。

5. **呼吸道感染**　美国 FDA 未批准氯霉素用于成人呼吸道感染。Micromedex 有效性、推荐等级和证据强度:

有效性等级: Class Ⅰ,治疗有效(成人)(Effective)。

推荐等级：Class Ⅱb，在某些情况下推荐使用（成人）（Recommended，In Some）。

证据强度：Category C（成人）[1]。

对于部分呼吸道感染患者有效。

成人：对于治疗由洋葱伯克霍尔德菌引起的感染，可单独给予氯霉素或者联合氯霉素和磺胺甲噁唑/甲氧苄啶。混合感染洋葱伯克霍尔德菌和铜绿假单胞菌的患者建议给予头孢他啶联用氯霉素或磺胺甲噁唑/甲氧苄啶进行治疗。

在巴布亚新几内亚，重症肺炎患者肌内注射氯霉素与联用氯霉素和青霉素的治疗效果并无差别[3]。

6. 耐氨苄西林的化脓性关节炎　美国 FDA 未批准氯霉素用于儿童耐氨苄西林的化脓性关节炎。Micromedex 有效性、推荐等级和证据强度：

有效性等级：Class Ⅰ，治疗有效（儿童）（Effective）。

推荐等级：Class Ⅱb，在某些情况下推荐使用（儿童）（Recommended，In Some）。

证据强度：Category C（儿童）[1]。

已有使用氯霉素有效的病例。

儿童：小于 18 个月的儿童患者出现 b 型流感嗜血杆菌脓毒性关节炎，静脉注射氯霉素，所有患者均痊愈。耐氨苄西林菌株流行地区，对于小于 18 个月的脓毒性关节炎患者，氯霉素可作为初始治疗方案[4]。

7. 瘟疫　美国 FDA 未批准氯霉素用于成人及儿童瘟疫的治疗。Micromedex 有效性、推荐等级和证据强度：

有效性等级：Class Ⅰ，治疗有效（Effective）。

推荐等级：Class Ⅱa，大多数情况下推荐（Recommended，In Most）。

证据强度：Category C[1]。

肺炎型鼠疫患者及生物恐怖袭击过程中暴露预防建议使用氯霉素。

对脑膜炎型鼠疫患者有效。

成人及儿童：对于生化武器蓄意释放情况下鼠疫耶尔森菌引起的肺炎型鼠疫，生物防御工作组建议将氯霉素作为治疗备选。同时，工作组建议将氯霉素作为暴露预防的备选抗生素。氯霉素成功治愈自然发生的成人和儿童鼠疫患者。对于生物恐怖袭击中的肺炎型鼠疫患者,建议静脉注射氯霉素治疗,25mg/kg,每 6 小时 1 次,持续 10 天。当临床指征适宜时,可改为口服抗生素。这些情况下氯霉素只是备选的抗生素,链霉素和庆大霉素是更为优先的选择。治疗生物恐怖袭击中的肺炎型鼠疫或暴露预防时建议氯霉素的口服剂量为 25mg/kg,每日 4 次。有群体发病的情况下治疗 10 天及暴露预防用药 7 天。这种情况下优先选择环丙沙星(或多西环素)[5]。

成人:对于脑膜炎型鼠疫患者,氯霉素是一种用药选择,也可作为其他药物的辅助或替代治疗药物。

由于能够生成氯霉素转移酶,鼠疫耶尔森菌(17/95)通常对氯霉素耐药。该菌株对四环素、磺胺类、链霉素、氨苄西林、卡那霉素、大观霉素以及米诺环素也具有耐药性。在体外其质粒能够轻易地转移到其他鼠疫耶尔森菌株中。该菌株是从马达加斯加一位黑死病患者中分离到的。该菌株能够在自然情况下获得耐药质粒引起了大家的关注[6]。

8. 莱姆病 美国 FDA 未批准氯霉素用于成人莱姆病。Micromedex 有效性、推荐等级和证据强度:

有效性等级:Class Ⅰ,治疗有效(成人)(Effective)。

推荐等级:Class Ⅱb(成人),在某些情况下推荐使用(Recommended,In Some)。

证据强度:Category C(成人)。

治疗有效,但未确定最优治疗时长。

成人:成人患者曾使用如下疗法,静脉注射氯霉素,每日剂量 50mg/kg,分 4 次给予,持续 2~3 周[7]。

9. 细菌性心内膜炎-副流感嗜血杆菌性感染 美国 FDA 未批准氯霉素用于成人细菌性心内膜炎-副流感嗜血杆菌性感染的治疗。Micromedex 有效性、推荐等级和证据强度:

有效性等级:Class Ⅱa,证据支持有效(成人)(Evidence Favors Efficacy)。

推荐等级:Class Ⅱb(成人),在某些情况下推荐使用(Recommended,In Some)。

证据强度:Category C(成人)[1]。

成人:若杀菌活性明确,对于治疗副流感嗜血杆菌所致心内膜炎,单独使用氯霉素可能是有效的。一位 50 岁男性患者,每日静脉注射 4g 琥珀氯霉素治疗后全愈。氯霉素对病原体(副流感嗜血杆菌)最小抑制浓度为 1.56mg/ml,最小杀菌浓度为 3.12mg/ml。氯霉素的血清浓度应达到达到最小杀菌浓度[8]。

10. 炭疽热 美国 FDA 未批准氯霉素用于成人及儿童炭疽热的治疗。Micromedex 有效性、推荐等级和证据强度:

有效性等级:Class Ⅱb,有效性具有争议(Evidence is Inconclusive)。

推荐等级:Class Ⅱa,大多数情况下推荐(Recommended,In Most)。

证据强度:Category C[1]。

建议将氯霉素作为治疗炭疽热的备选方案。

成人:在蓄意的生物恐怖袭击中,炭疽热感染初始治疗阶段,氯霉素可作为辅助治疗药物或治疗的一部分。对于吸入性、胃肠或脑膜的炭疽热感染建议静脉注射氯霉素,每日 50~100mg/kg,分次给予,每 6 小时 1 次[9]。

儿童:在蓄意的生物恐怖袭击中,炭疽热感染初始治疗阶段,氯霉素可作为辅助治疗药物或联合治疗的一部分。对于吸入性、胃肠或脑膜的炭疽热感染建议静脉注射氯霉素,每日 50~75mg/kg,分次给予,每 6 小时 1 次[10]。

【参考文献】

[1] Micromedex(172).Truven Health Analytics Inc.,2017 [2017-04-03].http://www.micromedexsolutions.com.

[2] RICAURTE JC,BOUCHER HW,TURETT GS,et al. Chloramphenicol treatment for vancomycin-resistant Enterococcus faecium bacteremia.Clin Microbiol Infect,2001,7(1):17-21.

[3] SHANN F,BARKER J,POORE P. Chloramphenicol alone versus chloramphenicol plus penicillin for severe pneumonia in children.Lancet,1985,2(8457):684-686.

[4] CHANG MJ,CONTRONI G,RODRIGUEZ WJ.Ampicillin-resistant Haemophilus influenzae type B septic arthritis in children.Clin Pediatr,1981,20(2):139-141.

[5] INGLESBY TV,DENNIS DT,HENDERSON DA,et al. Plague as a biological weapon:medical and public health manage-

ment.JAMA,2000,283(17):2281-2290.

[6] GALIMAND M,GUIYOULE A,GERBAUD G,et al. Multidrug resistance in Yersinia pestis mediated by a transferable plasmid.N Engl J Med,1997,337(10):677-680.

[7] SIGAL LH.Current recommendations for the treatment of Lyme disease.Drugs,1992,43(5):683-699.

[8] GREENSPAN J,NOBLE JT,TENENBAUM MJ.Cure of haemophilus parainfluenzae endocarditis with chloramphenicol. Arch Intern Med,1981,141(9):1222-1223.

[9] INGLESBY TV,O'TOOLE T,HENDERSON DA,et al. Anthrax as a biological weapon,2002:updated recommendations for management.JAMA,2002,287(17):2236-2252.

[10] Centers for Disease Control and Prevention.Update: investigation of bioterrorism-related anthrax and interim guidelines for exposure management and antimicrobial therapy,October,2001. MMWR Morb Mortal Wkly Rep,2001,50(42):909-919.

糖肽类抗菌药

万古霉素 Vancomycin

【已批准的适应证】

1. 本药适用于耐甲氧西林金黄色葡萄球菌及其他细菌属的感染包括败血症、感染性心内膜炎、骨髓炎、关节炎、灼伤、手术创伤、肺炎、肺脓肿、脓胸、腹膜炎、脑膜炎等。

2. 本品适用于治疗对甲氧西林具有耐药性的葡萄球菌引起的严重或致命感染。对青霉素过敏的患者及不能使用其他抗生素包括青霉素、头孢菌素类，或使用后治疗无效的葡萄球菌和肠球菌感染患者，以及对万古霉素敏感的细菌所引起的感染，本品均适用。当怀疑感染是对甲氧西林具有耐药性的葡萄球菌所引起的，万古霉素可作为初期治疗，但药敏试验有了结果之后，治疗应作适当调整。

3. 使用本品治疗葡萄球菌所导致心内膜炎效果良好。对其他因葡萄球菌引起的感染包括败血症、骨感染、下呼吸道感染、皮肤及皮肤组织感染亦有效。当葡萄球菌感染局部化脓，用抗生素时应当引流脓液。单独使用本品或是并用氨基糖苷类治疗由草绿色链球菌或牛链球菌所引起的心内膜炎，效果均佳。

4. 类白喉棒状杆菌引起的心内膜炎，使用万古霉素治疗有效。

5. 万古霉素与利福平、氨基糖苷类或两者一起并用，对植入人工瓣膜初期由表皮葡萄球菌或类白喉棒状杆菌引起的心内膜炎，疗效良好。

6. 美国心脏协会及牙科医学会建议患有先天性心脏病、风湿热或后天瓣膜性心脏病，并对青霉素过敏的患者，在进行牙科手术或上呼吸道外科手术时，使用本品来预防细菌性心内膜炎。但目前尚无对照的临床疗效的研究。

注意：当选用抗生素来预防细菌性心内膜炎时，医师应事先仔细阅读美国心脏协会及牙科医学会的共同声明。

7. 也可用于防治血液透析患者发生的葡萄球菌属所致的动、静脉血分流感染。

8. 本品口服用于治疗由于长期服用广谱抗生素所致艰难梭菌引起的假膜性结肠炎或葡萄球菌性肠炎。

【说明书之外的用法】

1. 分娩期预防婴儿B群链球菌感染　在开始生产或破膜时使用1g静脉注射，每12小时1次，直到婴儿娩出[美国疾病控制与预防中心（CDC）关于围生期B群链球菌病的预防指南剂量[2]]。

2. 炭疽热。

3. 发热性中性粒细胞减少症。

4. 眼内感染。

【依据等级】

1. 分娩期预防婴儿B群链球菌感染　美国FDA未批准万古霉素用于分娩期预防婴儿B群链球菌感染。Micromedex有效性、推荐等级和证据强度：

有效性等级：Class Ⅱa，证据支持有效（成人）（Evidence Favors Efficacy）。

推荐等级：Class Ⅱb（成人），某些情况下推荐使用（Recommended，In Some）。

证据强度：Category C（成人）[1]。

2010年美国疾病控制与预防中心（CDC）关于围生期B群链球菌病的预防指南：对于青霉素全身过敏高危患者，耐克林霉素的 B 群链球菌(包括诱导性耐药菌株)感染患者或敏感性未知的情况下,建议使用万古霉素。其余情况,优先选择其他药物[2]。

2. **炭疽热** 美国 FDA 未批准万古霉素用于成人及儿童炭疽热的治疗。Micromedex 有效性、推荐等级和证据强度:

有效性等级:Class Ⅱb,有效性具有争议(Evidence is Inconclusive)。

推荐等级:Class Ⅱa,大多数情况下推荐(Recommended,In Most)。

证据强度:Category C[1]。

美国生物防御工作组关于炭疽作为生物武器的治疗指南共识:生物恐怖袭击过程中,蓄意释放导致的吸入性、胃肠或口鼻的炭疽热,建议使用万古霉素联合其他药物的多药疗法[3]。

3. **发热性中性粒细胞减少症** 美国 FDA 未批准万古霉素用于成人及儿童发热性中性粒细胞减少症。Micromedex 有效性、推荐等级和证据强度:

有效性等级:Class Ⅰ,治疗有效(Effective)。

推荐等级:Class Ⅱb,在某些情况下推荐使用(Recommended,In Some)。

证据强度:Category B。

(1)成人:747 例粒细胞减少症伴发热的患者,同时给予万古霉素后能够明显改善头孢他啶联合阿米卡星的治疗效果(临床反应率:万古霉素联合头孢他啶和阿米卡星 *vs* 头孢他啶联合阿米卡星,76% *vs* 63%);对于临床确诊的感染,万古霉素在更多患者中有效(使用万古霉素与未使用万古霉素有效性分别为 75% 和 55%),但是,万古霉素的使用可导致治疗相关肾毒性和肝毒性的发生频率增高[4]。

(2)儿童:101 例病例显示,相较替卡西林/克拉维酸联合阿米卡星治疗,经验性地给予万古霉素、替卡西林和阿米卡星能够明显减少菌血症的发生率,革兰氏阳性菌感染也更少发生。两种方案在住院治疗中位时长和 48 小时内发热缓解情况方面并无差异[5]。

4. **眼内感染** 美国 FDA 未批准万古霉素用于成人眼内

感染。Micromedex有效性、推荐等级和证据强度：

有效性等级：Class Ⅱb，有效性具有争议（成人）（Evidence is Inconclusive）。

推荐等级：Class Ⅱb，在某些情况下推荐使用（成人）（Recommended，In Some）。

证据强度：Category C（成人）。

对于表皮葡萄球菌或金黄色葡萄球菌导致的眼内感染，万古霉素是有效的。由于制剂的限制，万古霉素眼内溶液必须现配，然后进行结膜下注射给药[6-7]。

【参考文献】

[1] Micromedex（172）.Truven Health Analytics Inc.，2017[2017-04-03].http://www.micromedexsolutions.com.

[2] Centers for Disease Control and Prevention.Prevention of perinatal group B streptococcal disease-revised guidelines from CDC，2010.MMWR Recomm Rep，2010，59（RR-10）：1-36.

[3] INGLESBY TV，O'TOOLE T，HENDERSON DA，et al. Anthrax as a biological weapon，2002：updated recommendations for management.JAMA，2002，287（17）：2236-2252.

[4] European Organization for Research and Treatment of Cancer（EORTC）International Antimicrobial Therapy Cooperative Group，the National Cancer Institute of Canada-Clinical Trials Group. Vancomycin added to empirical combination antibiotic therapy for fever in granulocytopenic cancer patients.J Infect Dis，1991，163（5）：951-958.

[5] SHENEP JL，HUGHES WT，ROBERSON PK，et al. Vancomycin，ticarcillin，and amikacin compared with ticarcillin-clavulanate and amikacin in the empirical treatment of febrile，neutropenic children with cancer.N Engl J Med，1988，319（16）：1053-1058.

[6] TOWNSEND-PICO WA，MEYERS SM，LANGSTON RHS，et al. Coagulase-negative Staphylococcus endophthalmitis after cataract surgery with intraocular vancomycin.Am J Ophthalmol，1996，121（3）：318-319.

[7] LESAR TS，FISCELLA RG.Antimicrobial drug delivery to the eye.Drug Intell Clin Pharm，1985，19（9）：642-654.

环脂肽类抗菌药

达托霉素 Daptomycin

【已批准的适应证】

1. 金黄色葡萄球菌(包括甲氧西林敏感和甲氧西林耐药)导致的伴发右侧感染性心内膜炎的血流感染(菌血症)。如果确定或怀疑的病原体包括革兰氏阴性菌或厌氧菌,则临床上可采用联合抗菌治疗。

2. 为了延缓耐药性的发展,并维持本药和其他抗生素的疗效,达托霉素应仅用来治疗被确定或强烈怀疑由敏感菌引起的感染。在获得培养和药敏结果后,应考虑选择或调整抗菌治疗。缺乏这些资料的情况下,当地的流行病学和敏感性趋势有助于经验性治疗的抗生素选择。

尚未在 18 岁以下的患者中建立达托霉素的安全性和有效性。

【说明书之外的用法】

1. **MRSA 骨髓炎** 成人及儿童 6mg/kg 静脉给药,每 24 小时 1 次。成人如果肌酐清除率小于 30ml/min,减量至 6mg/kg 静脉给药,每 48 小时 1 次,儿童至少持续使用 4~6 周。骨髓炎,成人剂量静脉注射 6~8mg/kg。

2. **皮肤及软组织感染** 成人静脉注射,24 小时 1 次,4mg/kg,持续 7~14 天。

儿童复杂性皮肤软组织感染:1~2 岁,10mg/kg 静脉给药,每 24 小时 1 次,持续输注 60 分钟,连续 14 天。2~6 岁,9mg/kg 静脉给药,每 24 小时 1 次,持续输注 60 分钟,连续 14 天。7~11 岁,7mg/kg 静脉给药,每 24 小时 1 次,持续输注 30 分钟,连续 14 天。12~17 岁,5mg/kg 静脉给药,每 24 小时 1 次,持续输注 30 分钟,连续 14 天。

3. **脓毒性关节炎** 2010 年美国感染病学会(IDSA)指南[1]剂量:耐甲氧西林金黄色葡萄球菌感染患者,静脉注射,每天 1 次,6mg/kg,持续 3~4 周。

感染性关节炎(MRSA):

(1)成人:肌酐清除率大于 30ml/min,6mg/kg 静脉给药,每 24 小时 1 次;肌酐清除率小于 30ml/min,6mg/kg 静脉给药,每 48 小时 1 次。

(2)儿童:疗程最短 3~4 周,年龄≥12 岁儿童,6mg/kg 静脉给药,每 24 小时 1 次;年龄<12 岁儿童,10mg/kg 静脉给药,每 8 小时 1 次。

4. 革兰氏阳性菌侵袭性感染 儿童:每日 6~8mg/kg 静脉给药。

2010 年美国感染病学会(IDSA)关于治疗成人和儿童耐甲氧西林金黄色葡萄球菌感染的推荐剂量[1]:耐甲氧西林金黄色葡萄球菌血流感染患者,自体瓣膜感染心内膜炎患者,骨髓炎患者或者脓毒血症关节炎患者,静脉注射,每天 1 次,6~10mg/kg。

【依据等级】

1. MRSA 骨髓炎 IDSA 和意大利感染病学会指南推荐达托霉素作为 MRSA 骨髓炎的治疗选择。因为有口服治疗可以选择,对于患者更为便利,达托霉素静脉给药有局限性。美国 FDA 未批准达托霉素用于成人骨髓炎的治疗。Micromedex 有效性、推荐等级和证据强度:

有效性等级: Class Ⅱa,证据支持有效(成人)(Evidence Favors Efficacy)。

推荐等级: Class Ⅱb(成人),在某些情况下推荐使用(Recommended,In Some)。

证据强度: Category B(成人)[2]。

两项回顾性综述表明,大部分骨髓炎患者(30%~47%是耐甲氧西林金黄色葡萄球菌感染患者)接受达托霉素静脉注射治疗后病情得到改善。两项研究中超过 50%的患者接受了达托霉素联合其他抗生素的治疗。在长期随访中,无论保留、去除或者假体,大部分患者在长期随访期间均为治愈状态。

2010 年美国感染病学会(IDSA)推荐对耐甲氧西林金黄色葡萄球菌感染引起的骨髓炎以达托霉素胃肠外给药作为二线治疗方案[1]。

成人:一项纳入了 327 名患者的回顾性研究中,对于大部分患者,达托霉素中值剂量为 6mg/kg 临床效果即可得到改善,250 例可评估患者中,93%病情获得改善。但是,由于辅助外科治疗,55%患者使用达托霉素联合的其他抗生素治疗、长期随访等相关数据的欠缺导致该研究具有局限性。达托霉素高剂量为 6mg/kg 及以上剂量,低剂量为小于 6mg/kg。治疗时长中值为 33 天。79% 的患者之前接受过抗生素治疗(57% 为万古霉素治疗),30% 的患者为耐甲氧西林金黄色葡萄球菌感染。高剂量组和低剂量组在患者病情改善率方面并无显著性差异。7% 的患者由于不良反应中断达托霉素治疗,其中,2 例患者出现横纹肌溶解,中断达托霉素治疗后该不良反应消失[3]。

一项回顾性调查表明(n=73,约 47% 为耐甲氧西林金黄色葡萄球菌感染),每日滴注达托霉素,治疗结束时治愈率为 79.5%,19.2% 的慢性骨髓炎患者或假关节感染患者病情得到改善。达托霉素初始剂量为 6 或 8mg/kg,治疗时长中值为 49 天。约 40% 的患者在现有诊断 6 个月内接受过抗生素治疗,52.1% 的患者接受过达托霉素联合其他抗生素治疗。37% 的患者结束达托霉素治疗后接受了治疗时长中值为 28 天的降阶梯治疗或抗生素抑制治疗;90.4% 的患者接受了 1 次以上外科治疗;9.6% 的患者接受过伤口封闭式负压引流术。6 个月内,83.6% 的患者痊愈,11% 的患者病情改善,长期随访中 49 个患者 15.5 个月(治疗时长中值),痊愈率为 95.9%,且剩余 4.1% 患者病情改善。联合利福平治疗不影响治疗结果。总体上,达托霉素具有良好的耐受性,不良反应主要为肌酸磷酸激酶升高超过 500U/L(8.2%)。2 例患者由于肾功能不足和肌酸磷酸激酶升高而减少达托霉素剂量,1 例患者由于出疹永久中断达托霉素治疗。

2. 皮肤及软组织感染 美国 FDA 批准达托霉素用于治疗成人及 1~17 岁儿童金黄色葡萄球菌所致的复杂皮肤软组织感染。Micromedex 有效性、推荐等级和证据强度:

有效性等级:Class Ⅰ,治疗有效(Effective)。

推荐等级:Class Ⅱa(成人),大多数情况下推荐(Recommended,In Most);Class Ⅱb(儿童),在某些情况下推荐使用(Recommended,In Some)。

证据强度:Category B[2]。

(1)成人:在两项复杂皮肤或皮肤结构感染的随机研究中(n=1 092),达托霉素治疗效果和耐酶青霉素或万古霉素相当。回顾性、观察性研究报道 8mg/(kg·d)或更高剂量达托霉素在治疗复杂性革兰氏阳性菌感染时有效,包括耐甲氧西林金黄色葡萄球菌和耐万古霉素屎、粪肠球菌皮肤或皮肤软组织感染。在肾功能不全患者复杂皮肤或皮肤软组织感染的两项随机研究中,达托霉素和标准疗法相比临床治疗成功率较低[4]。

(2)儿童:在1~17岁革兰氏阳性菌复杂性皮肤软组织感染患者中,达托霉素的治疗成功率为88%(n=257),标准治疗组为86%(n=132)。平均4天后多数患者由静脉转为口服治疗,上述治疗成功率是总体治疗7~14天后评估的。

美国感染病学会(IDSA)认为:虽然万古霉素为首选,达托霉素也可以用于治疗成人MRSA皮肤软组织感染,然而该治疗也可能发生肌病的不良反应[5]。

静脉注射达托霉素为院内成年患者MRSA复杂皮肤或皮肤软组织感染经验治疗推荐药物。其他的治疗方案包括静脉注射万古霉素,口服或静脉注射利奈唑胺,静脉注射特拉万星,口服或静脉注射克林霉素[5]。

3. 脓毒性关节炎 美国未批准达托霉素用于治疗成人脓毒性关节炎。Micromedex有效性、推荐等级和证据强度:

有效性等级:Class Ⅱa,证据支持有效(成人)(Evidence Favors Efficacy)。

推荐等级:Class Ⅱb(成人),在某些情况下推荐使用(Recommended,In Some)。

证据强度:Category B(成人)[2]。

两项回顾性研究显示,大部分革兰氏阳性菌脓毒血症关节炎患者在接受达托霉素单药治疗或达托霉素联合其他抗生素治疗后可痊愈或病情得到改善。

2010年美国感染病学会(IDSA)指南推荐:对于耐甲氧西林金黄色葡萄球菌引起的脓毒血症关节炎患者建议静脉注射达托霉素3~4周。其余推荐治疗方案为静脉注射万古霉素,口服或者静脉注射利奈唑胺,口服或者静脉注射磺胺甲噁唑/甲氧苄啶,口服或静脉注射克林霉素。出现植入物相关关节炎感染时,推荐联合使用利福平[1]。

成人:一项纳入了22例患者的回顾性研究表明,对于革兰氏阳性菌脓毒性关节炎患者,达托霉素作为治疗的一部分具有有效性。68%的受试者单患脓毒性关节炎，其余并发菌血症、复杂性皮肤结构感染或左侧心内膜感染。主要是由单一细菌感染引起的，且主要为金黄色葡萄球菌（64%对甲氧西林耐药）。所有患者在接受达托霉素治疗前已经接受抗生素治疗。几乎所有患者的达托霉素最终治疗剂量中值为每天 5mg/kg，治疗时长中值为 22 天。约 33%的患者接受达托霉素单一疗法，在联合治疗中利福平是最常用的联合用药。治疗结束后，41%的患者痊愈，50%患者病情得到改善。接受达托霉素单一治疗的患者中无治疗失败的情况出现。接受达托霉素联合治疗的患者中有 2 人治疗失败可能是由于肾脏问题使用非标准的达托霉素治疗剂量或频率所致[6]。

一项回顾性研究表明每天 8mg/kg 及以上剂量的达托霉素的总体临床反应率为 83.6%，该研究共纳入 250 例患者，感染金黄色葡萄球菌或肠球菌（58%为耐甲氧西林金黄色葡萄球菌感染，24%耐万古霉素肠球菌感染），包括骨感染和关节感染。对于所有患者，达托霉素的治疗剂量中值为每天 8.9mg/kg，58.2%的患者的治疗剂量为 10mg/kg 及以上剂量。耐甲氧西林金黄色葡萄球菌感染患者达托霉素治疗时长中值为 10 天，耐万古霉素肠球菌感染患者则为 13 天。临床成功率为 83.6%。只有 10.4%的患者一线治疗为高剂量的达托霉素，44%的患者为达托霉素联合其他抗生素治疗（联合治疗时长中值为 5 天）。10 名患者在达托霉素治疗结束后肌酸磷酸激酶浓度升高，但是达托霉素浓度和观察到的肌酸磷酸激酶最高浓度并无显著相关性[7]。

IDSA 指南推荐静脉达托霉素作为 MRSA 化脓性关节炎的治疗选择。因为有口服剂型可以选择，对于患者更为便利，达托霉素静脉给药有局限性。

4. **革兰氏阳性菌侵袭性感染**　美国 FDA 未批准达托霉素用于儿童革兰氏阳性菌侵袭性感染。Micromedex 有效性、推荐等级和证据强度：

有效性等级：Class Ⅱa，证据支持有效（儿童）（Evidence Favors Efficacy）。

推荐等级：Class Ⅱb（儿童），在某些情况下推荐使用（Recommended，In Some）。

证据强度:Category B(儿童)[2]。

达托霉素可用于治疗万古霉素耐药屎肠球菌。

儿童:有限的数据来自于两项针对儿童患者的研究,证实对于严重的革兰氏阳性菌感染患者,达托霉素单一疗法或者达托霉素联合其他抗生素治疗有效。其临床治愈率为51.9%~56.8%,29.6%~40.7%患者得到改善。6.5%~7.4%的患者出现红疹、心动过速、过敏反应、呼吸困难以及其他实验室参数增高(例如,血液肌酸磷酸激酶、嗜酸性粒细胞数或者肾脏和肝脏功能相关参数)等不良反应。

2010年美国感染病学会(IDSA)推荐:对于侵袭性耐甲氧西林金黄色葡萄球菌患者,万古霉素是一线治疗用药,对于儿童患者耐甲氧西林金黄色葡萄球菌菌血症、自体瓣膜感染心内膜炎、急性血源性骨髓炎以及脓毒性骨髓炎等,达托霉素是备选治疗用药[1]。

儿童及青少年患者:一项纳入了46例,针对0~18岁儿童及青少年(年龄中值为8.7岁)的回顾性研究表明,革兰氏阳性菌感染患者接受达托霉素治疗(静脉注射,每天1次,平均剂量为7mg/kg,四分位剂量为6~8mg/kg)临床治愈率为56.8%,29.61%患者得到显著性提高,13.6%患者治疗失败。平均治疗时间为14天,但因感染类型不同而有很大差异。感染类型包括中心静脉导管相关败血症、非中心静脉导管相关败血症、骨髓炎、并发的皮肤以及皮肤结构感染和心内膜炎。93.5%患者的病原体可以得到确证,包括耐甲氧西林金黄色葡萄球菌、耐甲氧西林表皮葡萄球菌、甲氧西林敏感金黄色葡萄球菌、甲氧西林敏感表皮葡萄球菌、粪肠球菌、屎肠球菌、溶血性葡萄球菌和化脓性链球菌。这些病原体对达托霉素具有敏感性的最小抑制浓度范围为0.09~1mg/L。60.9%患者接受达托霉素单一疗法,其余患者接受达托霉素联合其他抗生素疗法。所有治疗失败情况出现在耐甲氧西林金黄色葡萄球菌中心静脉导管感染患者未按照2016年达托霉素在儿童临床实践中的指南保留中心静脉导管接受达托霉素挽救治疗的情况。可能出现的不良反应包括红疹、发热、轻微嗜酸性粒细胞增多、肾脏和肝脏功能检测指数增高,无肌肉或者神经毒性,无肌酸磷酸激酶增高,无血清肌酸增高。

一项纳入了81位儿童患者(年龄中值为13岁)的回顾性

研究表明,严重革兰氏阳性菌感染患者接受达托霉素静脉注射治疗后临床有效率为 51.9%,改善率为 40.7%。最常用的剂量为 6mg/(kg・d),剂量波动范围为 4~10mg/(kg・d)。感染类型包括菌血症、复杂及非复杂的皮肤和软组织感染、骨髓炎、心内膜炎、假体感染、脓毒性关节炎和泌尿道感染。71.4%患者的感染病原菌得到确证,包括耐甲氧西林金黄色葡萄球菌、甲氧西林敏感金黄色葡萄球菌、耐甲氧西林表皮葡萄球菌、甲氧西林敏感/耐药凝固酶阴性葡萄球菌、屎肠球菌和粪肠球菌。达托霉素单一疗法的有效率为 95.1%(n=41),达托霉素联合疗法的有效率为 90%(n=40)。达托霉素治疗时长中值为 12.5 天,根据感染类型治疗时长波动范围较大。接受达托霉素治疗 5 天及以上患者的临床有效率为 92.3%~100%。4.9%患者出现达托霉素导致的不良反应,包括红疹、心动过速、过敏感应、超敏反应、肌酸磷酸激酶增高和呼吸困难[8]。

【参考文献】

［1］LIU C,BAYER A,COSGROVE SE,et al.Clinical practice guidelines by the infectious diseases society of america for the treatment of methicillin-resistant Staphylococcus aureus infections in adults and children.Clin Infect Dis,2011,52(3):e18-e55.

［2］Micromedex(172).Truven Health Analytics Inc.,2017 ［2017-04-03］.http://www.micromedexsolutions.com.

［3］CROMPTON JA,NORTH DS,MCCONNELL SA,et al. Safety and efficacy of daptomycin in the treatment of osteomyelitis:results from the CORE registry.J Chemother,2009,21(4):414-420.

［4］ARBEIT RD,MAKI D,TALLY FP,et al.The safety and efficacy of daptomycin for the treatment of complicated skin and skin-structure infections.Clin Infect Dis,2004,38(12):1673-1681.

［5］STEVENS DL,BISNO AL,CHAMBERS HF,et al.Practice guidelines for the diagnosis and management of skin and soft tissue infections:2014 update by the infectious diseases society of america.Clin Infect Dis,2014,59(2):e10-e52.

［6］FORREST GN,DONOVAN BJ,LAMP KC,et al. Clinical experience with daptomycin for the treatment of patients with documented gram-positive septic arthritis.Ann Pharmacother, 2008,42(2):213-217.

[7] KULLAR R, DAVIS SL, LEVINE DP, et al. High-dose daptomycin for treatment of complicated gram-positive infections: a large, multicenter, retrospective study. Pharmacotherapy, 2011, 31(6): 527-536.

[8] SYRIOPOULOU V, DAILIANA Z, DMITRIY N, et al. Clinical experience with daptomycinfor the treatment of gram-positive infections in children and adolescents. Pediatr Infect Dis J, 2016, 35(5): 511-516.

四环素类抗菌药

米诺环素 Minocycline

【已批准的适应证】

本品适用于因葡萄球菌、链球菌、肺炎链球菌、淋病奈瑟菌、志贺菌属、大肠埃希氏菌、克雷伯菌、变形杆菌、铜绿假单胞菌、梅毒螺旋体及衣原体等对本品敏感的病原体引起的下列感染：

1. 尿道炎、男性非淋菌性尿道炎(NGU)、前列腺炎、淋病、膀胱炎、附睾炎、宫内感染、肾盂肾炎、肾盂膀胱炎等。

2. 浅表性化脓性感染如痤疮、扁桃体炎、肩周炎、毛囊炎、脓皮症、疖、疖肿症、痈、蜂窝织炎、汗腺炎、皮脂囊肿粉瘤、乳头状皮肤炎、甲沟炎、脓肿、鸡眼继发性感染、咽炎、泪囊炎、睑缘炎、睑腺炎、牙龈炎、冠周炎、牙科性上腭窦炎、感染性上腭囊肿、牙周炎、外耳炎、外阴炎、阴道炎、创伤感染、手术后感染。

3. 深部化脓性疾病如乳腺炎、淋巴管(结)炎、颌下腺炎、骨髓炎、骨炎。

4. 急慢性支气管炎、喘息型支气管炎、支气管扩张、支气管肺炎、细菌性肺炎、异型肺炎、肺部化脓症。

5. 梅毒。

6. 中耳炎、鼻窦炎、颌下腺炎。

7. 痢疾、肠炎、感染性食物中毒、胆管炎、胆囊炎。

8. 腹膜炎。

9. 败血症、菌血症。

【说明书之外的用法】

1. **类风湿关节炎**(口服)　成人:口服 100mg,每日 2 次,持续 2 年。

2. **炭疽病,有青霉素使用禁忌**　成人:首剂口服 200mg,之后每 12 小时口服 100mg,或者首剂口服 100mg 或 200mg,之后每天 4 次口服 50mg。

8 岁以上儿童:先口服 4mg/kg,后每 12 小时口服 2mg/kg;24 小时内最大给药剂量为 200mg。

3. **立克次体引起的疾病**　成人:首剂口服 200mg,之后每 12 小时口服 100mg,或者首剂口服 100mg 或 200mg,之后每天 4 次口服 50mg。

8 岁以上儿童:先口服 4mg/kg,后每 12 小时口服 2mg/kg;24 小时内最大给药剂量为 200mg。

4. **海分枝杆菌感染**　成人:每 12 小时口服 100mg,持续 6 至 8 周。

8 岁以上儿童:先口服 4mg/kg,后每 12 小时口服 2mg/kg;24 小时内最大给药剂量为 200mg。

5. **脑膜炎奈瑟菌传染性疾病**　成人:无症状带菌状态每 12 小时口服 100mg,持续 5 天。

8 岁以上儿童:先口服 4mg/kg,后每 12 小时口服 2mg/kg;24 小时内最大给药剂量为 200mg。

6. **缺血性脑卒中**(急性)。

7. **麻风病**。

8. **疟疾**。

9. **乳头瘤样增生**。

10. **硬化疗法,治疗慢性恶性胸膜渗出**(口服)　100mg 每 12 小时 1 次,持续 6~8 周。

【依据等级】

1. **类风湿关节炎**(口服)　米诺环素治疗类风湿关节炎效果存在差异,在慢性活动性患者中有实验室指标的好转和中等程度临床症状好转。最近的研究数据显示米诺环素可用于近期发病的患者,以减少总类固醇需用量,美国风湿病学会建议米诺环素用于早发的、轻度且没有不良预后危险因素的患者。

美国 FDA 未批准米诺环素辅助治疗成人类风湿关节炎。Micromedex 有效性、推荐等级和证据强度:

有效性等级：Class Ⅱa，证据支持有效（成人）（Evidence Favors Efficacy）。

推荐等级：Class Ⅱb（成人），在某些情况下推荐使用（Recommended，In Some）。

证据强度：Category B（成人）[1]。

对患有早期类风湿关节炎的受试者进行长期（平均 3.8 年）米诺环素治疗（$n = 20$），同时不使用其他抗风湿性关节炎缓解用药（DMARDs），相比使用安慰剂的对照组（$n = 18$，$P = 0.02$），病情缓解十分显著。

在一项研究纳入了 219 例患者的研究中，与对照组相比，接受米诺环素治疗的患者在体征和症状方面都有显著改善[2]。

一项开放性研究（$n = 18$）表明，辅助使用米诺环素有助于缓解难治性类风湿关节炎患者的症状[3]。

成人：56 位 RA 呈阳性且小于 1 年的患者参加了时长为 6 个月、随机双盲、安慰剂对照研究。完成了该项研究的患者可以参加平均随访 4 年的开放标签扩大研究。原始研究中每日 2 次服用米诺环素 100mg 的患者继续使用米诺环素，而原来安慰剂组的患者则使用标准的护理方法。与安慰剂治疗相比，米诺环素治疗组对其他 DMARDs 的需求显著降低（$P = 0.02$）。原来使用米诺环素治疗的患者中，有一半不需要 DMARDs 或糖皮质激素治疗。40% 的米诺环素受试者在不需 DMARDs 和糖皮质激素的情况下病情得到缓解。米诺环素的最大反应在治疗进行至少 9 个月后才出现。

米诺环素合用或不合用 DMARDs 均能有效改善 RA 进展相关的实验室指标或临床指标。即使是在晚期 RA 患者中，在现有的 DMARDs 治疗中加入米诺环素，比起单独使用 DMARDs，能更有效地改善 RA 的实验室指标。

在一项纳入了 219 例患者的研究中，与对照组相比，接受米诺环素治疗的患者在体征和症状方面都有显著改善。一项研究对 219 名确诊活动期 RA 的成年患者的治疗方法进行了评估，这些患者使用 DMARDs 时间较短（使用不超过 1 种，最多不超过 3 个月）。这些患者被随机分为 2 组，一组每天 2 次服用米诺环素 100mg，另一组服用安慰剂；每组都有 80% 的患者完成了 48 周的治疗。可以同时使用 NSAIDs 治疗,但在使用米诺环素至少 4 周前,DMARDs 已经停用。意向治疗分析有效,指标为关节肿胀和关节压痛缓解程度。基线和之后每 12 周都进行评估。12 周时,米诺环素组出现病情缓解;48 周时,54% 的米诺环素组患者的关节肿胀得到了缓解,而对照组只有 39%,有显著的统计学差异。关节压痛方面治疗效果类似。米诺环素组患者的生理指标得到了较大改善,比如红细胞沉降率(ESR),但在晨僵时长或日常生活的身体功能方面,两组并无差别。治疗组之间的临床总体评估没有差别。

在改良实验室指标方面,联合使用米诺环素($n = 40$, 100mg,每天 2 次)和 DMARDs 相比,单独使用 DMARDs($n = 400$)更有效。实验室指标包括红细胞沉降率、血红蛋白(Hb)、血小板、C 反应蛋白以及 IgM 抗风湿性因子,这些都是用来测量疾病活动度的指标。但加入米诺环素的治疗对临床指标影响很少。在这一试验中,相比只接受 DMARDs 治疗的患者($n = 11$),米诺环素组($n = 26$)出现不良反应的患者比例更高。大部分的不良反应为胃肠反应(恶心、呕吐)或眩晕。相比只进行 DMARDs 治疗的患者,这些不良反应使得更多的米诺环素组患者选择了改变治疗方案或终止治疗。

一项开放性研究表明,辅助治疗的米诺环素有助于缓解难治性类风湿关节炎患者的症状。18 名难治性患者(至少经过 2 次 DMARDs 治疗无效),每日 2 次服用米诺环素 100mg, 持续 48 周。可同时使用 NSAIDs 以及泼尼松,且试验开始前至少 60 天就终止 DMARDs 的使用了。完成研究的 12 名患者的所有结果都表现出统计学上的显著改善,除了晨僵时长(其他测量包括医生与患者测量的总体活跃度、握力、关节压痛及肿胀)。

2. 炭疽,有青霉素使用禁忌　美国 FDA 批准米诺环素用于有青霉素使用禁忌的成人及 8 岁以上儿童治疗炭疽。Micromedex 有效性、推荐等级和证据强度:

有效性等级:Class Ⅰ,治疗有效(Effective)。

推荐等级:Class Ⅱa,大多数情况下推荐(Recommended, In Most)。

证据强度:Category B[1]。

当有青霉素使用禁忌,米诺环素可以作为替代用药用于治疗炭疽芽孢杆菌引起的炭疽热。

3. 立克次体引起的疾病　美国 FDA 批准米诺环素用于治疗成人及 8 岁以上儿童立克次体病的治疗。Micromedex 有效性、推荐等级和证据强度：

有效性等级：Class Ⅰ，治疗有效（Effective）。

推荐等级：Class Ⅱa，大多数情况下推荐（Recommended,In Most）。

证据强度：Category B[1]。

米诺环素适用于治疗立克次体引起的感染，包括落基山斑疹热、斑疹伤寒群引起的斑疹伤寒、Q 热和蜱热。

4. 海分枝杆菌感染　美国 FDA 仅批准米诺环素口服制剂用于成人及 8 岁以上儿童治疗海分枝杆菌感染。Micromedex 有效性、推荐等级和证据强度：

有效性等级：Class Ⅱa，证据支持有效（Evidence Favors Efficacy）。

推荐等级：Class Ⅱb，在某些情况下推荐使用（Recommended,In Some）。

证据强度：Category C[1]。

有限的临床数据表明，口服米诺环素治疗海分枝杆菌感染可能有效。

5. 脑膜炎奈瑟菌性传染病，无症状　美国 FDA 仅批准米诺环素口服制剂用于成人及 8 岁以上儿童无症状脑膜炎奈瑟菌性传染病的治疗。Micromedex 有效性、推荐等级和证据强度：

有效性等级：Class Ⅰ，治疗有效（Effective）。

推荐等级：Class Ⅱb，在某些情况下推荐使用（Recommended,In Some）。

证据强度：Category B[1]。

口服米诺环素适用于清除无症状人群脑膜炎奈瑟菌鼻咽部的定植，特别是当脑膜炎奈瑟菌脑膜炎风险较高时。口服米诺环素不适用于治疗脑膜炎奈瑟菌感染。

当青霉素存在使用禁忌时，米诺环素可作为替代治疗脑膜炎奈瑟菌引起的感染。然而，许多革兰氏阴性菌株存在四环素耐药，需要通过培养和药敏确定是否可用。

6. 缺血性脑卒中（急性）　美国 FDA 未批准米诺环素用于成人急性缺血性脑卒中。Micromedex 有效性、推荐等级和证据强度：

有效性等级：Class Ⅱa，证据支持有效（成人）（Evidence Favors Efficacy）。

推荐等级：Class Ⅱb（成人），在某些情况下推荐使用（Recommended，In Some）。

证据强度：CategoryB（成人）[1]。

一项开放性、评估者设盲的研究（$n=152$）显示，每天口服200mg 米诺环素，持续 5 天（$n=74$），对急性缺血性脑卒中治疗的临床结果要优于安慰剂（$n=77$）[4]。

成人：一项开放、评估者设盲的研究（$n=152$）[35.1% 为女性，平均年龄为（66.7±11.11）岁]显示，每天口服 200mg 米诺环素，持续 5 天（$n=74$），对急性缺血性脑卒中治疗的临床结果要优于安慰剂（$n=77$）。在治疗开始前 6～24 小时发病的急性缺血性脑卒中患者符合入组条件。处方用药方面两组之间存在基线差异。在治疗组中，74 名患者中的 12 名（16.2%）服用了磺酰脲类药物，而对照组的 77 名中只有 3 名（3.9%）服用该药物（$P=0.01$）。血管紧张素转化酶抑制剂（ACEI）治疗在对照组[77 名中 40 名（51.9%）]中，比在治疗组[74 名中 25 名（33.8%）]中使用更为频繁（$P=0.02$）。服用米诺环素的试验组（$n=74$）平均治疗用时 12.64 小时，而服用安慰剂的对照组平均治疗用时为 11.99 小时。试验的主要目的是在第 90 天比较米诺环素组和安慰剂组的美国国立卫生研究院脑卒中评分量表（NIHSS）分数。NIHSS 分数分为完全或几乎完全缓解（0～1 分）、轻微症状（2～7 分）、中度症状（8～14 分）以及重度症状（>15 分）。90 天时 NIHSS 分数在0～1说明疗效是令人满意的。次要的结果为第 7 天和第 30天的 NIHSS 分数比较以及第 7、30、90 天时的改良 Ranking 量表（mRS）和巴氏指数（BI）分数。两组基线的 NIHSS 分数比较接近，服用米诺环素的患者在（7.5±3.2）分而服用安慰剂的患者在（7.6±3.8）分。第 90 天时，米诺环素组（1.6±1.9）分的NIHSS 分数要显著低于安慰剂组（6.5±3.8）分（$P<0.0001$）。治疗期间的差异在第 7 天[（6.5±3.8）分 *vs*（8.1±4.4）分，$P<0.0001$]和第 30 天[（1.8±2.1）分 *vs*（7.1±4.4）分，$P<0.0001$]就很明显了。米诺环素组在第 7、30、90 天的 mRS 分数分别为（1.5±1.4）（1.1±1.2）和（0.9±1.1），而对照组的分数为（3.1±1.3）（2.7±1.3）和（2.1±1.2）（$P<0.0001$）。米诺环素

组在第 7、30、90 天的 BI 分数分别为 (85.9±22.3) (90.6±19.1) 和 (94.9±12.5),而对照组的分数为 (61.9±30.8) (69.5±26.6) 和 (77.6±24) (P<0.000 1)。由于一些基线特征上的差异,第 90 天 NIHSS 的初步分析利用协方差进行了重复分析,协变量包括患者年龄、消化性溃疡、ACEI、磺酰脲以及基线 NIHSS 分数。经过这些协变量的调整后,两组之间的差别依旧很明显,方法上的差别也有所增大。米诺环素组中 5 名患者及安慰剂组中 9 名患者在研究跟进中死亡。

7. 麻风病　美国 FDA 未批准米诺环素用于成人麻风病。Micromedex 有效性、推荐等级和证据强度:

有效性等级:Class Ⅱa,证据支持有效(成人)(Evidence Favors Efficacy)。

推荐等级:Class Ⅱb,在某些情况下推荐使用(成人)(Recommended,In Some)。

证据强度:Category B(成人)[1]。

在一项研究中(n=36),麻风病患者被随机分为服用克拉霉素(500mg 每日 1 次)、米诺环素(100mg 每日 1 次)以及克拉霉素(500mg 每日 1 次)加米诺环素(100mg 每日 1 次)三组。第 28 天时,所有患者都表现出一定的症状缓解。第 56 天时,所有患者都表现出显著的症状改善[5]。

8. 疟疾　美国 FDA 未批准米诺环素用于成人疟疾。Micromedex有效性、推荐等级和证据强度:

有效性等级:Class Ⅱb,有效性具有争议(成人)(Evidence is Inconclusive)。

推荐等级:Class Ⅱb(成人),在某些情况下推荐使用(Recommended,In Some)。

证据强度:Category B(成人)[1]。

在针对恶性疟原虫的治疗方面有效,但并不作为首选治疗方案。

对感染了试验诱导的氯喹抗性恶性疟原虫的志愿者进行治疗,有一定比率成功治愈。

成人:对自然感染恶性疟原虫、有部分免疫力的患者进行口服硫酸奎宁治疗后,每天 2 次服用 100mg 米诺环素,持续 7 天的治疗方法有效[6]。

对感染了试验诱导的氯喹抗性恶性疟原虫的志愿者进行治疗,有一定比率成功治愈。作为预防性用药也有一定效果。

9. 乳头瘤样增生　美国 FDA 未批准米诺环素用于成人乳头瘤样增生。Micromedex 有效性、推荐等级和证据强度：

有效性等级：Class Ⅱa，证据支持有效（成人）（Evidence Favors Efficacy）。

推荐等级：Class Ⅱb（成人），在某些情况下推荐使用（Recommended, In Some）；证据强度：Category C（成人）[1]。

一项小型研究证实了米诺环素治疗乳头瘤样增生的有效性。

成人：米诺环素有效治疗了 9 名患者的融合性网状乳头瘤病。融合性网状乳头瘤病病因尚不明确，据推测，可能的病因有内分泌失调、细菌感染或者真菌感染。许多药物对治疗融合性网状乳头瘤病都颇有成效。局部用药包括水杨酸、尿素、咪康唑或酮康唑软膏、液氮、氟尿嘧啶以及局部用糖皮质激素。口服药剂包括四环素以及红霉素。9 名融合性网状乳头瘤病患者每天 2 次服用米诺环素 50mg，持续 6 周，治疗结束后，4 名患者病情得到完全缓解（100%），3 名缓解 90%，1 名缓解 75%，剩余 1 名缓解 50%。随访平均时长 11.1 个月，9 名患者中 3 名复发[7]。

10. 硬化疗法，治疗慢性恶性胸膜渗出（口服）　美国 FDA 未批准米诺环素用于成人硬化疗法。Micromedex 有效性、推荐等级和证据强度：

有效性等级：Class Ⅱa，证据支持有效（成人）（Evidence Favors Efficacy）。

推荐等级：Class Ⅱb（成人），在某些情况下推荐使用（Recommended, In Some）。

证据强度：Category B（成人）[1]。

一名患者的病例显示，使用米诺环素的硬化剂治疗，通过心包给药成功解决了心脏压塞问题。

米诺环素减小了 10 名常染色体显性多囊肾病患者的肾囊肿大小。

14 名患者使用米诺环素作为硬化剂治疗恶性胸腔积液。

成人：使用米诺环素的硬化剂治疗，通过心包给药成功解决了心脏压塞问题。患者在经过心包腔持续引流（血性液体),后通过引流管摄入 100mg 米诺环素、100mg 利多卡因及 40ml 生理盐水,第 2 天就被准许出院。之后 12 个月的随访中,并未出现复发现象。

米诺环素减小了 10 名常染色体显性多囊肾病患者的肾囊肿大小。但是该药效持续时间较短,大部分患者的囊肿体积在 12 个月内便重新增大。引流囊肿并使用超声作为引导注射米诺环素,这一过程需要在处理右肾大约 1 个月后再处理左肾。患者表示,该手术后腹部不适有所缓解;然而手术 12 个月后,12 名患者中 10 名的症状复发。肾脏体积显著降低($P < 0.01$)的现象出现在治疗后 6 个月,而不是 12 个月时[8]。

米诺环素用于 14 名患者恶性胸腔积液的硬化治疗。对心包液进行引流,然后每 48 小时通过一条心包导管给予米诺环素 10mg/kg。所有患者都有大量积液,最初的引流液体最少为 500ml。米诺环素平均每天分为 2.4 个剂量,每天平均给药 1.9g。14 名患者中有 1 名的积液复发。为明确米诺环素在这一治疗方法中的作用,还需开展试验来比较米诺环素及其他疗法或只引流的效果[9]。

【参考文献】

[1] Micromedex(172).Truven Health Analytics Inc.,2017 [2017-04-03].http://www.micromedexsolutions.com.

[2] TILLEY BC,ALARCON GS,HEYSE SP,et al.Minocycline in rheumatoid arthritis:a 48 week,double-blind,placebo-controlled trial. MIRA Trial Group. Ann Intern Med, 1995, 122(2): 81-89.

[3] LANGEVITZ P,BANK I,ZEMER D,et al.Treatment of resistant rheumatoid arthritis with minocycline:an open study. J Rheumatology,1992,19(10):1502-1504.

[4] LAMPL Y,BOAZ M,GILAD R,et al.Minocycline treatment in acute stroke:an open-label,evaluator-blinded study.Neurology,2007,69(14):1404-1410.

[5] JI B,JAMET P,PERANI EG,et al.Powerful bactericidal activities of clarithromycin and minocycline against mycobacterium leprae in lepromatous leprosy.J Infect Dis,1993,168(1):188-190.

[6] WILLERSON D JR,RIECKMANN KH,CARSON PE,et al. Effects of minocycline against chloroquine resistant falciparum

malaria.Am J Trop Med,1972,21(6):857-862.

[7] MONTEMARANO AD,HENGGEE M,SAU P,et al. Confluent and reticulated papillomatosis:response to minocycline. J Am Acad Dermatol,1996,34(2 Pt 1):253-256.

[8] UEMASU J,FUJIHARA M,MUNEMURA C,et al.Cyst sclerotherapy with minocycline hydrochloride in patients with autosomal dominant polycystic kidney disease.Nephrol Dial Transplant,1996,11(5):843-846.

[9] LASHEVSKY I,BEN YOSEF R,RINKEVICH D,et al. Intrapericardial minocycline sclerosis for malignant pericardial effusion.Chest,1996,109(6):1452-1454.

林可霉素类抗菌药

克林霉素 Clindamycin

【已批准的适应证】

1. 革兰氏阳性菌引起的下列各种感染性疾病：

(1)扁桃体炎、化脓性中耳炎、鼻窦炎等。

(2)泌尿系统感染：急性尿道炎、急性肾盂肾炎、前列腺炎等。

(3)其他：口腔感染等。

(4)有应用青霉素指征的患者，如患者对青霉素过敏或不宜用青霉素者，本品可用作替代药物。

注意：本品代谢产物克林霉素不能通过血脑屏障，对脑膜炎无效；对于厌氧菌感染，本品与甲硝唑有相同的疗效(克林霉素磷酸酯片)。

2. 本品用于治疗敏感菌引起的下列严重感染：

(1)下呼吸道感染，包括厌氧菌(包括脆弱拟杆菌、产气荚膜梭菌、放线菌等)、金黄色葡萄球菌、肺炎链球菌、其他链球菌(粪肠球菌除外)引起的肺炎、脓胸、肺脓肿。

(2)化脓性链球菌、金黄色葡萄球菌、厌氧菌(包括脆弱拟杆菌、产气荚膜梭菌、放线菌等)引起的皮肤和皮肤软组织感染。

(3)敏感厌氧菌(包括脆弱拟杆菌、产气荚膜梭菌、放线菌等)感染引起的妇科感染，包括子宫内膜炎、非淋菌性输卵管及卵巢脓肿、盆腔蜂窝织炎、术后阴道切口感染。

（4）敏感厌氧菌（包括脆弱拟杆菌、产气荚膜梭菌、放线菌等）引起的腹腔内感染，包括腹膜炎和腹内脓肿。

（5）金黄色葡萄球菌、链球菌（除肠球菌）、敏感厌氧菌引起的败血症。

（6）金黄色葡萄球菌引起的包括急性血源性骨髓炎在内的骨和关节感染。

（7）作为敏感微生物引起的慢性骨和关节感染的手术治疗的辅助治疗。

【说明书之外的用法】

1. **弓形虫病** 克林霉素 1 200~2 400mg/d，替代磺胺类与乙胺嘧啶合用治疗 AIDS 患者急性弓形虫脑炎。替代治疗 600mg 口服，每 6 小时 1 次，合并使用乙胺嘧啶（第 1 日 200mg，随后小于 60kg 者每日 50mg，大于等于 60kg 者每日 75mg）和亚叶酸 10~25mg（可以增加到 50mg）口服，持续至少 6 周。

治疗成人弓形虫脑炎，600~1 200mg 每 12 小时静脉注射 1 次，持续 4~6 周，合用乙胺嘧啶。免疫抑制患者、HIV 感染者眼弓形虫，克林霉素剂量同弓形虫脑炎。600mg 静脉用药每 6 小时 1 次，合并使用乙胺嘧啶（第 1 日 200mg，随后小于 60kg 者每日 50mg，大于等于 60kg 者每日 75mg）和亚叶酸 10~25mg（可以增加到 50mg）口服，持续至少 6 周。

预防：二级预防（替代方案），每日每 8 小时口服 600mg，同时口服 25~50mg 乙胺嘧啶及 10~25mg 亚叶酸。

儿童：HIV 感染-弓形虫病（先天性弓形虫病），一日 4 次，每次口服/静脉注射 5~7.5mg/kg（每次最多 600mg），结合每日 1 次口服乙胺嘧啶 2mg/kg，服用 2 天。然后每日 1 次口服 1mg/kg，连续 2~6 个月，每周 3 次口服 1mg/kg 并口服或肌内注射 10mg 亚叶酸，每剂加上乙胺嘧啶；总治疗时长为 12 个月。

HIV 感染-弓形虫病（获得性弓形虫病）：每日 4 次口服/静脉注射 5~7.5mg/kg（每次最多 600mg）加用每日 1 次口服乙胺嘧啶 2mg/kg（最多 50mg），连续服用 3 天，然后加用每日 1 次乙胺嘧啶口服 1mg/kg（最多 25mg）及 10~25mg 亚叶酸；连续服用至少 6 周，随后进行二级预防。

HIV 感染-弓形虫病预防:二级预防(替代方案),将 20~30mg/(kg·d)分成 3~4 剂口服,加上每日口服 1mg/kg 或 15mg/m²(最多 25mg)的乙胺嘧啶及每 3 天口服 5mg 的亚叶酸。

2. 治疗 HIV 患者肺孢子菌肺炎

(1)成人:每 6~8 小时口服 300~450mg,联合口服伯氨喹 15~30mg(base),每日 1 次,连续服用 21 天,中、重度患者每 6~8 小时静脉注射 600~900mg,联合口服伯氨喹 15~30mg 持续 21 天。

肺孢子菌肺炎(成人或青少年)(口服/静脉)口服常用剂量 300~450mg,每 6~8 小时 1 次,联用伯氨喹 15~30mg 口服每日 1 次;静脉常用剂量 600~900mg 静脉注射,联用伯氨喹 15~30mg 口服每日 1 次。

(2)婴儿或儿童:口服常规剂量 10mg/kg,每 6 小时 1 次,最大剂量每剂 300~450mg,联用伯氨喹(base)0.30mg/kg(最大 30mg)口服每日 1 次;静脉常规剂量 10mg/kg 每 6 小时 1 次,最大剂量每剂 600mg,联用伯氨喹(base)0.30mg/kg(最大 30mg)口服每日 1 次。

3. 手术预防感染(静脉)　成人 600~900mg 静脉注射输注 10~60 分钟(不能超过 30mg/min),每 3~6 小时 1 次。儿童 10mg/kg 术前肌内注射或静脉注射,体重小于 10kg,使用至少 37.5mg,每 3~6 小时 1 次;体重≥10kg,3~6mg/kg,每3~6 小时 1 次。

4. 巴贝西虫病　每 8 小时口服 600mg,加上每 6~8 小时口服 650mg 奎宁,连续服用 7~10 天;严重患者 300~600mg 静脉注射每 6 小时 1 次,加上每 6~8 小时口服 650mg 奎宁,连续 7~10 天。

感染儿童剂量(口服):每日每 6~8 小时口服/静脉注射 7~10mg/kg(每次最多 600mg),结合口服奎宁每 8 小时 8mg/kg(每次最多 650mg),连续服用 7~10 天,严重患者静脉用药。

5. 预防细菌性心内膜炎,高危患者　牙科、呼吸道、感染的皮肤/皮肤组织或骨骼肌组织手术:成人手术前 30~60 分钟口服、静脉注射或肌内注射 600mg,儿童 20mg/kg。

6. 链球菌咽炎(青霉素过敏患者)　口服,分 3 次给药,20mg/(kg·d)(最多 1.8g/d)。

7. 炭疽热。

8. 疟疾,氯喹耐药,辅助治疗。

9. 发热性中性粒细胞减少,经验疗法。

【依据等级】

1. 弓形虫病　根据纽约州卫生部(NYSDH)指南,克林霉素作为二线治疗药物可以合用乙胺嘧啶和亚叶酸治疗弓形虫脑炎和眼部弓形虫病,并作为免疫抑制的男性和非孕期女性的弓形虫复发的预防用药。

(1)HIV感染-弓形虫病:美国FDA未批准克林霉素用于成人及儿童HIV感染者弓形虫病的治疗。Micromedex有效性、推荐等级和证据强度:

有效性等级:Class Ⅱa,证据支持有效(Evidence Favors Efficacy)。

推荐等级:Class Ⅱb,在某些情况下推荐使用(Recommended,In Some)。

证据强度:Category B[1]。

一项299名艾滋病弓形虫脑炎患者的研究中,治疗和二级预防时使用乙胺嘧啶/克林霉素的疾病进展风险是乙胺嘧啶/磺胺嘧啶疗法的1.84倍,但皮疹和发热在乙胺嘧啶/磺胺嘧啶组更为多见。在患有艾滋病和弓形虫脑炎的59位患者的治疗中,静脉用药后口服克林霉素或磺胺嘧啶,合用乙胺嘧啶和亚叶酸;经过6周的治疗,观察到了两组的临床(克林霉素组65%,磺胺嘧啶组70%)和放射学响应(克林霉素组76%,磺胺嘧啶组87%),使用磺胺嘧啶的一组有存活率升高的倾向[2]。

指南(普通情况):对于患有艾滋病而不能耐受或无法响应一线药物疗法的患者,联合使用克林霉素、乙胺嘧啶及亚叶酸来治疗成人和青少年弓形虫脑炎和儿童的弓形虫病,是一种替代方案;联合使用乙胺嘧啶、磺胺嘧啶和亚叶酸则是更好的治疗方案。

指南(小儿):对于孕中即患有弓形虫感染症状的艾滋病妈妈所产的婴儿,强烈建议使用经验疗法,无论母亲在孕中是否受到过治疗。对于磺胺类药物不耐的患者,备选方案则是口服或静脉注射克林霉素,并联合使用乙胺嘧啶和亚叶酸。

(2)HIV感染-弓形虫病预防:美国FDA未批准克林霉素

用于成人及儿童 HIV 感染者预防弓形虫病。Micromedex 有效性、推荐等级和证据强度:

有效性等级:Class Ⅱa,证据支持有效(Evidence Favors Efficacy)。

推荐等级:Class Ⅱb,在某些情况下推荐使用(Recommended,In Some)。

证据强度:Category B[1]。

美国疾病控制与预防中心(CDC)等建议[10]成人或青少年:克林霉素合用乙胺嘧啶和亚叶酸是无法耐受磺胺药物的弓形虫脑炎患者终身二级预防替代药物。在某些情况下可以考虑停用预防药物,但证据有限,疾病容易复发。

美国疾病控制与预防中心(CDC)等[10](儿童):克林霉素合用乙胺嘧啶和亚叶酸是无法耐受磺胺药物的弓形虫脑炎艾滋病患儿终身二级预防替代药物。然而该疗法不能预防肺孢子菌肺炎的发生。某些案例可以考虑停用二级预防。

2. 治疗 HIV 患者肺孢子菌肺炎 美国 FDA 未批准克林霉素用于成人 HIV 感染者肺孢子菌肺炎。Micromedex 有效性、推荐等级和证据强度:

有效性等级:Class Ⅱa,证据支持有效(成人)(Evidence Favors Efficacy)。

推荐等级:Class Ⅱb(成人),在某些情况下推荐使用(Recommended,In Some)。

证据强度:Category B(成人)[1]。

在患有轻、中度肺孢子菌肺炎(PCP)的 181 位艾滋病患者中,不论是有效性还是不良反应方面,使用磺胺甲噁唑/甲氧苄啶,还是联合使用克林霉素和伯氨喹没有明显差异[3]。

美国疾病控制与预防中心(CDC)指南推荐[4]:对于患有艾滋病的成人,使用伯氨喹加克林霉素是一种治疗肺孢子菌肺炎感染的替代疗法。但是上述联合疗法不推荐用于肺孢子菌肺炎的预防。

3. 预防手术感染(静脉) 基于证据的美国妇产科学会(ACOG)关于妇科手术的抗生素预防的第 104 号实践公告提示克林霉素仅用于对 β-内酰胺类过敏的患者预防心脏、血管、髋关节、膝关节置换、妇产科、结直肠手术感染,药物的选用需要参考当地抗生素耐药情况。

美国FDA未批准克林霉素用于包括产科在内的女性生殖系统手术-术后感染预防。Micromedex有效性、推荐等级和证据强度:

有效性等级:Class Ⅱa,证据支持有效(成人)(Evidence Favors Efficacy)。

推荐等级:Class Ⅱb(成人),在某些情况下推荐使用(Recommended,In Some)。

证据强度:Category C(成人)[1]。

美国妇产科学会(ACOG)关于妇科手术的抗生素预防的第104号实践公告:对于即将进行子宫切术手术的女性,建议使用抗生素预防感染,对于将进行腹腔镜子宫切除手术、腹腔镜检查的子宫次全切手术,或腹腔镜检查的子宫全切手术的女性,可考虑抗生素预防感染。尽管并非首选药物,静脉注射克林霉素合用庆大霉素、喹诺酮(环丙沙星、左氧氟沙星、莫西沙星)或氨曲南的疗法可用于有速发型青霉素过敏反应病史(IgE介导)的患者。对于经过妇科泌尿学手术,包括mesh修补手术的患者,建议使用此种联合药物预防感染[5]。

4. 巴贝西虫病 美国FDA未批准克林霉素用于成人及儿童巴贝西虫病。Micromedex有效性、推荐等级和证据强度:

有效性等级:Class Ⅱa,证据支持有效(Evidence Favors Efficacy)。

推荐等级:Class Ⅱa,大多数情况下推荐(Recommended,In Most)。

证据强度:Category B(成人),Category C(儿童)[1]。

在患有无生命威胁的巴贝西虫病(n=58)的免疫正常成人患者中,阿托伐醌联合阿奇霉素的使用与克林霉素联合奎宁一样有效;但是前者具有更好的耐受性。3个月两组患者分别有65%和73%无巴贝西虫感染相关主诉,所有患者6个月后症状均不再持续[6]。

克林霉素与奎宁的联合使用可能用于治疗成人及儿童巴贝西虫病;在重症患者中,建议克林霉素静脉注射并合用奎宁。对于血清中含有巴贝西虫抗体,但经涂片检验或经过巴贝西虫 DNA 的 PCR 验证后发现缺乏确切的巴贝西虫证据的有症状患者,或不论检测结果怎样的无症状患者,不推荐此种治疗方法(除非考虑寄生虫持续存在长于 3 个月)。无论症状如何,初始治疗 3 个月或更久之后,如果在血液中还能观察到巴贝西虫或能扩增到巴贝西虫的 DNA,则需考虑再次治疗。

5. 预防细菌性心内膜炎,高危患者　美国 FDA 未批准克林霉素用于成人及儿童细菌性心内膜炎的预防。Micromedex 有效性、推荐等级和证据强度:

有效性等级:Class Ⅱa,证据支持有效(Evidence Favors Efficacy)。

推荐等级:Class Ⅱa,大多数情况下推荐(Recommended,In Most)。

证据强度:Category C[1]。

美国心脏协会(AHA)等关于感染性心内膜炎的预防指南:对于将要进行牙科、呼吸系统、皮肤/皮肤组织感染或骨骼肌组织手术,且对青霉素或氨苄西林过敏或不能进行口服疗法的高危患者或儿童患者,建议口服或注射使用克林霉素。

6. 链球菌性咽炎(青霉素过敏患者)　美国 FDA 未批准克林霉素用于成人及儿童链球菌咽炎的治疗。Micromedex 有效性、推荐等级和证据强度:

有效性等级:Class Ⅱa,证据支持有效(Evidence Favors Efficacy)。

推荐等级:Class Ⅱb,在某些情况下推荐使用(Recommended,In Some)。

证据强度:CategoryB[1]。

774 名急性复发性 A 群 β-溶血性链球菌咽扁桃体炎患者,使用克林霉素或阿莫西林/克拉维酸治疗,3 个月后临床治愈和细菌学清除效果相似[7]。

美国心脏协会(AHA)等指南推荐:于青霉素过敏患者来说,克林霉素被认为是一种合理的治疗选择,用以替代窄谱头孢菌素治疗 B 群 β-溶血性链球菌咽喉炎。

7. 炭疽热　美国 FDA 未批准克林霉素用于成人及儿童炭疽热的治疗。Micromedex 有效性、推荐等级和证据强度:

有效性等级:Class Ⅱb,有效性具有争议(Evidence is Inconclusive)。

推荐等级：Class Ⅱa，大多数情况下推荐（Recommended，In Most）。

证据强度：Category C[1]。

美国生物防御工作组关于炭疽作为生物武器的治疗指南共识：在蓄意释放（生物恐怖）的环境下，克林霉素被推荐作为多药治疗方案的一部分，用于吸入性、胃肠性或口咽性炭疽热的初始治疗[8]。

8. 疟疾，氯喹耐药，辅助治疗 美国 FDA 未批准克林霉素用于成人及儿童氯喹耐药疟疾的辅助治疗。Micromedex 有效性、推荐等级和证据强度：

有效性等级：Class Ⅱa，证据支持有效（Evidence Favors Efficacy）。

推荐等级：Class Ⅱb，在某些情况下推荐使用（Recommended，In Some）。

证据强度：Category B（成人），Category C（儿童）。

使用 3~7 天奎宁和克林霉素，抗药性恶性疟原虫感染的治愈率 60%~100%[9]。

奎宁联合克林霉素的使用是一种应对抗氯喹的疟原虫感染的治疗选择；然而，更多数据证明奎宁结合多西环素或四环素相对更好[10]。

9. 发热性中性粒细胞减少，经验疗法 美国 FDA 未批准克林霉素用于成人发热性中性粒细胞减少经验治疗。Micromedex 有效性、推荐等级和证据强度：

有效性等级：Class Ⅱa，证据支持有效（成人）（Evidence Favors Efficacy）。

推荐等级：Class Ⅱb（成人），在某些情况下推荐使用（Recommended，In Some）。

证据强度：Category C（成人）。

美国心脏协会（AHA）等指南推荐：对于有速发型青霉素过敏反应病史的患者，建议使用克林霉素联合静脉注射环丙沙星的经验疗法治疗发热性中性粒细胞减少。

【参考文献】

[1] Micromedex（172）. Truven Health Analytics Inc.，2017 [2017-04-03]. http://www.micromedexsolutions.com.

[2] KATLAMA C，DEWIT S，O'DOHERTY E，et al. Pyrime-

thamine-clindamycin vs pyrimethamine-sulfadiazine as acute and long-term therapy for toxoplasmic encephalitis in patients with AIDS.Clin Infect Dis,1996,22(2):268-275.

［3］SAFRIN S,FINKELSTEIN DM,FEINBERG J,et al. Comparison of three regimens for treatment of mild to moderate pneumocystis carinii pneumonia in patients with AIDS:a double-blind,randomized trial of oral trimethoprim-sulfamethoxazole,dapsone-trimethoprim,and clindamycin-primaquine.Ann Intern Med, 1996,124(9):792-802.

［4］Centers for Disease Control and Prevention (CDC). Sexually transmitted diseases (STDs):prevention.Centers for Disease Control and Prevention (CDC).Atlanta,GA.2015

［5］ACOG Committee on Practice Bulletins—Gynecology. ACOG Practice Bulletin No.104:Antibiotic Prophylaxis for Gynecologic Procedures.Obstet Gynecol,2009,113(5):1180-1189.

［6］KRAUSE PJ,LEPORE T,SIKAND VK,et al.Atovaquone and azithromycin for the treatment of babesiosis.N Engl J Med, 2000,343(20):1454-1458.

［7］MAHAKIT P,VICENTE JG,BUTT DI,et al.Oral clindamycin 300mg BID compared with oral amoxicillin/clavulanic acid 1g BID in the outpatient treatment of acute recurrent pharyngotonsillitis caused by group a beta-hemolytic streptococci:an international, multicenter, randomized, investigator-blinded, prospective trial in patients between the ages of 12 and 60 years.Clin Ther, 2006,28(1):99-109.

［8］INGLESBY TV,O'TOOLE T,HENDERSON DA.Anthrax as a biological weapon,2002 updated recommendations for management.JAMA,2002,287(17):2236-2252.

［9］KREMSNER PG,WINKLER S,BRANDTS C,et al.Clindamycin in combination with chloroquine or quinine is an effective therapy for uncomplicated plasmodium falciparum malaria in children from Gabon.J Infect Dis,1994,169(2):467-470.

［10］PUKRITTAYAKAMEE S,CHANTRA A,VANIJANONTA S,et al.Therapeutic responses to quinine and clindamycin in multi-drug-resistant falciparum malaria.Antimicrob Agents Chemother, 2000,44(9):2395-2398.

噁唑烷酮类抗菌药

利奈唑胺 Linezolid

【已批准的适应证】

本品用于治疗由特定微生物敏感株引起的下列感染：

1. 耐万古霉素的屎肠球菌引起的感染，包括并发的菌血症。

2. 医院获得性肺炎由金黄色葡萄球菌（甲氧西林敏感或耐药的菌株）或肺炎链球菌［包括多药耐药的菌株（MDRSP）］引起的医院获得性肺炎。

3. 复杂性皮肤和皮肤软组织感染，包括未并发骨髓炎的糖尿病足部感染由金黄色葡萄球菌（甲氧西林敏感或耐药的菌株）、化脓性链球菌或无乳链球菌引起的复杂性皮肤和皮肤软组织感染。尚无利奈唑胺用于治疗压疮的研究。

4. 非复杂性皮肤和皮肤软组织感染由金黄色葡萄球菌（仅为甲氧西林敏感的菌株）或化脓性链球菌引起非复杂性皮肤和皮肤软组织感染。

5. 社区获得性肺炎由肺炎链球菌［包括对多药耐药的菌株（MDRSP）］引起的社区获得性肺炎，包括伴发的菌血症，或由金黄色葡萄球菌（仅为甲氧西林敏感的菌株）引起的社区获得性肺炎。

注：对多药耐药的肺炎链球菌（MDRSP）是指对于如下两种或更多种抗生素耐药的菌株。抗生素包括：青霉素、第二代头孢菌素、大环内酯类药物、四环素和磺胺甲噁唑/甲氧苄啶。

【说明书之外的用法】

1. **感染性心内膜炎**　青霉素、氨基糖苷类、万古霉素耐药屎肠球菌。成人：1 200mg/d，口服或静脉，分 2 次给药，疗程至少 8 周；儿童或青少年：30mg/（kg·d），口服或静脉给药，分 3 次给药，持续至少 8 周。

2. **发热性中性粒细胞减少**。

3. **骨关节感染**　成人：（MRSA 相关）骨髓炎最少 8 周，化脓性关节炎最少 3~4 周。每 12 小时静脉注射或口服 600mg。植入物相关感染首选静脉治疗,静脉治疗的前 2 周需联合口服利福平 600mg,每日 1 次或 300~450mg, 每日 2 次,随后可能仍需进行口服利福平和利奈唑胺治疗。

儿童:(MRSA 相关) ≥ 12 岁,每 12 小时静脉或口服 600mg;<12 岁,每 8 小时 10mg/kg(最大,每次 600mg)静脉给药;骨髓炎持续 4~6 周,化脓性关节炎持续 3~4 周。

4. 肺结核,多药耐药或泛耐药。

【依据等级】

1. 感染性心内膜炎　美国心脏协会指南推荐利奈唑胺作为多药耐药肠球菌心内膜炎治疗药物[1]。美国 FDA 未批准利奈唑胺用于成人感染性心内膜炎的治疗。Micromedex 有效性、推荐等级和证据强度:

有效性等级: Class Ⅱa,证据支持有效(成人)(Evidence Favors Efficacy)。

推荐等级: Class Ⅱb(成人),在某些情况下推荐使用 (Recommended,In Some)。

证据强度: Category C(成人)[2]。

成人指南:对青霉素、氨基糖苷类抗生素耐药的肠球菌引起的心内膜炎推荐使用利奈唑胺或达托霉素[1]。

2. 发热性中性粒细胞减少　美国 FDA 未批准利奈唑胺用于治疗成人发热性中性粒细胞减少。Micromedex 有效性、推荐等级和证据强度:

有效性等级: Class Ⅱa,证据支持有效(成人)(Evidence Favors Efficacy)。

推荐等级: Class Ⅱb(成人),在某些情况下推荐使用 (Recommended,In Some)。

证据强度: Category B(成人)[2]。

中性粒细胞减少的癌症患者静脉使用利奈唑胺与万古霉素有效性和安全性相似[3]。

(1)2010 年美国感染病学会(IDSA)指南推荐:在下列情况中,发热性中性粒细胞减少的经验性治疗推荐增加一种覆盖革兰氏阳性菌的抗生素(如利奈唑胺)[4]:①疑似严重的导管相关感染;②X 射线确诊为肺炎;③任何部位的皮肤或软组织感染;④严重的黏膜炎,已用氟喹诺酮类预防,在经验性治疗中已使用了头孢他啶(增加草绿色链球菌对青霉素的耐药风险）；⑤已知 MRSA、耐万古霉素肠球菌或耐青霉素肺炎链球菌的定植；⑥血培养革兰氏阳性菌的阳性，仍需鉴定和敏感性试验；⑦血流动力学不稳定或其他败血症症状。

（2）成人：611 例革兰氏阳性菌感染的患者中，87.3% 利奈唑胺治疗的患者和 85.2% 万古霉素治疗的患者治愈或症状好转。患者每 12 小时静脉注射利奈唑胺 600mg 或每 12 小时静脉注射万古霉素 1g，持续 10~28 天。微生物学结果相似，且利奈唑胺不良反应较少，如出现肾衰竭的患者较少[3]。

3. 骨关节感染　美国 FDA 未批准利奈唑胺用于治疗成人及儿童骨关节感染。Micromedex 有效性、推荐等级和证据强度：

有效性等级：Class Ⅱa，有证据支持有效（Evidence Favors Efficacy）。

推荐等级：Class Ⅱb，在某些情况下推荐使用（Recommended, In Some）。

证据强度：Category B（成人），CategoryC（儿童）[2]。

接受口服挽救疗法（利奈唑胺加利福平）的 49 例患者中，人工关节感染 2 年无病率为 69.4%。患有慢性骨髓炎或人工关节感染的患者使用利奈唑胺或标准抗生素的临床治愈率相似，但使用利奈唑胺的患者复发率和血液系统不良事件较高[5-6]。

（1）2010 年美国感染病学会（IDSA）指南推荐：口服或静脉注射利奈唑胺是治疗 MRSA 引起的骨髓炎或化脓性关节炎的可选方案之一。植入物相关性骨关节炎感染，推荐联合使用利福平[7]。

指南（儿童）：由 MRSA 引起的骨髓炎或化脓性关节炎推荐静脉注射万古霉素，如果患者稳定无败血症或血管内感染，同时克林霉素的耐药率低的情况下，静脉注射克林霉素也是一种选择。口服/静脉注射利奈唑胺或静脉注射达托霉素是万古霉素和克林霉素的替代治疗方案[7]。

（2）成人：关节成形术后 3 个月内急性人工关节感染的 49 例患者中 34 例得到缓解[5]。

一线药物治疗失败或出现不良事件的患者每 12 小时接受利奈唑胺 600mg 和利福平 300mg，直到出现临床应答或治疗失败,患者均未移除植入物。深部标本培养表明 22 例患者感染耐甲氧西林表皮葡萄球菌,6 例患者感染 MRSA。治疗开始时培养阴性和脓液引流较多的患者容易出现利奈唑胺/利福平治疗失败($n = 15$)。

回顾性分析利奈唑胺或标准抗生素治疗的 68 例患者,总体痊愈率分别为 74% 和 68%,复发率分别为 38% 和 4%,由于不良事件而终止用药的比例依次为 44% 和 6%。利奈唑胺组和对照组治疗中位时间依次为 6 周和 20 周。80% 的患者微生物学结果可知,MRSA 约占 60%。

4. 肺结核,多药耐药或泛耐药 美国 FDA 未批准利奈唑胺治疗成人多药耐药或泛耐药肺结核。Micromedex 有效性、推荐等级和证据强度:

有效性等级:Class Ⅱb,有效性具有争议(成人)(Evidence is Inconclusive)。

推荐等级:Class Ⅱb(成人),在某些情况下推荐使用(Recommended,In Some)。

证据强度:Category B(成人)[2]。

有限的数据支持治疗多药耐药的 TB(MDR-TB)或泛耐药的 TB(XDR-TB)使用包含利奈唑胺的治疗方案。

MDR-TB 治疗方案中增加利奈唑胺导致培养转阴且治愈的比例为 73%,未观察到复发,但 53% 的研究患者利奈唑胺治疗前未进行其他治疗。XDR-TB 患者(39 例)治疗失败后立即使用利奈唑胺与延迟使用利奈唑胺相比,能获得更显著的效益。24 例患者,使用利奈唑胺 300mg/d,89 天(中位数)后 92% 的患者痰培养转阴[8]。相反,每日 1 次或 2 次使用($n = 45$)或不使用($n = 110$)利奈唑胺治疗,平均 222 天后未观察到显著不同。仅在治疗 7 种以上药物耐药的 TB 时,利奈唑胺才可表现出显著较高的痰涂片和培养率转化比例[9]。

(1)世界卫生组织(WHO)关于耐药结核病规划的管理指南:不推荐常规使用利奈唑胺,因其获益尚不清楚。但是当标准药物由于广泛抗药性而不能使用时可考虑使用[10]。

(2)成人:在 TB 泛耐药患者中($n = 39$),立即使用利奈唑胺显著改善培养转阴的时间,4 个月时转阴率 79%,而推迟 2 个月使用利奈唑胺,转阴率仅 35%。继续治疗的患者,加入利奈唑胺后,75 天(中位数)时,87% 的患者痰培养阴性。82% 的患者可能或很可能出现了利奈唑胺相关的临床显著不良反应[11]。

回顾性调查纳入口服利奈唑胺 600mg,每日 1 次,至少 18 个月治疗多药耐药或泛耐药 TB 的成年患者($n = 30$),培养转阴并治愈的比率为 73%[多药耐药 TB(MDR-TB)或泛耐药 TB(XDR-TB)]。患者也接受至少 3 种二线药物的基础治疗,但 53% 的患者之前未接受 TB 治疗。1.5 年的随访期未见到复发,所有肺结核病例在 7 周(中位数)时都出现培养转阴。3 例患者终止利奈唑胺治疗[12]。

【参考文献】

[1] BADDOUR LM,WILSON WR,BAYER AS,et al.Infective endocarditis in adults：diagnosis,antimicrobial therapy,and management of complications.A scientific statement for healthcare professionals from the American Heart Association.Circulation,2015,132(15)：1435-1486.

[2] Micromedex(172).Truven Health Analytics Inc.,2017 [2017-04-03].http：//www.micromedexsolutions.com.

[3] JAKSIC B,MARTINELLI G,PEREZ-OTEYZA J,et al. Efficacy and safety of linezolid compared with vancomycin in a randomized, double-blind study of febrile neutropenic patients with cancer.Clin Infect Dis,2006,42(5)：597-607.

[4] FREIFELD AG, BOW EJ, SEPKOWITZ KA, et al. Clinical practice guideline for the use of antimicrobial agents in neutropenic patients with cancer：2010 update by the infectious diseases society of america.Clin Infect Dis,2011,52(4)：e56-e93.

[5] GOMEZ J, CANOVAS E, BANOS V, et al. Linezolid plus rifampin as a salvage therapy in prosthetic joint infections treated without removing the implant.Antimicrob Agents Chemother,2011,55(9)：4308-4310.

[6] PAPADOPOULOS A, PLACHOURAS D, GIANNITSIOTI E,et al.Efficacy and tolerability of linezolid in chronic osteomyelitis and prosthetic joint infections：a case-control study. J Chemother, 2009,21(2)：165-169.

[7] LIU C,BAYER A,COSGROVE SE,et al.Clinical practice guidelines by the infectious diseases society of america for the treat-

ment of methicillin-resistant staphylococcus aureus infections in adults and children.Clin Infect Dis,2011,52(3):e18-e55.

［8］KOH WJ,KWON OJ,GWAK H,et al.Daily 300mg dose of linezolid for the treatment of intractable multidrug-resistant and extensively drug-resistant tuberculosis.J Antimicrob Chemother, 2009,64(2):388-391.

［9］MIGLIORI GB,EKER B,RICHARDSON MD,et al.A retrospective TBNET assessment of linezolid safety,tolerability and efficacy in multidrug-resistant tuberculosis.Eur Respir J, 2009,34(2):387-393.

［10］World Health Organization.Guidelines for the program-matic management of drug-resistant tuberculosis.Geneva:World Health Organization,2008.

［11］LEE M,LEE J,CARROLL MW,et al.Linezolid for treatment of chronic extensively drug-resistant tuberculosis.N Engl J Med,2012,367(16):1508-1518.

［12］SCHECTER GF,SCOTT C,TRUE L,et al.Linezolid in the treatment of multidrug-resistant tuberculosis.Clin Infect Dis, 2010,50(1):49-55.

其他类抗菌药

甲硝唑 Metronidazole

【已批准的适应证】

本品主要用于厌氧菌感染的治疗。

1. 用于各种厌氧菌感染如败血症、心内膜炎、脓胸、肺脓肿、腹腔感染、盆腔感染、妇科感染、骨和关节感染、脑膜炎、脑脓肿、皮肤软组织感染、艰难梭菌引起的抗生素相关肠炎、幽门螺杆菌相关胃炎或消化性溃疡、牙周感染及加德纳阴道炎等。也可作为某些污染或可能污染手术的预防用药，如结肠直肠择期手术等。

2. 用于治疗阴道毛滴虫病。

3. 用于治疗肠道及肠外阿米巴病（如阿米巴肝脓肿、胸腔阿米巴病等）。

4. 还可用于治疗小袋虫病、皮肤利什曼病、麦地那龙线虫病、贾第虫病等。

【说明书之外的用法】

1. 克罗恩病(成人)　甲硝唑(250mg 每日 4 次)加环丙沙星(500mg 每日 2 次)可用于治疗急性期活动性克罗恩病(口服)。

2. 性侵受害者预防性传播感染疾病(成人)　美国 CDC 建议口服单剂量 2g 甲硝唑合用头孢曲松和阿奇霉素/多西环素(口服)。单剂口服 2g,加上静脉注射 250mg 头孢曲松钠和口服 1g 阿奇霉素[美国疾病控制与预防中心(CDC)关于性传播疾病(STDs)预防的推荐剂量]。

3. 非淋菌性尿道炎,周期性或持续性感染　单剂量口服 2g,如非首次治疗,合用单剂量 1g 阿奇霉素[美国疾病控制与预防中心(CDC)关于性传播疾病(STDs)预防的推荐剂量]。美国 CDC 建议成人复发或持续性尿道炎,口服单剂量 2g 甲硝唑合用红霉素 7 天口服。

4. 酒精中毒。

5. 腹泻,持续型。

6. 片吸虫感染。

7. 传染性单核细胞增多症。

8. 炎症性肠病。

9. 预防咽皮肤瘘。

10. 预防早产。

11. 脂溢性皮炎。

12. Sweet 综合征。

【依据等级】

1. 克罗恩病(成人)　美国 FDA 未批准甲硝唑用于成人克罗恩病。Micromedex 有效性、推荐等级和证据强度:

有效性等级:Class IIa,证据支持有效(成人)(Evidence Favors Efficacy)。

推荐等级:Class IIb(成人),在某些情况下推荐使用(Recommended,In Some)。

证据强度:Category B(成人)[1]。

甲硝唑治疗克罗恩病方面可能有效。

成人:克罗恩病是一种先天炎症,常伴有肉芽肿,能导致从口腔到肛门的胃肠道(GI)的透壁炎症。具有腹痛、腹泻和时常恶心的特点。克罗恩病在西方更为普遍,每

100 000人中发病1.3~5.3人。克罗恩病的病因尚不清楚,自身免疫、传染性、遗传性和环境性因素都已被调查研究过,但未能鉴定出单一病因。目前没有已知的治愈方法。瘘管和脓疮的形成很普遍,有时还需要手术去除病变肠、脓肿引流和修复瘘管。结肠切除术和回肠肛管吻合术后,抗生素是治疗结肠袋炎的首选治疗。症状的缓解和复发是常见的[2]。

甲硝唑可以治疗克罗恩病,特别是对于有结肠和会阴病变,或者对以前的治疗(如柳氮磺吡啶、类固醇)不响应的瘘管患者。只有小肠部位病变的患者对甲硝唑响应差。甲硝唑的效果,以腹痛、腹泻减少和正常排便为主。在某些情况下使用甲硝唑能使会阴瘘管完全治愈[3]。常用剂量为每日3次,每次200~600mg,持续3~6个月。考虑到药物不良反应,特别是外围神经病、致癌性和细菌抗药性都表明,长期使用甲硝唑需谨慎[4]。

2. 性侵受害者预防性传播感染疾病(成人) 美国FDA未批准甲硝唑用于成人性侵受害者预防性传播感染疾病。Micromedex有效性、推荐等级和证据强度:

有效性等级:Class IIa,证据支持有效(成人)(Evidence Favors Efficacy)。

推荐等级:Class IIa(成人),大多数情况下推荐(Recommended,In Most)。

证据强度:Category C(成人)[1]。

指南:美国CDC推荐了三联治疗预防法,由单剂肌内注射头孢曲松钠、单剂口服甲硝唑和单剂口服阿奇霉素组成,用于预防性侵情况下造成的性传播感染疾病;如果受害者此前没有被接种的话,还要进行乙型肝炎接种[5]。

3. 非淋菌性尿道炎,周期性或持续性感染 美国FDA未批准甲硝唑用于非淋菌性尿道炎。Micromedex有效性、推荐等级和证据强度:

有效性等级:Class IIa,证据支持有效(Evidence Favors Efficacy)。

推荐等级:Class IIb,在某些情况下推荐使用(Recommended,In Some)。

证据强度:Category C[1]。

美国CDC建议使用甲硝唑联合阿奇霉素(初次发作不使

用)来治疗复发性和持续性非淋菌性尿道炎的患者,患者依从初步治疗方案,没有再暴露的情况。

4. 酒精中毒 美国 FDA 未批准甲硝唑用于成人酒精中毒。Micromedex 有效性、推荐等级和证据强度:

有效性等级:Class Ⅱb,有效性具有争议(成人)(Evidence is Inconclusive)。

推荐等级:Class Ⅱb(成人),在某些情况下推荐使用(Recommended,In Some)。

证据强度:Category B(成人)[1]。

数据表明甲硝唑相较于其他药物或安慰剂来说,效果不明确,或是并不具有显著优势,长期研究表明甲硝唑用于酒精中毒治疗时效果并不显著。

成人:对患有慢性酒精中毒的 26 名患者进行研究,甲硝唑治疗了 2~5 个月(每天 2~3 次,250mg)。研究发现在接受治疗 7~10 天的 24 名患者身上出现了对乙醇反感或缺乏欲望的症状,在接下来的几个月里他们依然保持清醒且可以正常工作。两名终止甲硝唑治疗的患者发生了乙醇的再次接触。治疗的不良反应为中度恶心和口中味觉不好。然而,这项特别的研究中,受试患者戒酒的积极性被很好地激发了,相似的结果在其他的调查中也被发现[6]。

在 20 名每天两次接受 400~600mg 甲硝唑口服且持续 30 天的患者中,甲硝唑有效。它和不使用药物或使用多种精神药物治疗慢性酒精中毒一样有效。对于另一组 60 名患者,在其接受每天 3 次 250mg 持续 2 周或更多的甲硝唑治疗后,一半的患者在乙醇欲望减弱方面有了效果或部分效果。另 30 名患者没有效果[7]。

大量其他研究也揭示了类似的数据,证明在治疗酒精中毒中甲硝唑的效果不明确,或者说此药物不能产生显著的类似双硫仑的效果。总的来说,支持甲硝唑有效的研究多为非对照研究,设计存在缺陷。纳入的患者对戒酒有高度的积极性。而报道甲硝唑没有显著效果的研究多为交叉、双盲和安慰剂的控制和设计。用甲硝唑进行的长期试验倾向于与安慰剂相比,甲硝唑的确在酒精中毒中效果甚微或无效。

5. 腹泻,持续型 美国 FDA 未批准甲硝唑用于儿童持

续性腹泻。Micromedex 有效性、推荐等级和证据强度:

有效性等级:Class Ⅱb,有效性具有争议(儿童)(Evidence is Inconclusive)。

推荐等级:Class Ⅱb(儿童),在某些情况下推荐使用(Recommended,In Some)。

证据强度:Category C(儿童)。

对于婴幼儿腹泻的治疗,甲硝唑的疗效试验结果不一致。

儿童:在一项非对照的试验中,甲硝唑联合庆大霉素和考来烯胺的使用被证明治疗婴幼儿持续性的脱水腹泻有效。在后续的对照研究中,甲硝唑治疗婴幼儿严重持续腹泻疾病又被证明没有效果。

10 名患有持续性腹泻的婴幼儿使用 50mg/(kg·d)的庆大霉素(分 6 次剂量口服 3 天),每 8 小时口服 100mg 甲硝唑服用 5 天,1g 考来烯胺服用 6 天的联合治疗。在治疗开始后的第 1 个 24 小时内观察到粪便重量显著下降,随后伴有更平缓但持续的下降。同时婴幼儿也接受了静脉液体补充;观察到对静脉液体补充的需求逐渐减少,48 小时时终止了注射。推测联合治疗的机制,细菌过度生长损坏肠黏膜导致腹泻,所以抗生素才有效。此外,细菌的过度生长能通过胆盐的游离和羟基作用而引起腹泻,因此联用考来烯胺可结合胆汁盐及内毒素,治疗有效。此研究未设置对照,还需进一步的联合治疗研究来明确这种方法在治疗婴幼儿持续性腹泻中的作用[8-9]。

6. 片吸虫感染 美国 FDA 未批准甲硝唑用于成人片吸虫感染。Micromedex 有效性、推荐等级和证据强度:

有效性等级:Class Ⅱa,证据支持有效(成人)(Evidence Favors Efficacy)。

推荐等级:Class Ⅱa(成人),大多数情况下推荐(Recommended,In Most)。

证据强度:Category B(成人)。

在两次使用过三氯苯达唑却治疗失败的 46 名患者中,使用甲硝唑后,35 名患者被治愈。

成人:甲硝唑能治疗那些经三氯苯达唑治疗失败的肝片吸虫病患者。粪便呈片吸虫卵阳性及血清对片吸虫抗体呈阳性的 47 名患者接受了 3 周的甲硝唑治疗,每天 1.5g。所有的患者之前都已进行过至少 3 个月的三氯苯达唑治疗。在本次治疗结束后的 2 个月,有 35 名患者粪便成片吸虫卵阴性,31 名患者粪便样品呈阴性且血清抗体结果也呈阴性。在治疗前患有腹痛的 32 名患者,治疗后都不再腹痛。治疗结束 12 个月后,获得初步成功治疗的 35 名患者中有 28 位进行了复查,均不再有片吸虫。甲硝唑最频发的不良反应为有金属味(30%)、头痛(17%)和恶心(13%)。

7. 传染性单核细胞增多症　美国 FDA 未批准甲硝唑用于成人传染性单核细胞增多症。Micromedex 有效性、推荐等级和证据强度:

有效性等级:Class Ⅱb,有效性具有争议(成人)(Evidence is Inconclusive)。

推荐等级:Class Ⅱb(成人),在某些情况下推荐使用(Recommended,In Some)。

证据强度:CategoryB(成人)。

关于甲硝唑治疗单核细胞增多症的效果,存在着相矛盾的数据。

不存在充分的证据来证实甲硝唑治疗单核细胞增多症的作用。

成人:两项非设盲、对照的研究证明,相比于作为对照的患有咽喉痛型传染性单核细胞增多症患者,口服甲硝唑(每日 600~1 200mg,5~7 天)能使扁桃体炎症期显著缩短且更快速地退烧。在一项随机、双盲和安慰剂对照的研究中,使用安慰剂的患者与使用甲硝唑的患者表现同样良好。咽喉痛的持续时间、体温或者总体的日常临床评分,使用甲硝唑患者与安慰剂对照患者相比,没有表现出统计学上的显著改善[10]。

8. 炎症性肠病　美国 FDA 未批准甲硝唑用于成人炎症性肠病。Micromedex 有效性、推荐等级和证据强度:

有效性等级:Class Ⅱb,有效性具有争议(成人)(Evidence is Inconclusive)。

推荐等级:Class Ⅱb(成人),在某些情况下推荐使用(Recommended,In Some)。

证据强度:Category B(成人)。

甲硝唑曾被试用治疗炎症性肠病但结果令人失望。

成人:据报道,在一项有对照的研究中,46 名患有急性非严重型溃疡性结肠炎的门诊患者,连续 28 天,每日使用 1.35g 甲硝唑,不如每日 4.5g 柳氮磺吡啶有效。抗生素未被证明对长期溃疡性结肠炎有效。基于经验,静脉注射类固醇,同时使用甲硝唑和其他抗生素已用于治疗急性加重型溃疡性结肠炎,尽管此方案的效果还未被证明[11]。

9. 预防咽皮肤瘘 美国 FDA 未批准甲硝唑用于成人咽皮肤瘘的预防。Micromedex 有效性、推荐等级和证据强度:

有效性等级:Class Ⅱa,证据支持有效(成人)(Evidence Favors Efficacy)。

推荐等级:Class Ⅱb(成人),在某些情况下推荐使用(Recommended,In Some)。

证据强度:Category C(成人)。

甲硝唑在预防咽皮肤瘘的形成方面有疗效。

成人:在预防方案中加入甲硝唑后,全喉头切除术后的咽皮肤瘘形成从 35% 降低至 10%[12]。预防性地使用甲硝唑,全喉头切除术后的咽皮肤瘘形成减少了[13]。

10. 预防早产 美国 FDA 未批准甲硝唑用于成人预防早产。Micromedex 有效性、推荐等级和证据强度:

有效性等级:Class Ⅱa,证据支持有效(成人)(Evidence Favors Efficacy)。

推荐等级:Class Ⅱa(成人),大多数情况下推荐(Recommended,In Most)。

证据强度:CategoryB(成人)。

对于患有细菌性阴道病的妊娠期患者,使用甲硝唑能有效预防早产。

在一项关于患有无症状毛滴虫引发的阴道病的随机研究中,甲硝唑与早产风险的增加有关。

成人:相比于接受安慰剂的妊娠期患者,接受甲硝唑治疗无症状性阴道毛滴虫病的患者有更高的早产风险(怀孕 37 周前)。在一项随机、双盲研究中,培养确认患有无症状性阴道毛滴虫病的妊娠期患者,随机接受两次 2g 的药物,间隔 48 小时,甲硝唑($n=320$)或安慰剂($n=297$)。在接受初始剂量至少 14 天后,大约在怀孕 24~29 周,患者又重复接受了一次原有治疗方案。相较于接受安慰剂的患者,接受甲硝唑的患者明显更易在 37 孕周前生产(分别为 $n=60$ 和 $n=31$;RI:1.8,95%CI:1.2~2.7,$P=0.004$)。两组最主要的差异在自发早产方面;且 34~36 孕周阶段,早产的差异最为明显。在因早产或胎膜早破、宫缩抑制剂的使用、临床羊膜内感染或产后子宫内膜异位的住院率方面,两组没有显著差异。此外,接受甲硝唑的孕妇体内阴道毛滴虫病的存留仅为 7.4%,而接受安慰剂的孕妇高达 64.4%。研究者提供了一份有趣的观察报告,对于患有细菌性阴道病和阴道毛滴虫病两种疾病的孕妇,使用甲硝唑后,早产更为频发;然而,对于这种现象,他们既没有提供可比较的数据也没有潜在原理的阐述[14]。

对于患有细菌性阴道病的妇女,在妊娠中期使用甲硝唑和红霉素能减少早产发生率。具有早产风险的孕妇($n=624$)在平均 22.9 孕周时接受了细菌性阴道病的检测,然后随机使用了甲硝唑(连续 7 天,每日 3 次,每次 250mg)和红霉素(连续 14 天,每日 3 次,每次 333mg)或安慰剂。在明确患有阴道病的妇女中,接受了安慰剂的患者中有 49% 在 37 周前生产,而使用抗生素的妇女中有 31% 早产[15]。

安慰剂对照试验中,对于有早产前例且被诊断患有细菌性阴道病的孕妇,甲硝唑能有效预防早产。80 个曾经有早产经历的孕妇在怀孕 13~20 周期间接受了细菌阴道病的检测,结果均为阳性。这些孕妇随机接受了安慰剂(维生素 C 片),或连续 7 天、每日 3 次、每次 250mg 的甲硝唑。相比于安慰剂组,在接受甲硝唑的患者中,因早产住院的情况明显更少,低于 37 孕周生产的婴儿更少,出生体重低于 2 500g 的婴儿更少[16]。

11. 脂溢性皮炎　美国 FDA 未批准甲硝唑用于成人脂溢性皮炎。Micromedex 有效性、推荐等级和证据强度:

有效性等级:Class Ⅱa,证据支持有效(成人)(Evidence Favors Efficacy)。

推荐等级:Class Ⅱb(成人),在某些情况下推荐使用(Recommended,In Some)。

证据强度:Category B(成人)。

局部制剂有效地清除与脂溢性皮炎相关的皮肤损害。

成人:在完全清除或显著减少与脂溢性皮炎相关的皮肤损害过程中,甲硝唑的局部应用很有效。在一项随机、双盲的临床研究中,患有脂溢性皮炎的患者在经历 2 周的洗脱期后,被指定接受安慰剂(载体凝胶,$n=22$)或甲硝唑(1%

凝胶,$n=22$)治疗,进行每天 2 次时长 8 周的感染皮肤局部处理。在接受甲硝唑处理的患者中,第 2 周就发生了皮肤损伤显著的减少(P 值未给出),第 8 周时,平均皮肤损害程度也明显降低(相比于安慰剂,分别为 7.9 vs28.5;$P<0.001$)。最后,在第 8 周的整体评价中,与 2 名接受安慰剂的患者相比,14 名接受甲硝唑的患者在皮肤损害的清除上有了明显的改善($P<0.001$)。相比于安慰组的 2 名患者,3 名接受甲硝唑的患者表现为发病率上的中度改善。局部甲硝唑的使用能被所有接受者很好地耐受,只有 2 名患者报告在第 4 周时出现了轻度的皮肤干燥,随后在未经处理的情况下自愈[17]。

12. Sweet 综合征　美国 FDA 未批准甲硝唑用于成人 Sweet 综合征。Micromedex 有效性、推荐等级和证据强度:

有效性等级:Class IIb,有效性具有争议(成人)(Evidence is Inconclusive)。

推荐等级:Class IIb(成人),在某些情况下推荐使用(Recommended,In Some)。

证据强度:Category C(成人)。

1 名患有 Sweet 综合征的患者对甲硝唑有响应。

为了确定药物对此症状的作用,需要进行良好的试验。

成人:在已报道的案例中,描述了 1 名对甲硝唑有良好反应的 Sweet 综合征的患者。Sweet 综合征,也叫急性发热性嗜中性皮病,普遍使用类固醇治疗。此报告中的患者经历了为期数年的类固醇、氨苯砜和秋水仙碱的联合治疗。在经过每天 3 次,每次 500mg 的甲硝唑治疗后,该患者的情况有改善(肛周病变和关节炎好转)。然后此患者终止了其他药物的使用,仅使用甲硝唑治疗,保持无症状。18 个月的治疗之后,终止了甲硝唑的使用,症状重新出现。继续甲硝唑的使用,症状又得到缓解。还需要进行比较甲硝唑和传统疗法的试验,从而更好地定义甲硝唑在治疗 Sweet 综合征中的作用。

【参考文献】

[1] Micromedex(172).Truven Health Analytics Inc.,2017 [2017-04-03].http://www.micromedexsolutions.com.

[2] SANDLER RS,GOLDEN AL.Epidemiology of Crohn's disease.J Clin Gastroenterol,1986,8(2):160-165.

［3］ BERNSTEIN LH, FRANK MS, BRANDT LJ, et al. Healing of perineal Crohn's disease with metronidazole. Gastroenterology 1980,79(3):599.

［4］ BOYCE EG, COOKSON ET, BOND WS. Persistent metronidazole-induced peripheral neuropathy. DICP, 1990, 24 (1): 19-21.

［5］ Centers for Disease Control and Prevention. Sexually transmitted diseases (STDs):prevention. Atlanta:Centers for Disease Control and Prevention,2015.

［6］ SEMER JM,FRIEDLAND P,VAISBERG M,et al. The use of metronidazole in the treatment of alcoholism:a pilot study. Am J Psychiatry,1966,123(6):722-724.

［7］ SANSOY OM. Evaluation of metronidazole in the treatment of alcoholism:a comprehensive three-year study comprising 60 cases. Rocky Mountain Med J,1970,67(2):43-47.

［8］ HILL ID, MANN MD, HOUSEHAM KC, et al. Use of oral gentamicin,metronidazole,and cholestyramide in the treatment of severe persistent diarrhea in infants. Pediatrics, 1986, 77 (4): 477-481.

［9］ HILL ID,MANN MD,BOWIE MD. Successful management of persistent diarrhea in infants. S Afr Med J,1980,58(6): 241-243.

［10］ HEDSTROM SA. Treatment of anginose infectious mononucleosis with metronidazole:a controlled clinical and laboratory study. Scand J Infect Dis,1980,12(4):265-269.

［11］ GILAT T,SUISSA A,LEICHTMAN G,et al. A comparative study of metronidazole and sulfasalazine in active, not severe, ulcerative colitis. J Clin Gastroenterol, 1987, 9 (4): 415-417.

［12］ INNES AJ, WINDLE-TAYLOR PC, & HARRISON DF: The role of metronidazole in the prevention of fistulae following total laryngectomy. Clin Oncol,1980,6(1):71-77.

［13］ JOHANSEN LV,OVERGAARD J,ELBROND O. Pharyngo-cutaneous fistulae after laryngectomy:influence of previous radiotherapy and prophylactic metronidazole. Cancer, 1988, 61 (4):673-678.

[14] KLEBANOFF MA,CAREY JC,HAUTH JC,et al.Failure of metronidazole to prevent preterm delivery among pregnant women with asymptomatic trichomonas vaginalis infection.N Engl J Med, 2001,345(7):487-493.

[15] HAUTH JC,GOLDENBERG RL,ANDREWS WW,et al.Reduced incidence of preterm delivery with metronidazole and erythromycin in women with bacterial vaginosis.N Engl J Med, 1995,333(26):1732-1736.

[16] MORALES WJ,SCHORR S,ALBRITTON J.Effect of metronidazole in patients with preterm birth in preceding pregnancy and bacterial vaginosis:a placebo-controlled,double-blind study.Am J Obstet Gynecol,1994,171(12):345-347.

[17] PARSAD D,PANDHI R,NEGI KS,et al.Topical metronidazole in seborrheic dermatitis - a double-blind study.Dermatology,2001,202(1):35-37.

替硝唑 Tinidazole

【已批准的适应证】

本品用于证实或很可能由拟杆菌属(脆弱拟杆菌、其他拟杆菌)、厌氧芽孢梭菌属、消化球菌属、真杆菌、发酵链球菌、韦荣菌属等厌氧菌引起的下列感染：

1. 用于各种厌氧菌感染,如败血症、骨髓炎、腹腔感染、盆腔感染、胃肠道和女性生殖系统感染、肺支气管感染、鼻窦炎、皮肤蜂窝织炎、牙周感染、口腔炎、肛周脓肿、假膜性结肠炎、溃疡性牙龈炎、糖尿病坏疽及术后伤口感染。

2. 用于预防术后厌氧菌引起的感染,用于结肠直肠手术、妇产科手术及口腔手术等的术前预防用药。尤适合于胃肠道和女性生殖系统厌氧菌感染。

3. 用于肠道及肠道外阿米巴病、阴道毛滴虫病、贾第虫病、加德纳阴道炎等的治疗。

4. 也可作为甲硝唑的替代药用于幽门螺杆菌所致的胃窦炎及消化性溃疡的治疗。

【说明书之外的用法】

非淋菌性尿道炎。患者复发或持续性尿道炎,患者初始治疗依从性好且可以排除再暴露的情况:2g 单剂量口服加用阿奇霉素 1g 单剂量口服(若非首次治疗)。

【依据等级】

美国 FDA 未批准替硝唑用于治疗成人非淋菌性尿道炎。Micromedex 有效性、推荐等级和证据强度：

有效性等级：Class Ⅱa，证据支持有效（成人）（Evidence Favors Efficacy）。

推荐等级：Class Ⅱb，在某些情况下推荐使用（成人）（Recommended，In Some）。

证据强度：Category C（成人）[1]。

指南：美国 CDC 推荐替硝唑和阿奇霉素（如不用于首次治疗）联用，用于初始治疗依从性良好并可排除再暴露的复发或持续性非淋菌性尿道炎的患者[2]。

【参考文献】

［1］Micromedex（172）.Truven Health Analytics Inc.，2017［2017-04-03］.http://www.micromedexsolutions.com.

［2］Centers for Disease Control and Prevention.Sexually transmitted diseases（STDs）：prevention.Atlanta：Centers for Disease Control and Prevention，2015.

磺胺甲噁唑/甲氧苄啶
Sulfamethoxazole/Trimethoprim

【已批准的适应证】

近年来由于许多临床常见病原菌对本品常呈现耐药，故治疗细菌感染需参考药敏结果，本品的主要适应证为敏感菌株所致的下列感染：

1. 大肠埃希杆菌、克雷伯菌属、肠杆菌属、奇异变形杆菌、普通变形杆菌和莫根菌属敏感菌株所致的尿路感染。

2. 肺炎链球菌或流感嗜血杆菌所致的 2 岁以上小儿急性中耳炎。

3. 肺炎链球菌或流感嗜血杆菌所致的成人慢性支气管炎急性发作。

4. 由福氏或宋内志贺菌敏感菌株所致的肠道感染、志贺菌感染。

5. 治疗肺孢子菌肺炎，本品系首选。

6. 肺孢子菌肺炎的预防，可用于已有肺孢子菌肺炎至少一次发作史的患者，或 HIV 成人感染者，其 CD4 淋巴细胞计数≤200/μl 或少于总淋巴细胞数的 20%。

7. 由肠产毒性大肠埃希杆菌(ETEC)所致的旅游者腹泻。

【说明书之外的用法】

1. 腹股沟肉芽肿　磺胺甲噁唑 800mg/甲氧苄啶 160mg,每日 2 次口服,持续至少 3 周。治疗应持续到所有创面都完全愈合。

2. 皮肤和/或皮下组织感染　成人:磺胺甲噁唑 800~1 600mg/甲氧苄啶 160~320mg,每日 2 次口服。

儿童:8~12mg/(kg·d)(按照甲氧苄啶计算),静脉注射,每 6 小时给药 1 次;8~12mg/(kg·d)(按照甲氧苄啶计算),口服,每 12 小时给药 1 次。

3. 腹膜炎　自发性细菌性腹膜炎预防。

口服:磺胺甲噁唑 800mg/甲氧苄啶 160mg,每日 1 次或每周 5 次。预防自发性腹膜炎每日 1 次给药优于间断给药,因为后者容易导致耐药发生。

4. 肺囊性纤维化急性加重　成人:磺胺甲噁唑(25mg/kg)/甲氧苄啶(5mg/kg),每 6 小时 1 次(研究剂量)。

儿童:磺胺甲噁唑(25mg/kg)/甲氧苄啶(5mg/kg),每 6 小时 1 次(研究剂量)。

5. 替代大环内酯治疗百日咳　磺胺甲噁唑 1 600mg/甲氧苄啶 320mg,分 2 次口服,持续 14 天[美国疾病控制与预防中心(CDC)关于百日咳的治疗和暴露后预防推荐抗菌剂的指南剂量]。

年龄≥2 个月儿童:磺胺甲噁唑 40mg/(kg·d)和甲氧苄啶 8mg/(kg·d),口服,分 2 次给药,持续 14 天[美国疾病控制与预防中心(CDC)关于百日咳的治疗和暴露后预防推荐抗菌剂的指南剂量]。

6. 鼻窦炎

(1)成人:磺胺甲噁唑 800mg/甲氧苄啶 160mg,每天 2次,口服持续至少 3~14 天。

(2)儿童:指南中推荐的儿童剂量明显高于其他资料中推荐的剂量,标准儿童参考剂量如下,>2 个月、轻、中度感染 8~12mg/(kg·d)(按照甲氧苄啶计算)口服,分 2 次给药;重度感染 20mg/(kg·d)(按照甲氧苄啶计算)口服,每 6~8 小时给药 1 次。

（3）鼻窦炎：成人短疗程治疗，磺胺甲噁唑 800mg/甲氧苄啶 160mg，口服，每日 2 次，持续 3 天。

成人标准疗程治疗：磺胺甲噁唑 800mg/甲氧苄啶 160 mg，口服，每日 2 次，持续 10 天。

7. 气单胞菌感染。

8. 细菌性心内膜炎。

9. 霍乱。

10. 预防 HIV 患者的机会性感染。

11. 预防耐甲氧西林金黄色葡萄球菌感染，预防葡萄球菌肺炎。

12. 沙门氏菌感染。

13. 嗜麦芽窄食单胞菌感染。

14. 肉芽肿性血管炎。

15. 放线菌病。

【依据等级】

1. 腹股沟肉芽肿　美国 CDC 指南推荐当多西环素不适用时，磺胺甲噁唑/甲氧苄啶可作为非妊娠期患者腹股沟肉芽肿的替代治疗方案，WHO 指南也有此推荐。

美国 FDA 未批准磺胺甲噁唑/甲氧苄啶用于成人腹股沟肉芽肿的治疗。Micromedex 有效性、推荐等级和证据强度：

有效性等级：Class Ⅱa，证据支持有效（成人）（Evidence Favors Efficacy）。

推荐等级：Class Ⅱb（成人），在某些情况下推荐使用（Recommended, In Some）。

证据强度：Category B（成人）[1]。

磺胺甲噁唑/甲氧苄啶是阿奇霉素的替代药物，用于治疗腹股沟肉芽肿。

2. 皮肤和/或皮下组织感染　美国 FDA 未批准磺胺甲噁唑/甲氧苄啶用于成人或儿童皮肤和/或皮下组织感染。Micromedex 有效性、推荐等级和证据强度：

有效性等级：Class Ⅱb，有效性具有争议（Evidence is Inconclusive）。

推荐等级：Class Ⅱb，在某些情况下推荐使用（Recommended, In Some）。

证据强度：Category B[1]。

磺胺甲噁唑/甲氧苄啶可用于治疗儿童甲氧西林敏感金

黄色葡萄球菌或 MRSA 皮肤软组织感染,但有效性证据较低[2]。

3. 腹膜炎　美国 FDA 未批准磺胺甲噁唑/甲氧苄啶用于成人腹膜炎的治疗。Micromedex 有效性、推荐等级和证据强度:

有效性等级:Class Ⅱa,证据支持有效(成人)(Evidence Favors Efficacy)。

推荐等级:Class Ⅱb(成人),在某些情况下推荐使用(Recommended,In Some)。

证据强度:Category C(成人)[2]。

60 名肝硬化腹水患者随机研究发现,磺胺甲噁唑/甲氧苄啶在防范自发性腹膜炎(spontaneous bacterial peritonitis,SBE)方面相比不采取预防更为有效、安全、经济[3]。

一项研究中,45 名腹膜炎的连续性非卧床腹膜透析患者中 38 例将磺胺甲噁唑/甲氧苄啶加入透析袋治疗成功[4]。

成人:磺胺甲噁唑/甲氧苄啶在防范 SBE 方面有效、安全、经济。在一项随机研究中,60 名肝硬化腹水患者或使用磺胺甲噁唑/甲氧苄啶片,1 片,每日 1 次,周一到周五用药;或不进行预防。中位随访 90 天后在非预防组 9 人发生 SBE 和腹膜外腹膜炎(30%),磺胺甲噁唑/甲氧苄啶组 1 人发生 SBE(3%)(P<0.05)。虽然差异不具有显著性,但磺胺甲噁唑/甲氧苄啶组死亡率更低(7% *vs* 21%)。

45 名疑似腹膜炎的持续性非卧床腹膜透析患者使用磺胺甲噁唑 400mg/甲氧苄啶 80mg 和肝素 1 000U,每日 4 次,加入 4 次透析袋中。如果病原菌敏感和/或患者治疗响应良好,上述治疗持续进行 2 周。如果病原菌耐药,临床响应不满意,患者使用病原菌特定抗生素进行治疗。45 例腹膜炎患者多数为表皮葡萄球菌和金黄色葡萄球菌感染,革兰氏阴性菌感染仅见于 3 例患者(大肠埃希氏菌、变形杆菌和假单胞菌)。45 名患者中 38 名治疗成功。仅有的不良反应为 5 名患者出现恶心和肠道不适。本研究中多次发生腹膜炎的患者未发生耐药。

4. 肺囊性纤维化急性加重　美国 FDA 未批准磺胺甲噁唑/甲氧苄啶用于成人及儿童肺囊性纤维化急性加重。Micromedex有效性、推荐等级和证据强度:

有效性等级：Class Ⅱa，证据支持有效（Evidence Favors Efficacy）。

推荐等级：Class Ⅱb，在某些情况下推荐使用（Recommended,In Some）。

证据强度：Category C[2]。

治疗洋葱伯克霍尔德菌和铜绿假单胞菌混合感染推荐使用头孢他啶联合氯霉素或磺胺甲噁唑/甲氧苄啶。

(1)成人：磺胺甲噁唑/甲氧苄啶（单独使用或合并氯霉素）用于囊性纤维化患者长期抑制洋葱伯克霍尔德菌呼吸道的繁殖，该治疗方式存在争议，因为长期抗生素使用可能增加抗生素耐药细菌的繁殖。

磺胺甲噁唑/甲氧苄啶被认为是洋葱伯克霍尔德（洋葱假单胞菌）治疗的可选药物。

(2)儿童：磺胺甲噁唑/甲氧苄啶治疗囊性纤维化患者肺部加重推荐剂量为磺胺甲噁唑 25mg/kg 和甲氧苄啶 5mg/kg，每 6 小时 1 次。治疗洋葱伯克霍尔德菌感染，磺胺甲噁唑/甲氧苄啶可单独使用或与氯霉素合用。治疗铜绿假单胞菌和洋葱伯克霍尔德菌混合感染推荐使用头孢他啶联合氯霉素或磺胺甲噁唑/甲氧苄啶。

5. 替代大环内酯治疗百日咳　美国 FDA 未批准磺胺甲噁唑/甲氧苄啶作为大环内酯类抗生素的替代药物治疗成人及儿童百日咳。Micromedex 有效性、推荐等级和证据强度：

有效性等级：Class Ⅰ，治疗有效（Effective）。

推荐等级：Class Ⅱb，在某些情况下推荐使用（Recommended,In Some）。

证据强度：Category B[2]。

磺胺甲噁唑/甲氧苄啶推荐作为 2 个月及以上、大环内酯类存在禁忌证、不能耐受的不良反应或感染耐红霉素百日咳鲍特菌的患者，治疗或暴露后预防用药。由于存在胆红素脑病风险，磺胺甲噁唑/甲氧苄啶不能用于小于 2 个月的婴儿的治疗或暴露后预防。

建议暴露后预防症状性（如咳嗽）亲密接触，结果显示患者在咳嗽开始后 21 天内服用时，可预防无症状家庭接触的症状性感染。建议在暴露环境中进行暴露后预防，包括高危接触者（例如，12 个月以下的婴儿及妊娠晚期）。如果患者怀孕或在使用磺胺甲噁唑/甲氧苄啶时怀孕，告知患者药物可能危害胎儿[5]。

6. 鼻窦炎　基于循证证据的指南推荐,青霉素过敏患者磺胺甲噁唑/甲氧苄啶可作为一线治疗药物。用于鼻窦炎的治疗时,有可能出现磺胺甲噁唑/甲氧苄啶耐药,怀疑耐药的患者应选用其他药物治疗。

美国 FDA 未批准磺胺甲噁唑/甲氧苄啶用于成人鼻窦炎。Micromedex 有效性、推荐等级和证据强度:

有效性等级: Class Ⅱa,证据支持有效(成人)(Evidence Favors Efficacy)。

推荐等级: Class Ⅱb(成人),在某些情况下推荐使用(Recommended,In Some)。

证据强度: Category B(成人)[2]。

急性非复杂性细菌性鼻窦炎(acute uncomplicated bacterial rhinosinusitis,ABRS)的经验性抗生素治疗应仅用于临床确诊患者,确诊基于病毒性上呼吸道感染症状改善后,出现持续性症状/体征(≥10 天)加重 3~4 天(高热、体温≥38.9℃和脓性鼻分泌物或面部疼痛),或出现症状/体征的持续加重(新出现的发热、头痛、鼻部分泌物增多)。

磺胺甲噁唑/甲氧苄啶不推荐作为 ABRS 的经验性治疗,因为肺炎链球菌和流感嗜血杆菌耐药率较高。阿莫西林/克拉维酸推荐用于成人和儿童 ABRS 的经验治疗。

成人:

(1)指南推荐:初始经验治疗,美国感染病学会指南推荐,存在 ABRS 的症状和体征的患者应仅在 ABRS 确诊后进行经验性治疗。区分细菌性和病毒性鼻窦炎的诊断标准如下:在病毒性上呼吸道感染持续 5~6 天初步缓解后,症状/体征持续≥10 天没有任何临床好转的迹象,或出现严重的症状/体征(体温≥38.9℃、脓性鼻分泌物或面部疼痛)3~4 天,或症状持续加重新出现发热、头痛、鼻部分泌物增多[6]。

(2)经验性治疗:甲氧苄啶/磺胺甲噁唑不推荐用于 ABRS 的经验性治疗,因为肺炎链球菌和流感嗜血杆菌耐药率高(约 30%~40%)。阿莫西林/克拉维酸替代阿莫西林作为 ABRS 的初始经验性治疗用药,成人治疗 5~7 天。成人初始经验治疗替代用药为多西环素。当口服 β-内酰胺过敏,可口服多西环素、左氧氟沙星、莫西沙星。严重病例需入院治疗,使用静脉氨苄西林/舒巴坦、左氧氟沙星或莫西沙星(口服或静脉),或静脉输注头孢曲松或头孢呋辛。在青霉素不敏感肺炎链球菌高流行地区(≥10%),严重感染(有全身感染证据,体温≥39℃,有化脓性并发症风险),年龄≥65 岁,近期住院,在近 1 个月使用抗生素,或免疫抑制的患者中,高剂量阿莫西林/克拉维酸[2g 或 90mg/(kg·d),口服,每日 2次]是 ABRS 初始治疗失败后的二线治疗方案。初始治疗失败或存在耐药风险的情况下,也可口服左氧氟沙星或阿莫西林。大环内酯类抗生素(克拉霉素、阿奇霉素)或第二、三代头孢口服给药,不推荐用于 ABRS 的经验性治疗,由于肺炎链球菌耐药程度高或耐药率差异较大。同时,经验性治疗不必常规覆盖金黄色葡萄球菌或 MRSA。

(3)临床数据:一项研究显示磺胺甲噁唑/甲氧苄啶 3 天和 10 天疗程用于治疗急性、非复杂性上颌窦炎,疗效无差异。80 名患者随机接受 1 片磺胺甲噁唑/甲氧苄啶,每日 2 次,持续 10 天;或持续 3 天+7 天安慰剂。两组在治疗后 2 周、1 个月或 2 个月后,治愈率没有显著差异,3 天组为 77%,10 天组为 76%[7]。

7. 气单胞菌感染 美国 FDA 未批准磺胺甲噁唑/甲氧苄啶用于成人气单胞菌感染。Micromedex 有效性、推荐等级和证据强度:

有效性等级: Class Ⅱa,证据支持有效(成人)(Evidence Favors Efficacy)。

推荐等级: Class Ⅱa(成人),大多数情况下推荐(Recommended,In Most)。

证据强度: Category C(成人)。

磺胺甲噁唑/甲氧苄啶是气单胞菌感染治疗的可选药物。

8. 细菌性心内膜炎 美国 FDA 未批准磺胺甲噁唑/甲氧苄啶用于成人及儿童细菌性心内膜炎的治疗。Micromedex 有效性、推荐等级和证据强度:

有效性等级: Class Ⅱb,有效性具有争议(Evidence is Inconclusive)。

推荐等级: Class Ⅱb,在某些情况下推荐使用(Recommended,In Some)。

证据强度: Category C。

成人:磺胺甲噁唑/甲氧苄啶在治疗传统方案无效的革

兰氏阴性菌心内膜炎方面有疗效,一名 60 岁的男性主动脉瓣狭窄患者,在进行腹部手术时患心内膜炎。培养出肺炎克雷伯菌和醋酸钙不动杆菌后,静脉给予庆大霉素和头孢菌素。体外实验显示,细菌对上述两种药物均敏感,但临床无好转。治疗方案改为静脉庆大霉素和口服磺胺甲噁唑 400mg/甲氧苄啶 80mg,每 8 小时 1 次。3 周后患者退热,WBC 计数逐渐恢复到正常,血培养均为阴性。磺胺甲噁唑/甲氧苄啶持续使用直到患者进行主动脉瓣置换和右冠脉旁路移植术。磺胺甲噁唑/甲氧苄啶逐渐减量,并保持无感染状态 5 年[8]。

9. 霍乱 美国 FDA 未批准磺胺甲噁唑/甲氧苄啶用于儿童霍乱。Micromedex 有效性、推荐等级和证据强度:

有效性等级:Class IIa,证据支持有效(儿童)(Evidence Favors Efficacy)。

推荐等级:Class IIa(儿童),大多数情况下推荐(Recommended,In Most)。

证据强度:Category B(儿童)。

磺胺甲噁唑/甲氧苄啶可能对霍乱治疗有益[8]。

儿童:在补充液体和电解质的同时,辅助使用磺胺甲噁唑/甲氧苄啶对治疗儿童霍乱可能有效。推荐剂量为磺胺甲噁唑 25mg/kg 和甲氧苄啶 5mg/kg,每日 2 次持续 3 天。霍乱的抗生素治疗可减少腹泻的时间,减少排菌的时间,也缩短液体补充的治疗时间。

10. 预防 HIV 患者的机会性感染 美国 FDA 未批准磺胺甲噁唑/甲氧苄啶用于预防成人 HIV 患者的机会性感染。Micromedex 有效性、推荐等级和证据强度:

有效性等级:Class IIa,证据支持有效(成人)(Evidence Favors Efficacy)。

推荐等级:Class IIb(成人),在某些情况下推荐使用(Recommended,In Some)。

证据强度:Category B(成人)。

在撒哈拉以南非洲地区开展的一项随机、双盲、安慰剂对照研究中发现,在 HIV 感染的早期阶段每日使用磺胺甲噁唑 800mg/甲氧苄啶 160mg 进行预防,相比安慰剂可显著减少多种细菌和寄生虫感染所致的严重临床事件(肺孢子菌感染除外)[9]。

在撒哈拉以南非洲地区开展的一项随机、安慰剂对照研究发现($n = 771$)，每日使用磺胺甲噁唑/甲氧苄啶耐受性良好，并可显著减少 HIV 患者结核的患病率和死亡率[10]。

另一项在撒哈拉以南非洲地区开展的双盲、安慰剂对照研究($n = 1\ 003$)显示，预防性口服磺胺甲噁唑/甲氧苄啶可减少 HIV 患者肺结核的病死率[11]。

一项前瞻性、开放标签、非随机队列研究纳入了 1 160 名 HIV 感染的撒哈拉以南的非洲地区患者，发现每日磺胺甲噁唑/甲氧苄啶可预防疟疾并减少抗叶酸剂耐药的恶性疟原虫的发生率，但肺炎链球菌和大肠埃希氏菌等共生菌耐药率增加。

成人：在撒哈拉以南非洲地区开展的一项随机、双盲、安慰剂对照研究发现在 HIV-1 感染早期阶段使用磺胺甲噁唑 800mg/甲氧苄啶 160mg，每日 1 次进行预防治疗，相比安慰剂可显著减少多种细菌和寄生虫感染导致的严重的临床事件（肺孢子菌感染除外）。共有 545 名患者 HIV-1 血清阳性或 HIV-1 和 HIV-2 血清双阳性，WHO 分期为 2 或 3 期。每日接受磺胺甲噁唑/甲氧苄啶或安慰剂的治疗。研究的主要终点为发生严重临床事件，定义为死亡或任何原因所致的入院。次要终点为患病，特别是罹患可被磺胺甲噁唑/甲氧苄啶预防的疾病（包括细菌、弓形虫、等孢球虫、奴卡菌、肺子菌、疟原虫感染）和药物不良反应。共记录 318 例严重事件，磺胺甲噁唑/甲氧苄啶组 120 例，安慰剂组 198 例。死亡 87 例（27%），入院但未死亡 231 例（73%）。发生至少 1 例次严重事件的例数，磺胺甲噁唑/甲氧苄啶组显著低于安慰剂组（84 vs 124，$P = 0.000\ 1$）。在 12 个月的随访过程中，磺胺甲噁唑/甲氧苄啶组仍然没有严重临床事件的患者所占比例为 63.7%，安慰剂组为 45.8%（$P = 0.000\ 1$）。总体生存率在磺胺甲噁唑/甲氧苄啶组和安慰剂组无显著差异（死亡人数分别为 41 例 vs 46 例）。在至少有 1 个严重事件的患者中，磺胺甲噁唑/甲氧苄啶组和安慰剂组最显著的不同在细菌性肺炎（$P = 0.000\ 9$）、疟疾（$P = 0.007$）、急性无法解释的发热（$P = 0.005$）的发生率方面。没有受试者被诊断为肺孢子菌肺炎。接受磺胺甲噁唑/甲氧苄啶治疗的患者相比安慰剂组，中性粒细胞减少的发生率显著较高（62 例 vs 26 例，$P = 0.000\ 1$）。HIV-1 患者早期使用磺胺甲噁唑/甲氧苄啶预防，可减少机会性感染的发生率。

每日使用磺胺甲噁唑/甲氧苄啶耐受性良好并可显著减少 HIV-1 患者 TB 的患病率和死亡率。在撒哈拉南部非洲地区开展的一个随机、安慰剂、对照研究中,771 名 HIV-1 血清阳性或 HIV-1 和 HIV-2 血清双阳性患者,在标准 6 个月 TB 治疗开始后 1 个月,肺结核痰涂片阳性的患者随机分配,服用磺胺甲噁唑 800mg/甲氧苄啶 160mg 或安慰剂,每日 1 次。中位随访时间安慰剂组为 10.1 个月,磺胺甲噁唑/甲氧苄啶组为 10.8 个月。安慰剂组 86 例患者死亡,磺胺甲噁唑/甲氧苄啶组 51 例死亡。安慰剂组估计死亡率为 25.4%,磺胺甲噁唑/甲氧苄啶组为 13.8%,死亡率降低($P<0.001$)。磺胺甲噁唑/甲氧苄啶组住院治疗 29 人,安慰剂组 47 人,入院风险减少43%($P=0.02$)。导致住院的最常见原因为 TB、肠炎和败血症。磺胺甲恶唑/甲氧苄氨嘧啶组败血症($P=0.01$)和非伤寒沙门氏菌病引起的肠炎($P=0.02$ 和 0.04)住院人数显著下降。磺胺甲噁唑/甲氧苄啶组呼吸系统($P=0.02$)和胃肠道不良事件($P=0.003$)发生率比安慰剂组低。

11. 预防耐甲氧西林金黄色葡萄球菌感染,预防葡萄球菌肺炎　美国 FDA 未批准磺胺甲噁唑/甲氧苄啶用于成人预防耐甲氧西林金黄色葡萄球菌感染,预防葡萄球菌肺炎。Micromedex有效性、推荐等级和证据强度:

有效性等级:Class Ⅱb,有效性具有争议(成人)(Evidence is Inconclusive)。

推荐等级:Class Ⅱb(成人),在某些情况下推荐使用(Recommended,In Some)。

证据强度:Category B(成人)。

成人:磺胺甲噁唑 400mg/甲氧苄啶 80mg,每日 3 次,持续10 天,用于全身至少 20%烧伤、使用鼻胃管的患者,可以显著降低 MRSA 相关肺炎。该研究($n=40$)中磺胺甲噁唑/甲氧苄啶组 MRSA 相关肺炎的发生率只有 5%,而安慰剂组发生率为 37%($P=0.017$)。磺胺甲噁唑/甲氧苄啶预防治疗后,所有病原体导致肺炎也减少(10% vs 53%,$P=0.005$)。死亡率和不良反应在两组间没有显著性差异[12]。

12. 沙门氏菌感染　美国 FDA 未批准磺胺甲噁唑/甲氧苄啶用于成人及儿童沙门氏菌感染。Micromedex 有效性、推荐等级和证据强度:

有效性等级：Class Ⅱb，有效性具有争议（Evidence is Inconclusive）。

推荐等级：Class Ⅱb，在某些情况下推荐使用（Recommended，In Some）。

证据强度：Category C。

（1）成人：炎症性肠病患者沙门氏菌感染发生率增加。一名 22 岁女性，4 年前诊断为溃疡性结肠炎，使用柳氮磺吡啶每日 3g 进行长期治疗。入院 5 周前患者出现血便和严重腹痛，柳氮磺吡啶加量至 4g/d 并加用泼尼松 40mg/d。入院时患者弥漫性腹痛、肌肉僵硬，进行重症监护及全肠外营养，使用氢化可的松琥珀酸钠，柳氮磺吡啶 4g/d。患者治疗无响应考虑进行结肠切除。然而第 8 天粪便培养 B 型沙门氏菌。患者随后使用磺胺甲噁唑 800mg/甲氧苄啶 160mg，每日 2 次，2 日后患者情况显著好转，6 天后出院，在院外完成 2 周的磺胺甲噁唑/甲氧苄啶治疗。患者同时继续使用柳氮磺吡啶 4g/d，泼尼松 30mg/d 和铁补充剂。9 个月后随访时患者仍无症状，使用柳氮磺吡啶 3g/d[13-14]。

（2）儿童：口服或静脉磺胺甲噁唑/甲氧苄啶[甲氧苄啶 10~20mg/（kg·d）]，可有效治疗其他抗生素（氯霉素、氨苄西林）无响应的复发性婴儿沙门氏菌脑膜炎。研究者提示当氨苄西林和氯霉素单用或联合无效时，推荐磺胺甲噁唑/甲氧苄啶治疗沙门氏菌感染。

13. 嗜麦芽窄食单胞菌感染　美国 FDA 未批准磺胺甲噁唑/甲氧苄啶用于成人嗜麦芽窄食单胞菌感染感染。Micromedex 有效性、推荐等级和证据强度：

有效性等级：Class Ⅱa，证据支持有效（成人）（Evidence Favors Efficacy）。

推荐等级：Class Ⅱa（成人），大多数情况下推荐（Recommended，In Most）。

证据强度：Category C（成人）。

磺胺甲噁唑/甲氧苄啶是治疗嗜麦芽窄食单胞菌感染的可选药物。

成人：合并使用静脉磺胺甲噁唑/甲氧苄啶（以甲氧苄啶计，240mg，每 6 小时 1 次）和替卡西林克拉维酸（4g，每 4 小时 1 次）成功治愈 1 例 60 岁女性嗜麦芽窄食单胞菌感染心内膜炎患者。

14. 肉芽肿性血管炎　美国 FDA 未批准磺胺甲噁唑/甲氧苄啶用于成人肉芽肿性血管炎。Micromedex 有效性、推荐等级和证据强度:

有效性等级:Class Ⅱa,证据支持有效(成人)(Evidence Favors Efficacy)。

推荐等级:Class Ⅱb(成人),在某些情况下推荐使用(Recommended,In Some)。

证据强度:Category B(成人)。

对环磷酰胺和糖皮质激素无反应的患者,或需要较大剂量的上述药物的患者,可能对磺胺甲噁唑/甲氧苄啶有效。

一项为期 2 年、安慰剂对照研究显示,磺胺甲噁唑/甲氧苄啶可显著减少肉芽肿性血管炎患者的复发($n = 81$)[15]。

成人:最常用剂量为磺胺甲噁唑 800mg/甲氧苄啶 160mg,每日 2 次,持续 2~8 周,随后将剂量降至 800mg/160mg 每日 1次。对环磷酰胺和糖皮质激素无反应的患者,或需要较大剂量的上述药物的患者,可能对磺胺甲噁唑/甲氧苄啶有效。

磺胺甲噁唑/甲氧苄啶可显著减少肉芽肿性血管炎患者的复发。一项为期 2 年的研究对比磺胺甲噁唑/甲氧苄啶 1 片,每日 2 次和安慰剂在 81 名韦格纳肉芽肿病患者中的效果。入组时患者疾病处于缓解状态。磺胺甲噁唑/甲氧苄啶组患者(81%)相比安慰剂组(60%)的患者疾病保持缓解状态。

15. 放线菌病　美国 FDA 未批准磺胺甲噁唑/甲氧苄啶用于成人放线菌病。Micromedex 有效性、推荐等级和证据强度:

有效性等级:Class Ⅱa,证据支持有效(成人)(Evidence Favors Efficacy)。

推荐等级:Class Ⅱa(成人),大多数情况下推荐(Recommended,In Most)。

证据强度:Category B(成人)。

作为二阶段联合治疗的组成部分,磺胺甲噁唑/甲氧苄啶可有效治疗放线菌性足分支菌病[16]。

成人:二阶段联合治疗由 3 种药物组成,一项纳入了 7 位患者的试验显示,磺胺甲噁唑/甲氧苄啶可有效治疗放线菌性足分支菌病。第一阶段,患者入院后,静脉注射青霉素 1MU,每 6 小时 1 次;静脉注射庆大霉素 80mg,每日 2 次;口服磺胺甲噁唑 400mg/甲氧苄啶 80mg(1 片),每日 2 次,每次 2 片,持续 5~7 周的治疗。当病变处于稳定状态后,患者出院在家继续阿莫西林 500mg,每日 3 次及磺胺甲噁唑/甲氧苄啶(给药方案同前)持续治疗 2~5 个月。治疗开始 7~10 天后排脓停止,肿胀也在 2 周内减轻。在完成治疗的 5 名患者中总治疗时间为 6~16 个月(平均 10.7 个月)。停止治疗后,5 名患者随访期内均状态良好(观察期 16 个月)。其余 2 名患者效果显著,持续进行治疗。2 名患者发生庆大霉素相关不良反应后停用庆大霉素。

【参考文献】

[1] Micromedex(172).Truven Health Analytics Inc.,2017 [2017-04-03].http://www.micromedexsolutions.com.

[2] STEVENS DL,BISNO AL,CHAMBERS HF,et al.Practice guidelines for the diagnosis and management of skin and soft tissue infections:2014 update by the infectious diseases society of america.Clin Infect Dis,2014,59(2):e10-e52.

[3] SINGH N,GAYOWSKI T,YU VL,et al.Trimethoprim-sulfamethoxazole for the prevention of spontaneous bacterial peritonitis in cirrhosis:a randomized trial.Ann Intern Med,1995,122(8):595-598.

[4] GLASSON P,FAVRE H.Treatment of peritonitis in continuous ambulatory dialysis patients with co-trimoxazole.Nephron,1984,36(1):65-67.

[5] TIWARI T,MURPHY TV,MORAN J,et al.Recommended antimicrobial agents for the treatment and postexposure prophylaxis of pertussis:2005 CDC Guidelines.MMWR Recomm Rep,2005,54(RR-14):1-16.

[6] CHOW AW,BENNINGER MS,BROOK I,et al.IDSA clinical practice guideline for acute bacterial rhinosinusitis in children and adults.Clin Infect Dis,2012,54(8):e72-e112.

[7] GUTI RREZ RODERO F,MASI MM,CORT S J,et al. Endocarditis caused by Stenotrophomonas maltophilia:case report and review.Clin Infect Dis,1996,23(6):1261-1265.

[8] Centers for Disease Control (CDC).Update:cholera--Western Hemisphere, and recommendations for treatment of cholera.MMWR Morb Mortal Wkly Rep,1991,40(32):562-565.

［9］ANGLARET X，CHENE G，ATTIA A，et al.Early chemoprophylaxis with trimethoprim-sulphamethoxazole for HIV-1-infected adults in Abidjan，Cote d'Ivoire：a randomised trial.Lancet，1999，353（9163）：1463-1468.

［10］WIKTOR SZ，SASSAN-MOROKRO M，GRANT AD，et al.Efficacy of trimethoprim-sulphamethoxazole prophylaxis to decrease morbidity and mortality in HIV-1-infected patients with tuberculosis in Abidjan，Cote d'Ivoire：arandomised controlled trial.Lancet，1999，353（9163）：1469-1475.

［11］NUNN AJ，MWABA P，CHINTU C，et al.Role of cotrimoxazole prophylaxis in reducing mortality in HIV infected adults being treated for tuberculosis：randomised clinical trial.BMJ，2008，337：a257.

［12］KIMURA A，MOCHIZUKI T，NISHIZAWA K，et al.Trimethoprim-sulfamethoxazole for the prevention of methicillin-resistant Staphylococcus aureus pneumonia in severely burned patients.J Trauma，1998，45（2）：383-387.

［13］KRESSNER MS，WILLIAMS SE，BIEMPICA L，et al.Salmonellosis complicating ulcerative colitis.Treatment with trimethoprim-sulfamethoxazole.JAMA，1982，248（5）：584-585.

［14］MURPHY TF，FERNALD GW.Trimethoprim-sulfamethoxazole therapy for relapses of salmonella meningitis.Pediatr Infect Dis，1983，2（6）：465-468.

［15］STEGEMAN CA，TERVAERT JWC，DE JONG PE，et al.Trimethoprim-sulfamethoxazole（co-trimoxazole）for the prevention of relapses of Wegener's granulomatosis.Dutch Co-Trimoxazole Wegener Study Group.N Engl J Med，1996，335（1）：16-20.

［16］RAMAM M，GARG T，D'SOUZA P，et al.A two-step schedule for the treatment of actinomycotic mycetomas.Acta Derm Venereol，2000，80（5）：378-380.

多黏菌素 B Polymyxin B

【已批准的适应证】

主要应用于铜绿假单胞菌及其他假单胞菌引起的创面、尿路以及眼、耳、气管等部位感染，也可用于败血症、腹膜炎。

【说明书之外的用法】

1. 脑膜炎

(1) 成人:推荐剂量为每天 50 000U 鞘内注射,注射 3~4 天,直到脑脊液培养物呈阴性,糖含量恢复正常之后每隔 1 天注射 50 000U,至少注射 2 周。

(2) 儿童:对于婴儿和不足 2 岁的儿童,推荐的鞘内剂量为 20 000U/d,持续 3~4 天,或者每隔 1 天使用 25 000U。到脑脊液培养物呈阴性,糖含量恢复正常后,维持剂量每隔 1 天剂量为 25 000U 持续至少 2 周。

对于 2 岁以上的儿童,推荐的鞘内剂量为每天 50 000U,持续 3~4 天,脑脊液培养物呈阴性,糖含量恢复正常后,每隔 1 天剂量为 50 000U,持续至少 2 周。

2. 黏质沙雷菌感染。

【证据强度】

1. 脑膜炎　美国 FDA 仅批准鞘内多黏菌素 B 用于成人及儿童脑膜炎的治疗。Micromedex 有效性、推荐等级和证据强度:

有效性等级:Class Ⅰ,治疗有效(Effective)。

推荐等级:Class Ⅱb,在某些情况下推荐使用(Recommended,In Some)。

证据强度:Category B[1]。

用于治疗铜绿假单胞菌引起的脑膜炎,当潜在毒性较低的药物无效或存在禁忌时,本药也可用于治疗流感嗜血杆菌所致严重感染。对于革兰氏阴性菌脑膜炎,鞘内注射为有效的治疗方法。

成人:对于革兰氏阴性菌脑膜炎,多黏菌素 B 鞘内注射或鞘内注射加肌内注射为有效的治疗方法[2]。

2. 黏质沙雷菌感染　美国 FDA 未批准多黏菌素 B 用于治疗成人黏质沙雷菌感染。Micromedex 有效性、推荐等级和证据强度:

有效性等级:Class Ⅱb,有效性具有争议(成人)(Evidence is Inconclusive)。

推荐等级:Class Ⅱb,在某些情况下推荐使用(成人)(Recommended,In Some)。

证据强度:Category C(成人)。

摘要:多黏菌素 B 与其他抗生素联用可有效对抗黏质沙

雷菌。

成人:12 名耐药黏质沙雷菌感染(包括骨髓炎和菌血症)的患者经过多黏菌素 B 和利福平治疗。其中 8 名患者出现了临床和细菌学响应,1 名患者发生了二重感染,2 名患者在治疗满意阶段死于其他潜在原因,还有 1 名患者出现了肝毒性,停用药物[3]。

对 6 名黏质沙雷菌感染的患者肠外给予多黏菌素 B100~300mg/d 外加口服磺胺甲噁唑 1 600mg/d 和甲氧苄啶 320mg/d,6 名患者中 4 名临床症状改善及微生物学治愈。该剂量使 6 名患者中 5 名的血清杀菌滴度达到了 1∶8 甚至更高。

【参考文献】

[1] Micromedex(172).Truven Health Analytics Inc.,2017[2017-04-03].http://www.micromedexsolutions.com.

[2] FUREY W,CIRIC I,PARKER RH.Monitoring of intrathecal polymyxin B dosage during pseudomonas menigitis.IMJ Ill Med J,1971,139(5):506-510.

[3] OSTENSON RC,FIELDS BT,NOLAN CM.Polymyxin B and rifampin:new regimen for multiresistant serratia marcescens infections.Antimicrob Agents Chemother,1977,12(6):655-659.

抗分枝杆菌药

利福平 Rifampicin

【已批准的适应证】

1. 本品与其他抗结核药联合用于各种结核病的初治与复治,包括结核性脑膜炎的治疗。

2. 本品与其他药物联合用于麻风、非结核分枝杆菌感染的治疗。

3. 本品与万古霉素(静脉)可联合用于耐甲氧西林葡萄球菌所致的严重感染。利福平与红霉素联合方案用于军团菌属严重感染。

4. 用于无症状脑膜炎奈瑟菌带菌者,以消除鼻咽部脑膜炎奈瑟菌;但不适用于脑膜炎奈瑟菌感染的治疗。

【说明书之外的用法】

1. **布鲁氏菌病的辅助治疗**　成人常规剂量:与其他药物

联合给药,每日 15~20mg/kg,每日 1 次或每日 2 次给药;成人最大剂量每日 900mg。

2. 胆汁淤积性瘙痒症　如果胆红素<51.3μmol/L,每日 150mg;如果胆红素≥51.3μmol/L,则每次 150mg,每日 2 次。

3. 预防流感嗜血杆菌感染　成人:600mg,每日 1 次,疗程 4 天。

儿童:年龄≥1 个月的儿童常规剂量为每次 10mg/kg,每 12 小时 1 次,疗程 2 天,最大剂量每日 600mg;年龄<1 个月为每次 5mg/kg,每 12 小时 1 次,疗程 2 天。

4. 感染性心内膜炎(人工瓣膜)　成人:每次 300mg,每 8 小时 1 次,疗程至少 6 周(与其他药物联合使用);儿童每次 5mg/kg,每 8 小时 1 次,疗程至少 6 周(与其他药物联合使用),最大剂量每日 900mg。

【证据强度】

1. 布鲁氏菌病的辅助治疗　美国 FDA 未批准利福平用于成人和儿童布鲁氏菌病的辅助治疗。Micromedex 有效性、推荐等级和证据强度:

有效性等级:Class Ⅱa,证据支持有效(Evidence favors efficacy)。

推荐等级:Class Ⅰ,推荐(Recommended)。

证据强度:Category C[1]。

《美国儿科学会红皮书》推荐口服多西环素或四环素联合利福平作为治疗布鲁氏菌病的首选方案。由于复发率高因此不推荐单药疗法。然而,对于 8 岁以下的儿童,口服复方磺胺甲噁唑是首选方案。对于严重感染或并发症感染(如心内膜炎、脑膜炎、脊柱炎或骨髓炎)在四环素和利福平治疗方案的基础上可以加用庆大霉素[2]。

摘要:在系统回顾和荟萃分析中,比较了应用多西环素联合利福平与多西环素联合链霉素治疗成人布鲁氏菌病,两组随访 6 个月或长时间治疗的失败率有显著差别,多西环素联合利福平的治疗失败率明显较大[3]。在一项前瞻性、非盲、非随机研究中(n=181),对于 8~80 岁患有布鲁氏菌病的患者,在多西环素联合利福平的治疗方案中加入庆大霉素比多西环素联合利福平复发率低,但两组的治愈率没有显著的差别[4]。

成人:

（1）一项系统性回顾和荟萃分析中比较了不同方案治疗成人布鲁氏菌病，与多西环素联合链霉素相比，多西环素联合利福平的治疗失败率明显较大。所有纳入的研究均为成人患者的随机对照试验。因布鲁氏菌病脊柱和神经系统的并发症导致治疗方案存在显著差异，患有布鲁氏菌病性脊柱炎的患者被排除在外。受试者接受链霉素每日 1g，肌内注射，疗程 21 天（6 项研究）或 14 天（2 项研究）。大部分研究中给予多西环素每日 200mg，疗程 6 周。治疗失败定义为治疗后持续的疾病症状和体征，或结束后症状和体征复发伴随血清学检测阳性或阳性指标的增加。尽管在 6 个月以内的随访中多西环素联合利福平组与多西环素联合链霉素组在治疗失败率方面没有显著的差异（6 项研究，$n=490$；RR：1.3；95%CI：0.78～2.17）。但在 6 个月以后的随访中，与多西环素联合链霉素相比，多西环素联合利福平治疗失败的风险率增加（7 项研究，$n=567$；RR：1.91；95%CI：1.07～3.42）。同样，在 6 个月以后的随访中，与多西环素联合链霉素相比，多西环素联合利福平的复发率明显增加（7 项研究，$n=567$；RR：1.91；95%CI：1.07～3.42）。只有 2 项研究（$n=193$）报告了由于严重不良反应导致治疗方案的改变，且在 2 个治疗组之间没有显著差异。对 5 项研究（$n=473$）的分析中，报告了轻微不良事件，主要是胃肠道不良反应，2 个治疗组之间也未存在显著差异（RR：1.38；95%CI：0.99～1.92）[3]。

（2）一项前瞻性、非盲、非随机研究（$n=181$）中，对治疗布鲁氏菌病的患者（年龄范围 8～80 岁；中位数 33 岁），治疗前 7～10 天在多西环素联合利福平治疗的基础上添加庆大霉素，比单独应用多西环素联合利福平可显著减少复发率，然而，在治愈率方面治疗组之间没有显著差异。符合条件的患者包括抗布鲁菌免疫控制凝集试验的结果大于 1∶320，或血清标本的抗体滴度在 3～4 周内至少增加 4 倍。患有神经型布鲁氏菌病、布鲁菌性脊柱炎或心内膜炎，或过去 12 个月内接受过抗布鲁氏菌病治疗的患者被排除在外。患者（或患者的父母）自愿选择一个方案，包括多西环素联合利福平或多西环素联合利福平及庆大霉素。体重≥40kg 的患者每日口服多西环素 200mg 联合利福平 900mg，疗程 45 天。体重＜40kg 的患者，多西环素和利福平的日常剂量分别为 100mg 和 600mg。在治疗的前 7～10 天给予庆大霉素，对于体重≥40kg

的患者,给予庆大霉素 120mg,每 12 小时 1 次,肌内注射;对于体重<40kg 的患者,给予庆大霉素 160mg,每日 1 次,肌内注射。共纳入 238 名患者,但最后只分析了完成 45 天治疗的患者($n=181$),不需要延长治疗时间(超过 45 天)的患者和至少随访 6 个月的患者。疾病复发率分别为:多西环素联合利福平组为 13/94(13.8%),多西环素联合利福平及庆大霉素组为 4/87(4.6%),两者有显著的统计学差异($P=0.034$)。治疗失败定义为在治疗 45 天后对于疾病的症状和体征没有或较少改善,多西环素联合利福平组的治疗失败数为 5 例(5.3%),多西环素联合利福平及庆大霉素组的治疗失败数为 5 例(5.7%),两者没有显著的统计学差异($P=0.968$)。有记录的患者共有 238 名,但最后只分析了完成 45 天治疗的患者($n=181$)。没有联用庆大霉素的患者与联用的患者相比,总体的治疗无反应率(复发或治疗失败)没有显著差异(19.1% *vs* 10.3%;$P=0.097$)。两组的治愈率(定义为在治疗后追踪期间没有治疗失败或复发)相似(联用庆大霉素和未联用庆大霉素,分别为 80.9% 和 89.7%;$P=0.097$)[4]。

2. 胆汁淤积性瘙痒症 美国 FDA 未批准利福平用于成人及儿童胆汁淤积性瘙痒症。Micromedex 有效性、推荐等级和证据强度:

有效性等级: Class Ⅱa,证据支持有效(Evidence Favors Efficacy)。

推荐等级: Class Ⅱb,在某些情况下推荐使用(Recommended,In Some)。

证据强度: Category B[1]。

(1)成人:在一项 5 个随机性交叉试验的荟萃分析中,涉及了 61 名患有慢性胆汁淤积性瘙痒患者,其中 77% 应用利福平治疗的患者瘙痒症状完全或部分缓解,而应用安慰剂或苯巴比妥治疗的患者只有 20% 完全或部分缓解。在其中 4 个试验中患者的平均年龄是 43~57 岁而其中 1 个试验的平均年龄为 5 岁。应用利福平治疗的患者不良反应发生率为 7%。利福平用于短期治疗,发生肝毒性的风险低[5]。

(2)儿童:一项单组研究中,涉及的患者患有长期的胆汁淤积及严重瘙痒,利福平的有效治愈率为 74%($n=23$;年龄范围 7 个月~16 岁)。治疗的有效性定义为在患者母亲的观察下患儿由于瘙痒而导致的失眠改善 30%,及没有皮肤的抓痕。没有观察到肝毒性,但总胆红素、ALT 及 AST 有显著升高[6]。

3. 预防流感嗜血杆菌感染　美国 FDA 未批准利福平用于成人和儿童流感嗜血杆菌感染的预防。Micromedex 有效性、推荐等级和证据强度:

有效性等级: Class Ⅱa,证据支持有效(Evidence favors efficacy)。

推荐等级: Class Ⅱa,大多数情况下推荐(Recommended, In Most)。

证据强度: Category B[1]。

(1)成人:美国儿科学会推荐所有家庭接触者应用利福平预防(包括成人),在这些家庭成员中至少 1 名接触过还未接种 b 型流感嗜血杆菌疫苗且小于 48 个月的儿童。成人的剂量是 600mg,每日 1 次,口服,共服 4 天。家庭接触者的定义是一个人住在索引患者的居住区内,在索引患者入院前 5~7 天与索引患者接触了 4 小时以上的暂时居住者。如果是 15 个月以上的儿童并且至少接种过 1 次疫苗的,那么认为这些儿童是有免疫力的,12~14 个月的儿童至少接种过 2 次,小于 12 个月的儿童至少接种过 2 次或 2 次以上,并且在 12 个月时接受更高剂量。在这些家庭中的索引患者也应该得到预防。预防应开始于住院期间和出院之前。b 型流感嗜血杆菌的疫苗并不能清除鼻咽部 b 型流感嗜血杆菌,可以通过利福平的预防[7]。

(2)儿童

1)如果索引患者小于 48 个月或 b 型嗜血杆菌疫苗接种不完全,推荐所有家庭接触者,无论多大年龄均要应用利福平进行预防。1 个月以上儿童的剂量为每日 20mg/kg,口服,共服 4 天。1 个月以下的婴儿剂量是每日 10mg/kg,口服,共服 4 天。应尽快预防[8]。

2)当在 60 天以内发生 2 例以上侵袭性疾病,并且有未接种疫苗者或接种不完全者,推荐所有接触者和儿童的监护者应用利福平预防[8-14]。

3)如果索引患者接受氨苄西林或氯霉素治疗,那么他们应该接受利福平的预防[8]。

4)流感嗜血杆菌与结膜炎密切相关,通常是巴西紫癜热(BPF)的前兆。口服利福平每日 20mg/kg,服用 4 次与局部应用氯霉素相比较。在 8 和 21 天的结膜样本显示,口服利福平根除率为 100% 而局部应用氯霉素的治愈比例分别为 44% 和 55%。

4. 感染性心内膜炎(人工瓣膜)　美国 FDA 未批准利福平用于治疗成人和儿童的感染性心内膜炎。Micromedex 有效性、推荐等级和证据强度:

有效性等级:Class Ⅱa,证据支持有效(Evidence Favors Efficacy)。

推荐等级:Class Ⅱb,在某些情况下推荐使用(Recommended,In Some)。

证据强度:Category B[1]。

不推荐利福平常规用于天然瓣膜的葡萄球菌性心内膜炎的治疗[9]。一项回顾性研究发现,应用利福平治疗由金黄色葡萄球菌引起的天然瓣膜的感染性心内膜炎,与标准治疗相比有较长时间的菌血症持续时间和较高的肝毒性发生率[15]。

(1)美国心脏协会(AHA)指南:利福平与萘夫西林或苯唑西林和庆大霉素联合用于治疗由苯唑西林敏感的金黄色葡萄球菌引起的人工瓣膜感染的心内膜炎。对于对青霉素不过敏患者,可以用头孢唑林替代萘夫西林或苯唑西林。对于苯唑西林耐药的金黄色葡萄球菌引起的人工瓣膜感染的心内膜炎,利福平与万古霉素和庆大霉素联合治疗。这种联合治疗也可以用于青霉素敏感的、苯唑西林敏感金黄色葡萄球菌引起的人工瓣膜感染的心内膜炎。另外,对于 1 年之内进行人工瓣膜置换的成年患者或任意时间进行人工瓣膜置换的儿童患者,当培养为阴性时可应用利福平治疗[16-17]。

(2)成人

1)一项回顾性对照试验,评价了对于由金黄色葡萄球菌引起的天然瓣膜的感染性心内膜炎(IE)的治疗中加用利福平,独立研究中发现在这些案例中有较长时间的菌血症持续时间和较高的肝毒性发生率。该分析包括了在标准的治疗方案中加用利福平的葡萄球菌引起的 IE 42 例(排除了人工瓣膜感染的 IE)及对照试验 42 例。利福平的治疗时间平均为 20 天(14~48 天),在标准治疗开始后的 3 天加用利福平(中位值,0~19 天),其中 42 例中 16 例患者在开始利福平治疗时发生菌血症,明显比接受庆大霉素的对照组有较高的发生率

（81% *vs* 17%；*P* < 0.001）。进展为利福平耐药的发生率为 21%（9/42）。与对照组相比（*n* = 1；*P* = 0.014），接受利福平治疗的患者中，有更多的转氨酶升高病例（*n* = 9）。值得注意的是，这种升高只发生在丙型肝炎病毒感染的患者中，他们的转氨酶在标准值的边缘。应用利福平的病例中，有超过一半（52%）的病例发生了药物相互作用，最常见的是美沙酮（*n* = 9）、华法林（*n* = 4）和 HIV 蛋白酶抑制剂（*n* = 3）。与对照组相比有更多的手术病例数（9 *vs* 0，*P* = 0.03）和较低的存活率（79% *vs* 95%；*P* = 0.048）[15]。

2）在 1 例由耐万古霉素肠球菌（VREF）引起的心内膜炎中，奎奴普丁/达福普汀、多西环素联合利福平治疗成功。1 名 76 岁的老人，既往有缺血性心脏病、主动脉瓣狭窄病史，并且在胃腺癌术后出现发热和寒战 10 周（胃切除术），中央静脉导管尖端的培养提示为 VREF 和凝固酶阴性的葡萄球菌。在拔除导管后未开始治疗并且血培养阴性。1 周后复发发热和寒战，超声心动图显示赘生物，血和尿培养为 VREF 阳性。给予奎奴普丁/达福普汀后，血培养阳性 2 周。静脉注射多西环素和口服利福平（300mg，每 12 小时 1 次），给予 8 周的联合治疗后，患者再无发热并且血培养阴性[18]。

【参考文献】

［1］Micromedex（172）.Truven Health Analytics Inc.,2017［2017-04-03］.http://www.micromedexsolutions.com.

［2］PICKERING LK. Brucellosis//PICKERING LK. Red book:2012 report of the Committee on Infectious Diseases.29th ed. Elk Grove Village:American Academy of Pediatrics,2012.

［3］YOUSEFI-NOORAIE R,MORTAZ-HEJRI S,MEHRANI M, et al. Antibiotics for treating human brucellosis. Cochrane Database Syst Rev,2012,10:CD007179.

［4］MILE B,VALERIJA K,KRSTO G,et al.Doxycycline-rifampin versus doxycycline-rifampin-gentamicin in treatment of human brucellosis.Trop Doct,2012,42(1):13-17.

［5］KHURANA S,SINGH P.Rifampin is safe for treatment of pruritus due to chronic cholestasis:a meta-analysis of prospective randomized-controlled trials.Liver Int,2006,26(8):943-948.

［6］EL-KARAKSY H, MANSOUR S, EL-SAYED R, et al.

Safety and efficacy of rifampicin in children with cholestatic pruritus.Indian J Pediatr,2007,74(3):279-281.

[7] FENNELLY GJ. Rifampin prophylaxis. Pediatr Rev 1992,13(9):354-359.

[8] PICKERING LK. American Academy of Pediatrics// Pickering LK.Red book:2003 report of the Committee on Infectious Diseases.26th ed.Elk Grove Village:American Academy of Pediatrics,2003.

[9] VESELY JJK,PIEN FD,PIEN BCT.Rifampin,a useful drug for nonmycobacterial infections. Pharmacotherapy, 1998, 18 (2):345-357.

[10] BROOME CV,MORTIMER EA,KATZ SL,et al.Use of chemoprophylaxis to prevent the spread of Hemophilus influenzae B in day-care facilities.N Engl J Med,1987,316(19): 1226-1228.

[11] CASTO DT, EDWARDS DL. Preventing haemophilus influenzae type b disease.Clin Pharm,1985,4(6):637-648.

[12] GLODE MP,DAUM RS,BOIES EG,et al.Effect of rifampin chemoprophylaxis on carriage eradication and new acquisition of Haemophilus influenzae type b in contacts. Pediatrics, 1985,76(4):537-542.

[13] BAND JD,FRASER DW,AJELLO G,et al.Prevention of hemophilus influenzae type b disease.JAMA,1984,251(18): 2381-2386.

[14] MURPHY TV,CHRANE DF,MCCRACKEN GH JR, et al. Rifampin prophylaxis v placebo for household contacts of children with Hemophilus influenzae Type b disease. Am J Dis Child,1983,137(7):627-632.

[15] RIEDEL DJ,WEEKES E,FORREST GN.Addition of rifampin to standard therapy for treatment of native valve infective endocarditis caused by Staphylococcus aureus.Antimicrob Agents Chemother,2008,52(7):2463-2467.

[16] BADDOUR LM,WILSON WR,BAYER AS,et al.Infective endocarditis in adults:diagnosis,antimicrobial therapy,and management of complications.A scientific statement for healthcare professionals from the American Heart Association. Circulation,

2015,132(15):1435-1486.

[17] BALTIMORE RS,GEWITZ M,BADDOUR LM,et al. Infective endocarditis in childhood (2015 Update): a scientific statement from the American Heart Association.Circulation,2015, 132(15):1487-1515.

[18] MATSUMURA S,SIMOR AE.Treatment of endocarditis due to vancomycin-resistant enterococcus faecium with quinupristin/ dalfopristin,doxycycline,and rifampin:a synergistic drug combi- nation.Clin Infect Dis,1998,27(6):1554-1556.

抗病毒药

阿昔洛韦 Acyclovir

【已批准的适应证】

1. 单纯疱疹病毒感染 用于免疫缺陷者初发和复发性黏膜皮肤感染的治疗以及反复发作病例的预防。

2. 单纯疱疹性脑炎治疗。

3. 带状疱疹 用于免疫缺陷者严重带状疱疹患者或免疫功能正常者弥散型带状疱疹的治疗。

4. 免疫缺陷者水痘的治疗。

5. 用于单纯疱疹性角膜炎。

【说明书之外的用法】

水痘性肺炎。

【依据等级】

美国 FDA 未批准阿昔洛韦用于治疗成人和儿童水痘性肺炎。Micromedex 有效性、推荐等级和证据强度:

有效性等级:Class Ⅱa,证据支持有效(成人)(Evidence favors efficacy)。

推荐等级:Class Ⅱb(成人),在某些情况下推荐使用(Recommended,In Some)。

证据强度:Category B(成人)[1]。

摘要:一项回顾性研究显示,阿昔洛韦对于水痘性肺炎是有效的[2]。

成人:一项回顾性研究中,11 名水痘性肺炎成人患者,接受静脉注射阿昔洛韦(3~10mg/kg,每 8 小时 1 次,疗程 5 天)

治疗,而治疗组的 27 名患者静脉治疗完成后接受口服治疗。在 5~6 天内,接受阿昔洛韦治疗的患者平均体温和呼吸频率均显著降低,且氧饱和度有了显著的提高[2]。

【参考文献】

[1] Micromedex(172). Truven Health Analytics Inc. ,2017[2017-04-03]. http://www. micromedexsolutions. com.

[2] HAAKE DA,ZAKOWSKI PC,HAAKE DL,et al. Early treatment with acyclovir for varicella pneumonia in otherwise healthy adults:retrospective controlled study and review. Rev Infect Dis,1990,12(5):788-798.

(编写:汪 涛 孙 露 郭晓龙)

(校对:刘容吉 唐筱婉 赵蕾蕾 张钰宣 杨 阳 邹羽真)

第15章

生物制品及肠外肠内营养制剂

A 型肉毒毒素 Botulinum Toxin A

【已批准的适应证】

眼睑痉挛、面肌痉挛及相关病灶肌张力障碍。暂时改善 65 岁及 65 岁以下成人因皱眉肌或降眉间肌活动引起的中度至重度皱眉纹。

【说明书之外的用法】

1. 膀胱过度活动症 推荐剂量每次 100U，肌内注射。

2. 神经源性逼尿肌反射亢进 推荐剂量每次 200U，肌内注射。

3. 原发性腋窝多汗症 推荐剂量每腋下 50U，皮下注射。

【特别提示】

A 型肉毒毒素可能会从注射部位扩散，引起类似于肉毒毒素中毒的症状，例如突然感觉乏力或肌肉无力、声音嘶哑或语言障碍、构音障碍、膀胱失控、呼吸不畅、吞咽困难、复视、视力模糊和眼睑下垂。吞咽和呼吸困难会危及生命，已经出现由于肉毒毒素作用扩散而导致死亡的报告。在治疗儿童痉挛时发生这些症状的风险很大，在治疗成人痉挛和其他病症时也会发生。当治疗肌肉痉挛的使用剂量相当于或低于用于治疗颈部肌张力障碍的剂量时，也出现过毒素扩散的病例。

各种肉毒毒素产品不可替换使用；用单位表示的剂量在各种肉毒毒素产品中不能进行比较，也不能互相换算。

一般情况下用于治疗各类疾病的 A 型肉毒毒素 3 个月内的累积最大用药剂量为 400U。

【依据等级】

1. 膀胱过度活动症 美国 FDA 批准 A 型肉毒毒素用于

治疗膀胱过度活动症。Micromedex 有效性、推荐等级和证据强度：

有效性等级：Class Ⅰ，有效（成人）（Efficacy）。

推荐等级：Class Ⅱb（成人），在某些情况下推荐使用（Recommended，In Some）。

证据强度：Category A（成人）[1]。

A 型肉毒毒素可用于抗胆碱治疗效果不佳患者膀胱过度活动症（主要表现为急迫性尿失禁、尿急、尿频）的治疗。有两项随机试验（n = 1 105）显示，与安慰剂组相比，A 型肉毒毒素治疗第 12 周可减少每日尿失禁的发作次数，由每日减少 0.87 次和 1.1 次到每日减少 2.65 次和 3 次。多数接受 A 型肉毒毒素治疗的患者获得了较好疗效且生活质量得到改善。A 型肉毒毒素的中位复治时间是 19~24 周[2]。A 型肉毒毒素可有效减少膀胱过度活动症伴逼尿肌反射亢进女性患者的尿失禁发作，改善其生活质量[3]。一项回顾性研究（n = 43）显示，A 型肉毒毒素注射治疗可使非神经源性膀胱过度活动症男性患者的尿路症状改善 6 个月，但在既往或没有前列腺手术史患者中无显著差异。然而，既往行根治性前列腺切除术患者的症状较既往行经尿道前列腺切除术患者有显著改善[4]。

2. 神经源性逼尿肌反射亢进　美国 FDA 批准 A 型肉毒毒素用于治疗神经源性逼尿肌反射亢进。Micromedex 有效性、推荐等级和证据强度：

有效性等级：Class Ⅰ，有效（成人）（Efficacy）。

推荐等级：Class Ⅱb（成人），在某些情况下推荐使用（Recommended，In Some）。

证据强度：Category B（成人）[1]。

A 型肉毒毒素可用于与神经功能状态（如脊髓损伤、多发性硬化）相关的逼尿肌反射亢进引起的至少 1 种抗胆碱药物治疗效果不佳患者的尿失禁。两项随机试验（n = 691）显示，A 型肉毒毒素每周可减少 21.3 次尿失禁，而安慰剂组仅减少 10.5 次。且其中 37% 的治疗组患者获得了全面缓解，而安慰剂组患者仅 9.1%。治疗组 A 型肉毒毒素的中位复治时间是 269 天，而安慰剂组仅 92 天，治疗组的各项尿代谢动力学参数也有显著改善。并且，相比推荐日剂量 200U，增加剂量至 300U 并不能产生任何额外获益[5]。

3. 原发性腋窝多汗症　美国 FDA 批准 A 型肉毒毒素用于治疗原发性腋窝多汗症。Micromedex 有效性、推荐等级和证据强度：

有效性等级：Class Ⅰ，有效（成人）（Efficacy）。

推荐等级：Class Ⅱa（成人），大多数情况下推荐（Recommended，In Most）。

证据强度：Category B（成人）[1]。

A 型肉毒毒素可用于局部治疗无效的成人严重原发性腋窝多汗症。除腋窝外其他部位多汗症的有效性与安全性尚未确证。有两项随机双盲对照试验显示，与安慰剂组相比，A 型肉毒毒素治疗严重原发性腋窝多汗症更为有效。其中一项研究将严重原发性腋窝多汗症定义为 HDSS 评分 3～4 分，且在静息状态下休息 5 分钟腋下出汗量至少达 50mg。分别给予安慰剂（$n = 108$）、A 型肉毒毒素 50U（$n = 104$）和 A 型肉毒毒素 75U（$n = 110$），采用双侧腋下注射，部分患者 8 周后给予第 2 剂，研究显示 50U 肉毒毒素组（55%）和 75U 肉毒毒素组（49%）的 HDSS 改善率明显高于安慰剂组（6%，$P < 0.001$），各组 4 周后腋下出汗量减少 50% 以上的比例分别为 81%、86% 和 41%（$P < 0.001$），A 型肉毒毒素的中位有效时间为 201 天。另一项研究同样采用双侧腋下注射，试验组给予 50U A 型肉毒毒素（$n = 242$），安慰剂组（$n = 78$）给予安慰剂，应答指标是腋下出汗量减少 50% 以上的比例，4 周后 A 型肉毒毒素组（91%）的改善情况显著优于安慰剂组（36%，$P < 0.001$）。

【参考文献】

［1］Micromedex（172）.Truven Health Analytics Inc.，2017［2017-04-03］.http://www.micromedexsolutions.com.

［2］NITTI VW，DMOCHOWSKI R，HERSCHORN S，et al.Onabotulinumtoxin A for the treatment of patients with overactive bladder and urinary incontinence：results of a phase 3，randomized，placebo controlled trial.J Urol，2013，189（6）：2186-2193.

［3］TINCELLO DG，KENYON S，ABRAMS KR，et al.Botulinum toxin a versus placebo for refractory detrusor overactivity in women：a randomised blinded placebo-controlled trial of 240 women（the relax study）.Eur Urol，2012，62（3）：507-514.

［4］HABASHY D，LOSCO G，TSE V，et al.Botulinum toxin

（Onabotulinumtoxin A）in the male non-neurogenic overactive bladder：clinical and quality of life outcomes.BJU Int,2015,116（Suppl 3）：61-65.

［5］ROVNER E,DMOCHOWSKI R,CHAPPLE C,et al. Onabotulinumtoxin A improves urodynamic outcomes in patients with neurogenic detrusor overactivity.Neurourol Urodyn,2013,32（8）：1109-1115.

葡萄糖注射液 Dextrose Injection

【已批准的适应证】

1. 补充能量和体液,用于各种原因引起的进食不足或大量体液丢失（如呕吐、腹泻等）,全静脉内营养,饥饿性酮症。

2. 低血糖症。

3. 高钾血症。

4. 高渗溶液用作组织脱水剂。

5. 配制腹膜透析液。

6. 药物稀释剂。

7. 静脉法糖耐量试验。

8. 供配制极化液用。

【说明书之外的用法】

前交叉韧带损伤,膝关节疼痛。10% 葡萄糖注射液或 25% 葡萄糖注射液 6~9ml,每 2~4 周 1 次,关节腔内注射,疗程 3 年。

【特别提示】

禁用于糖尿病酮症酸中毒未控制者和高血糖非酮症性高渗状态。

【依据等级】

美国 FDA 未批准葡萄糖注射液用于治疗前交叉韧带（ACL）损伤,膝关节疼痛。Micromedex 有效性、推荐等级和证据强度:

有效性等级:Class Ⅱa,证据支持有效（成人）（Evidence Favors Efficacy）。

推荐等级:Class Ⅱb（成人）,在某些情况下推荐使用（Recommended,In Some）。

证据强度:Category B（成人）[1]。

　　葡萄糖注射液关节腔内注射可减轻膝关节疼痛和肿胀,扩大屈运动范围,并改善韧带松弛。一项开放性研究显示关节腔内注射葡萄糖可松弛 ACL,减轻疼痛和肿胀,扩大屈运动范围。该研究纳入 16 位存在膝关节疼痛的 ACL 损伤患者,给予 10%葡萄糖注射液关节腔内注射 1 年,每 2~4 周 1 次;12 周后尝试给予 25%葡萄糖注射液,接下来的治疗剂量由患者自行选择,给药频率仍为 2~4 周 1 次,根据患者耐受程度选择给药剂量(局部给予 6~9ml),该治疗方案在 14 名患者中持续了 3 年。该研究的观察指标为患者 12 个月后的评价参数与基线的差值。用药 1 年后,患者的膝盖弯曲度平均增加 $14°(P=0.001)$,前移位改善 $55\%(P=0.023)$,行走时关节疼痛缓解了 1.7 个单位值 $(P=0.004)$。在参与研究的 16 位患者中,11 位选择了 10%的葡萄糖溶液,5 位选择了 25%的葡萄糖溶液[2]。

【参考文献】

[1] Micromedex(172). Truven Health Analytics Inc. ,2017[2017-04-03]. http://www. micromedexsolutions. com.

[2] REEVES KD, HASSANEIN KM. Long term effects of dextrose prolotherapy for anterior cruciate ligament laxity. Altern Ther,2003,9(3):58-62.

脂肪乳 Fat Emulsion

【已批准的适应证】

能量补充药。本品是肠外营养的组成部分之一,为机体提供能量和必需脂肪酸,用于胃肠外营养补充能量及必需脂肪酸,预防和治疗人体必需脂肪酸缺乏症,也为经口途径不能维持和恢复正常必需脂肪酸水平的患者提供必需脂肪酸。

【说明书之外的用法】

亲脂性药物过量。静脉输注,首次按体重 1.5ml/kg 持续 2~3 分钟,随后滴注速度为每分钟 0.25ml/kg,根据疗效调整用量。最大用药剂量为按体重每分钟 10ml/kg。

【特别提示】

有文献报道静脉输注脂肪乳注射液引起早产儿死亡,尸检报告提示肺部血管内脂肪堆积。休克和严重脂质代谢紊乱(如高脂血症)患者禁用。

【依据等级】

美国 FDA 未批准脂肪乳注射液用于治疗亲脂性药物过量。Micromedex 有效性、推荐等级和证据强度：

有效性等级：Class Ⅱa，证据支持有效（成人）（Evidence Favors Efficacy）。

推荐等级：Class Ⅱb（成人），在某些情况下推荐使用（Recommended，In Some）。

证据强度：Category C（成人）[1]。

2016 年美国医学毒理学会（ACMT）指南指出虽然目前静脉用脂肪乳剂用于药物过量的获益仍不明确，仍推荐将其初始用于亲脂性药物引起的严重血流动力学或其他不稳定状态[2]。静脉用脂肪乳可显著改善患者的精神状态（用格拉斯哥昏迷评分量表测定）和亲脂性药物毒性引起的血流动力学参数，静脉用脂肪乳选择性作用于油水分配系数>2 的药物，主要包括：抗抑郁药（包括三环类）、抗精神病药、抗惊厥药、抗心律失常药、β 受体拮抗药、钙通道阻滞剂（二氢吡啶类和非二氢吡啶类）和局麻药。不良反应包括高甘油三酯血症、胰腺炎、高脂血症和成人呼吸窘迫综合征[3-6]。

【参考文献】

［1］Micromedex（172）.Truven Health Analytics Inc.，2017［2017-04-03］.http：//www.micromedexsolutions.com.

［2］American College of Medical Toxicology.ACMT position satatement：guidance for the use of intravenous lipid emulsion.J Med Toxicol，2017，13（1）：124-125.

［3］KOSTIC MA，GORELICK M.Review of the use of lipid emulsion in nonlocal anesthetic poisoning.Pediatr Emerg Care，2014，30（6）：427-433.

［4］CAVE G，HARVEY M，WILLERS J，et al.LIPAEMIC report：results of clinical use of intravenous lipid emulsion in drug toxicity reported to an online lipid registry.J Med Toxicol，2014，10（2）：133-142.

［5］EREN CEVIK S，TASYUREK T，GUNEYSEL O.Intralipid emulsion treatment as an antidote in lipophilic drug intoxications.Am J Emerg Med，2014，32（9）：1103-1108.

［6］LEVINE M，SKOLNIK AB，RUHA AM，et al.Complications following antidotal use of intravenous lipid emulsion therapy.

J Med Toxicol,2014,10(1):10-14.

精氨酸 Arginine

【已批准的适应证】

用于肝性脑病,适用于忌钠的患者,也适用于其他原因引起的血氨增高所致的精神症状治疗。

【说明书之外的用法】

生长激素激发试验。成人每次 30g。儿童(≤59kg)按体重每次 0.5g/kg;儿童(>60kg)每次 30g。

【特别提示】

高氯性酸中毒、肾功能不全及无尿患者禁用。

【依据等级】

美国 FDA 批准精氨酸注射液用于成人及儿童生长激素激发试验。Micromedex 有效性、推荐等级和证据强度:

有效性等级:Class Ⅰ,有效(Efficacy)。

推荐等级:Class Ⅱa,大多数情况下推荐(Recommended, In Most)。

证据强度:Category B[1]。

精氨酸注射液可作为成人和儿童的生长激素激发试验的诊断性用药。该药可用于检测因垂体功能减退、垂体性侏儒症、嫌色细胞腺瘤、术后颅咽管瘤、垂体切除术、垂体损伤、肢端肥大症、巨人症和生长问题等引起的生长激素缺乏[2-3]。

在垂体功能完整的患者中,静脉注射精氨酸会引起血浆中生长激素水平显著升高,成年患者的生长激素水平一般为 10~30ng/ml[3]。在垂体功能受损患者中,生长激素水平偏低(0~10ng/ml)。通常情况下,成年患者生长激素水平≤4ng/ml,即为存在垂体生长激素缺乏。垂体生长激素缺乏还需要经胰岛素试验确证。这两项试验需间隔 1 天。

有研究者建议将胰岛素、精氨酸与左旋多巴联合用于低身高患者的生长激素缺乏试验[4]。

精氨酸引起的生长激素水平升高女性患者较男性患者敏感,妊娠期妇女较非妊娠期妇女敏感,在肥胖患者和甲状腺功能减退患者中并不敏感[5-6]。

【参考文献】

[1] Micromedex(172).Truven Health Analytics Inc.,2017 [2017-04-03].http://www.micromedexsolutions.com.

〔2〕RAITI S,DAVIS WT,BLIZZARD RM.A comparison of the effects of insulin hypoglycemia and arginine infusion on release of human growth hormone.Lancet,1967,2(7527):1182-1183.

〔3〕MERIMEE TJ, LILLICRAP DA, RABINOWITZ D. Effect of arginine on serum-levels of human growth hormone.Lancet,1965,2(7414):668-670.

〔4〕RODRÍGUEZ-DORESTE OL,CARDENAL DEL VALLE C,BOSCH MILLARES C.Comparative study of different tests on the secretory stimulation of growth hormone in short height patients. Rev Clin Esp,1977,147(5):511-514.

〔5〕JAQUET P,SCORNAVACHI JC,VAGUE P,et al.Variations in the level of human somatotrophic hormone in the plasma during arginine testing in obesity and emaciation.Ann Endocrinol,1970,31(1):80-88.

〔6〕FREYCHET P.Human growth hormone(HGH) response to arginine infusion test (AIT) in eight cases of primary hypothyroidism.Radioimmunoassay of plasma HGH,thyrotropin (TSH) and insulin.Ann Endocrinol,1970,31(1):68-79.

葡萄糖酸钙 Calcium Gluconate

【已批准的适应证】

1. 治疗钙缺乏,急性血钙过低、碱中毒及甲状旁腺功能低下所致的手足抽搐症。

2. 过敏性疾患。

3. 镁中毒时的解救。

4. 氟中毒的解救。

5. 心脏复苏时应用(如高钾血症或低钙血症,或钙通道阻滞引起的心功能异常的解救)。

【说明书之外的用法】

氢氟酸引起的化学性烧伤。10%葡萄糖酸钙注射液 15ml(1.5g)溶于灭菌注射用水 15ml,局部静脉注射。

【特别提示】

静脉注射如漏出血管外,可致注射部位皮肤发红、皮疹和疼痛,并随后出现脱皮和组织坏死。若发现药液漏出血管外,应立即停止注射,并用氯化钠注射液作局部冲洗注射,局部给予氢化可的松、1%利多卡因和透明质酸,并抬高局部肢体及热敷。

【依据等级】

美国 FDA 未批准葡萄糖酸钙注射液用于氢氟酸引起的化学性烧伤。Micromedex 有效性、推荐等级和证据强度：

有效性等级：Class Ⅱa，证据支持有效（成人）（Evidence Favors Efficacy）。

推荐等级：Class Ⅱa（成人），大多数情况下推荐（Recommended，In Most）。

证据强度：Category C（成人）[1]。

2013 年美国国家职业安全和健康研究所（NIOSH）指南推荐葡萄糖酸钙注射剂可作为氢氟酸暴露引起的大面积烧伤，或经苯扎溴铵浸泡或葡萄糖酸钙凝胶治疗后烧伤部位疼痛不能缓解，或治疗延迟的患者的基本治疗药物。葡萄糖酸钙凝胶或药浆可用于局部烧伤皮肤，溶液剂可用于局部轻微或严重眼部烧伤。葡萄糖酸钙溶液也可与氧气混合吸入用于氢氟酸呼吸道暴露[2]。

在 2 位肢端氢氟酸烧伤的患者中，局部静脉注射葡萄糖酸钙可显著缓解疼痛。给药方法为先将止血带用于烧伤肢体，将 10% 葡萄糖注射液 15ml 与 15ml 灭菌注射用水混合好后局部静脉注射，用药后疼痛缓解迅速完全，组织未发生进一步损伤，10 分钟后缓慢放开止血带，未发生任何系统性不良反应[3]。有调查者认为静脉内葡萄糖酸钙用于治疗肢端烧伤必须在局部达到有效的钙离子浓度，在 1 例 26 岁青年男性的治疗中，葡萄糖酸钙注射剂治疗失败[4]。

【参考文献】

［1］Micromedex（172）.Truven Health Analytics Inc.,2017［2017-04-03］.http://www.micromedexsolutions.com.

［2］National Institute for Occupational Safety and Health. Hydrogen fluoride/hydrofluoric acid：systemic agent//The emergency response safety and health database.Atlanta：National Institute for Occupational Safety and Health,2013.

［3］RYAN JM,MCCARTHY GM,PLUNKET PK.Regional intravenous calcium-an effective method of treating hydrofluoric acid burns to limb peripheries.J Accid Emerg Med,1997,14(6)：401-404.

［4］ISBISTER GK.Failure of intravenous calcium gluconate

for hydrofluoric acid burns. Ann Emerg Med, 2000, 36 (4) : 398-399.

硫酸镁 Magnesium Sulfate

【已批准的适应证】

可作为抗惊厥药,用于妊娠高血压,用以降低血压,治疗先兆子痫和子痫。

【说明书之外的用法】

1. 阵发性室上性心动过速 在密切监护下 30 秒内静脉输注 3~4g。

2. 尖端扭转型室性心动过速 1~2g 静脉或骨髓内输注(输注时间大于 15 分钟)。

3. 钡中毒 1~2g 静脉输注。

4. 脑水肿 2.5g 静脉输注。

【特别提示】

哺乳期妇女和有心肌损害、心脏传导阻滞者禁用。

【依据等级】

1. 阵发性室上性心动过速 美国 FDA 批准硫酸镁注射液用于阵发性室上性心动过速。Micromedex 有效性、推荐等级和证据强度:

有效性等级:Class Ⅱa,证据支持有效(成人)(Evidence Favors Efficacy)。

推荐等级:Class Ⅱb(成人),在某些情况下推荐使用(Recommended,In Some)。

证据强度:Category B(成人)[1]。

硫酸镁可用于治疗无心肌损伤且常规治疗无效的阵发性室上性心动过速。

2. 尖端扭转型室性心动过速

(1)美国 FDA 未批准硫酸镁注射液用于成人尖端扭转型室性心动过速。Micromedex 有效性、推荐等级和证据强度:

有效性等级:Class Ⅰ,有效(成人)(Efficacy)。

推荐等级:Class Ⅱb(成人),在某些情况下推荐使用(Recommended,In Some)。

证据强度:Category B(成人)[1]。

成人:2010 年美国 AHA 成人指南指出硫酸镁可用于治疗心室颤动相关的尖端扭转型室性心动过速。一项基于 12

位患者的观察性研究显示镁剂治疗在异丙肾上腺素使用禁忌的患者中，可有效治疗尖端扭转型室性心动过速，其用药特点为在急性心肌梗死、心绞痛和收缩压升高型高血压患者中起效快，安全性好[2]。

（2）美国 FDA 未批准硫酸镁注射液用于儿童尖端扭转型室性心动过速。Micromedex 有效性、推荐等级和证据强度：

有效性等级：Class Ⅱa，证据支持有效（儿童）（Evidence Favors Efficacy）。

推荐等级：Class Ⅱb（儿童），在某些情况下推荐使用（Recommended，In Some）。

证据强度：Category C（儿童）[1]。

儿童：2010 年美国 AHA 儿童指南指出硫酸镁可用于尖端扭转型室性心动过速（与 Q-T 间期延长相关的多形性室性心动过速）[3]。

3. 钡中毒　美国 FDA 批准硫酸镁注射液用于钡中毒。Micromedex 有效性、推荐等级和证据强度：

有效性等级：Class Ⅱa，证据支持有效（成人）（Evidence Favors Efficacy）。

推荐等级：Class Ⅱb（成人），在某些情况下推荐使用（Recommended，In Some）。

证据强度：Category B（成人）[1]。

硫酸镁注射液可用于中和钡中毒引起的肌肉刺激。

4. 脑水肿　美国 FDA 批准硫酸镁注射液用于脑水肿。Micromedex 有效性、推荐等级和证据强度：

有效性等级：Class Ⅱa，证据支持有效（成人）（Evidence Favors Efficacy）。

推荐等级：Class Ⅱb（成人），在某些情况下推荐使用（Recommended，In Some）。

证据强度：Category B（成人）[1]。

研究显示相比于单纯的标准治疗方案，在发生脑损伤 12 小时内加用硫酸镁可使严重闭合性创伤性脑损伤患者（$n = 60$）3 个月后获得更好的术后恢复和生活自理能力。死亡率与术中脑肿胀发生率也显著减少。从对 CT 影像、颅内压变化、梗死范围、机械通气超过 7 天人数、住院天数等的观察中均未显示病情恶化[4]。

【参考文献】

［1］Micromedex（172）.Truven Health Analytics Inc.,2017［2017-04-03］.http://www.micromedexsolutions.com.

［2］NEUMAR RW,OTTO CW,LINK MS,et al.Part 8:adult advanced cardiovascular life support.2010 American Heart Association Guidelines for Cardiopulmonary Resuscitation and Emergency Cardiovascular Care.Circulation,2010,122（18 Suppl 3）:S729-S767.

［3］KLEINMAN ME,CHAMEIDES L,SCHEXNAYDER SM,et al.Part 14:pediatric advanced life support:2010 American Heart Association Guidelines for Cardiopulmonary Resuscitation and Emergency Cardiovascular Care.Circulation,2010,122（18 Suppl 3）:S876-S908.

［4］DHANDAPANI SS,GUPTA A,VIVEKANANDHAN S,et al.Randomized controlled trial of magnesium sulphate in severe closed traumatic brain injury.Indian J Neurotrauma,2008,5（1）:27-33.

叶酸 Folic Acid

【已批准的适应证】

1. 各种原因引起的叶酸缺乏及叶酸缺乏所致的巨幼细胞贫血。

2. 妊娠期、哺乳期妇女预防给药。

3. 慢性溶血性贫血所致的叶酸缺乏。

【说明书之外的用法】

减轻甲氨蝶呤药物不良反应。成人每日口服 1mg 或每周口服 5mg。

【依据等级】

美国 FDA 未批准叶酸片用于减轻甲氨蝶呤药物不良反应。Micromedex 有效性、推荐等级和证据强度：

有效性等级：Class Ⅱa,证据支持有效（成人）（Evidence Favors Efficacy）。

推荐等级：Class Ⅱb（成人），在某些情况下推荐使用（Recommended,In Some）。

证据强度：Category A（成人）[1]。

一项基于 6 个随机对照试验的 meta 分析（n = 174）显示，

低剂量叶酸(≤每周 25mg)可显著减少接受甲氨蝶呤治疗的风湿性关节炎患者血清转氨酶水平异常(81%)。此外合用叶酸者因甲氨蝶呤毒性而退出研究的患者数显著减少。尽管差异无统计学意义。合用叶酸者口腔炎的发生率呈减少趋势,胃肠道不良反应减少 24%,疾病的活动程度无显著差异[2]。

【参考文献】

[1] Micromedex(172).Truven Health Analytics Inc.,2017 [2017-04-03].http://www.micromedexsolutions.com.

[2] SHEA B,SWINDEN MV,GHOGOMU ET,et al.Folic acid and folinic acid for reducing side effects in patients receiving methotrexate for rheumatoid arthritis.J Rheumatol,2014,41(6): 1049-1060.

左卡尼汀 Levocarnitine

【已批准的适应证】

用于防治左卡尼汀缺乏。

【说明书之外的用法】

男性不育。每次口服 1g,每日 2 次。

【依据等级】

美国 FDA 未批准左卡尼汀口服溶液用于治疗男性不育。Micromedex 有效性、推荐等级和证据强度:

有效性等级:Class Ⅱa,证据支持有效(成人)(Evidence Favors Efficacy)。

推荐等级:Class Ⅱb(成人),在某些情况下推荐使用(Recommended,In Some)。

证据强度:Category B(成人)[1]。

左卡尼汀与乙酰肉毒碱合用可改善精子的活力和动力,增加前列腺水疱附睾炎(PVE)且精白细胞(WBC)计数正常的男性患者的生育能力,但对 PVE 伴精 WBC 计数升高的患者无效。研究将 54 名非细菌性 PVE 的原发性不育男性患者分为 2 组:正常精 WBC 计数组(A 组,$n=34$)和高精 WBC 计数组(B 组,$n=20$)。2 组患者均予口服左卡尼汀 1g,乙酰肉毒碱 500mg,每天 2 次,共 3 个月,随后空白洗脱 3 个月。结果显示 A 组精子氧自由基过表达显著减少(与治疗前对比,$P<0.05$),B组无明显变化;A 组精子运动频率从 14% 增加到

28%,洗脱 3 个月后为 20%,B 组精子运动频率从 10.5%增加到 16%,洗脱 3 个月后为 15%。治疗结束后 A 组有 4 名患者使其伴侣怀孕,B 组没有[2]。

【参考文献】

[1] Micromedex(172).Truven Health Analytics Inc.,2017 [2017-04-03].http://www.micromedexsolutions.com.

[2] VICARI E,CALOGERO AE.Effects of treatment with carnitines in infertile patients with prostato-vesiculo-epididymitis. Hum Reprod,2001,16(11):2338-2342.

（编写:周　婧）

（校对:赵蕾蕾）

第16章

泌尿系统疾病用药

坦索罗辛 Tamsulosin

【已批准的适应证】

前列腺增生症引起的排尿障碍。

【说明书之外的用法】

输尿管结石。口服，每日 0.4mg，每日 1 次，服用 2~4 周后如果临床症状没有改善可将剂量增加至每日 0.8mg。坦索罗辛中断治疗，治疗量应从每日 0.4mg，每日 1 次重新开始。或者与托特罗定联用。

【特别提示】

排除前列腺癌后可使用本品。本品过量使用会引起血压下降，因此要注意用量，合用降压药时应密切注意血压变化。服用时不要嚼碎胶囊内的颗粒。直立性低血压和肾功能不全患者，慎重使用。

【依据等级】

欧洲泌尿学会及美国泌尿学会 2007 *Guideline for the Management of Ureteral Calculi* 将输尿管结石列为坦索罗辛的适应证之一[1]。

美国 FDA 未批准坦索罗辛用于治疗输尿管结石。Micromedex有效性、推荐等级和证据强度：

有效性等级：Class Ⅱa，证据支持有效（Evidence Favors Efficacy）。

推荐等级：Class Ⅱb，在某些情况下推荐使用（Recommended, In Some）。

证据强度：Category B[2]。

（1）成人：在一项随机临床研究（$n = 120$）中，口服坦索罗辛无论是作为单一治疗或与托特罗定合用，比单独使用托特罗定治疗输尿管结石排出率更为有效（73.3%、70%、46.6%），同时可以减少在输尿管结石排出的时间(6.4 天、7.5 天、11.4 天)。然而,坦索罗辛和托特罗定合用与坦索罗辛单药治疗输尿管结石相比并没有明显的治疗效果。坦索罗辛组与坦索罗辛和托特罗定合用组 VAS 评分相近(单药治疗:4.7;联合托特罗定:4.1),两组均显著低于托特罗定单药组(8.5)。在另一个随机试验($n=80$)中,坦索罗辛合用托特罗定与坦索罗辛单独治疗输尿管结石相比并没有改善患者排尿症状、身体疼痛等[3]。

(2)儿童:在一项随机临床试验研究($n=61$)中,平均年龄 8.1 岁,口服坦索罗辛和安慰剂治疗直径小于 12mm(平均7.4mm)远端输尿管结石,结石排出率分别为 87.8% 和 64%,结石排出时间分别为 8.2 天和 14.5 天,结石排出时需要镇痛(0.7 *vs* 1.4),同时没有显著的不良反应发生[4]。

【参考文献】

[1] PREMINGER GM,TISELIUS HG,ASSIMOS DG,et al. 2007 Guideline for the Management of Ureteral Calculi. EAU/AUA Nephrolithiasis Guideline Panel,2007.

[2] Micromedex(172).Truven Health Analytics Inc.,2017 [2017-04-03].http://www.micromedexsolutions.com.

[3] ERTURHAN S,ERBAGCI A,YAGCI F,et al.Comparative evaluation of efficacy of use of tamsulosin and/or tolterodine for medical treatment of distal ureteral stones. Urology,2007,69(4):633-636.

[4] MOKHLESS I,ZAHRAN AR,YOUSSIF M,et al.Tamsulosin for the management of distal ureteral stones in children:a prospective randomized study.J Pediatr Urol,2012,8(5):544-548.

人免疫球蛋白(pH4)
Human Immunoglobulin (pH4)

【已批准的适应证】

1. 原发性免疫球蛋白缺乏症,如 X 连锁低免疫球蛋白血症,常见变异性免疫缺陷病、免疫球蛋白 G 亚型缺陷病。

2. 继发性免疫球蛋白缺陷病,如重症感染、新生儿败血症、婴幼儿毛细支气管炎等。

3. 自身免疫性疾病,如特发性血小板减少性紫癜、川崎病。

【超说明书之外的用法】

肾移植预防急性排斥反应。

【特别提示】

本品专供静脉输注用;可以用 5% 葡萄糖溶液稀释本品;输液开始 1 小时内可能出现轻微的一过性头痛、心慌、恶心等不良反应,建议在输注的全过程定期观察患者的一般情况和生命特征,必要时减慢或暂停输注,一般无须特殊处理即可自行恢复;抗 IgA 缺乏者禁用。

【依据等级】

《中国肾移植排斥反应临床诊疗指南(2016 版)》指出静脉输注免疫球蛋白(IVIG)作用有:①中和抗供体特异性抗体(DSA);②抗独特型抗体活性;③通过结合 C3b 与 C4b 抑制补体活性;④通过结合免疫球蛋白 G 受体抑制巨噬细胞与中性粒细胞活化;⑤抑制 CD19 表达,促进 B 细胞凋亡的作用,可作为肾移植急性排斥反应的脱敏预防治疗。推荐等级 Class Ⅱb[1]。

《中国肾移植受者免疫抑制治疗指南(2016 版)》中推荐可静脉应用免疫球蛋白单一或联合方案治疗急性抗体介导的排斥反应,可联用或不联用糖皮质激素。推荐等级 Class Ⅱc[2]。

美国 FDA 未批准静脉注射人免疫球蛋白用于肾移植预防急性排斥反应。Micromedex 有效性、推荐等级和证据强度:

有效性等级:Class Ⅱa,证据支持有效(Evidence Favors Efficacy)。

推荐等级:Class Ⅱb,在某些情况下推荐使用(Recommended,In Some)。

证据强度:Category B[3]。

一项随机、对照试验(n=40)将 2002—2006 年肾移植后的患者分组对照研究得出:免疫球蛋白组患者的普通肺炎感染率及重症肺炎感染率均低于对照组(P<0.01)。免疫球蛋白组患者血 IgG,T 淋巴细胞亚群 CD3+、CD4+、CD8+ 水平均高于对照组(P<0.05),用免疫球蛋白治疗未见不良反应。结果显示,肾移植术后早期应用大剂量免疫球蛋白能明显减少肺部感染发生,减少并发症,提高肾移植患者生存率[4]。

一项临床治疗观察研究显示:经肾移植者 252 例中 16 例(6.3%,16/252)发生了急性体液性排斥反应(AHR),采用静脉注射人免疫球蛋白治疗以逆转 AHR,用量为 20g/d,连用 3 天。术后 1 个月内发生 AHR 的 12 例因移植肾功能恢复延迟,进行血液透析,其中 1 例加用血浆置换治疗,观察 AHR 的逆转情况及受者体液免疫和细胞免疫的变化结果,13 例的 AHR 获得逆转,3 例的移植肾功能丧失,行移植肾切除治疗后,患者的抗 HLA-Ⅰ类、Ⅱ类抗体水平下降不明显($P > 0.05$);IgG 水平明显上升,由(7.3±1.5)g/L 升至(18.3±3.6)g/L($P < 0.01$);补体 C3 和 C4 水平分别为(0.3±0.2)g/L 和(0.1±0.1)g/L,较治疗前显著降低($P < 0.01$)。研究表明 IVIG 对肾移植术后 AHR 的早期治疗有一定的效果,其机制可能与抗体封闭及对患者的体液免疫和细胞免疫的调节有关[5]。

文献报道,大量输注免疫球蛋白后对于继发免疫缺陷病合并感染有显著作用,并可减少感染率,对已发生的急性排斥也有很好的疗效。

免疫球蛋白是从健康供血者中获得,主要成分是 IgG。免疫球蛋白可通过多种途径作用于机体,发挥其重要抗感染、中和毒素及调理作用,诱导抗独特型抗体调节自身抗体和同种抗体水平,抑制细胞因子基因激活和激活补体而发挥作用。

AKALIN 等报道了 8 例 B 细胞 CDC 交叉配型阳性、T 或 B 细胞流式细胞术交叉配型阳性的肾移植患者,平均 PRA 为 47%±32%,3 例患者具有 DSA,术后的诱导治疗方案为:IVIG 100mg/kg×3 日,抗胸腺球蛋白(ATG)1.5mg/(kg·d)×5 日。平均随访 15 个月,未发生药物不良反应。1 例术后 8 天发生 AHR,经 PP+IVIG+利妥昔单抗(抗 CD20 嵌合性单克隆抗体)治疗后逆转[6]。

近来有报道显示,大量输注免疫球蛋白后对肾移植术后继发性免疫缺陷病合并感染有显著作用,并可减少感染率。

静脉注射免疫球蛋白能选择性减少由 T 淋巴细胞分泌的细胞因子;调节和阻断 Fc 受体,抑制抗体依赖性细胞毒性作用;中和超抗原抗体和 T 淋巴细胞 Vβ3、8、17 基因簇的抗体,防止超抗原诱导的细胞毒性 T 淋巴细胞的激活和抗体的扩增;干扰 T 淋巴细胞对抗原的识别,抑制 CD8 介导的细胞毒性等,有防治急性排斥反应的作用。

【参考文献】

[1] 中华医学会器官移植分会,中国医师协会器官移植医师分会.中国肾移植排斥反应临床诊疗指南(2016版).器官移植,2016,7(5):6-12.

[2] 中华医学会器官移植分会,中国医师协会器官移植医师分会.中国肾移植受者免疫抑制治疗指南(2016版).器官移植,2016,7(5):1-5.

[3] Micromedex(172).Truven Health Analytics Inc.,2017[2017-04-03].http://www.micromedexsolutions.com.

[4] 黄云,龙田彪,黄烈城,等.大剂量免疫球蛋白预防肾移植术后肺部感染:随机对照.中国组织工程研究与临床康复,2007,11(51):10353-10355.

[5] 翁国斌,祁洪刚,唐莉,等.静脉注射人免疫球蛋白治疗肾移植后急性体液性排斥反应.中华器官移植杂志,2009,30(12):722-724.

[6] AKALIN E,AMES S,SEHGAL V,et al.Intravenous immoglobulin and thymoglobulin facilitate kidney transplantation in complement-depedent cytotoxicity B-cell and flow cytometry T-or B-cell crossmatch-positive patients.Transplantation,2003,76(10):1444-1447.

利妥昔单抗 Rituximab

【已批准的适应证】

1. 复发或耐药的滤泡性中央型淋巴瘤(国际工作分类 B、C 和 D 亚型的 B 细胞非霍奇金淋巴瘤)的治疗。

2. 先前未经治疗的 CD20 阳性 Ⅲ~Ⅳ 期滤泡性非霍奇金淋巴瘤,患者应与标准 CVP 化疗(环磷酰胺、长春新碱和泼尼松)8 个周期联合治疗。

3. CD20 阳性弥漫大 B 细胞性非霍奇金淋巴瘤(DLBCL)应与标准 CHOP 化疗(环磷酰胺、多柔比星、长春新碱、泼尼松)8 个周期联合治疗。

【说明书之外的用法】

肾移植术后抗体介导的急性排斥反应。

【特别提示】

临床试验中,接受利妥昔单抗治疗后最常见的不良反应是输注相关反应;根据输注相关反应的严重程度和所需的干预治疗,暂时或永久停止利妥昔单抗的治疗,大多数情况下,当症状和体征完全消退后可通过降低 50% 输注速率(如从 100mg/h 降低至 50mg/h)继续进行输注;利妥昔单抗不得用于治疗同时患有严重活动性感染的患者,在移植领域非淋巴瘤患者接受利妥昔单抗的不良反应比较轻微,表现为一过性的低血压、低热、心动过速、关节疼痛。然而利妥昔单抗和大剂量激素联合应用时,这些不良反应会消失。已有利妥昔单抗造成迟发性中性粒细胞减少的报道,但是并无感染增加的情况出现。

【依据等级】

《中国肾移植排斥反应临床诊疗指南(2016 版)》指出利妥昔单抗作为抗 B 细胞抗体可直接或间接抑制 DSA 生成,被推荐用于肾移植术后抗体介导急性排斥反应的预防治疗。清除 B 细胞的方案,目前临床上大多使用利妥昔单抗或包括利妥昔单抗的方案[1]。

有研究发现,有 27 名被诊断为激素耐药细胞介导的排斥反应或抗体介导的急性排斥反应(antibody-mediated rejection,AMR)在接受单剂量利妥昔单抗(375mg/m²)作为抢救方案的患者者,其中 24 名(88.9%)的肾功能得到了改善,血肌酐从平均 495μmol/L 降至 84μmol/L,利妥昔单抗不仅对 AMR 有效,对慢性抗体介导的排斥反应同样有效。同时发现单剂量利妥昔单抗(375mg/m²)在肾移植受者中能引起外周血 CD19⁺ 和 CD20⁺ B 细胞长期性减少,且单剂量利妥昔单抗不良反应小,仅 1 例出现低丙种球蛋白血症[2]。

有研究发现,利妥昔单抗是人鼠嵌合分化群 CD20 的单克隆抗体,而 CD20 在前体 B 淋巴细胞和成熟 B 淋巴细胞中均有表达;利妥昔单抗能通过抑制 B 淋巴细胞分化成浆细胞,导致 B 淋巴细胞失能,从而抑制 AMR。

一项随机、双盲、对照试验($n=18$)对 2010—2012 年肾移植后病理诊断为抗体介导的排斥反应的患者(18 例)进行对照研究得出:治疗组 8 例患者经过单剂量利妥昔单抗治疗后,移植肾功能均有不同程度的恢复,其中 7 例恢复正常,1 例稳定,表明利妥昔单抗在治疗肾移植术后抗体介导的排斥反应中具有显著疗效及良好的安全性,为激素耐受及治疗无效的排斥反应提供有效的治疗手段。

一项纳入了 20 名儿童患者的随机、前瞻性研究认为,利妥昔单抗与应用抗胸腺细胞球蛋白和/或联合激素治疗急性排斥比较,前者有更好的效果和提高排斥后病理评分[3]。

7名经病理诊断为急性抗体介导的急性排斥反应,且对常规治疗无效的患者,经单次低剂量(500mg)利妥昔单抗治疗,随访时间平均为21个月,移植肾及患者生存率达100%,肌酐水平显著低于排斥高峰期($P = 0.028$)。从安全性来说,此研究虽随访时期较短,可以看出短期内安全性良好[4]。

一项研究考查了49例接受常规三联免疫抑制剂(他克莫司、吗替麦考酚酯/硫唑嘌呤、泼尼松)治疗的肾移植患者,使用利妥昔单抗的疗效。其中36例接受诱导治疗,13例接受抗排斥治疗,通过外周血B细胞计数和淋巴结、移植肾组织进行免疫组化评估B细胞情况,结果发现,43例(88%)患者外周血B细胞明显减少。15个月后,78%患者CD19+和CD20+B细胞仍低于5/μl,同样免疫组化也提示,肾脏组织和淋巴组织B细胞明显减少[5]。

【参考文献】

[1] 中华医学会器官移植分会,中国医师协会器官移植医师分会.中国肾移植排斥反应临床诊疗指南(2016版).器官移植,2016,7(5):6-12。

[2] BECKER YT,BECKER BN,PIRSCH JD,et al.Rituximab as treatment for refractory kidney transplant rejection.Am J Transplant,2004,4(6):996-1001.

[3] ZARKHIN V,LI L,KAMBHAM N,et al.A randomized, prospective trial of rituximab for acute rejection in pediatric renal transplantation.Am J Transplant,2008,8(12):2607-2617.

[4] MULLEY WR,HUDSON FJ,TAIT BD,et al.A single low-fixed dose of rituximab to salvage renal transplants from refractory antibody-mediated rejection.Transplantation,2009,87(2):286-289.

[5] GENBERG H,HANSSON A,WERNERSON A,et al. Pharmacodynamics of rituximab in kidney allotransplantation.Am J Transplant,2006,6(10):2418-2428.

雷公藤多苷 Tripterygium Glycosides

【已批准的适应证】

祛风解毒,祛湿消肿,舒筋活络。有抗炎及抑制细胞免疫等作用。用于风湿热瘀,毒邪阻滞所致的类风湿关节炎、肾病综合征、白塞综合征、麻风反应、自身免疫性肝炎等。

【说明书之外的用法】

肾移植术后蛋白尿。口服,1.0~2.0mg/(kg·d),分 3 次服用。

【特别提示】

可见恶心、食欲减退、转氨酶上升、白细胞和血小板减少、月经紊乱、闭经、精子活力下降及数量减少。

【依据等级】

雷公藤多苷为雷公藤的粗提取物,未在国外上市,国外无相关报道。美国 FDA 未批准雷公藤多苷用于肾移植术后蛋白尿。

国内相关临床试验表明雷公藤多苷对于肾移植术后蛋白尿有显著疗效,缓解率高,不良反应少,对移植脏器起保护作用。由于我国雷公藤多苷临床应用研究存在样本量偏小、随机方法不明确、无一采用盲法研究、结局事件不完整等问题,导致我国雷公藤多苷在肾移植术后蛋白尿中的应用虽然广泛,但缺乏高质量的临床研究,证据级别不高,难以写入指南。

一项临床疗效观察研究($n=158$)表明:在肾移植术后常规使用免疫抑制剂环孢素或他克莫司+吗替麦考酚酯+糖皮质激素,出现蛋白尿后经过进行系统实验室检查并调整用药方案,在此基础上蛋白尿仍未见明显好转者应用雷公藤多苷20mg 口服,每天 3 次,显著缓解了蛋白尿。参加治疗的 158例患者,治疗达 8 周时,缓解 95 例,约占 60.1%,改善 32 例;治疗达 12 周时,缓解 135 例,约占 85.4%,改善 14 例。其余 9例未达缓解或改善标准,但在治疗 12 周后其 24 小时尿蛋白定量均有不同程度的下降。治疗中个别患者出现恶心、食欲减退等,但均能耐受继续治疗[1]。

另一项临床随机对照试验($n=45$)表明:雷公藤多苷能明显减少肾移植术后出现蛋白尿患者的蛋白尿,起到保护移植肾肾功能及减少环孢素用量的作用。试验中 45 例患者均为肾移植术后出现蛋白尿的病例,随机分为 3 组,每组 15 例,分别为足量雷公藤多苷组[1.0~2.0mg/(kg·d),分 3 次服用]、半量雷公藤多苷[0.5mg/(kg·d),分 3 次服用]和对照组,3 组均为常规基础治疗后蛋白尿未见好转,治疗组给予相应的雷公藤多苷,对照组不用药,结果显示足量组有效率

86.6%;半量组有效率 80%;对照组有效率 73.3%。足量组、半量组与对照组比较有明显差别(*P*<0.05),而足量组与半量组疗效比较无明显差别(*P*>0.05)。试验中发生的不良反应主要为女性月经紊乱、肝功能异常及消化道症状,经减少雷公藤多苷用量后均有改善。无白细胞计数下降发生[2]。

【参考文献】

[1] 高文波,王亚伟,朱有华,等.雷公藤多苷在肾移植术后蛋白尿中的应用.实用医学杂志,2007,23(5):733-734.

[2] 黄云,龙田彪,詹峰,等.不同剂量雷公藤多苷治疗肾移植后蛋白尿临床研究.南方医科大学学报,2008,28(12):2269-2271.

(编写:石小鹏　窦　芳)

(校对:赵蕾蕾)

中文药名和适应证索引

A

B

C

D

J

K

L

M

N

P

Q

R

T

Y

中英文药名对照索引

N

P

Q

R